医学临床"三基"训练技能图解

医师分册

全新彩版

U0247487

主　　编：吴钟琪

副 主 编：张国刚　夏晓波

主编助理：黄佩刚

编委名单：（按姓氏笔画为序）

丁四清　文冬生　文明星　齐　范　刘　恕　刘双珍

许春姣　李小如　李映兰　李海平　吴　松　吴钟琪

吴安华　张毕奎　张国刚　张春芳　张梦玺　陈　嘉

易军晖　夏晓波　黄佩刚　黄　健　彭争荣　彭慧平

秘　　书：刘思思　彭志刚　彭　媛

湖南科学技术出版社

医学临床"三基"训练技能图解

医师分册

全新彩版

作者名单： （按姓氏笔画为序）

丁四清	万亚军	万伍卿	王　华	王平宝	王彦平
王晓艳	王素娥	文冬生	文明星	方小玲	尹光明
尹艳妮	石　柯	向亚平	齐　范	刘　飞	刘　敏
刘绍辉	朱双罗	朱海霞	安如俊	吴　松	吴泓俊
吴玮辰	吴　唯	吴　尉	吴钟琪	吴泓光	吴峰静
李映兰	李海平	肖　岚	肖奇明	旷寿金	邵春生
张　翼	张毕奎	张国刚	陈　嘉	苗　杰	金龙玉
易军晖	杨明施	杨元华	周蓉蓉	胡平安	贺全勇
贺广湘	赵素萍	姚海燕	唐晓鸿	莫朝晖	钱益元
唐仁泓	聂晚频	夏晓波	黄　勋	黄　健	黄凤英
黄佩刚	黄程辉	彭　浩	彭　斌	彭争荣	彭慧平
彭　媛	彭志刚	彭　力	程春霞	谭国林	

主编简介

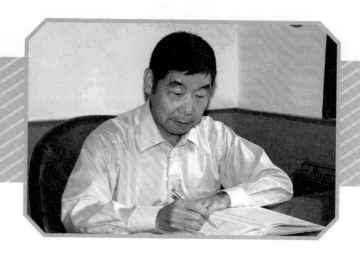

　　吴钟琪，教授，硕士生导师。1938 年生，河北人，中国共产党党员。1962 年毕业于湖南医学院（现中南大学湘雅医学院），曾任湘雅医院高压氧科主任、湘雅医院医务科科长、湘雅三医院副院长等，1988 年赴澳大利亚弗灵顿大学考察医院管理及高压氧医学，1992～1999 年任湖南医科大学副校长，享受国务院政府特殊津贴。

　　吴钟琪为我国高压氧医学学术带头人之一，历任中华医学会高压氧医学分会副主任委员、卫生部医政司医用高压氧岗位培训中心主任、湖南省医学会高压氧专业委员会主任委员。1992 年起先后担任湖南省医院管理协会副会长、湖南省医院分级管理委员会副主任、湖南省卫生事业管理学会副主任委员、湖南省老年卫生工作者协会副主任委员等。

　　吴钟琪教授主编了《医学临床"三基"训练系列丛书》，畅销近 30 年，受到全国医学界的好评；此外，还主编了《现代诊疗新技术》《医学精粹丛书》《中国农村医师全书》《高压氧医学》《高压氧临床医学》《高压氧在儿科及产科的应用》《中国高压氧医学论文集》《全科医师临床药物学》《国家执业医师资格考试系列丛书》《临床医学试题精集》《临床症状鉴别及诊疗》等著作，共 5000 万字以上。此外还参编和翻译了《腹部外科手术学》《医院感染学》《实用内科学》等多部著作，并担任《现代医学》杂志常务编委及《当代护士》《中国航海医学与高压氧医学》等杂志的编委。

　　吴钟琪教授先后入选《中国当代医药界名人录》《中国科技名人录》《中华科技精英大典》及《当代中国科学家学术思想精粹》等。

序

中国医疗界向来就有"北协和、南湘雅"之说，这表明同行对于这两家医院水平、声誉的认同和赞誉。而实践也证明，这种说法实而不虚。"三基""三严"是协和医风和治院之道的升华、总结及高度概括，是西方发达国家医院的某些合理的、科学的因素接种到中国文化、智慧的土壤上，培育出来的具有独特中国文化与炎黄子孙四维气息的医院管理经验和模式，是我国医疗界行医、治学、管理的无形资产与精神财富。吴钟琪教授率领湘雅的学者、专家多年来以编辑出版《医学临床"三基"训练系列丛书》的形式，将这种无形的精神，变为可读、可视的有形文字、图片，传播到全国，对推动我国医院的科学管理以及提高其内涵的"含金量"起到了重要作用。

由于湘雅弟子们的这种努力，又加上其他积极因素的共同作用，"三基""三严"的实质更加看得见、摸得着，并不断被同道们重复、总结和提高。"北协和、南湘雅"的说法，已由彰显两院的医德、医风、治院之道和医院文化，扩展成为全国的医院文化和管理特色的高度概括。

现在湘雅又推出图文并茂的《医学临床"三基"训练技能图解》，对其作用和意义，我深感远远超出了这一百几十万文字、图片的作用，尤其是在当今的现实情况下。近些年来某些消极因素对医疗界的干扰和影响，使我们不少涵盖在"三基""三严"实质里金子般闪光的精髓已经丧失或变质，"科技兴院""人才战略"经过数年的不断重复，已是医疗界耳熟能详的谋求竞争、生存和发展的战略口号。这不是不对，对！但是，至今其实际效果并不佳，医疗界在社会上，在人们心中的地位、形象已降到了"最底线"，令人心痛至极！这套丛书的及时出版，使我不由得想起影视节目里的话，现将其意思引申在这里："当今拿什么拯救医院？唯有'三基''三严'！"那么就让这套丛书传达这样的信息吧。

　　读者朋友们，医学同道们，将源自协和的"三基""三严"强调到任何程度都不会过分！因为它是中国的行医之道，也就是治院、兴院之道。

　　是为序。

原卫生部医政司司长

原中华医院管理学会副会长

原卫生部医院管理研究所名誉所长

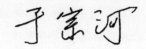

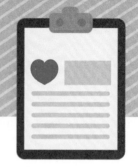

前言

《医学临床"三基"训练技能图解》包括医师分册、护士分册和医技分册，是《医学临床"三基"训练系列丛书》的重要组成部分。该丛书首版发行于2007年，受到读者的普遍欢迎。

该丛书在初版发行后的十余年间，医学科技迅猛发展，进入了网络化、信息化和智能化的高科技发展阶段，全新的诊断、治疗和护理新理论、新知识和新技术不断涌现，初版书的内容已完全不能适应当前临床的实际情况，亟需进行更新。为适应当前我国医院分级管理评审的发展形势，适应医院临床"三基"培训工作和医学教育的需要，我们重编该丛书，对各分册的内容进行了全面更新，并以全彩版印刷，以满足广大读者的需求。

现就新编彩版《医学临床"三基"训练技能图解》的相关问题说明如下。

一、指导原则

1.《医学临床"三基"训练技能图解》的编写，以我国卫生政策法规为基本指导，以卫生行政部门颁布的《医院分级管理评审标准》和全国医学高等院校规划教材为依据，并结合我国医疗卫生事业发展现状，精心编写成书。

2.《医学临床"三基"训练技能图解》的编写，坚持以医学临床"三基"（基本理论、基本知识和基本技能）为基本内容。

3.《医学临床"三基"训练技能图解》的编写，力求能较全面地反映现代医学的发展、进步和最新成就，力求做到具有一定的前瞻性和易读、易懂的特点。

4.《医学临床"三基"训练技能图解》的内容，力求适应医院分级管理的要求，为各级医院的"三基"培训工作提供实用的参考资料。

二、丛书特点

（一）内容新

《医学临床"三基"训练技能图解》文字内容全部进行了重新编写，大幅度提高了涵盖内容，更新和扩充了大量医学新理论、新知识和新技能，加强了各分册内容的系统性和完整性。

（二）版式新

《医学临床"三基"训练技能图解》几乎更新了初版的全部图片。为提高丛书的可读性和易懂性，丛书采用了全彩色印刷，使许多艰深、难懂的理论和技术一目了然，直观地呈现给读者，而且还会极大地提高读者的阅读兴趣。

（三）信息新

《医学临床"三基"训练技能图解》较全面地反映了医学科技发展的最新成就，包含大量的医学最新信息。例如，PET/磁共振、2017年版"高血压指南"规定的血压新标准、机器人手术、基因诊断技术等，丛书都进行了介绍。

三、各分册内容简介

（一）医师分册

本分册内容不仅包括传统的医学临床"三基"内容，还重点介绍了基因诊断、微创手术、介入医学、急诊医学、重症监护医学、预防医学、肿瘤学，以及实验医学、影像医学等。

近十余年来，我国的临床医学取得了巨大的发展和进步，诊断学、治疗学、手术学和肿瘤学等专科医学面貌一新；学科间的融合发展已成为医学发展的新趋势，并已取得明显成果，介入医学目前几乎渗透到所有临床学科，成为临床医学的三大支柱之一；急诊医学2015年版的心肺复苏技术更新发展，提高了心搏骤停救治的成活率；微创手术和显微手术正在逐步取代传统的手术治疗方法；肿瘤早期诊断和治疗使肿瘤治疗的疗效明显改善，基因诊断和基因治疗正在和必将带来临床医学发展的新局面。

（二）护士分册

本分册不仅包括了传统的护理"三基"内容，还重点介绍了国内外护理发展现状、医院护理、护理礼仪、基础护理、饮食与营养、静脉输液与输血，以及预防和控制医院感染、手卫生、消毒与灭菌、无菌技术、隔离技术、最新的心肺复苏技术和临床监护技术等。

近十余年来，护理学科在我国迅猛发展，护理理论不断发展，护理技能日新月异，临床护理工作面貌发生了深刻变化，已进入"以健康为中心"的护理新阶段。基础护理的设备和方法全面更新换代，检测脉搏、血压、血糖等的设备和方法发生了革命性的变化，临床检验标本采集的方法也已全部更新。在护理技能方面，自动化临床监护技术、胃肠外营养技术、静脉留置针和经外周中心静脉置管（PICC）输液技术、成分输血技术及各种最新的急救技术普遍推广应用。

（三）医技分册

本分册内容涉及实验医学、影像医学、核医学、病理学、内镜学、心电图学、介入医学和高压氧医学等众多学科。此外，本分册还编入了与上述学科相关的一些内容，如医院感染、隔离技术、无菌技术及心肺复苏等内容。

近十余年来，医技学科在我国获得迅猛发展，新理论、新知识、新技能层出不穷。例如，实验医学彻底颠覆了传统的、以手工操作为主的实验方法，而被全新的自动化设备和检查方法所取代；自动化细菌培养技术与计算机技术结合，使快速细菌培养和自动化药敏鉴定得以实现；影像医学彻底告别了胶片冲印的时代，计算机X线成像代替了普通X线成像，多层螺旋CT极大地提高了CT检查的质量和效率，影像重组技术为影像医学的发展开辟了广阔的前景；PET/CT、PET/磁共振和四维B超技术的问世，展现了影像医学发展的巨大潜力；自动化病理制片技术与计算机技术相结合，实现了人们远程病理会诊的夙愿；电子内镜、胶囊内镜、染色内镜的出现，使内镜检查的质量和效率大为提高。对上述各种新技术，本分册都进行了图文并茂的详细介绍。

四、读者对象

1.《医学临床"三基"训练技能图解》针对性地适用于二级和三级医院的医学临床"三基"培训，是《医学临床"三基"训练系列丛书》的重要组成部分，是医院分级管理达标培训的必备参考书。

2.《医学临床"三基"训练技能图解》非常适合本科医疗、护理和医技各专业学科的教师和学生使用。

3.《医学临床"三基"训练技能图解》是医学继续教育的重要参考读物，对各级在职的医护人员及进行规范化培训的住院医师和护士，医疗、护理、医技各专业的进修人员，以及参与全科医学培训的人员均有重要参考价值。

由于《医学临床"三基"训练技能图解》的内容涉及许多艰深的理论内容、复杂的诊疗技术以及网络和计算机技术等，虽然编者尽了很大的努力，但一定还存在诸多缺点、错误和不足，诚望广大读者不吝赐正。

最后，借此机会向多年来长期支持、关心《医学临床"三基"训练系列丛书》的读者们致以真诚的谢意。

吴钟琪

于中南大学

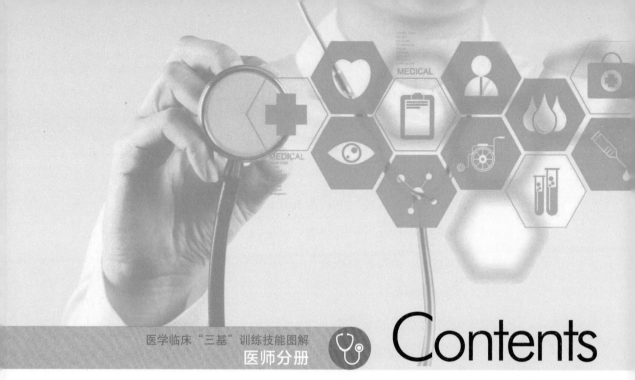

医学临床"三基"训练技能图解
医师分册

Contents

目 录

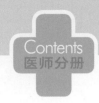

§1

诊断学概述

　　诊断学是运用医学基本理论、基本知识和基本技能对疾病进行诊断的一门学科，是一座连接基础医学与临床医学的桥梁，是医学生必须掌握的基本知识和基本技能。

▶▶ 诊断学的意义 ◀◀

　　诊断学是为医学生学完基础医学各门学科后，过渡到学习临床医学各学科而设立的一门必修课，是学习临床学科的基础、桥梁（图 1-1）。

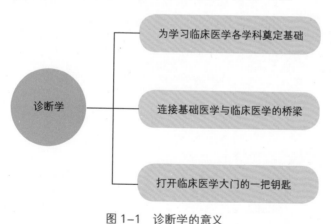

图 1-1　诊断学的意义

▶▶ 诊断学的内容 ◀◀

　　诊断学内容包括病史采集、体格检查、实验室检查、特殊检查，以及病历写作和诊断分析等。

（一）病史采集（问诊）

病史采集是通过医师与病人进行提问与回答，了解疾病发生发展的过程。这一问诊过程又称病史采集。病史采集内容包括主诉、现病史、既往病史、个人史、家族史、治疗史等。部分常见病通过问诊即可作出初步诊断。（图1-2）

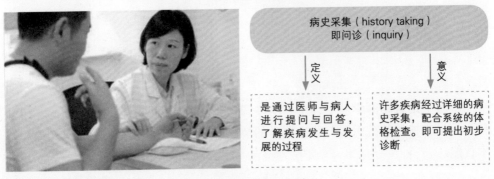

病史采集（history taking）
即问诊（inquiry）

定义

意义

是通过医师与病人进行提问与回答，了解疾病发生与发展的过程

许多疾病经过详细的病史采集，配合系统的体格检查。即可提出初步诊断

图1-2　病史采集（问诊）

（二）体格检查

体格检查是医师用自己的感官和一些辅助器具（听诊器、叩诊锤、血压计、体温计等）对病人进行系统的观察和检查，揭示机体正常和异常征象的临床诊断方法（图1-3）。

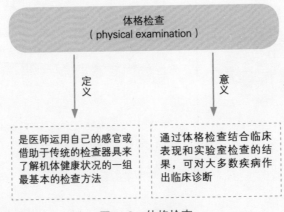

体格检查
（physical examination）

定义

意义

是医师运用自己的感官或借助于传统的检查器具来了解机体健康状况的一组最基本的检查方法

通过体格检查结合临床表现和实验室检查的结果，可对大多数疾病作出临床诊断

图1-3　体格检查

（三）实验室检查

实验室检查是通过物理、化学和生物学等实验室方法对病人的血液、体液、

分泌物、排泄物、细胞取样和组织标本等进行检查，从而获得病原学、病理形态学或器官功能状态等资料，结合病史、临床症状和体征进行全面分析的诊断方法（图1-4）。

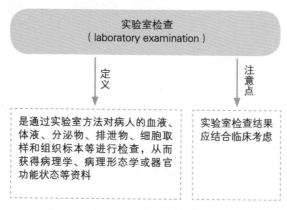

图1-4　实验室检查

（四）特殊检查

使用一些特殊设备如X线、CT、磁共振、超声、核医学等设备对病人进行检查，为临床提供重要的诊断依据。

（五）辅助检查

辅助检查包括内镜、心电图、肺功能和病理切片等，为临床提供诊断依据。

（六）病历写作

病历包括传统病历或电子病历系统。

1. 传统病历：包括门、急诊病历，完全病历，入院病历，专科病历，出院病历等。

2. 电子病历系统：是随着网络技术信息而出现的、全新的病历系统，是病历制作和使用的必然发展方向，将在我国迅速推广并最终完全取代纸质病历。

（七）分析诊断

利用病史、体格检查、实验室检查、特殊检查和辅助检查所获得的资料，通过科学的分析方法，对病人的疾病作出诊断（图1-5）。

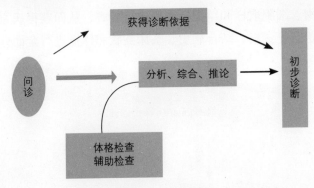

图 1-5　分析诊断

1．临床诊断内容：包括病因诊断、病理诊断、基因诊断和功能诊断等。

2．临床诊断方法：常用的诊断方法为归纳法和排除法，鉴别诊断也在临床诊断中发挥着重要作用。

电子病历系统

电子病历系统是随着医院计算机管理网络化和信息传输、存储技术的应用而产生的。电子病历系统是信息技术和网络技术在医疗领域的必然产物，是医院病历现代化管理的必然趋势。电子病历的临床应用可以极大地提高医院的工作效率和医疗质量。

►► 电子病历系统概念 ◄◄

（一）电子病历（EMR）

世界各国对电子病历的定义并不统一，原国家卫生部《电子病历基本架构与数据标准（试行）》给出的定义为：电子病历是由医疗机构以电子化方式创建、保存和使用的，重点针对门诊、住院病人（或保健对象）临床诊疗和指导干预信息的数据集成系统（图2-1）。

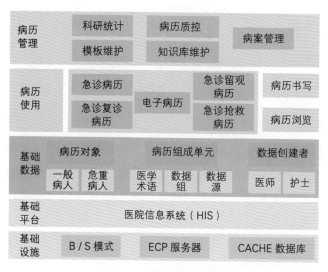

图2-1 电子病历示意图

（二）医院信息系统（HIS）

HIS 是覆盖医院所有业务和业务全过程的信息管理系统，是利用电子计算机和通信设备，为医院所属各部门提供病人诊疗信息和行政管理信息的收集、存储、处理、提取和数据交换并满足授权用户功能需求的平台（图 2-2）。

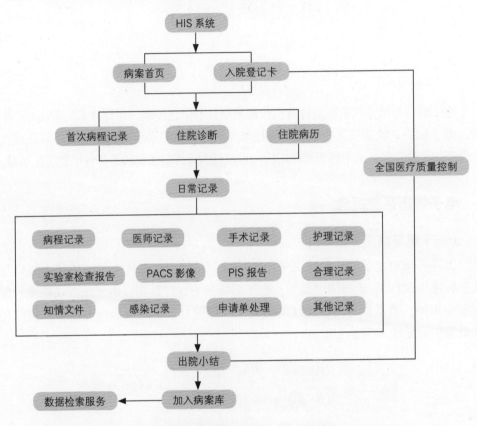

图 2-2　医院信息系统（HIS）结构图

（三）电子病历系统

电子病历系统是利用医院电子病历系统专用软件，通过计算机管理平台和用户终端，实现以电子化方式记录病人就诊的信息，包括：首页、病程记录、检查检验结果、医嘱、手术记录、护理记录等，其中既有结构化信息，也有非结构化的自由文本，还有图形图像信息。涉及病人信息的采集、存储、传输、质量控制、统计和利用。

除此之外，电子病历系统还可采集、存储、处理与医疗工作相关的大量其他信息，从而极大地扩展了其功能和应用范围（图2-3）。

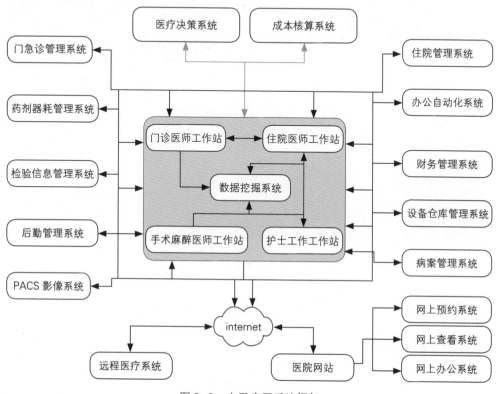

图2-3 电子病历系统框架

▶▶ 电子病历系统应用现状 ◀◀

英、美等国已全面采用电子病历系统；我国也制定了推进以电子病历为核心的医院信息化建设方案，目前省级以上的大医院均建立了电子病历系统，并正在迅速向市县级医院及基层医院延伸，并将最终取代纸质病历。

▶▶ 电子病历系统的构成 ◀◀

电子病历系统由因特网、医院信息系统和终端用户共同构成。任何用户向电子病历系统提供信息或提取信息，均需先经认证平台确认身份，以保证系统的安全运行（图2-4）。

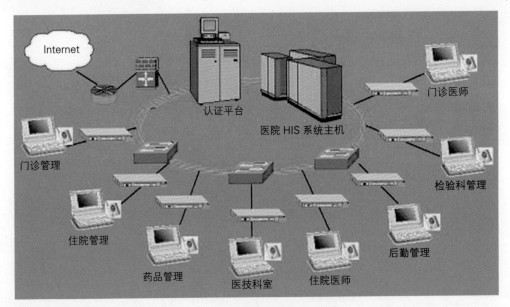

图 2-4　电子病历系统构成示意图

▶▶ 电子病历内容 ◀◀

（一）静态信息

静态信息是指可提供纸质病历的全部信息，包括门（急）诊病历信息、住院病历信息、社区病历信息等。

（二）动态信息

动态信息是指可实时提供病人住院期间全部医疗、护理等活动信息，如实验室和特殊检查资料、动态生命体征变化资料等。此外，还可实时提供影像学、病理学、药学方面的信息和咨询，以及统计学如各类统计表、医疗费用使用情况、医保支付状况等。

▶▶ 电子病历特点 ◀◀

（一）信息量大

电子病历系统存储的信息量远远大于纸质住院病历，可为临床医疗、护理工作提供有力支持（图 2-5）。

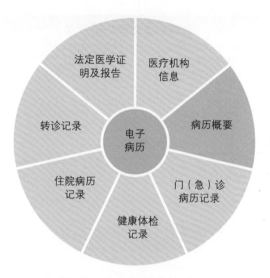

图 2-5 电子病历信息示意图

（二）共享性强

在网络系统的支持下，电子病历系统存储的内容可实现医院内和远程资源共享，为资源利用提供了广阔的空间（图 2-6）。

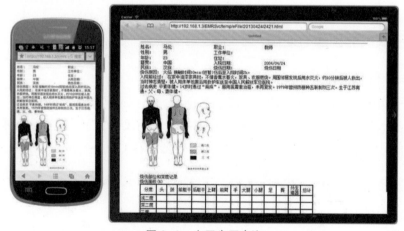

图 2-6 电子病历查询

（三）智能程度高

在计算机软件支持下，电子病历系统可实现多种数据分析、整理、决策等功能，如语音输入功能、体温单自动生成功能、预防医疗事故报警功能、医疗费用结算功能等，从而全面提高医院工作效率（图 2-7）。

9

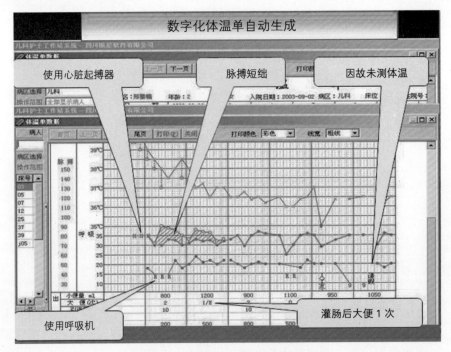

图 2-7　数字化体温单自动生成

▶▶ 电子病历的创建与使用 ◀◀

（一）信息来源

电子病历系统的信息来源与纸质病历不同，不仅来源于医师和护士，而且还来源于与医疗工作相关的所有科室和管理部门；不仅有文字信息，而且有影像、图表等信息；从而极大地丰富了电子病历的信息内容（图 2-8）。

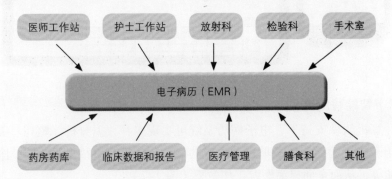

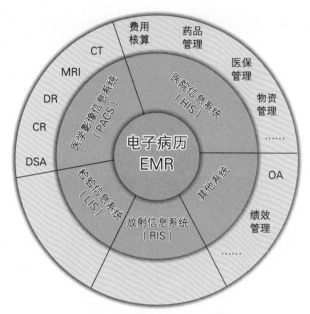

图 2-8　电子病历系统信息来源

（二）信息采集

电子病历信息通过计算机进行采集，通过文字输入、语音输入、图像输入等方式实现（图2-9）。

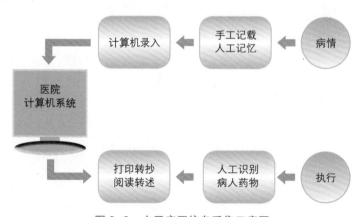

图 2-9　电子病历信息采集示意图

（三）信息管理

电子病历系统由计算机管理平台进行自动化管理，通过计算机软件可以实现信息存储、传输、打印等功能，而且可以进行信息重组和预防医疗差错事故的报警功能，还可自动生成各类统计报表供管理部门使用。

▶▶ 电子病历系统的应用 ◀◀

（一）电子病历的应用

电子病历的应用包括病历管理、诊疗管理、病人管理、药品管理和医疗数据统计分析等诸多内容（图2-10）。

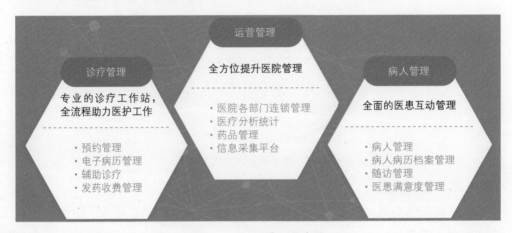

图 2-10　电子病历的应用

（二）电子病历系统的应用

除医疗工作外，电子病历系统还可服务于医疗经费管理、医疗保险管理、医院感染管理、远程医疗管理和医院科研管理等（图2-11、图2-12）。

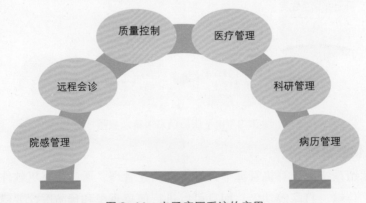

图 2-11　电子病历系统的应用

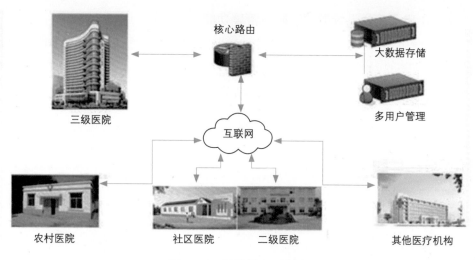

图 2-12 远程医疗示意图

▶▶ 电子病历系统的质量控制 ◀◀

（一）分级质量控制体系

分级质量控制体系（简称质控）包括医师、护士和其他计算机终端使用人员的自我质量控制，参与电子病历系统各单位的质量控制（如病历科、护士站、影像医学科、药剂科等），以及医院行政部门和计算机平台的质量控制等（图 2-13）。

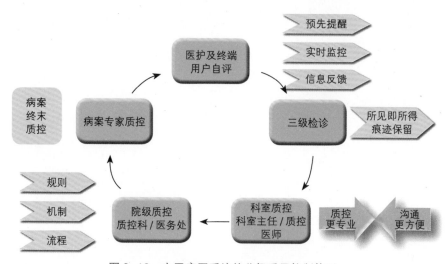

图 2-13 电子病历系统的分级质量控制体系

（二）电子病历系统的"缺陷"管理功能

电子病历系统具有检查和发现各种缺陷的功能，并予以警示、反馈和追踪（图 2-14）。

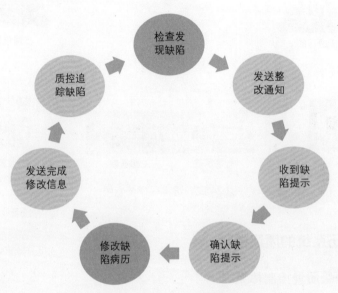

图 2-14　电子病历系统的"缺陷"管理功能

§3

基因疾病与基因诊断

人类的大多数疾病都与基因有关，基因诊断是从 20 世纪末才逐渐发展起来的诊断方法。基因诊断是运用基因诊断技术对与基因相关的疾病进行诊断，现已应用于肿瘤、遗传性疾病、传染病和个体识别等许多方面，且具有强大的潜在发展空间，必将在临床上发挥重要的作用。

▶▶ **名词解释** ◀◀

（一）染色体

染色体是细胞核中载有遗传信息的物质，在显微镜下呈圆柱状或杆状，主要由 DNA 和蛋白质组成，在细胞发生有丝分裂时期容易被碱性染料（如甲紫和醋酸洋红）着色，因此而得名。

人体的体细胞染色体数目为 23 对，其中 22 对为男女所共有，称为常染色体；另外一对为决定性别的染色体，男女不同，称为性染色体，男性为 XY，女性为 XX。在生殖细胞中，男性生殖细胞染色体的组成：22 条常染色体 +X 或 Y。女性生殖细胞染色体的组成：22 条常染色体 +X。（图 3-1）

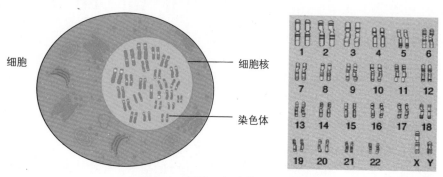

图 3-1　细胞、细胞核与染色体

（二）生殖细胞

生殖细胞又称配子，是多细胞生物体内能繁殖后代的细胞的总称，包括从原始生殖细胞直到最终已分化的生殖细胞（精子和卵细胞）。生殖细胞均为单倍体细胞，其中包含一条性染色体。生殖细胞遗传信息的改变会延存至下代。物种主要依靠生殖细胞而延续和繁衍。（图3-2）

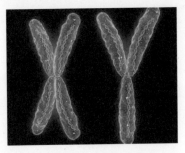

图3-2　性染色体
（男性为XY、女性为XX）

（三）体细胞

体细胞是一个相对于生殖细胞的概念，它携带的遗传信息不会像生殖细胞那样遗传给下一代。高等生物的细胞，除了精子和卵细胞之外，差不多都是体细胞。体细胞最终都会死亡，体细胞遗传信息的改变不会对下一代产生影响。体细胞的染色体数是经减数分裂得出的生殖细胞的2倍。例如，人类体细胞是双倍体（具有两套完整的染色体组），而精子、卵细胞则是单倍体（具有一套完整的染色体组）。在人类个体的体细胞中，通常含有来自亲代的1～22对体染色体，再加上来自母亲的X染色体，以及来自父亲的X或Y染色体，总共是46个（23对）染色体。（图3-3、图3-4）

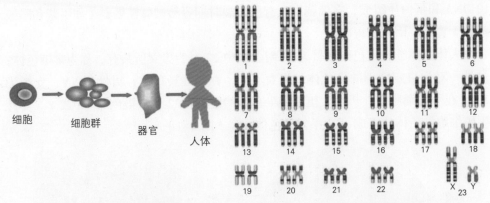

细胞　　细胞群　　器官　　人体

图3-3　人类体细胞模式图　　　　图3-4　人类体细胞染色体（共23对）

（四）脱氧核糖核酸（DNA）

DNA又称去氧核糖核酸，是一种生物大分子，可组成遗传指令，引导生物发育与生命机能运作。主要功能是信息储存。其中包含的指令，是建构细胞内其他的化合物如蛋白质与核糖核酸所需。带有蛋白质编码的DNA片段称为基因（图3-5）。

（五）核糖核酸（RNA）

RNA 存在于生物细胞中的遗传信息载体。RNA 是由核糖核苷酸经磷酸二酯键缩合而成长链状分子。一个核糖核苷酸分子由磷酸、核糖和碱基构成。（图 3-6）

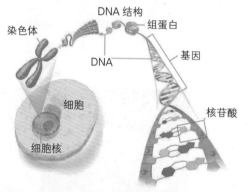

图 3-5 脱氧核糖核酸（DNA）

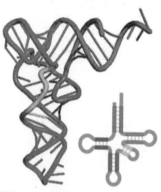

图 3-6 核糖核酸（RNA）

（六）基因

带有遗传讯息的 DNA 片段称为基因，基因是产生一条多肽链或功能 RNA 所需的全部核苷酸序列。基因支持着生命的基本构造和性能，储存着生命的种族、血型、孕育、生长、凋亡等过程的全部信息。生物体的生、长、衰、病、老、死等一切生命现象都与基因有关，它也是决定生命健康的内在因素。（图 3-7）

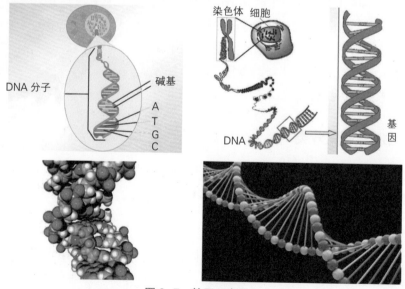

图 3-7 基因示意图

（七）基因突变

基因组 DNA 分子发生的突然的、可遗传的变异现象称为基因突变。基因虽然十分稳定，但在一定的条件下基因也可以从原来的存在形式突然改变成另一种新的存在形式，就是在一个位点上，突然出现了一个新基因，代替了原有基因，这个基因称为突变基因，于是后代的表现中也就突然地出现祖先从未有的新性状。基因突变与肿瘤、流行性感冒（简称流感）、畸形等多种疾病的发生与发展密切相关。（图 3-8）

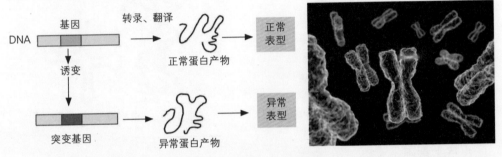

图 3-8　基因突变示意图

（八）人类基因组计划

人类基因组计划于 1990 年正式启动，是由美国、英国、法国、德国、日本和我国科学家共同参与的人类科学史上一项伟大工程。按照这个计划的设想，在 2005 年，要把人体内约 2.5 万个基因的 30 亿个碱基对的密码全部解开，同时绘制出人类基因的图谱。截止到 2003 年人类基因组计划的测序工作已经完成，被认为是人类基因组计划成功的里程碑。（图 3-9）

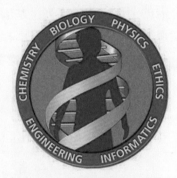

图 3-9　人类基因组计划标识

▶▶ 基因疾病及其分类 ◀◀

人类的绝大多数疾病都与基因有关，基因遗传、基因变异和外源基因入侵是引起基因疾病根本原因；基因改变引起各种表型改变，从而引起疾病的临床表现。

（一）按致病基因来源分类

1. 内源基因的变异：由于先天遗传和后天内、外环境因素的影响，人类的基因结构及表达的各个环节都可发生变异，从而导致疾病。内源基因的变异分为基因结构突变和表达异常。

2. 外源基因的入侵：各种病原体感染人体后，病原体特异的基因被带入人体，并在体内增殖，从而引起各种疾病。

3. 遗传致病基因：遗传致病基因可导致显性或隐性遗传疾病，并可遗传给后代。（图 3-10）

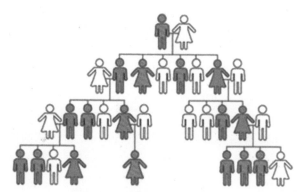

■ 携带癌症基因，并且是显性
□ 不携带癌症基因
■ 携带癌症基因，但不是显性

图 3-10　基因疾病遗传模式图

（二）按致病基因的数量分类

按致病基因的数量，基因疾病可分为单基因疾病和多基因疾病。

1. 单基因疾病：一个基因的异常引起的疾病，从母亲或者父亲那里继承的突变基因相关。

2. 多基因疾病：疾病的发生与多个基因有关，常见疾病如心血管疾病、糖尿病、大多数癌症、老年性痴呆等。

▶▶ 基因诊断及其特点 ◀◀

基因诊断是指利用现代生物学和分子遗传学的技术和方法，直接检测受检者的某一特定基因的结构（DNA 水平）及其功能表达水平（RNA 水平）是否正常，从而对相应的疾病作出诊断的方法。

基因诊断具有以下特点：

1. 针对性强：基因诊断是直接检测受检者的某些特定基因正常与否，属于

"病因诊断",故针对性强。

2.特异性强：基因诊断是针对特定基因进行诊断，分子杂交选用特定基因序列作探针，因此特异性强。

3.灵敏度高：基因诊断所用的 PCR 等技术具有快速基因复制和放大效应，能显著提高基因诊断的灵敏度，从而达到早期诊断的目的。

4.适应范围广：基因诊断应用范围已从原先局限的遗传性疾病扩大到感染性疾病、肿瘤、心血管疾病等领域，今后必将进一步扩大。

▶▶ 基因的诊断依据 ◀◀

基因的诊断依据包括临床表现和实验室检测。通过不同的实验室检测方法，可对受检者体内存在的基因、蛋白质等进行检测和分析，从而为疾病的诊断提供依据。

（一）临床表现

临床表现是疾病诊断的重要依据，如遗传病、肿瘤、艾滋病、流感等与基因相关的疾病，会表现出具有各自特点的症状和体征，并可据此作出初步临床诊断。

（二）实验室检测

实验室检测技术包括细胞学检查、生物化学检查、免疫学检查和基因检测。

▶▶ 基因检测的分类 ◀◀

基因检测可分为诊断性基因检测、预测性基因检测和个体化用药基因检测（图 3-11）。

诊断性基因检测
　多数用于有症状单基因疾病诊断
　单基因疾病症状出现前的诊断

预测性基因检测
　多数用于多基因常见疾病的遗传风险预测

个体化用药基因检测
　用于指导临床药物治疗

图 3-11　基因检测的分类

基因检测标本

（一）标本种类

临床上可用于基因诊断的样品可以是任何有核细胞，包括血液、组织块、羊水和绒毛、精液、毛发、唾液和尿液等。应用聚合酶链反应（PCR）技术，样本可微量化到一个细胞。（图3-12）

血液
精液
颊黏膜
病理切片
头发
牙齿
骨骼
组织
石蜡包埋组织

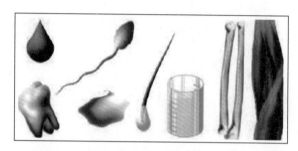

图3-12　基因诊断标本种类

1. 外周血细胞。

2. 活检标本、石蜡包埋的组织块。

3. 沉淀细胞（唾液、痰液、尿液）。

4. 羊水细胞、绒毛细胞、进入母体循环的胎儿细胞。

（二）标本采集与应用

基因检测标本可通过手术切除、刷检、脱落细胞采集（图3-13）等多种方法取得，标本按一定程序处理后即可进行基因检测。

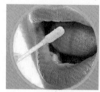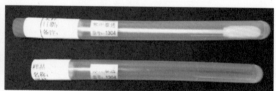

图3-13　脱落细胞标本采集

基因检测方法

（一）基因检测流程

基因检测应按以下流程进行（图3-14）。

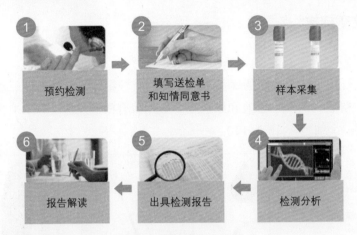

图 3-14　基因检测流程

（二）基因检测步骤

基因检测应按以下程序和步骤进行（图 3-15）。

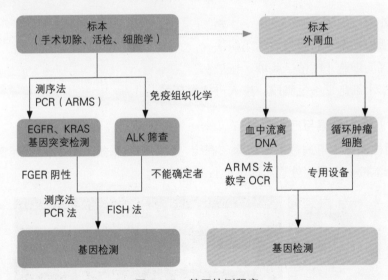

图 3-15　基因检测程序

▶▶ 基因诊断检测技术 ◀◀

基因诊断中常用的技术包括核酸杂交技术、聚合酶链反应（PCR）技术、DNA 序列测定和 DNA 芯片技术。基因诊断，除上述基因检测技术外，还不可或缺地需要人类基因组测序、基因探针制作、基因芯片制作、基因观测技术和计算机分析等多方面的技术支撑。

（一）核酸分子杂交技术

1. **核酸分子杂交原理**：核酸分子杂交技术是其他各种基因诊断技术的基础，其原理是核酸变性和复性理论，即双链的核酸分子在某些理化因素作用下双链解开，而在条件恢复后又可依碱基配对规律复原形成双链结构。杂交通常在一支持膜上进行，因此又称核酸印迹杂交。核酸分子杂交程序图示如下（图 3-16）。

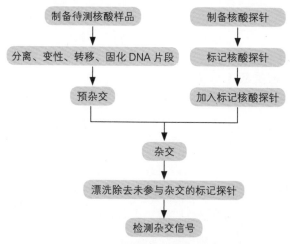

图 3-16　核酸分子杂交程序示意图

2. **核酸分子杂交方法**：用已知序列核酸片段作为探针，经放射性或非放射性物质（地高辛、荧光素等）标记后，再与未知的目的核酸片段进行杂交反应；分离已杂交和未杂交的标记核酸链，通过标记信号的检测就可以对未知的目的核酸链进行定性、定量分析（图 3-17、图 3-18）。

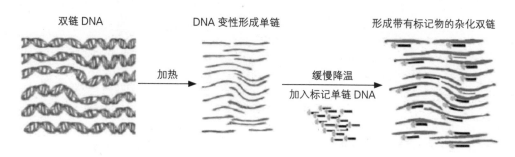

图 3-17　核酸探针标记示意图

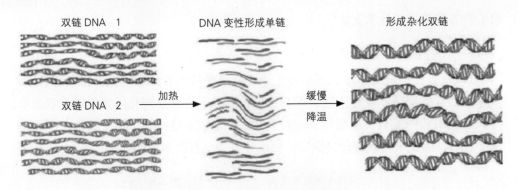

双链 DNA 1   DNA 变性形成单链   形成杂化双链

双链 DNA 2   加热   缓慢 降温

图 3-18　核酸分子杂交示意图

（二）聚合酶链反应（PCR）

21 世纪基因分析和基因工程技术有了革命性的突破，这主要归功于聚合酶链反应（polymerase chain reaction，PCR）的发展和应用。PCR 是一种快速的 DNA 复制方法，应用 PCR 技术可以使特定的基因或 DNA 片段在短短的 2～3 小时体外扩增数十万至百万倍。扩增的片段可以直接通过电泳观察，也可用于进一步的分析。这样，少量的单拷贝基因不需通过同位素提高其敏感性来观察，而是通过扩增至百万倍后直接观察到，而且原先需要 1～2 周才能作出的诊断可以缩短至数小时。（图 3-19）

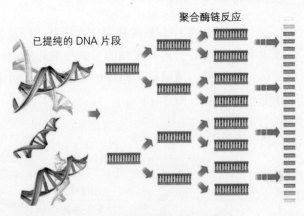

聚合酶链反应

已提纯的 DNA 片段

图 3-19　聚合酶链反应示意图

（三）核酸序列分析法

核酸序列分析法是最确切的基因诊断分析法，它通过测定碱基排列序列而发现 DNA 的具体变异情况。核酸序列分析法，是建立在人类基因组计划的大规模核酸序列测序和计算机分析技术基础之上的基因诊断方法之一。（图 3-20）

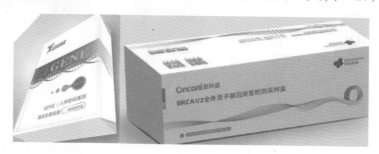

图 3-20　基因检测试剂盒

（四）基因芯片技术

基因芯片又称 DNA 芯片或 DNA 微阵列。基因芯片技术的基础仍然是利用核酸分子杂交原理，首先是指将大量寡核苷酸分子固定于支持物（玻璃片等）上，然后与标记的待检样品进行杂交，通过激光共聚焦荧光扫描系统检测杂交信号的强弱，再用特定的软件对荧光信号进行综合分析，从而判断样品中靶分子的数量，获取待测样品的大量基因序列信息或表达信息。基因芯片技术具有微型化、集约化和标准化的特点，按其用途可分为表达芯片、诊断芯片（检测与疾病相关的基因）、指纹图谱芯片（进行基因个体识别）、测序芯片（进行基因组比对）、毒理芯片（进行药物筛选）等，具有无限广阔的应用前景。（图 3-21）

▶▶ 基因诊断的医学应用 ◀◀

（一）诊断感染性疾病

每种病原体都有各自特异的遗传物质，可以是 DNA，也可以是 RNA，每种病原生物都有各自种属特异的基因。一般侵入体内的病原生物可通过显微镜检查进行诊断。但是，直接检测病原生物的遗传物质可以大大提高诊断的敏感性。由于基因碱基配对原理的基因诊断可直接检测病原微生物的遗传物质，所以诊断的特异性也大为提高。目前，基因诊断已在病毒性肝炎、艾滋病等传染病的诊断中发挥了不可替代的作用。例如，HIV 基因检测原理就是利用核酸检测的方法，直接检测 HIV 的 DNA 和 RNA，该法已被应用于 HIV 感染早期诊断及艾滋病的治疗中。

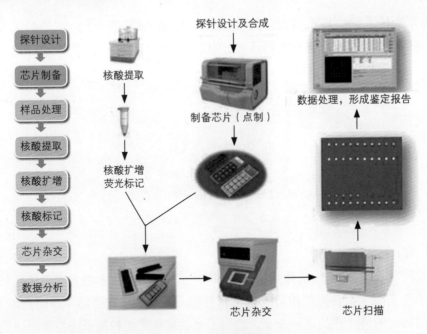

探针设计

芯片制备

样品处理

核酸提取

核酸扩增

核酸标记

芯片杂交

数据分析

核酸提取

核酸扩增
荧光标记

探针设计及合成

制备芯片（点制）

数据处理，形成鉴定报告

芯片杂交

芯片扫描

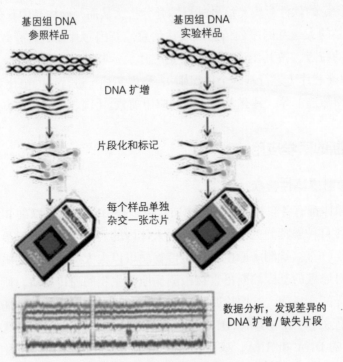

基因组 DNA
参照样品

基因组 DNA
实验样品

DNA 扩增

片段化和标记

每个样品单独
杂交一张芯片

数据分析，发现差异的
DNA 扩增／缺失片段

图 3-21　基因芯片技术原理及工作程序

（二）诊断遗传性疾病

遗传病是指遗传物质（基因）的异常和突变所导致的疾病，因此遗传病的诊断最本质和最直接的是检测出异常的基因。

从受精卵开始，每个人的基因组就已确定。因此，对遗传病高危妊娠妇女，基因诊断可以在胎儿出生前进行，甚至早在胚胎着床前进行，这对于减少遗传病儿的出生具有重要价值，也是目前对大多数尚没有理想治疗方法的遗传病最有效的预防措施。对于已经出生的遗传病病人，特别是如亨廷顿病等某些成年期才发病的病人，由于基因诊断可以在症状出现之前进行，因而能及早采取措施，避免疾病基因遗传给后代。（图 3–22、表 3–1）

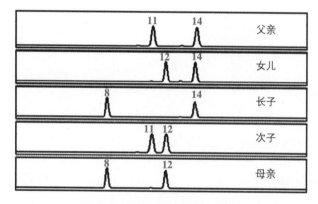

图 3–22　基因家系遗传示意图

表 3–1　我国常见遗传病的基因诊断

疾　病	致病基因	突变类型	诊断方法
α–珠蛋白生成障碍性贫血	α–球蛋白	缺失为主	Gap-PCR、DNA 杂交、DHPLC
β–珠蛋白生成障碍性贫血	β–球蛋白	点突变为主	反向点杂交、DHPLC
甲型血友病	凝血因子Ⅷ	点突变为主	PCR-RFLP
乙型血友病	凝血因子Ⅸ	点突变、缺失等	PCR-STR 连锁分析
苯丙酮尿症	苯丙氨酸羟化酶	点突变	PCR-STR 连锁分析、ASP 分子杂交
马方综合征	原纤蛋白	点突变、缺失	PCR-VNTR 连锁分析、DHPLC

（三）诊断恶性肿瘤

现在已经发现，恶性肿瘤细胞是由受伤的基因激活的，环境污染物、微生物、某些食品或药品等可能是造成基因损伤的根源。随着癌基因的发现和促癌基因与抑癌基因研究的进展，癌症是一类基因性疾病的理论已经成立。基因诊断癌症是根据 DNA 杂交原理，探测某种基因的存在与否、有无变异，区别变异基因属良性或恶性，从而达到诊断癌症的目的。基因诊断癌症准确率高，甚至对某些人表现出患癌倾向性都能作出预测。（图 3-23～图 3-25）

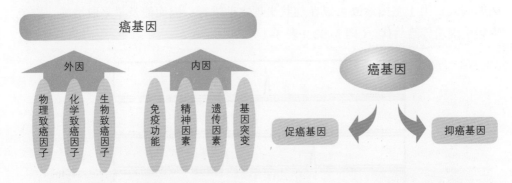

癌基因是细胞内控制细胞生长和分化的基因，
它的结构异常或表达异常，可以引起细胞癌变

图 3-23　癌症发病原因　　　　　　　图 3-24　促癌基因与抑癌基因

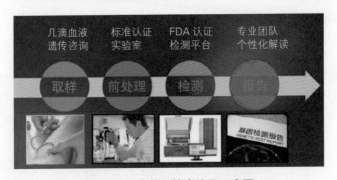

图 3-25　癌基因检查流程示意图

肿瘤的发生涉及多个基因、多种因素，发生过程呈多阶段性，发生的分子机制十分复杂，因此对不同的肿瘤要采用不同的基因诊断策略。

（四）器官组织移植配型

器官移植（包括骨髓移植）的主要难题是如何解决机体对移植物的排斥反应。

理想的方法是进行术前组织配型。基因诊断技术能够分析和显示基因型，更好地完成组织配型，从而提高了器官移植的成功率。

（五）DNA 指纹图谱的医学应用

人与人之间的某些 DNA 序列特征具有高度的个体特异性和终生稳定性，正如人的指纹一般，故称为 DNA 指纹。DNA 指纹具有完全的个体特异性，其个体识别能力足以与手指指纹相媲美，因而得名。DNA 指纹的图像在 X 线胶片中呈一系列条纹，很像商品上的条形码，每根条带代表一个基因片断。不同个体的差异，表现在谱带密度强弱、条带位置和条带数目上的差异。具有高度个体特异性的 DNA 指纹图谱，已成为目前最具吸引力的遗传标记，可用于个体识别、亲子鉴定和法医物证等诸多领域。（图 3-26、图 3-27）

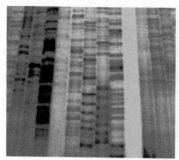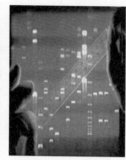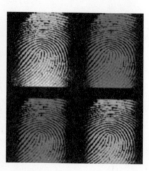

图 3-26　指纹与 DNA 指纹图谱（基因身份证）

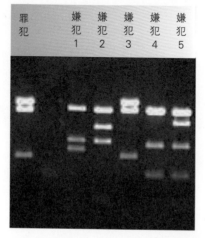

图 3-27　指纹图谱个体识别（罪犯是嫌犯 3）

▶▶ **基因诊断的发展趋势** ◀◀

　　基因检测目前多用于一种疾病的诊断，如珠蛋白生成障碍性贫血（地中海贫血）、艾滋病、乳腺癌的诊断等；今后基因检测将朝着对一类疾病如癌症、心血管疾病的检测和整体基因检测的方向发展（图3-28）。

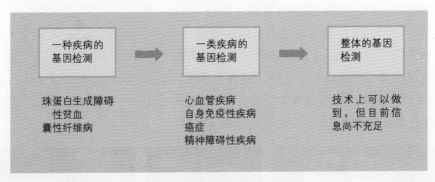

图 3-28　基因诊断的发展趋势

　　在后基因组时代，我们可以提前预知自己会患什么样的疾病，并进行针对性的预防，远离疾病，人类的寿命将提高到120岁，甚至150岁。专家预测在今后的20～30年每个人都将拥有属于自己的基因身份证。

体格检查

体格检查是医师运用自己的感官或借助于简便的检查工具，客观了解和评估病人身体健康状况的基本的方法，也是诊断学的主要内容之一，是每个医师必须掌握的基本临床技能。

§4.1　体格检查方法

▶▶ **体格检查方法** ◀◀

体格检查的基本检查方法包括视诊、触诊、叩诊、听诊、嗅诊 5 种。

（一）视诊

视诊是医师通过视觉来观察病人全身或局部表现的诊断方法。视诊可以了解病人全身状态及发现某些体征，为诊断提供资料，如发育、营养、意识状态、面容、体位、步态、姿势以及全身各部位的视觉特征。

（二）触诊

触诊是检查者通过手的感觉对病人肌体状况进行判断的方法。触诊时，病人应取适当的体位，检查者用手指掌面进行触诊。

1. 触诊内容：触诊可发现某些体征，如体温、湿度、震颤、波动、摩擦感、移动度、压痛等，还可对肿块病变大小、位置、轮廓、表面性质、硬度等进行检查。

2. 触诊方法：可分为浅部触诊法、深部触诊法、双手触诊法和冲击触诊法等。

（1）浅部触诊法：检查者轻触检查部位，不使病人产生痛苦和紧张（图4-1）。

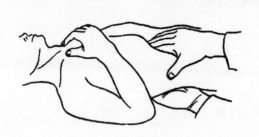

图 4-1　浅部触诊法

（2）深部触诊法：触压深度应在 2 cm 以上，适用于腹腔病变和脏器检查，如检查腹部压痛及反跳痛等（图4-2）。

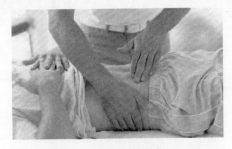

图 4-2　深部触诊法　　　　　图 4-3　双手触诊法

（3）双手触诊法：适用于肝、脾、肾和腹腔肿物检查（图4-3）。

（4）冲击触诊法：又称浮沉触诊法，是一种常用的触诊方法。用 2～4 个并拢的指端，稍用力急促地反复向下冲击被检查局部，通过指端感触有无浮动的肿块或脏器。（图4-4）

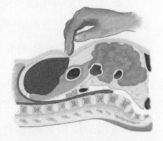

图 4-4　冲击触诊法

（三）叩诊

叩诊是用手指叩击体表部位，使之发生音响，根据音响的特点判断脏器有无异常。

1．叩诊方法：分为直接叩诊法和间接叩诊法。

（1）直接叩诊法：用并拢的右手中间3个手指掌面拍击检查的部位。此法叩诊产生的音响弱，难于精确定位，适用于面积较广的检查，如胸腔积液、腹水等检查。（图4-5）

（2）间接叩诊法：常用中指叩诊法。叩诊时以左手中指第2指节前端紧贴叩诊

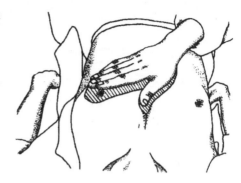

图4-5 直接叩诊法

部位，其余手指稍微抬起；右手自然弯曲，以右手中指垂直叩击左手中指第2指节上。叩诊时要以腕关节及掌指关节运动进行叩打，叩击方向应与被叩部位垂直，叩击后右手中指应立即抬起。为建立起听觉印象，同一部位应连续叩击2～3次，便于判断。叩击力量大小应视检查部位情况决定，范围小、部位浅处宜轻叩，称微力叩诊（如心界叩诊）；面积大、部位深的病灶可重叩，称为强力叩诊。（图4-6、图4-7）

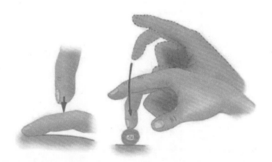

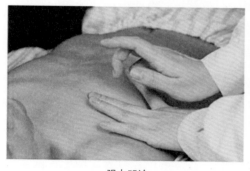

强力叩诊

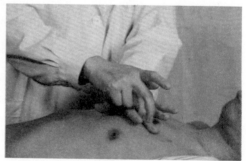

微力叩诊

图4-6 间接叩诊法

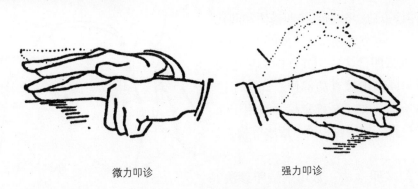

微力叩诊 　　　　　　　　强力叩诊

图 4-7　微力叩诊与强力叩诊

2. 叩诊音：叩诊音包括清音、浊音、实音、鼓音、过清音（表 4-1）。

表 4-1　叩诊音种类、特点与分布

叩诊音种类	声音特点		分布	
	音响	音调	正常部位	异常情况下
实音	弱	高	心、肝未被肺遮盖部分	胸腔积液
浊音			心、肝未被肺遮盖部分	肺实变 肺不张
清音			肺	
过清音			肺	肺气肿
鼓音	强	低	腹部（胃泡区、肠）	气胸

（1）清音：即叩击正常含气肺组织产生的声音，是音响较高、音调低、振动持续时间较长的非乐性音。

（2）浊音：即叩击被少量含气组织覆盖的实质脏器时产生的声音，其音响较清音弱，音调较高，振动持续时间较短，如叩心、肝、肾与肺重叠处或肺部炎症含气量减少部位出现的声音。

（3）实音：又称重浊音或绝对浊音，为音调较浊、音响更弱、振动持续时间更短的非乐音，如叩击实质脏器或大量胸腔积液、肺实变所产生的声音。

（4）鼓音：是和谐的乐音，音响比清音强，持续时间也较长，叩击大量含气的空腔器官如气胸、气腹、肺内大空洞等时，即为鼓音。

（5）过清音：是音响强、音调低、带有鼓音调的叩诊音，介于鼓音与清音之间。叩击含气量增多、弹性减弱的肺组织时产生过清音，如肺气肿。

（四）听诊

听诊是用听觉听取身体各部位发出来的声音，并判断其正常与否的诊断方法。常用的听诊方法，包括直接听诊法与间接听诊法。

1. 直接听诊法：以耳直接贴附于听诊部位进行听诊，此法目前少用。

2. 间接听诊法：用听诊器进行听诊。注意听诊器耳件要与医师的外耳相适应，听诊时要使弯曲管的凹面向前。听取低调声音时宜用钟型体件（如听心脏隆隆样杂音），听高调声音时应选用膜型体件（如听肺部哮鸣音）。（图4-8）

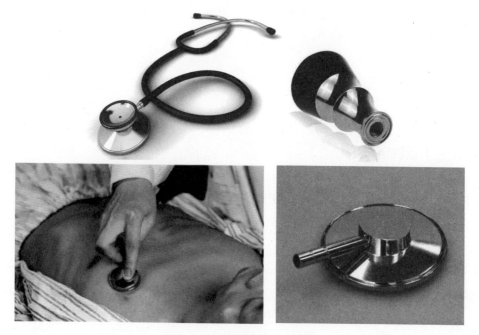

图4-8 听诊器与间接听诊法

（五）嗅诊

嗅诊是以嗅觉辨别发自病人的异常气味，以提供诊断线索的诊断方法。嗅诊可检查皮肤、黏膜、脓液、血液以及呼吸道、消化道的呕吐物、排泄物等发出的气味，如肝臭（肝性脑病）、尿臭（尿毒症）、大蒜臭（有机磷杀虫药中毒）、腋臭等。

§4.2 体格检查内容

体格检查内容包括体格一般检查、头颈部及面部器官检查、胸部检查、腹部检查生殖器、肛门与直肠检查、脊柱与四肢检查、神经反射检查等。

由于体格检查的项目和内容非常繁复，本书限于篇幅进行了部分删减，但重要内容均予保留。

§4.2.1 体格一般检查

体格检查的"一般检查"包括病人的一般状态、生命征（体温、脉搏、呼吸、血压）、皮肤和淋巴结的检查。

▶▶ 一般状态检查 ◀◀

一般状态检查包括检查病人意识、发育、营养、面容表情、体型和步态等内容。

（一）意识状态

意识状态是指人对周围环境和自身状态的认识与觉察能力，是大脑高级神经中枢功能活动的综合表现。意识障碍可表现为嗜睡、意识模糊、昏睡和昏迷。昏迷分浅昏迷及深昏迷。（表4-2）

表4-2 意识障碍分级

分 级	对疼痛反应	唤醒反应	无意识自发动作	腱反射	对光反射	生命体征
嗜睡	（+，明显）	（+，呼唤）	+	+	+	稳定
昏睡	（+，迟钝）	（+，大声呼唤）	+	+	+	稳定
浅昏迷	+	−	可有	+	+	无变化
中昏迷	重刺激可有	−	很少	−	迟钝	轻度变化
深昏迷	−	−	−	−	−	显著变化

（二）发育状况

一般以年龄、身高、体重、智力和第二性征发育状况来判断发育情况。

1. BMI 指数：又称体质指数，是用体重千克数除以身高米数平方得出的数字，是目前国际上常用的衡量人体胖瘦程度以及是否健康的一个标准。当我们需要比较和分析一个人的体重对于不同高度的人所带来的健康影响时，BMI 值是一个中立而可靠的指标。（图 4-9、图 4-10）

$$BMI = \frac{体重（kg）}{身高^2（m^2）}$$

BMI 体质指数

	WHO 标准
正常	18.5～25
超重	25～30
1 度肥胖	30～35
2 度肥胖	35～40
3 度肥胖	>40

图 4-9　体质指数（BMI）WHO 标准

分类	BMI 范围
偏瘦	≤18.4
正常	18.5～23.9
过重	24.0～27.9
肥胖	≥28.0

图 4-10　BMI 中国标准

2. 发育状况：在我国，一般把 12～18 岁这一年龄段看作是青春期。青春期是人体生长发育的第二个高峰，生理上发生巨大变化，身高、体重迅速增长，各脏器如心、肺、肝脏功能日趋成熟，第二性征发育成熟，各项指标达到或接近成人标准。一般情况下，女性青春期要早男性一年左右。（表 4-3）

表 4-3　男女第二性征比较表

部 位	男 性	女 性
生殖器	阴茎及睾丸发育	外阴发育
阴毛分布	呈菱形	呈倒三角形
体毛	较多	较少
声音	调低音宏	调高音细
肌肉脂肪	肌肉发达	皮下脂肪丰满
阴阜	平坦	发育

3．发育异常：发育异常多属病理状态，如巨人症、侏儒症、呆小症、佝偻病等（图4-11）。

（三）面容表情

面容表情与疼痛和疾病有关，如急性病容、慢性病容、二尖瓣面容、肢端肥大症面容、苦笑面容（破伤风）等（图4-12）。

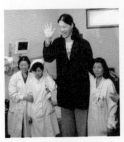
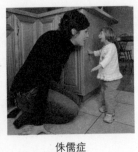

巨人症   侏儒症

图4-11　人体发育异常

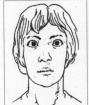
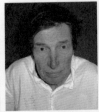
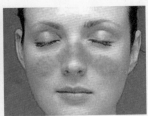

甲亢面容   二尖瓣面容   红斑狼疮面容

图4-12　面容表情

（四）体位

体位是指病人身体所处的状态。常见体位包括自动体位、被动体位和强迫体位。强迫体位是病人为减轻疾病痛苦，被迫采取某种特殊的体位，如强迫坐位、强迫蹲位等。

（五）步态

步态是指走动时所表现的姿态，如蹒跚步态、剪刀步态、共济失调步态等（图4-13）。

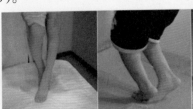
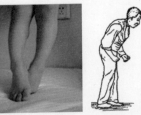

剪刀步态   共济失调步态

图4-13　病理步态

▶▶ 生命征检查 ◀◀

生命征检查包括体温、脉搏、呼吸、血压。

（一）体温检查

传统体温检查是使用水银体温计，21 世纪以来，电子体温计和红外线体温计相继问世，并广泛应用于临床。以下简要介绍目前临床常用的几种体温测量方法及其正常值（表 4-4、图 4-14）。

表 4-4　人体体温正常参考值

	口测法	肛测法	腋测法
方法	舌下含 5 分钟	插入肛门 1/2 表长 5 分钟	腋下夹紧 10 分钟
正常值	36.3 ℃～37.2 ℃	36.5 ℃～37.7 ℃	36 ℃～37 ℃
优缺点	较准确 不能用口呼吸 不用于婴幼儿及神志不清者	测值稳定 多用于婴幼儿及神志不清者	简便安全 不易发生交叉感染

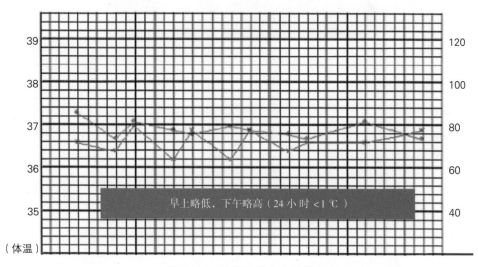

图 4-14　体温正常变化范围

1．口温检测法：可使用水银体温计和电子体温计进行测量，正常值

36.3 ℃～37.2 ℃。小儿及昏迷病人不能采用水银体温计进行测量，可改用腋温检测法，或用电子体温计测温（图4-15）。

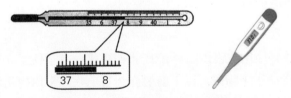

图4-15　水银体温计与电子体温计

2．肛温检测法：可使用水银体温计和电子体温计测量，正常值比口测法高0.3 ℃～0.5 ℃。肛门疾病病人不宜采用肛温检测法。

3．腋温检测法：可使用水银体温计或电子体温计测量，正常值为36 ℃～37 ℃。幼儿及神志不清病人不宜使用水银体温计测量。

4．耳温、额温检测法：主要使用接触式红外线耳温计和额温计，测温持续1 s，就可从液晶屏上读出准确的体温（图4-16）。

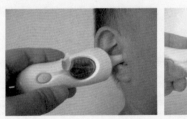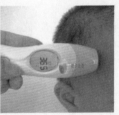

图4-16　电子耳温计与额温计

5．非接触式测量法：主要是使用红外体温计进行测量，最常用的是额温枪，使用时将体温计探头对准额头中部，距离5～15 cm，按下测量钮，仅需几秒就可得到测量数据（图4-17）。该法不仅可用于临床检查，且已广泛应用于流行病学体温监测检查。

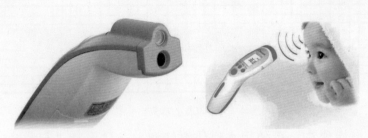

图4-17　红外线非接触式测温计（额温枪）

（二）脉搏检查

脉搏检查一般常用桡动脉，必要时可选用颈动脉、股动脉、颞动脉、耳前动脉、肱动脉、足背动脉（图 4-18）。脉搏检查方法可分为指压法和仪器检测法。正常成人脉律整齐，心率 60～100 次 /min，可偶有期前收缩（<5 次 /min）。

1. 指压法：以示指、中指和环指的指尖互相并拢，平放于桡动脉近腕处触诊。先对比两侧桡动脉的脉搏大小是否相等，若差异不大，则选择一侧桡动脉进行仔细触诊（图 4-19）。触诊内容包括脉率、节律、强弱、紧张度及动脉壁状况等。

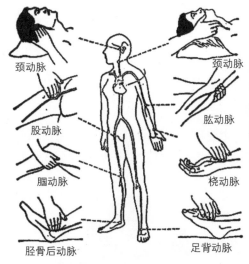
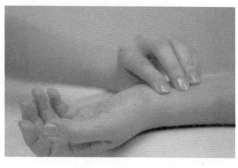

图 4-18　脉搏测量点　　　　　　　　图 4-19　指压法脉搏检查

2. 仪器检测法：近年已有多种电子脉搏计广泛应用于临床，许多该类设备可同时显示脉率、血压及血氧饱和度（图 4-20）。

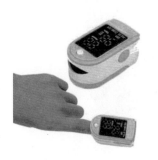
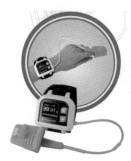
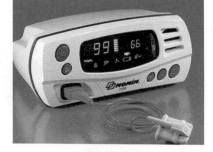

指压式脉搏计　　　　　表式脉搏血氧仪　　　　　台式脉搏血氧仪

图 4-20　仪器脉搏检测

（三）呼吸检查

观察呼吸的频率、节律、深度及有无呼吸困难或矛盾呼吸等。正常成人静息状态下呼吸频率为 16～18 次 /min。呼吸微弱者可将细棉条放于鼻孔前检测呼吸。（图 4-21、图 4-22）

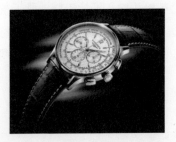 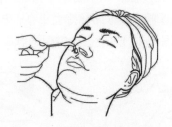

图 4-21　表式电子脉搏呼吸测量计　　　　图 4-22　危重病人呼吸测量法

（四）血压检查

1. 血压计种类：测量动脉血压一般采用血压计间接测量法。临床上使用的有汞柱式、弹簧式及电子血压计，目前临床使用最多的是各式电子血压计（图 4-23）。

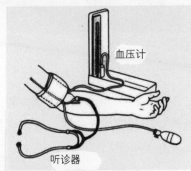
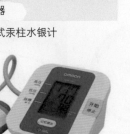

立式汞柱水银计

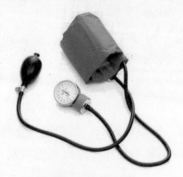

弹簧式（表式）水银计

台式电子血压计

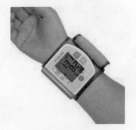

腕式电子血压计

图 4-23　血压计种类

2．测量方法：以下分别介绍各式血压计的测量方法。

（1）汞柱式与表式血压计测量法：测压前病人应安静休息，脱去上衣袖，将手臂及血压计置于右心房水平位（坐位时相当于第4肋软骨水平、卧位时相当于腋中线水平）；手臂外展约45°，将袖带展平，气囊中部对着肱动脉，缚于上臂，松紧适宜，袖带下缘应距肘窝2～3 cm；测量时先用一手触肱动脉（或桡动脉），另一手握橡皮球向袖带内打气，待肱动脉（或桡动脉）搏动消失后，继续打气，使汞柱再升高20～30 mmHg，然后将听诊器胸件放在肘部肱动脉上进行听诊。缓慢放气，使汞柱徐徐下降（约2 mmHg/s），当袖带放气时首次听到"拍拍"音时，压力表上所显示的压力值即为收缩压；继续放气，直至声音突然转变为低沉，并很快消失，取动脉音变音时的压力值为舒张压；继续放气直到汞柱水银面下降到零点为止。重复测量2～3次，取其最低值作为测得的血压数值。（图4-24）

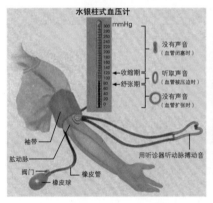
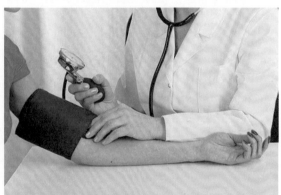

图4-24　汞柱式与表式血压计测量法

（2）电子血压计测量法：常用的电子血压计有台式、表式、指压式等不同类型，使用方法简单，一般按产品说明书使用即可。部分电子血压计除显示血压以外，尚可同时显示心率及血氧饱和度等，并有回忆记录等功能。（图4-25）

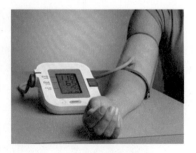

图4-25　电子血压计测量法

3．正常血压参考值：美国最新版"高血压指南"在时隔14年后，于2017年11月发布。该指南更改了高血压的诊断标准，由原来的140/90 mmHg更改为130/80 mmHg。新指南根据诊室血压，将血压分为正常血压、血压升高、高血压1期、高血压2期（表4-5）。

表 4-5 血压分类

分 类	收缩压	舒张压
正常血压（Normal）	< 120 mmHg	< 80 mmHg
血压升高（Elevated）	120～129 mmHg	< 80 mmHg
高血压 1 期（Stage1）	130～139 mmHg	80～89 mmHg
高血压 2 期（Stage2）	≥ 140 mmHg	≥ 90 mmHg

▶ 皮肤检查 ◀◀

皮肤检查包括检查皮肤颜色、水肿、皮疹、出血、溃疡、肿块等。

（一）颜色

注意皮肤有无苍白、黄染及发绀等（图 4-26～图 4-28）。

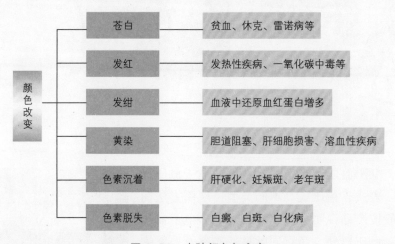

图 4-26 皮肤颜色与疾病

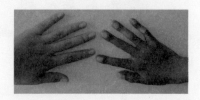

图 4-27 发绀

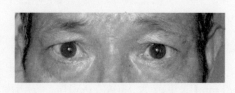

图 4-28 皮肤、巩膜黄染

（二）色素沉着与色素脱失

色素沉着与色素脱失常见的有黑色素沉着症和白化病、白癜风等（图4-29）。

（三）蜘蛛痣

蜘蛛痣为皮肤小动脉末端呈分支性扩张，形似蜘蛛。检查时用大头针头或火柴梗压迫蜘蛛痣的中心，其辐射性小血管即褪色，松压后又复现，常见于面颈部、胸部及上肢，是肝硬化的体征之一，多见于肝硬化病人（图4-30）。

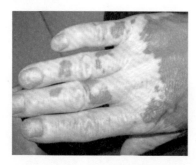 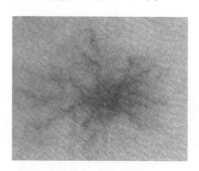

图4-29　白癜风　　　　　　　　　图4-30　蜘蛛痣

（四）水肿

检查骨骼隆起部位，如前额、胫前及踝部等处。水肿分轻度、中度及重度水肿。（图4-31）

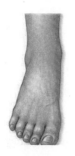 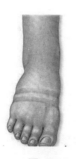 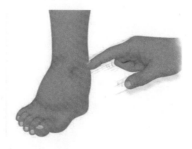

图4-31　下肢水肿检查

（五）皮疹

斑疹不突出皮肤表面，丘疹呈局限性隆起于皮肤表面，荨麻疹隆起于皮肤呈苍白或片状发红的改变。各类皮疹见于皮肤病、某些传染病（如麻疹、猩红热）及过敏性疾病。（图4-32、图4-33）

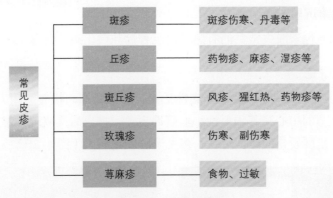

图 4-32　皮疹与疾病

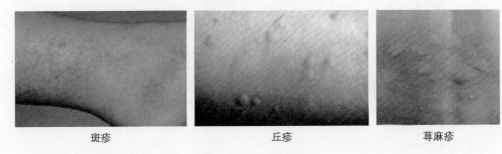

斑疹　　　　　　　　丘疹　　　　　　　　荨麻疹

图 4-33　各类皮疹

（六）出血点、紫癜及瘀斑

皮肤及黏膜下出血，不突出皮肤表面，压之不褪色，直径 <2 mm 者，称为出血点；直径 3～5 mm 者称为紫癜（图 4-34）；直径 >5 mm 者称为瘀斑。

（七）溃疡及瘢痕

慢性溃疡多见于下肢，可由糖尿病、血栓闭塞性脉管炎等疾病引起；瘢痕常因热力烧伤所致，瘢痕素质的人易生成瘢痕（图 4-35）。

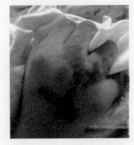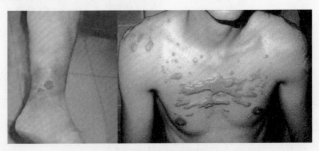

图 4-34　过敏性紫癜　　　　　图 4-35　溃疡与瘢痕

（八）其他

皮肤其他检查包括如烧伤、毛细血管瘤、肿块等改变。

▶▶ 淋巴结检查 ◀◀

淋巴结遍布全身，体格检查仅能检查
表浅部位的淋巴结。正常淋巴结直径为
0.2～0.5 cm，质地柔软，表面光滑，与毗邻
组织无粘连，不易触及，无压痛。炎症、肿
瘤等可导致淋巴结异常改变。（图 4-36）

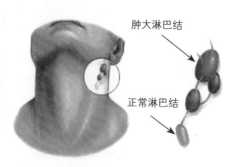

图 4-36　淋巴结示意图

（一）浅表淋巴结分布

浅表淋巴结主要分布在颌下、颈部、腋窝和腹股沟等部位，检查部位一般包
括耳前、耳后、乳突区、枕骨下区、颌下区、颏下区、颈前后三角、锁骨上窝、
腋窝、滑车上、腹股沟等处（图 4-37）。

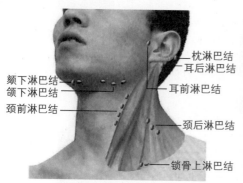
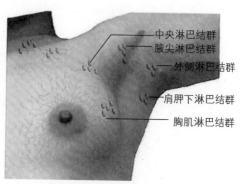
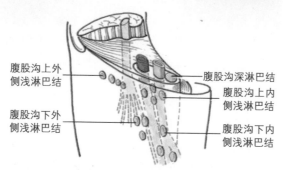

图 4-37　颈部、腋窝、腹股沟淋巴结群分布图

（二）检查内容

淋巴结检查内容包括淋巴结的部位、大小、数目、硬度、压痛、活动度、粘连融合情况，局部皮肤有无红肿、瘢痕及溃疡或瘘管等。

（三）检查方法

可通过视诊和触诊检查淋巴结状况。触诊是检查淋巴结的主要方法，将示、中、环三指并拢，指腹平放于被检查部位的皮肤上进行滑动触诊。检查应按一定顺序进行。（图4-38）

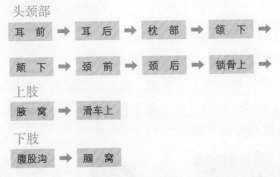

头颈部

耳 前 ➡ 耳 后 ➡ 枕 部 ➡ 颌 下 ➡

颏 下 ➡ 颈 前 ➡ 颈 后 ➡ 锁骨上 ➡

上肢

腋 窝 ➡ 滑车上

下肢

腹股沟 ➡ 腘 窝

浅表淋巴结检查顺序

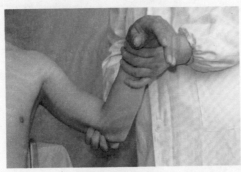

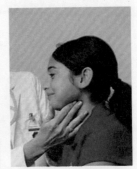

滑车上淋巴结检查　　　　　　颌下淋巴结检查

图4-38　浅表淋巴结检查顺序及检查方法

（四）局限性淋巴结肿大常见原因

1. 非特异性淋巴结炎：如扁桃体炎、咽喉炎、中耳炎等可见颌下或颈部淋巴结肿大。

2. 淋巴结结核：是结核病表现形式之一，主要见于颈淋巴结群（图4-39）。

3. 恶性肿瘤淋巴结转移：如胃癌可致左锁骨上淋巴结肿大，乳腺癌可致腋窝淋巴结肿大，鼻咽癌可致颈部淋巴结肿大，霍奇金淋巴瘤可致全身淋巴结肿大（图4-40）。

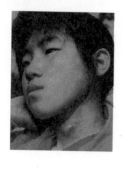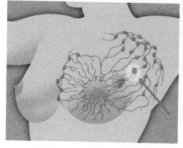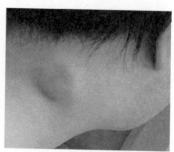

乳腺癌（腋窝淋巴结转移）　　鼻咽癌（颈淋巴结转移）

图4-39　颈淋巴结结核　　　图4-40　恶性肿瘤淋巴结转移

§4.2.2　头颈部检查

头颈部检查包括头颅检查和颈部检查。

►► 头颅检查 ◄◄

（一）头发检查

检查头发颜色、疏密状况和脱发类型等（图4-41）。

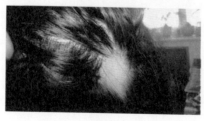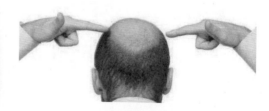

斑秃　　　　　　　　　　　　　　秃顶

图4-41　斑秃与脱发

（二）头颅检查

检查头颅大小、形状，两侧是否对称，有无畸形、伤痕、静脉充盈及肿块，有无头部异常活动等。小儿应检查囟门闭合情况。（图4-42、图4-43）

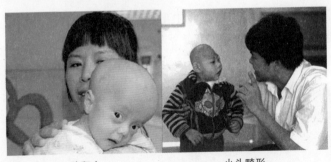

脑积水 　　　　　　　　　小头畸形

图 4-42　头颅畸形

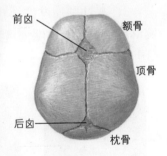

图 4-43　婴幼儿囟门示意图

前囟　　　　　额骨

　　　　　　顶骨

后囟

　　　　　枕骨

▶▶ 颈部检查 ◀◀

（一）颈部外观检查

检查颈部姿势，有无斜颈（图 4-44），有无颈部运动受限，有无颈项强直等。

（二）气管检查

病人取坐位或仰卧位，医师将示指与环指分别置于其两侧胸锁关节上，再将中指置于气管中心，然后观察中指与示指和环指之间的距离是否相等，若距离不等则表示有气管移位。大量胸腔积液或积气、纵隔肿瘤以及单侧甲状腺肿大时，可将气管推向健侧；而肺不张、胸膜粘连时，可将气管拉向患侧。（图 4-45）

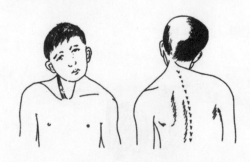

图 4-44　先天性斜颈

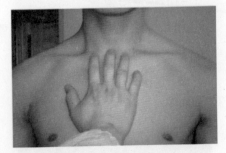

图 4-45　气管检查法

（三）甲状腺检查

1. 外观检查：正常人甲状腺外观不突出，女性在青春期可略增大，单纯甲状腺肿的病人甲状腺明显增大。嘱病人做吞咽动作，可见肿大的甲状腺随吞咽上下运动，注意其大小、形状及对称性。（图 4-46）

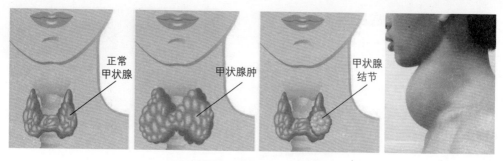

图 4-46　正常与肿大的甲状腺

2. 甲状腺触诊检查：甲状腺触诊分为前面触诊法和后面触诊法，以后面触诊法为多用。后面触诊法检查时，医师立于病人背后，双手拇指放在其颈后，用其他手指从甲状软骨向两侧触摸，同时让病人做吞咽动作。注意甲状腺的肿大程度、对称性、硬度、表面情况（光滑或有结节感）、压痛及有无震颤等。此外还应注意有无血管杂音，甲状腺功能亢进症（简称甲亢）病人常可听到甲状腺血管杂音。（图 4-47）

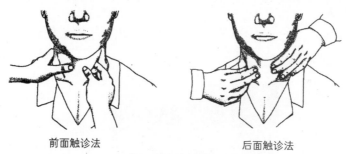

前面触诊法　　　　　　　　　　后面触诊法

图 4-47　甲状腺触诊检查法

（四）颈部肿块检查

检查颈部有无肿块，不同部位的颈部肿块对许多疾病具有诊断或鉴别诊断价值（图 4-48）。

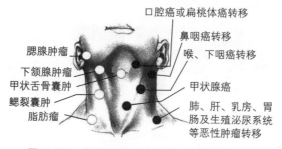

图 4-48　常见颈部肿块位置及临床意义

（五）颈静脉充盈度检查

正常人立位或坐位时颈外静脉常不显露，平卧时可稍充盈。卧位时颈静脉充盈度超过正常水平，可见于右心功能不全、缩窄性心包炎、心包积液及上腔静脉受压综合征（图4-49）。

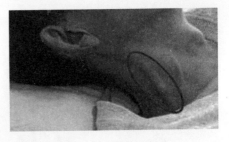

图 4-49　颈静脉怒张

§4.2.3　面部器官检查

面部器官主要包括眼、耳、鼻、口腔、咽喉等。

▶▶ 眼部检查 ◀◀

（一）眼球

检查眼球外形、大小是否对称，有无眼球突出、下陷或偏斜，眼球运动情况等（图4-50～图4-52）。

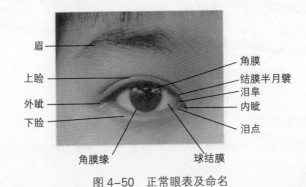

眉　上睑　外眦　下睑　角膜缘　角膜　结膜半月襞　泪阜　内眦　泪点　球结膜

图 4-50　正常眼表及命名

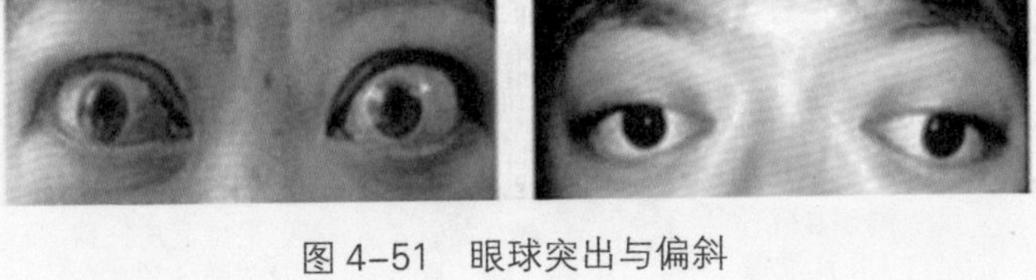

图 4-51　眼球突出与偏斜

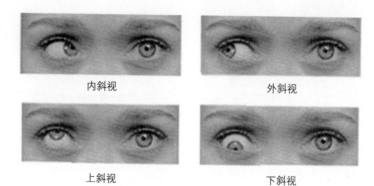

内斜视　　　　　　　　　外斜视

上斜视　　　　　　　　　下斜视

图 4-52　斜视

（二）眼睑

检查眼睑皮肤有无病灶，运动是否正常，有无水肿、睑内翻（倒睫）或睑外翻、上睑下垂等。（图 4-53～图 4-55）

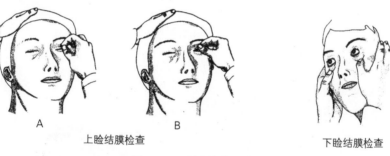

A　　　　　　　　B

上睑结膜检查　　　　　　　　　　　下睑结膜检查

图 4-53　眼睑检查方法

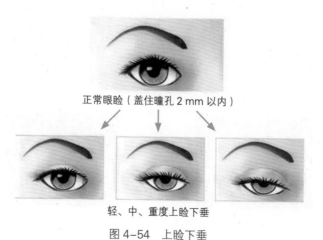

正常眼睑（盖住瞳孔 2 mm 以内）

轻、中、重度上睑下垂

图 4-54　上睑下垂

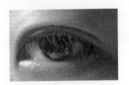
上睑内翻

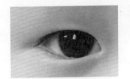
下睑内翻

图 4-55　睑内翻（倒睫）

（三）结膜

观察睑结膜、穹窿结膜及球结膜 3 部分有无充血水肿、出血，有无乳头、滤泡、瘢痕、溃疡，有无翼状胬肉、肿瘤等（图 4-56）。

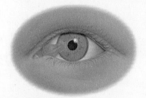
翼状胬肉

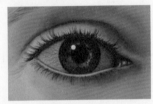
结膜炎（水肿充血）

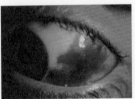
结膜下出血

图 4-56　常见结膜疾病

（四）角膜

检查角膜透明度及有无云翳、白斑、软化、溃疡、色素沉着及新生血管等（图 4-57、图 4-58）。

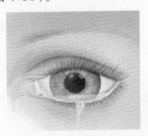
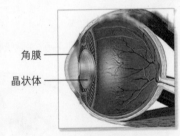
角膜
晶状体

图 4-57　眼角膜示意图（正、侧面）

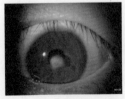
白斑

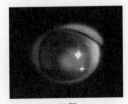
云翳

图 4-58　角膜白斑与角膜云翳

（五）瞳孔

检查瞳孔大小、形状和位置，双侧是否对称。正常瞳孔直径 2～3 mm，近圆形，位于角膜中央。（图 4-59）

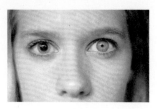

图 4-59　瞳孔大小不等

1．对光反射：直接对光反射检查是用手电筒直接照射眼部，瞳孔立即缩小，移开光源后迅速复原；间接对光反射检查是用手隔开两眼，观察两侧瞳孔反应的情况，正常时一侧受光刺激，两侧瞳孔同时立即缩小（图 4-60）。

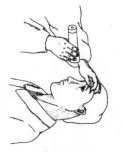 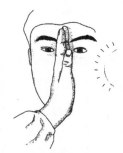

直接对光反射　　　　　间接对光反射

图 4-60　对光反射检查

2．调节反射及集合反射：嘱病人注视 1 m 以外的目标，然后迅速将手指移近距眼球约 20 cm 处，此时正常人瞳孔逐渐缩小，称为调节反射；如同时双侧眼球向内聚合，称为集合反射，又称辐辏反射。动眼神经功能损害时，调节反射及集合反射均消失。（图 4-61）

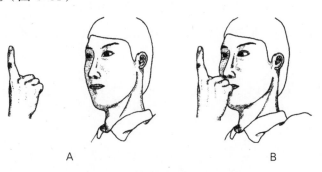

A　　　　　　　　　　　B

图 4-61　调节反射及集合反射检查

（六）虹膜

正常虹膜呈放射状排列（图 4-62）。虹膜形态异常见于粘连、外伤或先天性缺损；虹膜纹理模糊或消失见于炎症、水肿。

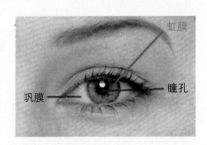

图 4-62 虹膜

（七）视力及辨色力检查

1. 视力检查：可用远、近视力表进行检查（图 4-63）。

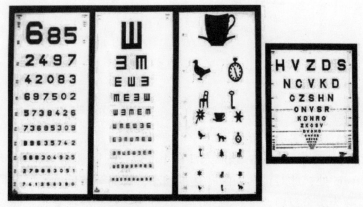

远视力表　　　　　　　近视力表

图 4-63 不同类型的视力表

2. 辨色力检查：通过色盲本检查有无色盲，是全色盲还是部分色盲（图 4-64）。

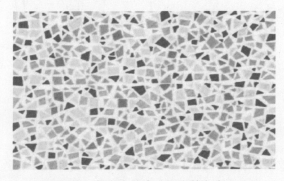

图 4-64 辨色力检查（图中数字为 60）

（八）泪道检查

主要检查泪道是否通畅，泪道狭窄或梗阻时会有溢泪（图4-65）。

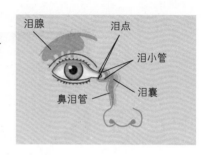

图4-65　泪道解剖示意图

▶▶ 耳部检查 ◀◀

（一）耳郭及外耳道

注意耳郭有无畸形、结节、瘢痕等。检查牵拉耳郭时有无疼痛，有无外耳道耵聍、异物、溢脓、狭窄等。（图4-66、图4-67）

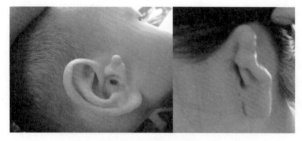

图4-66　外耳畸形

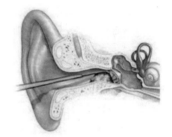

图4-67　外耳道耵聍

（二）鼓膜

将耳郭向后上牵拉后，再插入耳镜观察。正常鼓膜呈灰白色，薄而半透明，具光泽。注意有无内陷、外凸、颜色改变及穿孔溢脓等。（图4-68、图4-69）

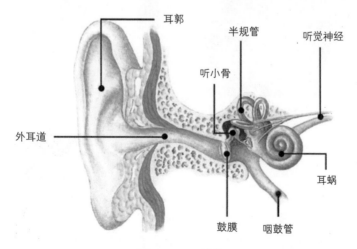

图4-68　耳结构图

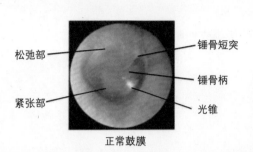

松弛部

锤骨短突

锤骨柄

紧张部

光锥

正常鼓膜

鼓膜（耳膜）上的破裂口

鼓膜穿孔

图 4-69　鼓膜与鼓膜穿孔

（三）乳突

检查有无瘘管、瘢痕及局部压痛，乳突炎可出现上述症状，乳突炎多系中耳炎发展而来（图 4-70）。

（四）听力检查

1. 手表检测：粗测采用机械手表检测，听力正常时一般约在 1 m 处可听到表声。

2. 音叉检测：精测则采用音叉检查法。气骨导比较试验（林纳试验）检查结果，气导（AC）＞骨导（BC）时为阳性，表示听力正常；BC＞AC 时表示为传导性耳聋。（图 4-71）

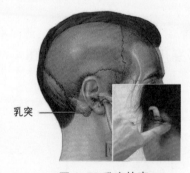

乳突

图 4-70 乳突检查

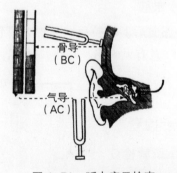

骨导（BC）

气导（AC）

图 4-71　听力音叉检查

▶▶ 鼻部检查 ◀◀

（一）外鼻检查

外鼻检查包括鼻形及皮肤颜色，如玫瑰痤疮（酒渣鼻）、蛙状鼻（见于鼻息肉）及鞍鼻（见于梅毒）等（图 4-72）。

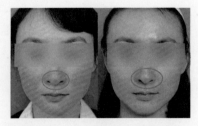

图 4-72　玫瑰痤疮（酒渣鼻）

（二）鼻前庭检查

用拇指抬起鼻尖，可直视观察鼻前庭；亦可用前鼻镜检查鼻前庭。主要观察有无充血、肿胀、渗出、糜烂、新生物及鼻中隔有无偏曲等。（图 4-73）

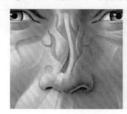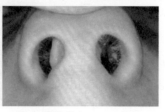

图 4-73　鼻中隔偏曲

（三）鼻窦检查

检查有无鼻塞、流涕及鼻窦区压痛（图 4-74）。

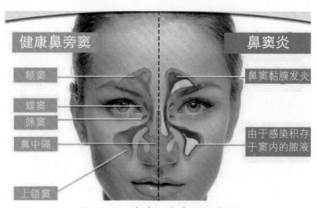

图 4-74　鼻窦及鼻窦炎示意图

▶▶ 口咽部检查 ◀◀

（一）口唇检查

注意有无苍白、发绀、疱疹、唇裂、肿胀、溃疡等（图 4-75）。

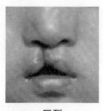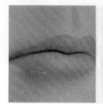

唇裂　　　　　　　　　　唇疱疹

图 4-75　口唇检查

（二）口腔黏膜及舌检查

观察有无溃疡、黏膜白斑、科氏斑（见于麻疹）等；检查有无舌体肿大、舌苔、色泽、溃疡及舌的运动等（图4-76）。

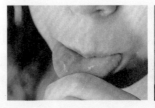
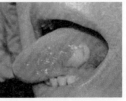

图4-76 口腔黏膜溃疡与舌黏膜白斑

（三）牙齿检查

检查齿序是否正常，有无龋齿、缺牙、残根、义齿、阻生牙及牙龈出血、齿槽溢脓等（图4-77～图4-79）。

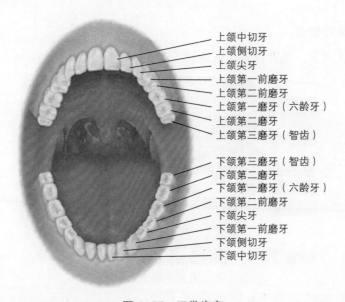

上颌中切牙
上颌侧切牙
上颌尖牙
上颌第一前磨牙
上颌第二前磨牙
上颌第一磨牙（六龄牙）
上颌第二磨牙
上颌第三磨牙（智齿）

下颌第三磨牙（智齿）
下颌第二磨牙
下颌第一磨牙（六龄牙）
下颌第二前磨牙
下颌尖牙
下颌第一前磨牙
下颌侧切牙
下颌中切牙

图4-77 正常齿序

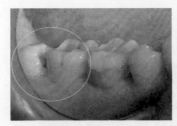
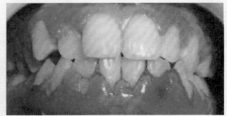

图4-78 阻生牙　　　　　图4-79 牙龈炎（红肿、出血）

（四）咽部及扁桃体、腮腺检查

注意口咽有无充血、红肿、分泌物；注意扁桃体大小，观察有无水肿、隐窝溢脓及分泌物；腮腺位于耳屏、下颌角、颧弓所构成的三角区深部，正常时摸不出腮腺的轮廓，注意有无肿大或肿块，并注意颊黏膜腮腺导管开口处有无分泌物等（图4-80、图4-81）。

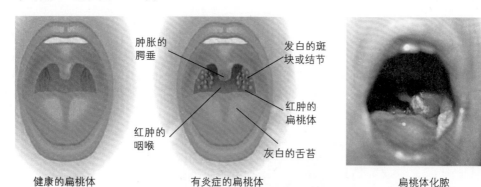

肿胀的腭垂

发白的斑块或结节

红肿的扁桃体

红肿的咽喉

灰白的舌苔

健康的扁桃体　　　有炎症的扁桃体　　　扁桃体化脓

图4-80　正常扁桃体与扁桃体炎

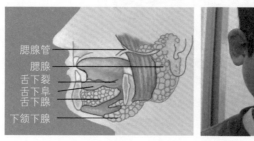

腮腺管
腮腺
舌下裂
舌下阜
舌下腺
下颌下腺

图4-81　腮腺解剖与腮腺炎

§4.2.4　胸部检查

本节主要介绍胸部一般检查、乳腺检查、肺部检查和心脏检查。

▶▶ 胸部一般检查 ◀◀

（一）胸壁检查

1. 胸壁静脉：正常无明显静脉可见。上、下腔静脉梗阻时，可见胸壁静脉充盈或曲张。

2. 皮下气肿：气体积存于胸部皮下，用手按压时，气体在皮下组织中移位形成捻发感或握雪感。

3. 胸壁压痛：正常无压痛，胸部创伤和肋骨骨折时可有明显压痛区和压痛点。

（二）胸廓检查

1. 胸骨体检标志：胸骨角与第 2 肋间隙平齐，在肋骨定位上有重要意义。此外，剑突、锁骨上窝也都是重要的定位标志。（图 4-82）

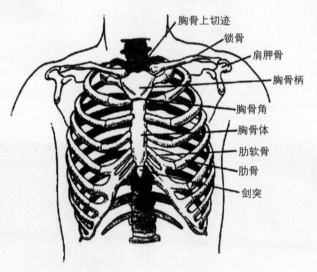

胸骨上切迹
锁骨
肩胛骨
胸骨柄
胸骨角
胸骨体
肋软骨
肋骨
剑突

图 4-82 胸骨体检标志

2. 胸廓形态：正常人胸廓类似圆柱形，前后径：横径＝1：1.5。病理胸廓常见有扁平胸、漏斗胸、佝偻病胸（鸡胸）、桶状胸（如肺气肿）等。（图 4-83）

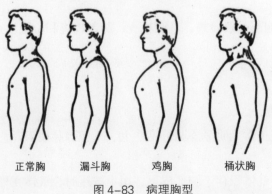

正常胸　　　漏斗胸　　　鸡胸　　　桶状胸

图 4-83 病理胸型

3．胸廓运动：正常人胸廓随呼吸起伏运动，多条肋骨骨折时可见矛盾呼吸运动，重度呼吸困难时可见呼吸三凹征。

▶▶ 乳房检查 ◀◀

乳房检查对乳腺瘤及乳腺癌的诊断具有重要价值。

1．外观检查：观察乳房是否对称，皮肤有无溃破及色素、肿块、瘢痕，乳头有无溢血、溢脓等（图4-84、图4-85）。

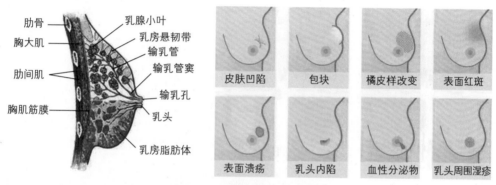

图4-84 乳腺结构及外观检查

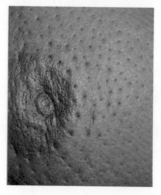

图4-85 乳头凹陷与橘皮样外观（乳腺癌）

2．乳腺检查方法：乳腺触诊时检查者手指和手掌必须平置在乳房上，轻施压力，由左乳房外侧上部开始，沿顺时针方向由浅及深触摸全部乳房，最后触诊乳头；同样方法逆时针方向检查右乳房。检查时注意有无肿块以及肿块的部位、数目、大小、质地、边界、触痛、移动度和皮肤的关系等。（图4-86）

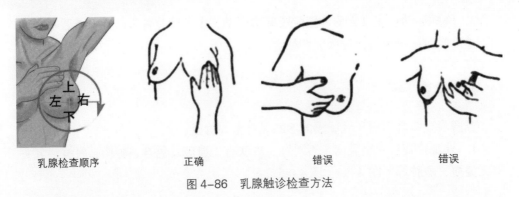

| 乳腺检查顺序 | 正确 | 错误 | 错误 |

图 4-86　乳腺触诊检查方法

➤➤ 肺部检查 ◀◀

以下主要介绍呼吸运动检查，如肺听诊检查。

（一）呼吸运动检查

1. 正常呼吸：注意呼吸运动的类型、深度、频率、节律。正常人呼吸运动均匀，两侧对称，深度适中，16～20 次 / min。男性以腹式呼吸为主，女性以胸式呼吸为主。

2. 呼吸困难：呼吸困难可分为急性和慢性呼吸困难，还可分为吸气性呼吸困难、呼气性呼吸困难和混合性呼吸困难，各种呼吸困难分见于多种不同疾病（图4-87、表 4-6）。

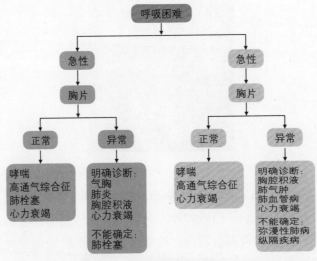

图 4-87　呼吸困难的诊断流程

表 4-6 呼吸困难的分类

项　目	吸气性呼吸困难	呼气性呼吸困难	混合型呼吸困难
呼吸特点	吸气困难 吸气时间延长 三凹征（胸骨上窝、锁骨上窝、肋间隙）	呼气费力 呼气时间延长	吸气、呼气均费力 呼吸频率浅快
听诊检查	吸气干啰音	哮鸣音	呼吸音异常
常见疾病	气管阻塞 气管异物 喉头水肿	阻塞性肺疾病 支气管哮喘	大面积肺不张 广泛肺纤维化 大量胸腔积液

（二）肺部听诊检查

1. 检查方法：听诊的次序自肺尖开始，自上而下，先前面、再侧面，最后检查背部。需要注意的是要进行两侧对称部位的比较听诊。必要时让病人做深呼吸或咳嗽，易于听到呼吸音及啰音的变化。

2. 检查内容：包括正常呼吸音、病理呼吸音、语音共振及胸膜摩擦音。

（1）正常呼吸音：正常呼吸音包括肺泡呼吸音、支气管呼吸音和支气管肺泡呼吸音，这 3 种呼吸音各有特点，并分布于不同的区域（表 4-7）。

表 4-7 正常呼吸音的特点与分布

呼吸音	特　点	正常分布
肺泡呼吸音	1. 类似用口向内吸气时发出的"夫"音 2. 吸气期长于呼气期 3. 吸气期较呼气期调高且强	除支气管呼吸音及混合性呼吸音分布区，均为肺泡呼吸音
支气管呼吸音	1. 类似舌头抬高用口呼气时发出的"哈"音 2. 吸气期较呼气期短 3. 吸气期较呼气期调低且弱	喉部、胸骨上窝、背部第 6～7 颈椎及第 1～2 胸椎附近
支气管肺泡呼吸音	具有上述两种呼吸音的特点	胸骨角、肩胛间区的第 3～4 胸椎水平、肺尖前后

呼吸音听诊时，应注意肺泡呼吸音的异常改变，包括肺泡呼吸音减弱、消失或增强；同时应注意有无呼气期延长及断续呼吸音；此外还应注意有无异常的呼吸音。

（2）病理呼吸音：又称啰音，是呼吸音以外的附加音，可分为干啰音（分为鼾音及哨笛音）和湿啰音（即水泡音）。水泡音又可分为大、中、小3种。（图4-88）

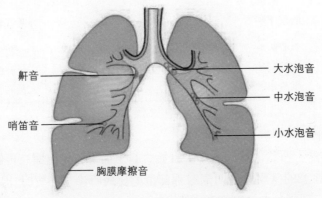

鼾音

哨笛音

胸膜摩擦音

大水泡音

中水泡音

小水泡音

图4-88 肺部病理呼吸音发生机制

（3）语音共振：嘱病人按一般的声音强度重复发"依"音，检查者用听诊器在病人胸壁上可听到柔和、模糊的声音即为听觉语音；若听到响亮、字音清楚的声音，称为支气管语音。

（4）胸膜摩擦音：正常人无摩擦音，当胸膜有炎症，胸膜表面粗糙，呼吸时可听到壁层与脏层胸膜摩擦音。胸膜摩擦音在吸气末或呼气开始时较易听到，屏住呼吸时消失，深呼吸及听诊器加压时，声音常更清。

▶▶ 心脏检查 ◀◀

心脏检查的重点内容是心界叩诊和心瓣膜区杂音的听诊检查。

（一）心脏视诊检查

1. 心前区隆起：主要见于先天性心脏病、风湿性心脏病伴右心室增大及心包积液病人。

2. 心尖搏动：观察其位置、强弱、范围、节律及频率有无异常。

（1）正常心尖搏动：正常人位于左第5肋间隙锁骨中线内侧0.5～1 cm处

（图4-89）。部分正常人见不到心尖搏动。

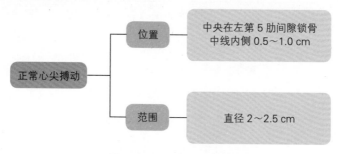

图4-89　正常心尖搏动

（2）心尖搏动移位：心脏搏动移位存在生理性和病理性两方面的原因（图4-90）。

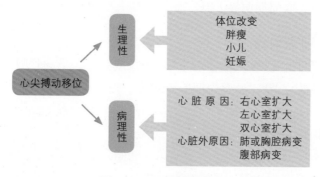

图4-90　心尖搏动移位

3. 心前区及其他部位的搏动：胸骨左缘第3、第4肋间搏动，见于右心室肥大；剑突下搏动见于肺气肿或肺气肿伴右心室肥大，亦可由腹主动脉搏动引起。鉴别方法：嘱病人做深呼吸，在深吸气时，如搏动增强为右心室搏动，减弱则为腹主动脉搏动。

（二）心脏触诊检查

1. 心尖搏动及心前区搏动：用触诊进一步证实视诊所见，注意有无抬举性心尖搏动。心尖抬举性波动是左心室肥厚的特征性体征；心前区抬举性波动是右心室肥厚的特征性体征。

2. 心前区震颤：用手掌或手掌尺侧小鱼际肌平贴于心前区各个部位，以触知有无微细的震动感，又称猫喘。如有震颤，应注意其时期（收缩期、舒张期或连续性）及部位。（表4-8）

表 4-8　心前区震颤的临床意义

出现时间	出现部位	提示疾病
收缩期	胸骨右缘第 2 肋间	主动脉瓣狭窄
	胸骨左缘第 2 肋间	肺动脉狭窄
	胸骨左缘第 3、第 4 肋间	室间隔缺损
舒张期	心尖部	二尖瓣狭窄
连续期	胸骨左缘第 2 肋间及其附近	动脉导管未闭

3. 心包摩擦感：心包炎时，两层粗糙的心包膜互相摩擦产生振动，在心前区即胸骨左缘第 4 肋间处（心脏裸区）可触到一种连续性摩擦感。病人取坐位及深呼气末易于触及，收缩期明显。

（三）心脏叩诊检查

主要内容是叩诊心界，检查时病人取坐位或卧位，平静呼吸，在安静环境下采用轻叩诊法叩诊心界。通常先叩心脏左界，后叩右界。

1. 左界叩诊：在心尖搏动外 2～3 cm 处，由外向内，由下向上逐一肋间叩诊，直至第 2 肋间，由清音变为浊音时即为左侧心脏相对浊音界。

2. 右界叩诊：先叩肝浊音界，于肝浊音界上一肋间开始，由外向内，由下向上，逐一肋间叩诊，直至第 2 肋间，由清音变为浊音，即为右侧心脏相对浊音界。（图 4-91、表 4-9）

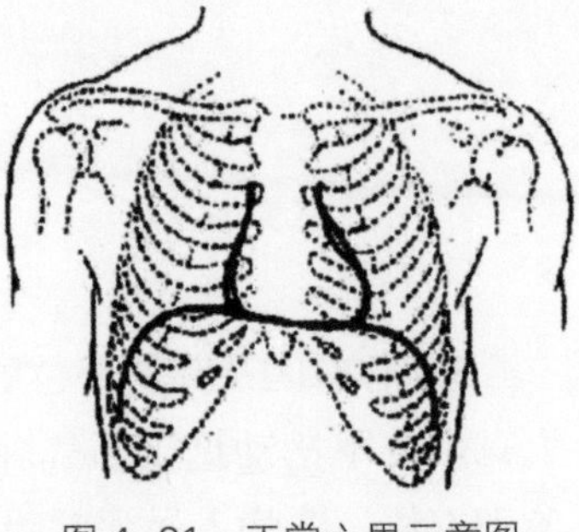

图 4-91　正常心界示意图

表 4-9　正常心脏相对浊音界

左锁骨中线右（cm）	肋　间	左锁骨中线左（cm）
2～3	2	2～3
2～3	3	3.5～4.5
3～4	4	5～6
	5	7～9

（四）心脏听诊检查

1. 听诊顺序：一般由二尖瓣区（心尖区）开始，依次为肺动脉瓣区（胸骨左缘第 2 肋间）、主动脉瓣区（胸骨右缘第 2 肋间）、三尖瓣区（胸骨体下端近剑突处）（图 4-92）。

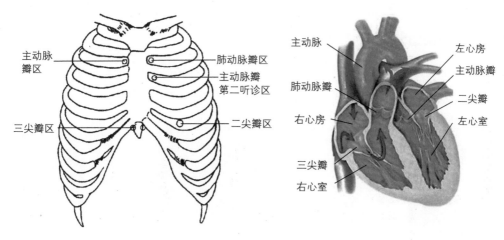

图 4-92　心脏听诊瓣膜区位置

2. 听诊内容：包括心率、心律、心音、杂音及心包摩擦音。

（1）心律与心率：正常成人心律规整，常见的心律失常有期前收缩和心房颤动。正常心率为 60～100 次 /min。

（2）正常心音：分为第一、第二、第三、第四心音，通常听到的是第一、第二心音。在儿童及青少年时期，有时可听到第三心音，第四心音一般听不到。首先应区别第一、第二心音，然后注意其强度、性质改变等。

（3）心脏杂音：心脏杂音分为吹风样杂音和隆隆样杂音，可见于各种心脏疾病。检查时应注意杂音的部位、时期、性质、强度及传导。收缩期杂音的强度分为 6 级。

1 级：杂音很微弱，所占时间很短，须仔细听诊才能听到。

2 级：是较易听到的弱杂音。

3 级：是中等响亮的杂音。

4 级：是较响亮的杂音，常伴有震颤。

5 级：很响亮的杂音，震耳，但听诊器稍离开胸壁即听不到。

6 级：极响亮的杂音，听诊器稍离开胸壁仍能听到。

§4.2.5　腹部检查

腹部检查的顺序与其他系统检查略有不同，由于触诊可导致肠鸣音的改变，故腹部检查应按视、听、叩、触的顺序进行。腹部检查一般取平卧屈膝位进行。

▶▶ **腹部检查分区** ◀◀

为了便于描述腹部检查的部位，通过几条假想线将腹部划分为若干区域，临床通常使用的是四区划分或九区划分（图4-93、图4-94）。

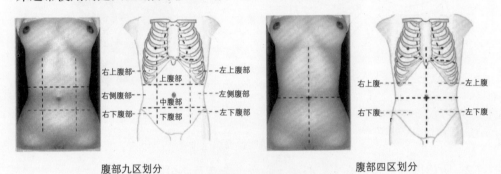

腹部九区划分　　　　　　　　腹部四区划分

图 4-93　腹部分区图

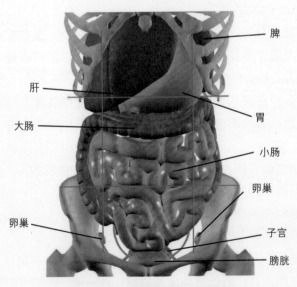

图 4-94　腹腔脏器分布示意图

▶▶ 腹部检查内容 ◀◀

腹部检查时，被检查者仰卧，两腿屈起并稍分开，使腹肌松弛（图4-95）。

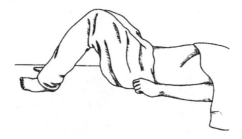

图 4-95 腹部检查体位

（一）腹部视诊

腹部视诊内容包括腹部形态、呼吸运动、腹壁静脉、胃肠型与肠蠕动等（图4-96）。

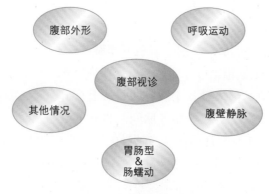

图 4-96 腹部视诊内容

1. 腹部形态：可分为腹部凹陷、平坦或膨隆3种腹型。

（1）腹部平坦：正常人腹部平坦对称。

（2）腹部膨隆：弥漫性全腹膨隆见于腹水、胃肠胀气或巨大囊肿等（图4-97）；局部膨隆见于肿块或增大的脏器等。

（3）腹部凹陷：腹部凹陷如舟状者见于恶病质及严重脱水；局限性凹陷多见于术后瘢痕收缩。

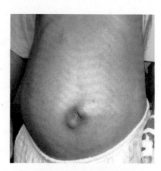

图 4-97 全腹膨隆

71

2．腹部呼吸运动：正常人呼吸运动自如。呼吸运动受限或消失见于急性弥漫性腹膜炎、腹水及膈肌麻痹。

3．腹壁静脉：腹壁静脉怒张见于肝硬化及上、下腔静脉梗阻（图4-98）。

4．胃型、肠型或蠕动波：正常人一般看不到胃肠蠕动波。幽门梗阻病人于上腹部可见胃型或蠕动波；肠梗阻病人可见梯形肠型，蠕动方向不一致（图4-99）。

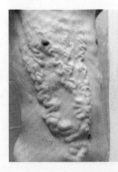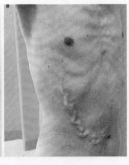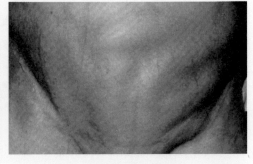

图 4-98　腹壁静脉曲张　　　　　　　　图 4-99　肠型

（二）腹部脏器检查

腹部脏器检查包括肝脏、脾脏、肾脏及膀胱等。

1．肝脏检查：主要包括肝界叩诊和肝区叩痛检查。

（1）肝上界检查：沿右锁骨中线各肋间从上至下叩诊，叩诊音由清音转为浊音即肝上界。正常人肝上界位于第5肋间。当肝下缘触及时，应叩肝上界以确定肝脏是否真正肿大。正常肝浊音区（右锁骨中线）为9～11 cm。

（2）肝下界检查：正常成人的肝脏，一般在肋缘下触不到，但腹壁松软的瘦长体型者，于深吸气时可于肋弓下触及肝下缘，但在1 cm以内；在剑突下可触及肝下缘，多在3 cm以内。正常人的肝脏质软、表面光滑，边缘整齐。（图4-100）

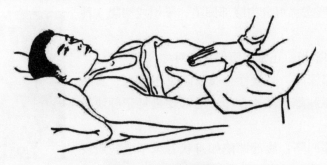

图 4-100　肝脏触诊

（3）肝区叩击痛：以左手掌平放在病人肝区，右手握拳用轻至中度的力量叩击左手背，出现疼痛者称为肝叩击痛，见于肝脓肿、肝炎等。

2．胆囊检查：主要检查胆囊是否肿大，有无胆囊触痛。

（1）正常胆囊与胆囊肿大：正常人胆囊不能触及。如在右肋下腹直肌外缘触及一梨形或卵圆形张力较高的包块，并随呼吸上下移动，即为肿大的胆囊，见于胆囊炎、胆囊癌及胆囊结石。（图4-101）

（2）胆囊触痛法的检查：医师以左手掌平放于病人的右肋缘部，将左手大拇指放在腹直肌外缘与肋弓交界处（即胆囊点），嘱病人深吸气，如有触痛称为胆囊触痛，如因剧烈疼痛而致吸气终止称为墨菲征（Murphy征）阳性（图4-102）。

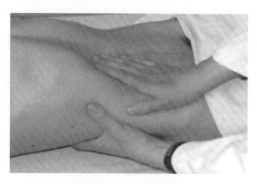

图4-101　胆囊触诊

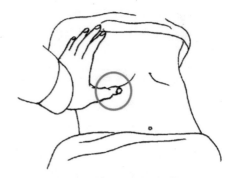

图4-102　墨菲征检查

3．脾脏检查：正常人脾脏不能触及，脾大主要见于肝硬化导致的门静脉高压。脾大分轻、中、高度，轻度肿大时脾下界于左肋下2 cm以内，中度肿大为2 cm至平脐，高度肿大超过脐以下或前正中线。（图4-103）

4．膀胱检查：充盈的膀胱可在耻骨上方扪及，呈半球形囊样感，排空后消失。通过膀胱叩诊可以了解膀胱充盈度（图4-104）。

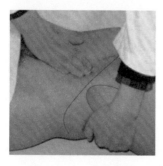

图4-103　脾脏触诊

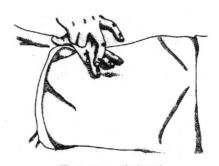

图4-104　膀胱叩诊

（三）腹壁紧张度与腹痛检查

腹痛原因及病情复杂，检查时应注意腹痛的程度、性质、部位以及有无反跳痛等。腹壁紧张度与腹痛关系密切，腹肌紧张、腹部压痛和反跳痛共称为腹膜刺激征。

1. 腹壁紧张度检查：正常人腹壁肌肉松弛，腹壁紧张度增加常因腹膜受到炎症性或化学性所致，属于腹膜刺激征之一。严重的腹壁紧张度增加，腹壁可呈板状，称板状腹。

2. 腹压痛检查：正常无压痛及反跳痛。当腹腔脏器的炎症未累及壁层腹膜时仅有压痛，若累及壁层腹膜时即可引起反跳痛。

（1）腹部压痛检查：腹部压痛部位或压痛点与病变部位密切相关，弥漫性腹膜炎时表现为全腹压痛及反跳痛，阑尾炎主要表现为麦氏点压痛，并可伴有反跳痛（图4-105）。

（2）反跳痛：反跳痛是一种临床体征，用3～4个手指并拢向深腹部压迫，然后突然脱离检查部位，病人感到一种强烈的抽痛，称为反跳痛。正常腹部触诊时不引起疼痛，在有感染累及腹膜时才引起反跳痛。（图4-106）

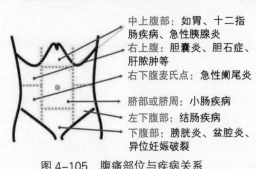

中上腹部：如胃、十二指肠疾病、急性胰腺炎
右上腹：胆囊炎、胆石症、肝脓肿等
右下腹麦氏点：急性阑尾炎
脐部或脐周：小肠疾病
左下腹部：结肠疾病
下腹部：膀胱炎、盆腔炎、异位妊娠破裂

图 4-105　腹痛部位与疾病关系

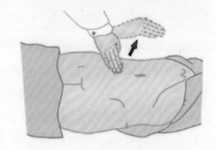

图 4-106　反跳痛检查示意图

（四）腹部肿块检查

腹部肿块多由肿瘤、囊肿、炎性组织或肿大的脏器所形成。检查时应注意其位置、大小、形态、硬度、压痛、搏动、移动度及与邻近脏器的关系。

（五）肠鸣音检查

要求听诊3～5分钟，注意其频率、音调及强度。肠鸣音的正常频率为4～5次/min，>10次/min为肠鸣音增多，0～1次/（3～5 min）为肠鸣音减少。肠鸣音减少见于麻痹性肠梗阻；肠鸣音高亢呈金属声，见于机械性肠梗阻；持续听诊

3～5分钟未听到肠鸣音为肠鸣音消失，说明没有肠蠕动。（图4-107）

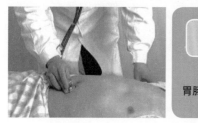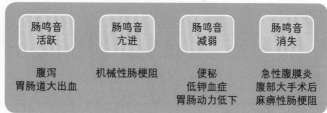

图4-107 肠鸣音听诊及异常肠鸣音

（六）腹水检查

任何病理原因导致腹腔内液体量超过200 mL即称为腹水，是腹腔内游离液体的过量积聚产生腹水的病因很多，比较常见的有心血管疾病、肝脏病、营养障碍病、恶性肿瘤腹膜转移等。腹水按性质可分为渗出性、漏出性、血性和乳糜性腹水（图4-108）。

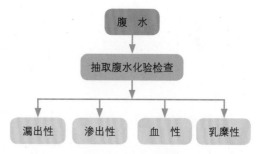

图4-108 腹水性质的分类

1. 移动性浊音叩诊：如果腹腔内有中等量以上（>1000 mL）积液，当病人仰卧位时，腹两侧因腹水积聚，叩诊呈浊音，肠管漂浮在中间，叩诊呈鼓音。病人取侧卧位时，浊音区也随之移动，远离床面侧呈鼓音，贴近床面侧呈浊音，该现象为移动性浊音。（图4-109）

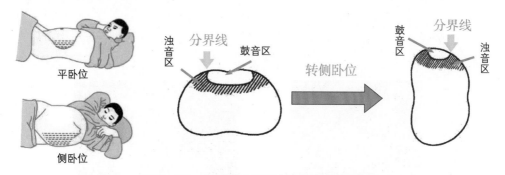

图4-109 腹部移动性叩诊浊音区形成机制

2. 液波震颤：病人平卧，医师用一手的掌面轻贴于病人腹部之一侧，另一手指端叩击对侧腹部。如有大量游离腹水，则可有液波感或液波震颤。为排除腹壁

本身震动传至对侧，可让另一人将手掌尺缘压在脐部腹正中线上。（图 4-110）

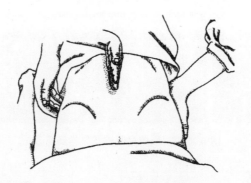

图 4-110　腹腔液波震颤检查

§4.2.6　生殖器、肛门与直肠检查

▶▶ 生殖器检查 ◀◀

生殖器检查包括男性和女性的生殖器检查。

（一）男性生殖器检查

1. 阴茎检查：

（1）包皮：有无包皮过长或包茎。包茎可由于先天性包皮口狭窄或炎症后粘连所致。包茎是发生阴茎癌的危险因素。

（2）检查有无炎症、肿块、溃疡等（图 4-111）。

（3）尿道口有无脓性或血性分泌物，好淋菌性尿道炎可见脓性分泌物自尿道口溢出（图 4-112）。

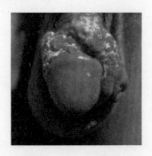

图 4-111　阴茎癌

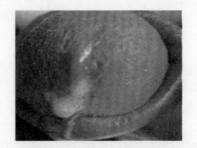

图 4-112　淋菌性尿道炎

2. 阴囊：注意阴囊有无水肿、皮肤变化。检查精索有无压痛，有无串珠样肿胀或硬结，有无精索静脉曲张。睾丸有无发育不全、肿大、压痛、结节等；附睾位于睾丸上端的后外侧，检查有无触痛、结节硬块等。此外，阴囊内肿物可能为睾丸癌、睾丸鞘膜积液（透光试验阳性）、腹股沟斜疝等引致。（图4-113～图4-115）

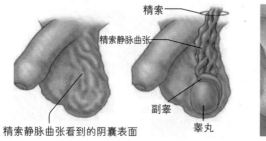

图4-113　精索静脉曲张

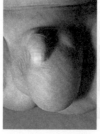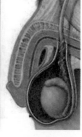

图4-114　睾丸鞘膜积液

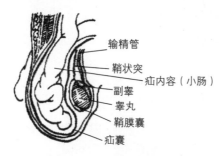

图4-115　腹股沟斜疝

3. 前列腺：前列腺检查需通过肛门指检进行，前列腺为附属性腺，包绕在尿道根部，大小如栗，腺体的排管开口于尿道内。正常前列腺质韧有弹性，两叶之间可触及正中沟。前列腺炎时正中沟可消失并有触痛；前列腺癌时腺体肿大坚硬，表面可呈结节状。（图4-116）

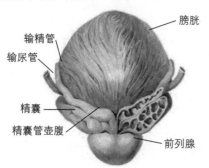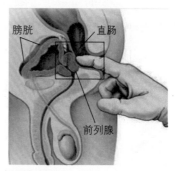

图4-116　前列腺检查

（二）女性生殖器检查

女性生殖器（图4-117）检查包括外观检查、阴道窥器检查及双合诊检查。检查者如为男性，必须有第三者在场。

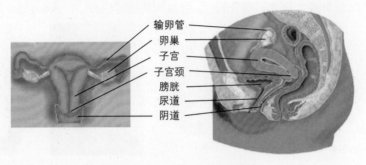

图4-117　女性生殖器示意图

1. 外观检查：包括阴阜、阴毛、大阴唇、小阴唇、阴道口及前庭。检查时应注意有无阴道或尿道口溢脓，有无会阴白斑，有无新生物。（图4-118）

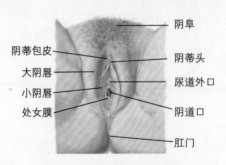

图4-118　女性外生殖器官

2. 阴道窥器检查：通过窥器可观察阴道壁是否正常，子宫颈有无红肿、糜烂、新生物等，必要时可取子宫颈分泌物做病理学检查。此外，检查时应注意有无子宫脱垂等。（图4-119～图4-121）

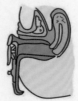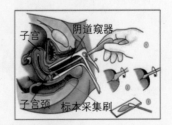

图4-119　阴道窥器检查及子宫颈标本采集

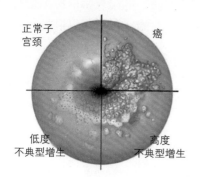

图 4-120 宫颈病变

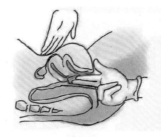

图 4-121 子宫脱垂

3. 双合诊与三合诊检查：妇科双合诊是盆腔检查中最重要的一项检查。检查时，检查者一手的两指或一指放入阴道，另一手在腹部配合检查。目的在于检查阴道、子宫颈、子宫体、输卵管、卵巢及宫旁结缔组织以及骨盆腔有无异常。三合诊检查是双合诊

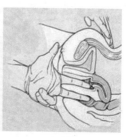

双合诊　　　　　　三合诊

图 4-122　妇科双合诊与三合诊示意图

检查的同时，检查者将另一手指插入肛门内，配合检查。（图 4-122）

▶▶ 肛门与直肠检查 ◀◀

（一）外观检查

检查有无肛门闭锁、狭窄、外伤、感染、肛门裂、肛门瘘、直肠脱垂及痔疮（图 4-123）。

（二）直肠指检

病人取膝胸位或左侧卧位进行检查。

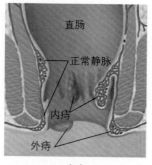

痔疮

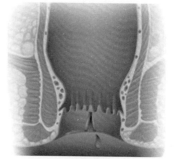

肛门裂

图 4-123　肛门裂与痔疮示意图

指检前注意肛门附近有无脓血、粪便、黏液、瘘口或肿块、肛门裂，以排除指检禁忌证。检查者右示指戴上一次性指套或手套并涂液状石蜡，以示指纵向按压肛门口，使括约肌放松，然后将示指逐渐深入肛门，注意肛管括约肌的松紧度，肛管直肠壁及其周围有无触痛、肿块或波动感；如扪及肿块，应注意其大小、形态、硬度、活动度以及占据直肠或肛管范围。直肠外肿块的直肠黏膜是光滑的。直肠前壁外的前列腺或子宫颈可以扪及，不应误为病理性肿块，必要时可用双合诊了解肿块与盆腔内脏关系。检查完毕，手指退出后，要观察指套上有无脓血和黏液。（图4-124～图4-126）

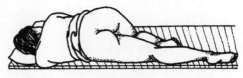

A. 左侧卧位

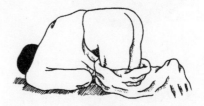

B. 膝胸位

图 4-124　直肠指检体位

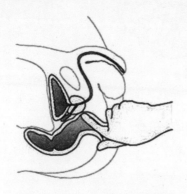

图 4-125　直肠指检示意图

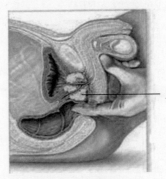

直肠癌

图 4-126　直肠癌肛门指检

通过肛门指检还可检查前列腺大小及有无肿块等，必要时可做前列腺按摩，并可同时采集前列腺液样本进行实验检查。

§4.2.7　脊柱与四肢检查

▶▶ **脊柱检查** ◀◀

脊柱检查主要内容包括脊柱有无畸形、脊柱活动度和脊柱有无压痛等。

（一）脊柱正常弯曲度

正常人脊柱有 4 个生理性弯曲，颈段稍向前凸，胸段稍向后凸，腰段有明显的前凸，骶椎则有较大的后凸。直立时正常脊柱无侧弯，病理时可出现后凸、前凸及侧弯。（图 4-127）

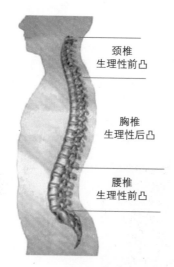

颈椎
生理性前凸

胸椎
生理性后凸

腰椎
生理性前凸

脊柱生理弯曲

图 4-127　脊柱生理弯曲及病理机制

（二）脊柱病理性弯曲

让病人取站立位或坐位，从后面观察躯干是否对称，注意脊柱有无异常弯曲及畸形（前凸、后凸、侧弯），医师可用手指沿脊椎的棘突尖以适当的压力从上往下划压，划压后皮肤上出现一条红色充血线，以此线为标准，观察脊柱有无侧弯（图 4-128）。

（三）脊柱活动度

颈、腰段活动度较大，胸椎的活动度极小，骶椎几乎不能活动。活动受限见于软组织损伤、骨质增生、骨质破坏、骨折、脱位、椎间盘突出以及强制性脊柱炎等（图 4-129）。

（四）脊柱压痛与叩击痛

病人端坐位，身体稍向前倾，医师用右手拇指自上而下逐个按压脊柱棘突及椎旁肌肉，询问有无压痛，脊柱及椎旁出现压痛提示病变存在；病人端坐位，医师用左手掌面置于病人头顶，右手半握拳以小鱼际叩击左手背，观察及询问病人有无疼痛，正常人脊柱无间接叩击痛（图4-130）。

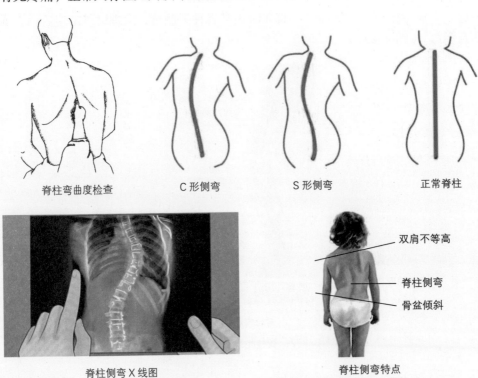

脊柱弯曲度检查　　　　C形侧弯　　　　S形侧弯　　　　正常脊柱

脊柱侧弯X线图

双肩不等高

脊柱侧弯

骨盆倾斜

脊柱侧弯特点

图4-128　脊柱异常弯曲

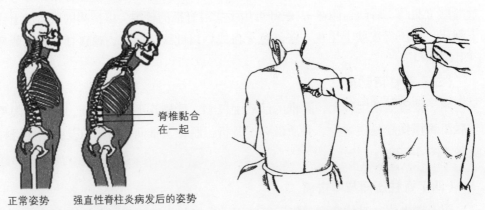

正常姿势　　强直性脊柱炎病发后的姿势

脊椎黏合在一起

图4-129　强直性脊柱炎运动受限

图4-130　脊柱压痛与叩击痛检查

▶▶ 四肢检查 ◀◀

四肢检查的主要内容包括检查四肢有无畸形，有无功能障碍，有无静脉曲张及溃疡、肿块等。

（一）关节及四肢形态检查

常见的四肢畸形有膝内、外翻畸形，足内、外翻畸形，肢端肥大，杵状指，匙状指（反甲），以及多指畸形等。骨折及关节脱位时可显示骨、关节畸形及功能障碍。（图4-131）

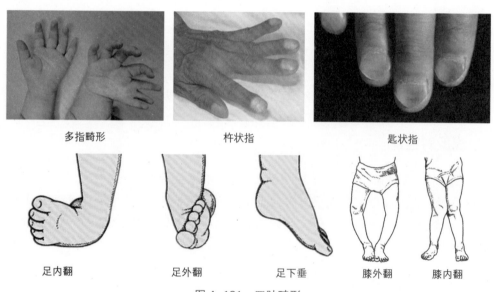

多指畸形　　　　杵状指　　　　匙状指

足内翻　　足外翻　　足下垂　　膝外翻　　膝内翻

图4-131　四肢畸形

（二）其他

应检查肢体有无水肿，有无静脉曲张，有无色素沉着或溃疡，有无肿块等，同时还应注意肢体温度及运动功能是否正常（图4-132～图4-134）。

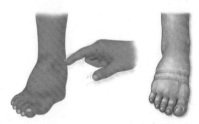

图4-132　下肢凹陷水肿

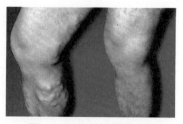

图4-133　下肢静脉曲张

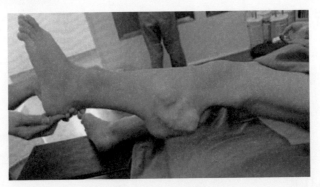

图 4-134　下肢骨肿块

§4.2.8　神经反射检查

神经反射检查包括浅反射检查、深反射检查、病理反射及脑膜刺激征检查。

▶▶ 浅反射检查 ◀◀

刺激皮肤或黏膜引起的反射称为浅反射。浅反射包括角膜反射、吞咽反射、腹壁反射、提睾反射、肛门反射等。浅反射的反射弧是一较长的复杂径路，上运动神经元瘫痪均可出现浅反射减弱或消失。昏迷、麻醉、熟睡状态下也可呈现浅反射消失。

（一）角膜反射

以细棉条束轻触眼外侧角膜，正常可见双眼睑敏捷闭合。刺激时同侧闭眼为直接角膜反射；刺激时对侧闭眼为间接角膜反射（反射中枢：脑桥）。如同侧直接角膜反射消失，对侧间接角膜反射存在，提示同侧面神经病变；如双侧直接与间接角膜反射均消失，则提示三叉神经病变；深昏迷时角膜反射消失。（图 4-135）

（二）腹壁反射

病人仰卧屈曲双膝，以竹签或叩诊锤柄由外侧向内侧在腹壁上轻轻划过时，正常可见该处腹壁肌收缩。按左右两侧和上、中、下区分别检查。一侧腹壁反射消失见于同侧锥体束病变，昏迷、急腹症腹壁反射全部消失。正常人亦可反应微弱，特别是腹肌松弛的经产妇。（图 4-136）

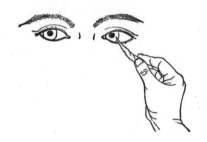

图 4-135　角膜反射检查

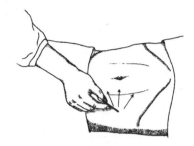

图 4-136　腹壁反射检查

（三）提睾反射

以竹签或叩诊锤柄自下向上轻划大腿内侧上段的皮肤时，同侧提睾肌收缩，睾丸上提。双侧提睾反射消失提示 L1～L2 病变，一侧消失或减弱提示锥体束损害。（图 4-137）

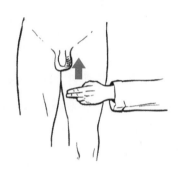

图 4-137　提睾反射检查

▶▶ 深反射检查 ◀◀

深反射是肌肉或肌腱受突然牵引后引起的急速收缩反应，反射由感觉神经元和运动神经元直接联系而成，深反射的减弱或消失是下运动神经元瘫痪的一个重要体征，麻醉、昏迷、熟睡、脑脊髓的断联休克期、大量镇静药也可使深反射减弱或消失。临床常用的深反射检查包括肱二头肌反射、肱三头肌反射、桡骨膜反射、膝反射、踝反射（跟腱反射）等。

（一）肱二头肌反射（C5～C6）

使病人一侧肘关节稍屈曲并稍内旋前臂，检查者拇指置于病人的肱二头肌腱上，用叩诊锤叩击检查者拇指，正常反应为前臂屈曲（图 4-138）。

（二）肱三头肌反射（C6～C7）

检查者托住病人前臂及肘关节，使其上肢肘部屈曲，用叩诊锤叩打尺骨鹰嘴上方 1.5～2 cm 处，正常反应为肱三头肌收缩，表现为前臂伸展（图 4-139）。

（三）桡骨膜反射（C5～C8）

使病人前臂置于半屈半旋前位，以叩诊锤轻叩桡骨茎突上方，正常反应为前臂旋前及屈肘（图 4-140）。

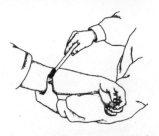 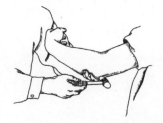 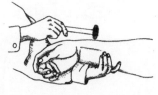

图4-138　肱二头肌反射检查　　图4-139　肱三头肌反射检查　　图4-140　桡骨膜反射检查

（四）膝反射（L2～L4）

病人取坐位，小腿自然垂下，或取卧位，检查者用左手在腘窝部托起下肢，使其稍屈曲，叩击髌骨下股四头肌腱，正常反应为小腿伸展运动（图4-141）。

（五）踝反射（S1～S2）

踝反射又称跟腱反射。病人仰卧，膝半屈，下肢外展外旋，检查者左手轻托其足底，使足背稍屈，轻叩跟腱，正常反应为腓肠肌收缩，足向跖面屈曲。（图4-142）

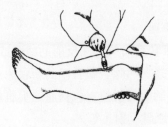　　　　　　　　　　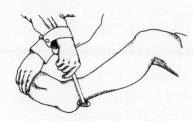

图4-141　膝反射检查　　　　　　　　图4-142　踝反射检查

▶▶ 病理反射检查 ◀◀

病理反射主要是锥体束受损时的表现。椎体束是由中央前回椎体细胞的轴突所组成，主要司骨骼肌的随意运动，由两级神经元组成，即上运动神经元和下运动神经元。出现病理反射肯定为中枢神经系统受损。病理反射主要包括巴宾斯基征、戈登征、查多克征、奥本海姆征、霍夫曼征以及阵挛反射等。

（一）巴宾斯基征（Babinski sign）

以竹签沿足底外侧从后向前轻划，至小趾跟部再转向趾侧，正常反应为趾及其他4趾跖屈，称为正常跖反射；如跗趾背屈，余4趾呈扇形展开，则为巴宾斯基征阳性（图 4-143）。

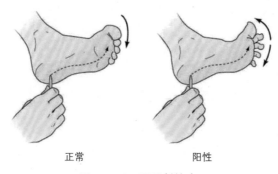

正常　　　　　　　阳性

图 4-143　跖反射检查

（二）奥本海姆征（Oppenheim sign）

检查者用拇指及示指沿病人的胫骨前侧用力由上向下推动，出现拇趾背屈，余 4 趾呈扇形展开者为阳性（图 4-144）。

（三）戈登征（Gordon sign）

握挤腓肠肌，有趾背屈及余 4 趾呈扇形展开者为阳性（图 4-145）。

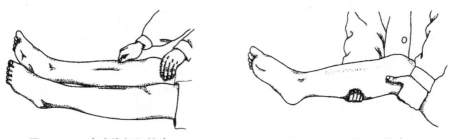

图 4-144　奥本海姆征检查　　　　　　　图 4-145　戈登征检查

（四）查多克征（Chaddock sign）

以竹签由后向前上方轻划外侧距小腿关节下方皮肤，有拇趾背屈及余 4 趾呈扇形展开者为阳性（图 4-146）。

（五）霍夫曼征（Hoffmann sign）

左手托住病人的腕部，以右手示指和中指夹住病人的中指，用拇指向下弹拨病人中指甲，如有拇指和其他手指掌屈即为阳性反应，提示上肢锥体束损害（图 4-147）。

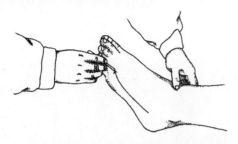

图 4-146 查多克征检查

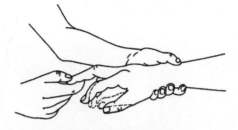

图 4-147 霍夫曼征检查

（六）阵挛

用一持续力量牵张某肌腱后，其所属肌肉产生节律性的收缩运动，称为阵挛。阵挛均为肌张力增加的结果，见于锥体束损害。常见的阵挛有踝阵挛和髌阵挛。

1. 踝阵挛：检查时嘱病人仰卧，屈髋屈膝，医师左手持病人腘窝，右手持病人足掌前端，用力使足掌背屈并维持之。阳性表现为腓肠肌与比目鱼肌发生连续性节律性收缩，呈现踝关节节律性跖屈运动。（图 4-148）

2. 髌阵挛：检查时嘱病人下肢伸直，医师用拇指和示指捏住髌骨上缘，用力向远端方向快速推动数次，然后保持适度的推力。阳性反应为股四头肌节律性收缩，致使髌骨上下移动。（图 4-149）

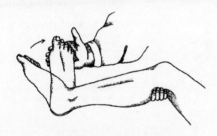

图 4-148 踝阵挛检查

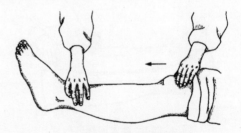

图 4-149 髌阵挛检查

▶▶ 脑膜刺激征检查 ◀◀

脑膜刺激征为脑膜受激惹的表现，脑膜病变导致脊髓膜受到刺激并影响到脊神经根，当牵拉肌肉刺激时引起相应肌群反射性痉挛的一种病理反射。见于脑膜炎、蛛网膜下腔出血和颅内压增高等。脑膜刺激征主要表现为不同程度的颈项强直，凯尔尼格征（Kernig sign，又称克尼格征）和布鲁金斯基征（Brudzinski sign，又称布鲁辛斯基征）阳性。

（一）颈项强直

如无全身肌张力增高，颈部被动前屈时有明显抵抗者称为颈项强直（图 4-150）。

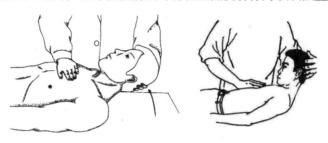

图 4-150　颈项强直检查

（二）凯尔尼格征

病人仰卧，下肢髋关节向前屈曲呈直角，再用手抬高小腿，正常人可将膝关节伸达 135° 以上。阳性表现为伸膝受限，并伴有疼痛与屈肌痉挛。（图 4-151）

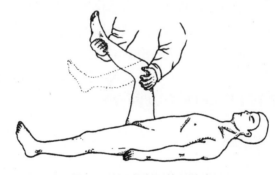

图 4-151　凯尔尼格征检查

（三）布鲁金斯基征

病人仰卧，两下肢自然伸直，然后被动向前屈颈，两侧大腿及小腿出现自发性屈曲运动者为阳性（图 4-152）。

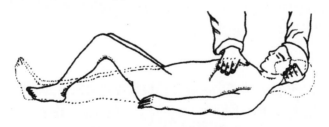

图 4-152　布鲁金斯基征检查

§5

实验诊断概述

临床实验诊断是现代医学的重要组成部分，按传统习惯可分为临床血液学检验、临床化学检验、临床微生物学检验、临床免疫学检验及临床寄生虫学检验等多项内容。

传统的实验诊断技术以手工操作为主，然而随着自动化设备与电子计算机识别技术的迅速发展，自动化仪器设备已部分或完全代替了过去烦琐的手工操作。常用的有全自动生化分析仪、自动血细胞分析仪、血凝测定仪、尿粪常规分析仪、寄生虫卵自动化识别分析仪、自动化血型鉴定及交叉配血仪，以及自动化细菌培养分析和细菌耐药性鉴定仪等。这些仪器大大节省了人力、时间和试剂，提高了工作效率，同时也提高了检验的准确度和精密度。

▶▶ 实验诊断的基本范畴 ◀◀

实验诊断是指根据医师的医嘱，通过临床实验室对各类标本的检测和分析所得到的信息，为疾病的预防、诊断、治疗和预后评价所进行的医学临床活动。实验诊断范畴包括实验室前、实验室和实验室后3个部分（图5-1）。

（一）实验室前

实验室前诊断包括医师对病人病情的分析、选择化验项目、填写检验申请，以及采集原始样品标本，并送到实验室。

（二）实验室

实验室诊断以预防、诊断、治疗人体疾病或评估人体健康提供信息为目的，对取自人体的样品标本进行生物学、微生物学、免疫学、化学、血液学、生理学、细胞学、病理学或气体检验学的分析，并提供检查结果和相关的咨询性服务。

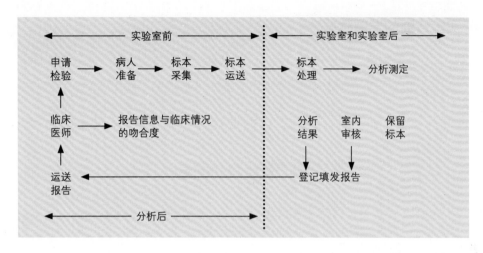

图 5-1 实验诊断范畴

（三）实验室后

实验室后诊断包括系统性的审核，报告实验结果，储存检验样品等。

▶▶ 实验诊断学与检验医学 ◀◀

"实验诊断学"与"检验医学"这两个词在不少读者中存在着模糊的认识，过去在很多医院中都将实验诊断的科室称为检验科，根据现代医学的分科内容，实验诊断学与检验医学是两个不同的学科，实验诊断学与检验医学的研究和教学的目的各有侧重，实验诊断学是以检验的临床应用为目的，而检验医学则是以方法的研究和改进为目的。

（一）实验诊断学

实验诊断学以检验的临床应用为目的，根据临床检验所得结果或数据，结合临床相关资料和其他辅助检查，进行逻辑的分析和科学的思维，最后为诊断疾病、科学研究和人群保健提供客观依据。

（二）检验医学

检验医学以检验方法的研究和改进为目的，通过试剂、仪器、技术等进行检查，并对检测的过程进行全面的质量控制，最终得到可靠的检测结果或数据。

▶▶ 实验诊断的发展状况 ◀◀

（一）设备更新

21世纪以来，我国的检验设备快速更新，逐步从手工操作转变为自动化仪器检测，设备的国产率大幅度提高。

（二）技术发展

1. 大多数手工检测项目正逐渐被自动化检测取代，某些保留的手工检测项目也仅用于复查验证。

2. 自动化检测技术不断发展，目前正向多功能、智能化和高精度方向发展。

（三）人员素质提高

20世纪80年代之前我国医学检验人员基本上处于无专业学历状态，目前已发展为以大专以上学历为主的专业队伍。

（四）管理逐步完善

目前，在我国二级和三级医院中普遍推行了实验室认证制度，建立了较为完善的质量控制体系，循证实验医学的概念正在逐步推广和应用。

（五）发展趋势

实验诊断将继续朝着高度自动化、信息化、标准化的方向发展，从技术层面上将朝着分子化方向发展，在应用层面上将朝着建设全自动化实验室和发展床旁检测的方向发展（图5-2）。

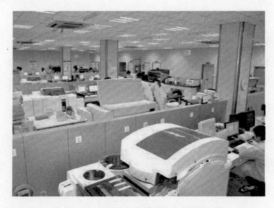

图5-2 全自动化实验诊断实验室

▶▶ 实验诊断主要内容 ◀◀

（一）血液学检查

血液学检查包括红细胞、白细胞和血小板的数量、形态等的检验；止血功能、血栓栓塞、抗凝和纤溶功能的检验；溶血的检验；以及血型鉴定和交叉配血实验等（图5-3、图5-4）。

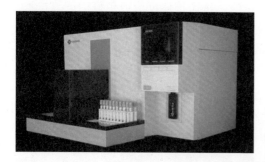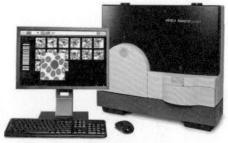

图 5-3　全自动血细胞分析仪

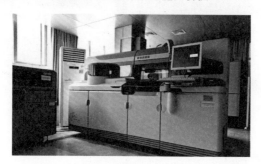

图 5-4　全自动血型鉴定 / 交叉配血系统

（二）体液与排泄物检查

体液与排泄物检查是指对尿、粪和各种体液以及胃液、脑脊液、胆汁等排泄物、分泌液的常规检验（图5-5）。

（三）生物化学检查

生物化学检查包括对组成机体的生理成分、代谢功能、

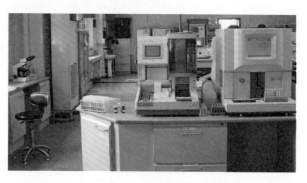

图 5-5　自动化尿液分析仪

重要脏器的生化功能、毒物分析及药物浓度监测等的临床生物化学检验，如血糖、血脂、蛋白质及其代谢产物的检验、血液和体液中电解质和微量元素的检验、血气和酸碱平衡的检验、临床酶学检验、激素和内分泌功能的检验，以及药物和毒物浓度检测等（图 5-6）。

（四）免疫学检验

免疫学检验是指通过细胞免疫、体液免疫、抗原抗体反应或免疫标记等技术，检测血液和体液中的内分泌激素、血药浓度、肿瘤标记物、各类传染病抗原抗体、细胞因子等。免疫学检验广泛应用于免疫功能检查、临床血清学检查、肿瘤早期诊断、临床血药浓度监测及器官移植配型检查等。（图 5-7）

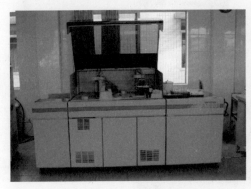

图 5-6　自动生化检测仪

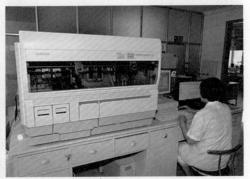

图 5-7　自动免疫学检查仪

（五）微生物学检验

传统的微生物检测方法已沿用多年，但是检测周期长、准确率不够高等问题长期未获解决，不能及时和满意地为临床提供微生物检测结果的支持。

如何使微生物鉴定技术快速、准确、简易和自动化，一直是微生物学工作者研究的热点，但是由于致病微生物种类繁多，菌体结构和代谢特点各不相同，因此建立快速自动化微生物检测系统的进程相对缓慢。但是近十余年来，特别是近几年来，许多国家在这方面取得了突破性进展，许多新理论、新技术、新方法相继产生，自动化快速微生物检测系统已在许多国家广泛应用，我国也正在迅速推广使用中。

微生物学检测主要包括感染性疾病的常见病原体检查、医院感染的常见病原体检查、性传播性疾病的病原体检查，以及细菌耐药性检查等（图 5-8、图 5-9）。

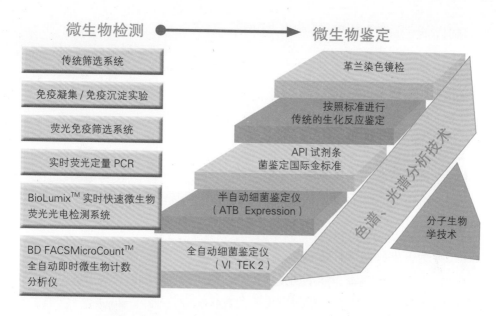

图5-8 微生物检测和鉴定技术发展示意图

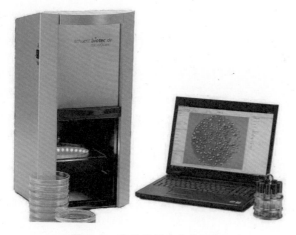

图5-9 自动化微生物检测仪

（六）脱落细胞学检验

脱落细胞学检验包括咽拭子抹片、宫颈拭子抹片等的检查。

（七）分子生物学检验

分子生物学检验包括用基因诊断的方法，进行遗传病检查、微生物基因检验、肿瘤相关基因检验和基因芯片技术等，为某些传染病、遗传病、肿瘤、组织配型、个体识别等提供临床支持及其在临床应用。

（八）遗传学检验

如遗传性疾病染色体检查等。

▶▶ 实验诊断应用范围 ◀◀

（一）为临床医疗工作服务

为疾病的诊断和治疗计划的制订、分析病情、观察疗效、判断预后等提供科学依据。

（二）为开展预防工作提供依据

例如，进行防病调查，能早期发现传染性疾病的传染源以及相关的致病因素，为制订预防措施、控制疾病传播提供重要资料。

（三）进行社会普查

可了解社会群体的卫生状况和健康水平，及时发现潜在性疾病，为制订卫生条例、提高疾病防治工作的主动性、加强保护环境卫生规划的制订和保健机构设置等提供依据。

（四）开展健康咨询

从实验诊断学的角度，为社会群体提供健康咨询。

▶▶ 实验诊断的影响因素 ◀◀

实验诊断的影响因素包括分析前的影响因素、分析中的影响因素和分析后的影响因素。

（一）分析前的影响因素

1. 生理因素：性别、年龄、饮食、运动、药物、饮酒等。

2. 标本因素：全血、血浆、血清、体液等标本的质量和采血时间（查找疟原虫等），将影响实验结果。

3. 标本运送：人工运送、交通运送、管道运送等，会对标本的实时性和标本质量造成一定影响。

4. 试剂因素：试剂的准确度、精密度、稳定性、抗干扰性能力等，会对实验结果造成影响。

5. 设备因素：仪器品牌、质量等也会影响实验结果。

（二）分析中的影响因素

1. 样品质量的影响：如血气分析样品不能有气泡或凝血，厌氧菌培养样品不能接触空气，血生化检测样品不能有溶血等。

2. 抗凝剂的影响：不同检验项目应选用不同的抗凝剂，否则将会影响实验结果。

3. 防腐剂的影响：防腐剂主要用于尿液防腐，理想的防腐剂是甲醛。

4. 实验方法的影响：实验方法不同，结果也会不同。

（三）分析后的影响因素

检测记录、结果书写、计算机的输入与临床的沟通等因素均可影响实验诊断结果。

▶▶ 检测报告与结果评估 ◀◀

（一）实验报告

检测报告是实验室最终成果的体现，能否出具高质量的报告是实验能否适应临床检测需求的核心问题。报告的质量与原始记录、数据整理、报告编制及复核审定等有关。

（二）检测结果评估

1. 临床价值评估：应根据检验的特异性、敏感性评估检测结果的临床价值。例如甲胎蛋白阳性结果可基本确定肝癌的诊断，而血尿酸的检测结果并不能作为痛风病的确诊指标。

2. 正确认识检验内容的生理变化：如新生儿和高山居民的血红蛋白及红细胞计数均增高。

3. 检验危急值：检验危急值（critical value）又称"panic valuae"，即当这种检验结果出现时，说明病人可能正处于危险的边缘状态，此时如果临床医师能及时得到检验信息，迅速给予病人有效的干预措施或治疗，则可以挽救病人的生命，否则就有可能出现严重的后果，失去最佳的抢救机会，所以"panic valuae"是表示危及生命的检验结果，医院检验科应对部分检验项目建立危急值确认和紧急报告制度（表5-1）。

表5-1　临床检验危急值一览表

项目序号	检验项目	单　位	危急值界限	危险性
1	血清钾	mmol/L	<2.8	低血钾症，呼吸肌麻痹
			>6.5	严重高血钾，可致心律失常、呼吸麻痹
2	血清钠	mmol/L	<115	低钠血症
			>160	高钠血症
3	血清氯	mmol/L	<75	严重的代谢性碱中毒
			>125	严重的代谢性酸中毒
4	ALT	U/L	>1000	严重的肝细胞损坏，可有急性肝坏死
5	总胆红素	μmol/L	>340（新生儿）	新生儿溶血病
6	血肌酐	μmol/L	>650	急性肾衰竭
7	血尿素	mmol/L	>36	急性肾衰
8	血糖	mmol/L	<2.6	缺糖性神经症，低血糖昏迷
			>22.2	高糖性昏迷，渗透性多尿伴严重的脱水和酮中毒
9	肌酸激酶	U/L	>1000	急性心肌梗死
10	Ck-mb	U/L	>100	急性心肌梗死，较严重的心肌细胞坏死或受损
11	肌红蛋白	ng/mL	>110	心绞痛的病人怀疑心肌梗死

续表

项目序号	检验项目	单 位	危急值界限	危险性
12	肌钙蛋白	ng/mL	>0.1	预示心肌梗死或不规则心绞痛
13	Hb	g/L	<50	急性大量失血或严重贫血
			>200	红细胞增多症，红白血病，肺源性心脏病
14	血小板	10^9/L	<20	可能有严重的出血倾向
15	PCO_2	mmHg	<20	极限值
			>65	危险水平
16	PO_2	mmHg	<30	严重缺氧
17	pH	—	<7.15	极限值
			>7.58	极限值
18	胆碱酯酶	U/L	<1200	重度有机磷农药中毒
19	血淀粉酶	U/L	>1000	严重的急性或坏死性胰腺炎
20	APTT	S	>100	严重的出血倾向
21	PT	S	<5	高凝状态
			>40	严重的出血倾向
22	D-二聚体	μg/L	>1500	严重的DIC，溶栓时候不作为危急值
23	白细胞计数	10^9/L	<1.5	有引发致命感染的可能
			>50	急性白血病的可能

§6

医学影像诊断总论

医学影像学包括影像诊断学和介入放射学。医学影像诊断是应用医学成像技术，对人体疾病进行诊断的医学学科，是临床医学的重要组成部分，X 线成像、X 线计算机体层成像（CT）、超声成像（US）与磁共振成像（MRI）并称为四大医学影像诊断技术。

▶▶ 医学影像诊断发展历程 ◀◀

自 1895 年伦琴发现 X 线并成功地用于医学临床诊断，医学影像诊断已有百余年的历史，近 20 年医学影像诊断技术是在临床医学中发展最快的学科之一，并已进入了全新的数字影像时代，有力地推动了临床医学的发展（图 6-1）。

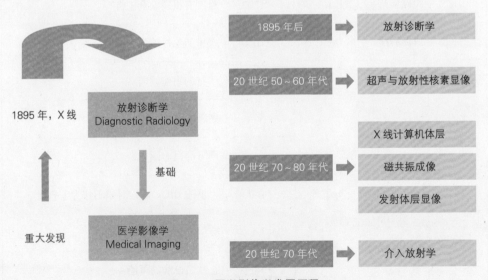

图 6-1　医学影像学发展历程

▶▶ 医学影像诊断构成 ◀◀

影像诊断学是通过各种不同的成像技术所获取的影像，显示人体内部组织器官的形态和生理功能状况，以及疾病所造成的病理改变，借以达到疾病诊断的目的。影像诊断成像技术包括 X 线成像、X 线计算机体层成像（CT）、磁共振成像（MRI）和超声成像（US）。

▶▶ 影像诊断的前景展示 ◀◀

20 世纪中叶以后，随着科学技术的快速发展，医学影像学的范畴从传统的 X 线成像技术逐步扩展到 X 线断层扫描成像（CT）、磁共振成像、超声成像、核医学成像的广泛领域；随着数字化成像技术的进步，图像的时间分辨率和空间分辨率不断提高，并且实现了图像从 2D 到 3D、甚至 4D 的成像；随着成像技术手段的扩展，单纯的解剖成像逐步发展为代谢成像、生化成像、分子成像和基因成像。

▶▶ 医学影像诊断临床应用 ◀◀

随着医学影像设备和检查技术的不断创新与发展，影像诊断在临床疾病诊断中的作用日益提高。

（一）应用范围

1. 依据病人体征和实验室检查难于确诊的疾病，常可通过影像学检查明确病变的性质和类型，如急性脑血管疾病等。

2. 临床疑似或需除外的某些疾病，常可通过影像学检查予以证实或排除，如创伤后骨折、早期肺癌等。

3. 对已确诊疾病进一步明确病变范围、类型和分期，如急性胰腺炎、中心型肺癌等。

4. 某些疾病如胃癌等进行治疗后的影像学检查，对判断有无复发或转移具有重要价值。

5. 影像学检查用于健康体检，有望发现早期乳腺癌、肝癌、泌尿系结石等疾病。

6. 影像学检查技术的综合应用，往往能有效地扩大诊断范围和诊断准确率。（图 6-2）

呼吸系统	------	X线 CT
循环系统	------	US X线
骨骼系统	------	X线
消化系统	------	X线（钡餐）
泌尿系统	------	X线（IVP）
生殖系统	------	USG CT
神经系统	------	MRI CT

图 6-2　影像检查技术的临床应用

（二）应用的局限性

1. 影像学诊断主要是以人体形态学改变为依据，致使对某些疾病的早期诊断和鉴别诊断存在困难，如两周以内的急性骨髓炎 X 线成像则难以明确诊断。

2. 许多疾病并没有异常的影像表现，影像学检查不能为诊断提供帮助，如急性肾小球肾炎等。

3. 各种影像学检查均有一定的禁忌证，如 X 线对孕妇和儿童具有潜在危险，体内留有磁性物质（如心脏起搏器、金属人工关节等）的病人禁行 MRI 检查等。

§6.1　X 线成像

X 线成像用于临床疾病诊断已有百余年历史，已从模拟成像技术发展到数字成像技术，至今依然是医学影像学的重要组成部分，在医学影像诊断中发挥着重要作用。

▶▶ 基本原理 ◀◀

X 线使人体正常组织结构和病理组织结构成像，是因为具有穿透能力的 X 线穿过具有密度和厚度差异的物质后，剩余 X 线可使荧光屏显示荧光图像（传统透视），或在 X 线感光载体（胶片、影像板、平板探测器）上形成模拟信息或数字信息，经显影、定影或经计算机处理后，即可形成人体组织的灰阶图像或数字图像，此即为摄像。

▶▶ **基本条件** ◀◀

X线成像需具备以下基本条件。

（一）具有一定穿透力的X线

X线在高压电的作用下由X线管产生，X线具有穿透效应、荧光效应和感光效应，能穿透人体的组织结构使胶片感光（图6-3、图6-4）。

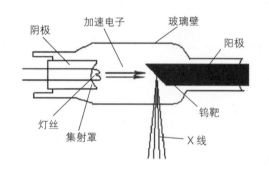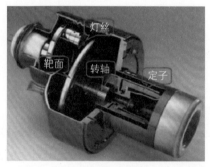

图6-3 X线的产生（X线管）

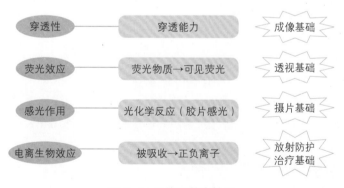

图6-4 X线的基本性质

（二）人体组织存在密度和厚度差异

由于存在这种差异，X线在穿透过程中被吸收的量也存在差异，致使剩余下来的X线量也有差别。

1. 组织密度差异：当强度均匀的 X 线穿透厚度相等、密度不同的组织结构时，X 线被吸收的程度也不同。X 线穿透低密度组织时，吸收少，剩余 X 线多，最终在 X 线片上呈黑影；高密度组织则形成白影。（图 6-5、表 6-1）

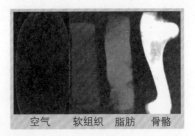

空气　软组织　脂肪　骨骼

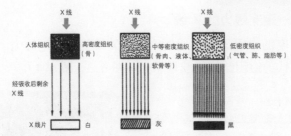

图 6-5　不同密度组织（厚度相同）与 X 线成像的关系

表 6-1　人体组织密度与 X 线成像的关系

组织	物质密度	透视	照片
骨骼	最大	黑	白
软组织	中等	灰黑	灰白
脂肪	较小	灰白	灰黑
气体	最小	白	黑

2. 组织厚度差异：人体组织结构和器官形态不同，厚度也不一样。厚的部分吸收 X 线多，透过的 X 线少，薄的部分则相反，从而在 X 线片上显示出不同的黑白灰度。也就是说，X 线成像与组织结构的厚度也有关（图 6-6、图 6-7）。

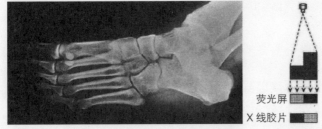

图 6-6　不同厚度骨组织对 X 线成像的影像

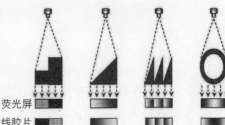

图 6-7　组织厚度与 X 线成像的关系

3. 组织病理改变：病变可使人体组织密度发生改变。例如，气胸、肺结核空洞病变表现为密度降低，肺结核钙化灶和肺癌等则表现为影像密度增高。（图6-8）

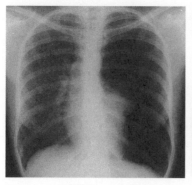

左侧气胸（密度降低）　　　　右侧肺癌（密度增高）

图6-8　病理X线图片

（三）X线成像载体

1. 普通X线成像载体：普通X线摄片的感光载体是胶片，普通X线透视的感光载体是荧光屏（图6-9）。

2. 数字X线成像载体：计算机X线成像（CR）的载体是影像板（IP）（图6-10），直接数字X线成像（DR）的载体是平板探测器（FPD）（图6-11）。

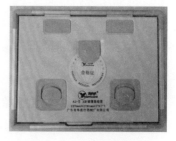

图6-9　X线感光胶片

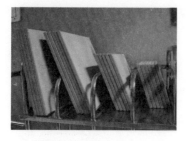

图6-10　影像板（IP）

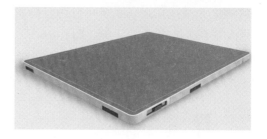

图6-11　平板探测器（FPD）

（四）计算机系统

计算机系统是数字X线成像必备的条件，包括模数转换器（图6-12）、计算机存储和处理、图像显示等设备。

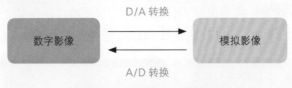

图 6-12　模数转换示意图

▶▶ X 线成像设备 ◀◀

X 线成像设备包括普通 X 线成像设备和数字化 X 线成像设备系统两大类。

（一）普通 X 线成像设备

普通 X 线成像设备又可称为传统 X 线设备，是以胶片或荧光屏为载体的成像设备，包括通用型 X 线机和多种不同用途的 X 线机如床旁机、造影机、牙科机，以及荧光屏透视设备等（图 6-13）。目前我国传统 X 线成像设备已基本上被数字 X 线成像设备所取代。

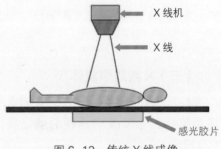

图 6-13　传统 X 线成像

（二）数字化 X 线成像设备系统

数字 X 线成像设备是由 X 线源、感光载体、模/数（A/D）与数/模（D/A）转换器、计算机处理系统和图像显示设备构成的设备系统。按照感光载体的不同，数字化 X 线成像设备系统可分为计算机 X 线成像设备系统（CR）和数字 X 线成像设备系统（DR）两大类（图 6-14）。

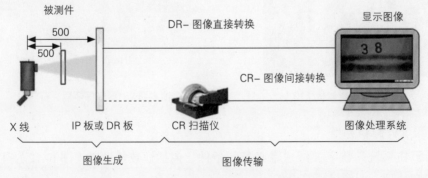

图 6-14　数字 X 线成像系统（CR 与 DR）示意图

▶▶ 数字 X 线成像技术 ◀◀

数字 X 线成像技术分为计算机 X 线成像和数字 X 线成像。

（一）计算机 X 线成像（CR）

计算机 X 线成像（computed radiography，CR）属于间接 X 线成像，其成像方式与传统胶片暗盒的屏/片系统相似，不同的是 CR 以影像板（imaging plant，IP）代替感光胶片作为记录影像信息的载体。IP 经 X 线曝光后送入激光读取装置，将模拟信息转换为数字信息，再由计算机处理后保存和显示图像。IP 板可重复使用 1000 次以上，影像资料保存在计算机中并可进行传输。由于 CR 空间和时间分辨力较差，最终将会被直接数字 X 线成像（DR）所取代。（图 6-15～图 6-17）

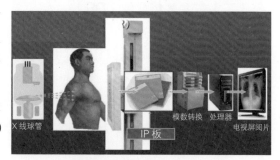

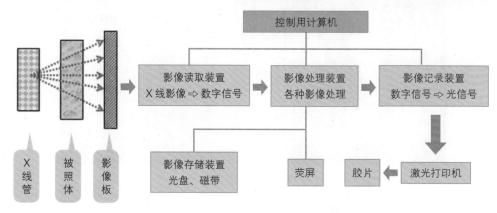

图 6-15　计算机 X 线成像系统（CR）的构成与工作原理

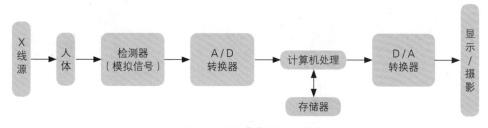

图 6-16　CR 成像系统示意图

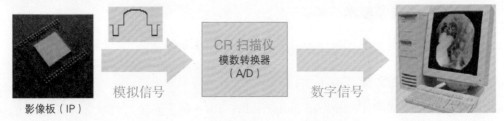

影像板（IP）　模拟信号　CR 扫描仪 模数转换器（A/D）　数字信号

图 6-17　模数转换器工作原理示意图

（二）数字 X 线成像（DR）

数字 X 线成像是最新发展的直接 X 线数字成像技术，是用平板探测器（FPD）直接将 X 线信息转换成电信号，再进行数字化处理，整个转换过程在平板探测器内完成。平板探测器具有 X 线信息损失小、噪声小、图像质量好、成像快的特点，而且扩大了 X 线检查的范围，是目前最先进的 X 线成像技术。（图 6-18）

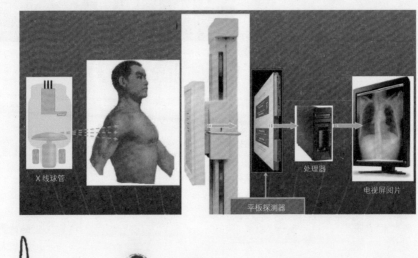

X 线球管　　　平板探测器　处理器　电视屏阅片

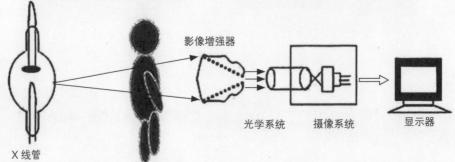

X 线管　　影像增强器　光学系统　摄像系统　显示器

图 6-18　数字 X 线成像系统（DR）构成与工作原理

（三）数字 X 线成像的优越性

数字化 X 线成像和传统模拟 X 线成像相比较，具有以下特点。

1. 密度分辨力高：普通 X 线摄片的模拟图像，其密度分辨力只能达到 26 灰阶；而数字图像的密度分辨力可达到 210 灰阶，可以获得图像更清晰、层次更丰富的 X 线图片（图 6-19、表 6-2）。

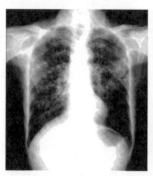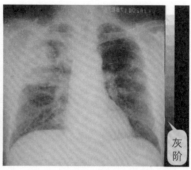

模拟图像　　　　　　　　　　数字图像

图 6-19　模拟图像与数字图像的比较

表 6-2　普通 X 线成像与数字 X 线成像比较

	成像模式	灰度可调性	曝光密容度	密度分辨力	图像采集/显示/存储和传输
普通 X 线成像	模拟成像	不可调	小	低	胶片显示，存信号不便，不可传输
数字 X 线成像	数字成像	可调	大	高	电视屏显，可打印胶片，数字化存储，可传输

2. 可进行图像后处理：可以根据诊断需要，有针对性地对图像进行处理，如调整亮度、对比度等，以达到改善图像质量、增加诊断信息、提高诊断准确性的目的。

3. 图像信息可以高保真地存储、调阅或拷贝，并可随时进行调图、传输、复制；通过 PACS 系统（影像归档和通信系统）传输图像，可进行资源共享和远程会诊。此外，也可通过激光扫描打印机打印成胶片提供给病人保存。

4. X 线剂量减少：较普通 X 线成像减少 1/3～1/5 的 X 线剂量。

▶▶ X线检查技术 ◀◀

（一）X线普通检查

1. X线摄影：简称拍片，广泛用于人体各部位检查。目前，传统的胶片摄影已被数字X线成像取代。数字X线成像可在电视屏幕上直接观看，也可通过激光扫描打印成胶片供阅读。（图6-20）

2. X线透视：目前主要采用数字X线成像技术，通过DR设备或影像增强器进行透视检查，可在电视屏幕上观看。透视适

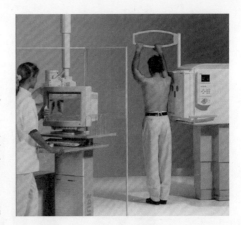

图6-20 X线摄影

用于人体天然对比较好的部位，其图像密度显示与摄片相反，密度越高显示的灰度越白。透视主要用于胸透、腹透（肠梗阻）、胃肠道钡剂造影检查、介入治疗、骨折复位等。（图6-21）

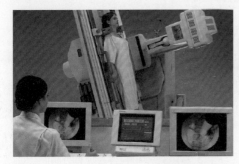

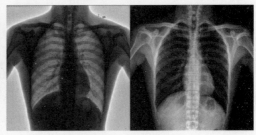

左透视图像，右摄片图像

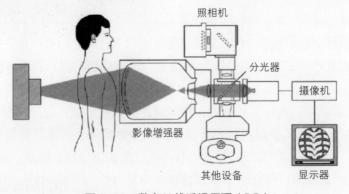

图6-21 数字X线透视原理（DR）

（二）X线特殊检查

1. 软X线摄影：是应用钼靶或铑靶X线管的摄影技术，专门用于乳腺X线检查（图6-22）。

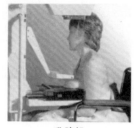 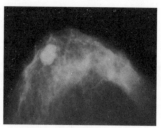

乳腺机　　　　　　　　　　　　乳腺摄片

图 6-22　软X线乳腺检查

2. X线减影技术：应用数字X线成像技术（CR或DR）的减影功能，可获取单纯软组织或骨组织图像，提高了对疾病的诊断能力。例如，减影后的胸部单纯软组织图像可提高非钙化性肺小结节的检出率。（图6-23）

3. 体层容积成像：应用DR检查技术，能够获取任意深度、厚度的多层面图像，从而提供更为丰富的诊断信息。例如，在脊柱检查时，通过连续观察各个层面椎体和椎弓结构的表现，就有可能发现常规X线平片上难以显示的骨质破坏。

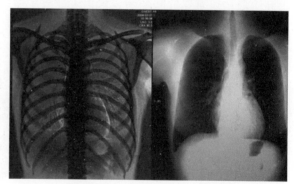

骨组织　　　　　　　　　软组织

图 6-23　X线能量减影（骨肉分离）

（三）数字减影血管造影（DSA）检查

1. DSA设备：广义上说，DSA设备属数字化成像设备，是专用于心血管造影和介入治疗的数字化X线设备。目前，DSA设备采用平板探测器（FPD）进行图像采集。DSA设备的机架呈"C"形，故称为C臂数字减影血管造影机。C臂机分固定式和移动式，以适应介入治疗等不同需要。（图6-24、图6-25）

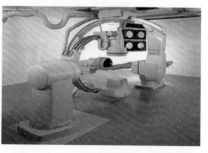

图 6-24　C臂数字减影血管造影机

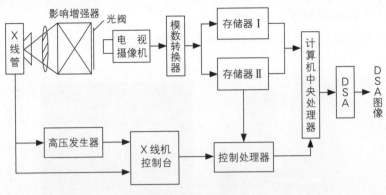

图 6-25　DSA 设备系统

2. DSA 成像原理：DSA 的成像过程是将不含对比剂的图像（蒙片）和含对比剂的血管造影图像（造影片），分别经影像增强器增强和摄像机扫描而矩阵化，再经模 / 数转换（A/D）成数字化信息，两者相减而获得数字化减影图像，其结果是消除了造影血管以外的结构，突出了被造影器官的血管影像，最后经数 / 模转换（D/A）成模拟图像（减影片）。目前 DSA 仍然是诊断心血管疾病的金标准，也是介入诊疗不可缺少的成像手段。（图 6-26、图 6-27）

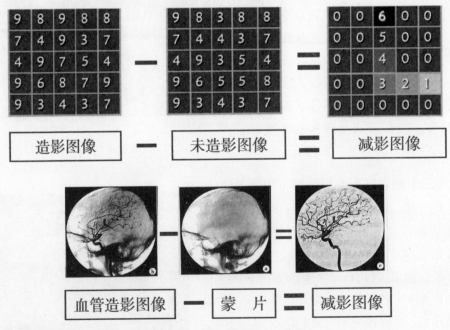

图 6-26　数字减影原理示意图

普通脑血管造影　　　　　　　DSA 像

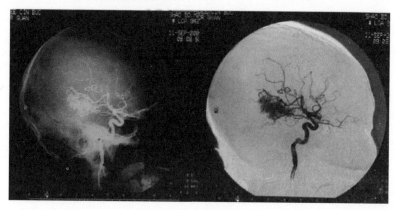

图 6-27　脑血管畸形普通血管造影与 DSA 比较

（四）X 线造影检查

X 线造影检查是将对比剂引入器官内或周围，人为造成密度差，形成造影图像。造影检查明显扩大了 X 线检查范围。

1. X 线造影对比剂类型及应用：常用的对比剂包括钡剂、碘剂和气体（表6-3）。

表 6-3　常用的 X 线造影对比剂

	钡剂			硫酸钡
阳性	碘剂	无机碘		碘化钠
		有机碘	肾排泄 离子型	泛影葡胺、泛影钠、碘肽葡胺等
			肾排泄 非离子型	优维显、欧乃派克、碘必乐等
			肝排泄	碘番酸、碘阿酚酸、胆影葡胺
		碘油		碘化油、乙碘油、碘苯酯
阴性	气体			空气、二氧化碳、氧气

（1）医用硫酸钡：仅用于食管和胃肠道造影检查。

（2）水溶性溶剂碘：主要用于血管造影、血管内介入治疗、尿路造影、子宫输卵管造影及 T 型管造影等。

2. X线对比剂引入途径：包括直接引入和间接引入两种途径（图 6-28）。

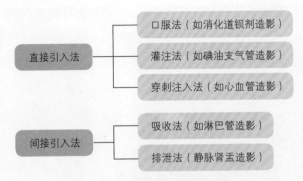

```
直接引入法 ─┬─ 口服法（如消化道钡剂造影）
            ├─ 灌注法（如碘油支气管造影）
            └─ 穿刺注入法（如心血管造影）

间接引入法 ─┬─ 吸收法（如淋巴管造影）
            └─ 排泄法（静脉肾盂造影）
```

图 6-28　X线造影对比剂引入途径

（1）直接引入法：包括口服（如上消化道钡餐检查）、灌注（如碘油支气管造影、逆行尿路造影、钡灌肠检查等）和穿刺注入（如心血管造影、经皮经肝胆管造影、冠状动脉造影等）等方法（图 6-29）。

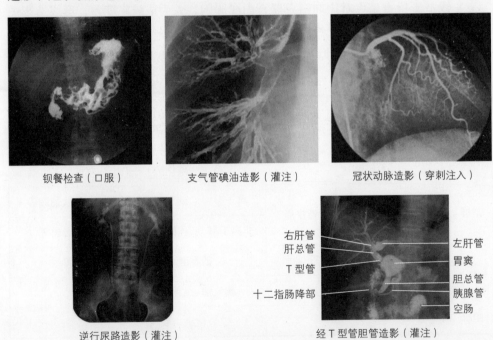

钡餐检查（口服）　　　支气管碘油造影（灌注）　　　冠状动脉造影（穿刺注入）

逆行尿路造影（灌注）

右肝管
肝总管
T 型管
十二指肠降部

左肝管
胃窦
胆总管
胰腺管
空肠

经 T 型管胆管造影（灌注）

图 6-29　直接引入法 X 线造影

（2）间接引入法：经静脉注入对比剂进行排泄性尿路造影、经口服造影剂进行胆囊造影等属于间接引入法（图 6-30）。

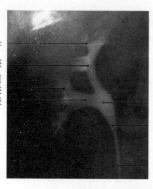

肾乳头
肾小盏
肾实质
肾盏
肾大盏
肾盂
肾盂输尿管连接
输尿管

排泄性尿路造影（静脉注入）

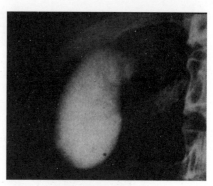

口服胆囊造影（口服）

图 6-30　间接引入法 X 线造影

▶▶ X 线检查安全性 ◀◀

X 线照射具有电离效应，超剂量照射可引发放射性损伤，故应注意选择适应证，避免不必要的照射；孕妇、小儿禁忌 X 线检查。X 线防护应遵循屏蔽防护、距离防护和时间防护三原则。（表 6-4）

表 6-4　X 线防护照射剂量限值

	职业放射人员	青少年	孕 妇	公 众
年有效剂量（5 年平均）	20	6	—	1
晶状体（年当量剂量）	150	50	—	15
皮肤（年当量剂量）	500	150	—	50
手和足（年当量剂量）	500	150	—	—
腹部（当量剂量）	—	—	2	—

（一）屏蔽防护

X 线检查区域与外界人员之间应设有加铅的隔离墙、铅玻璃隔离窗、隔离屏障等，检查区域内的工作人员需佩戴加铅的防护装具（图 6-31、图 6-32）。

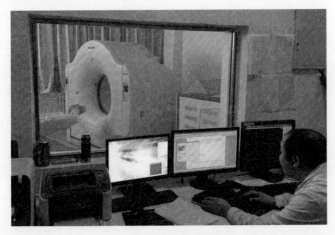

图 6-31　X 线屏蔽防护

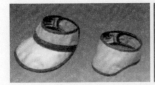
铅帽、铅脖套

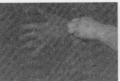
铅手套

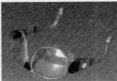
铅玻璃眼镜

铅衣

图 6-32　X 线防护装具

（二）距离防护

人体距离放射源越近，放射影响越大；反之影响减小。

（三）时间防护

人体接触放射源的时间越短，放射影响越小。

▶▶ X 线图像特点 ◀◀

（一）X 线图像是数字图像

图像可以存储、传输和打印，图像的亮度和对比度可以调节。

（二）X 线图像是黑白灰阶图像

不同密度的组织器官和病变组织会形成不同灰度的图像，从而对病变的位置、密度、大小进行判断，最终达到诊断的目的（表 6-5）。

表 6-5　不同组织密度的影像表现

（影像）密度	代表组织器官	影像表现
高密度	骨	白
等密度	肝、胰腺、肾、脑	灰
低密度	脂肪、气体	黑

（三）X 线图像是组织重叠图像

由于图像组织重叠，会不同程度地遮挡病变影像，影响观察效果。图 6-33 显示脊柱与心影相重叠，影响观察。

▶▶ 临床应用 ◀◀

虽然现代影像技术如 CT 和 MRI 等对疾病诊断显示出很大的优越性，但并不能取代 X 线检查。例如骨科疾病检查、胸部疾病检查以及消化道造影等仍多应用 X 线检查。脑与脊髓、肝、

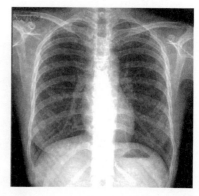

图 6-33　X 线图像是组织重叠图像

胆、胰等的检查则主要靠 CT、MRI、US 等检查，而 X 线检查作用小。由于 X 线具有成像清晰、经济、简便等优点，因此，X 线诊断仍是影像诊断中使用最多的方法，但目前普通 X 线成像技术已渐被数字 X 线成像所取代。

▶▶ X 线阅片技巧与图像示例 ◀◀

（一）X 线阅片原则

X 线阅片原则是明辨正常、分析异常和综合分析。

1. 明辨正常：熟悉掌握各部位组织结构的正常 X 线图像，这是辨认病理图像的基础。以下为正常 X 线平片、造影片和 DSA 片图片示例。

（1）X 线（平片）正常图像：主要包括胸部、头颅、脊柱和四肢 X 线片（图 6-34）。

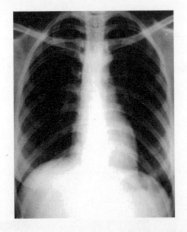

肺尖　　　　　　　　　　　　第1肋骨
　　　　　　　　　　　　　　左锁骨
肩胛骨　　　　　　　　　　　气管

　　　　　　　　　　　　　　主动脉弓

右肺门　　　　　　　　　　　降主动脉

右心缘　　　　　　　　　　　左心缘
心膈角　　　　　　　　　　　乳腺影
膈面
肋膈角　　　　　　　　　　　胃泡

主动脉弓　　　　　　　　　　气管
胸骨角
　　　　　　　　　　　　　　降主动脉
　　　　　　　　　　　　　　胸椎椎体
肺门　　　　　　　　　　　　上关节突
心前间隙　　　　　　　　　　下关节突
　　　　　　　　　　　　　　椎间孔
心前缘　　　　　　　　　　　肋骨
　　　　　　　　　　　　　　心后间隙
　　　　　　　　　　　　　　心后缘
　　　　　　　　　　　　　　膈面

　　　　　　　　　　　　　　后肋膈角

正常胸片（正、侧位）

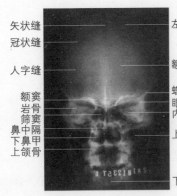

矢状缝　　　　　　　　　　左顶骨
冠状缝
　　　　　　　　　　　　　额骨
人字缝

额窦　　　　　　　　　　　蝶骨小翼
岩骨　　　　　　　　　　　眼眶
筛窦　　　　　　　　　　　内听道
鼻中隔　　　　　　　　　　上颌窦
下鼻甲
上颌骨
　　　　　　　　　　　　　下颌骨

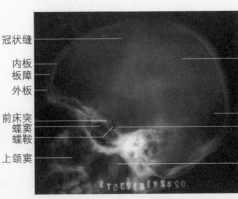

冠状缝　　　　　　　　　　蛛网膜
　　　　　　　　　　　　　粒压迹
内板
板障
外板
　　　　　　　　　　　　　人字缝
前床突
蝶窦　　　　　　　　　　　后床突
蝶鞍
上颌窦
　　　　　　　　　　　　　下颌骨
　　　　　　　　　　　　　髁状突

正常颅骨X线平片（正、侧位）

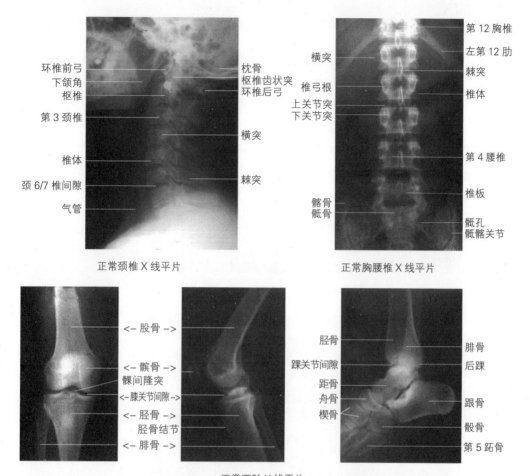

正常颈椎 X 线平片

正常胸腰椎 X 线平片

正常下肢 X 线平片

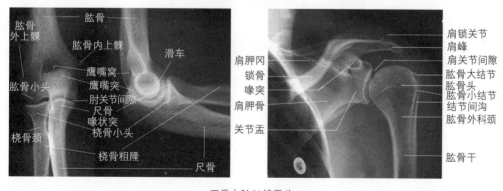

正常上肢 X 线平片

图 6-34　骨骼正常 X 线平片

（2）X线造影正常图像：包括直接与间接X线造影正常图片（图6-35）。

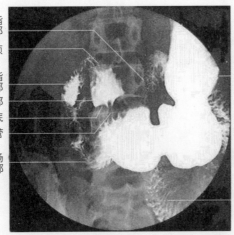

十二指肠升部
球顶
十二指肠降部
球部
球底
幽门管
十二指肠水平部
胃体
空肠

钡餐造影片

静脉肾盂造影片

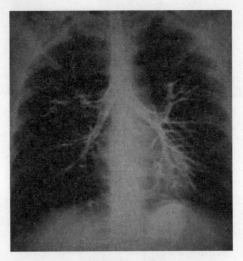

支气管碘油造影片

图6-35　正常X线造影片

2．分析异常：着重分析病变的部位、边缘及形态、数目及大小、密度和结构、周围情况、功能变化及发展变化。

以下为X线病理图片示例。

（1）X线病理平片：包括胸部、腹部、骨关节等的病理X线片（图6-36）。

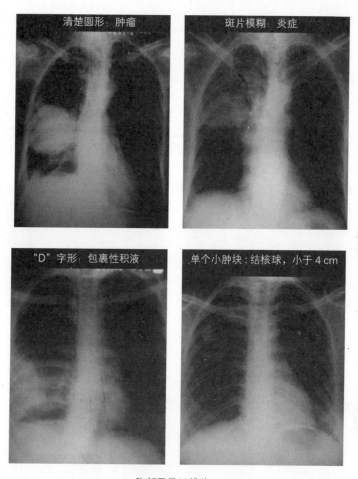

胸部异常 X 线片

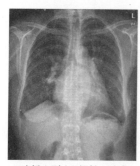

二尖瓣心型（风湿性心脏病、肺源性心脏病）

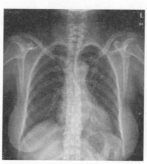

主动脉心型（高原性心脏病）

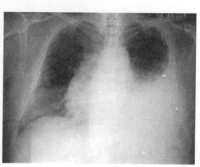

左侧胸腔积液

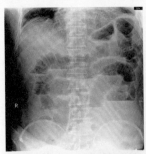
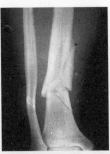
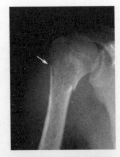
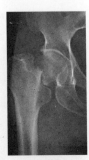

肠梗阻（腹腔内可见多个液平面）　　胫骨粉碎骨折　　肱骨干骺端病理骨折　　股骨颈骨折

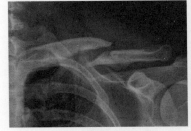
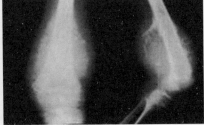
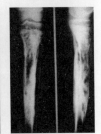

锁骨骨折　　　　　　　　骨肉瘤　　　　　　　　慢性骨髓炎

图 6-36　病理 X 线平片

（2）X 线造影及 DSA 病理图片：见图 6-37。

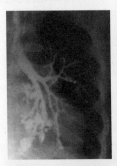
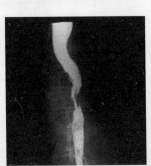
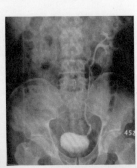

支气管扩张碘油造影　　　食管狭窄钡餐检查　　　静脉尿路造影（右肾不显影）

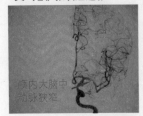
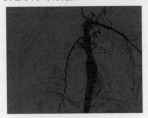
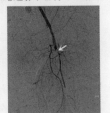

大脑中动脉狭窄（DSA）　　主动脉狭窄（DSA）　　骨动脉狭窄（DSA）

图 6-37　X 线造影及 DSA 病理图片

3. 结合临床综合分析：应结合病人性别、年龄、患病时间、临床表现及其他实验室检查结果，对 X 线图像进行全面综合分析。必要时，需通过多种影像学检查方可做出正确处理诊断（图 6-38、图 6-39）。

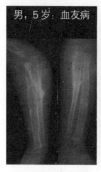
男，5岁：血友病

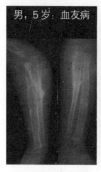
6岁，肺部病社，肺门增大：肺结核原发综合征

儿童血友病病理骨折　　　肺结核原发综合征

图 6-38　结合年龄分析 X 线片

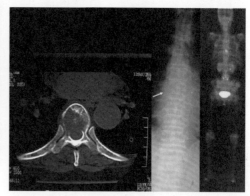

女，64岁，腰痛多年。X 线片胸椎病变、CT 示椎体破坏、PET/CT 示胸腰椎核素浓集

图 6-39　转移性骨肿瘤综合影像分析

（二）阅片注意事项

1. 全面系统观察：如观察骨骼，应按骨髓腔、骨皮质、骨膜、软组织顺序观察（图 6-40）。

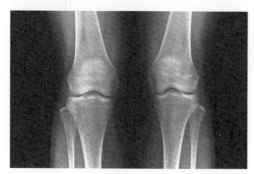

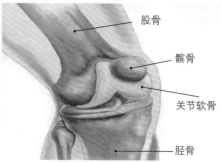
股骨

髌骨

关节软骨

胫骨

图 6-40　骨骼（全面系统观察）

2. 对比观察：如观察胸部应从左到右、从上到下、两侧对比依序观察（图 6-41、图 6-42）。

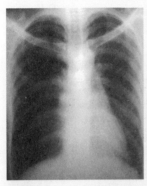
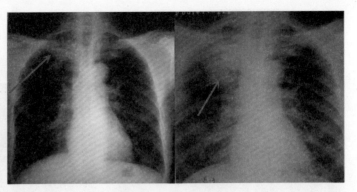

图 6-41　右侧气胸（左右　　图 6-42　周围性肺癌（时间对比观察，两图相隔 11 个月）
　　　　　对比观察）

§6.2　计算机体层成像（CT）

计算机体层成像（CT）又称 X 线计算机体层成像（X-CT），是 1971 年开始应用于临床的一种现代医学成像技术。CT 不同于普通 X 线成像，它是用 X 线束对人体进行层面扫描，取得信息，经计算机处理而获得的重建图像。CT 所显示的断层解剖图像，其密度分辨力明显优于 X 线图像，从而显著扩大了人体的检查范围，提高了病变检出率和诊断的准确率，极大促进了医学影像学的发展，并为此获得 1979 年度诺贝尔生理医学奖。

▶▶ CT 基本原理 ◀◀

CT 是用 X 线束对人体某部位一定厚度的层面（如 1 mm、10 mm 等）进行扫描，由探测器接收透过该层面的 X 线，转变为可见光后，由光电转换变为电信号，再经模拟 / 数字转换器（A/D）转为数字，输入计算机处理后形成图像。

（一）CT 成像相关概念

1. 像素、体素与阵矩：

（1）像素：像素是一个二维概念，像素越小图像分辨率越高（图 6-43）。

（2）体素：CT 图像的形成有如将选定层面分成若干个体积相同的长方体，称为体素，体素是一个三维概念（图 6-44）。

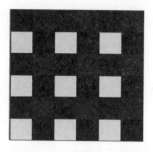

图 6-43　像素示意图

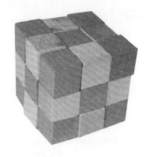

图 6-44　体素示意图

（3）数字矩阵：扫描所得信息经计算而获得每个体素的 X 线衰减系数或吸收系数，再排列成矩阵，即数字矩阵，数字矩阵可存储于磁盘或光盘中。经数字 / 模拟转换器（D/A）把数字矩阵中的每个数字转为由黑到白不等灰度的小方块，即像素。许多按矩阵排列的像素即构成 CT 图像，所以 CT 图像是重建图像（图 6-45、图 6-46）。

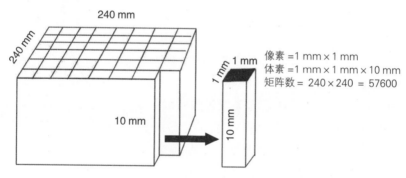

图 6-45　矩阵与像素、体素关系示意图

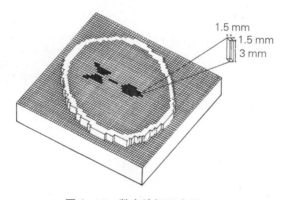

图 6-46　数字阵矩示意图

▶▶ CT 成像过程 ◀◀

CT 包括以下连续过程，最终形成可视的 CT 断层灰阶图像（图 6-47）。

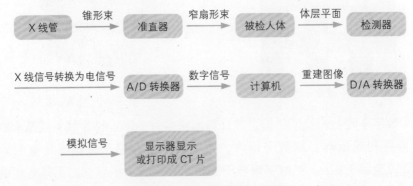

图 6-47 CT 成像过程示意图

1. 获取扫描层面的数字化信息：经过准直器高度准直后的 X 线束绕人体某一部位 360° 扫描，透过该层的 X 线由灵敏的检测器检测并经过光电转换器转换成电流信号，再经过 A/D（模/数）转换器转换为数字信息（图 6-48）。

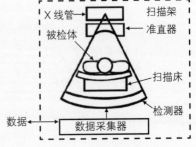

图 6-48 CT 扫描装置示意图

2. 获取扫描层面各个体素的 X 线吸收系数：将扫描层面分为若干体积相同的立方体或长方体，称为体素；输入计算机前的数字信息是各个扫描方向上这些体素 X 线吸收系数的叠加量；经计算机处理，运用不同算法将其分开，即可获取该扫描层面各个体素的 X 线吸收系数，并依原有的位置排列为数字矩阵。

3. 获取 CT 灰阶图像：将层面扫描获取的数字矩阵，经由 D/A（数/模）转换器将每个数字转换为黑白灰度不等的小方块（像素），再按原有矩阵顺序排列成不同灰度的像素矩阵，即可重建为 CT 灰阶图像，并能通过电视屏显示，或用照相机摄制成 CT 图像（图 6-49）。

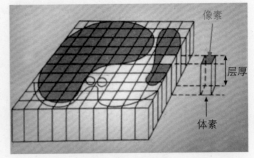

图 6-49 像素矩阵（灰阶图像）示意图

►► CT 检查设备 ◄◄

CT 设备发展和更新很快，性能不断提高，目前多层螺旋 CT（MSCT）已广泛应用，成为主流应用机型。此外，新机型还有双源 CT、能谱 CT 和电子束 CT 等。（图 6-50）

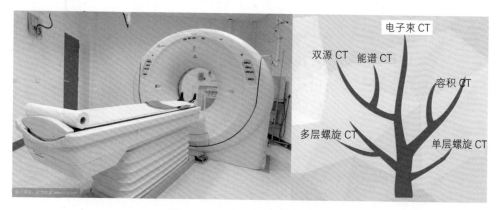

图 6-50　CT 设备的发展与更新

（一）CT 机的基本结构

CT 机的基本结构是指 CT 机的硬件组成，主要包括扫描机架系统、计算机系统和外围系统。

1. 扫描机架系统：包括 X 线发生器、X 线管、准直器、检测器和模 / 数转换器等（图 6-51）。

2. 计算机系统：控制扫描过程，对扫描信息数据进行数 / 模转换，控制扫描信息的显示、存储与传送，图像重建的程序控制。

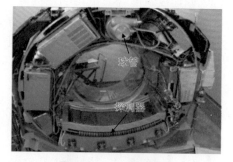

图 6-51　CT 扫描系统

3. 外围设备：包括检查床、操作台、电视显示设备、激光打印设备等。

（二）CT 设备的种类与进展

1. 单层 CT：又称普通 CT，是最初的 CT 检查设备，靠 X 线管环绕人体运动进行断层扫描，每次只能进行一个体层的扫描；步进检查床步进移动后再进行第二个层面扫描。该型机成像速度慢、检查范围受限，已被螺旋 CT 取代。（图 6-52）

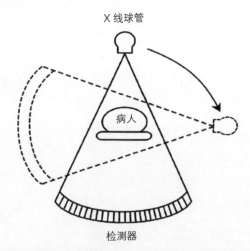

图 6-52 普通单层 CT 扫描成像示意图（旋转式扫描）

2．多层螺旋 CT（MSCT）：多层螺旋 CT 又称多排螺旋 CT。MSCT 在结构上的最大特点是有多排检测器和多个数据采集系统。MSCT 在一次扫描旋转过程中能同时获得多达 2～640 个层面投影数据，它是 CT 设备发展的一次革命性创新。MSCT 层面扫描时间由普通 CT 的几秒提高到亚秒，全身扫描可在 30 s 内完成；同时成像速度及图像质量均明显提高。螺旋 CT 临床应用范围不断扩大，大大促进了影像医学的发展，是目前 CT 检查的最常用机型。（图 6-53）

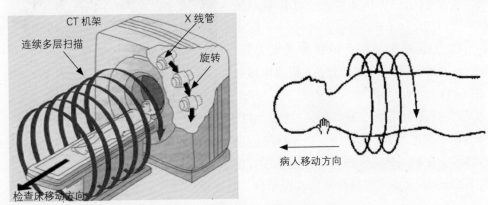

图 6-53　多层螺旋 CT 扫描成像示意图

3．双源 CT：双源 CT 是同一 CT 设备内配置 2 个 X 线管和两组探测器的 MSCT，从而进一步提高了成像的时间分辨力。此外，也可进行 CT 能谱成像。（图 6-54）

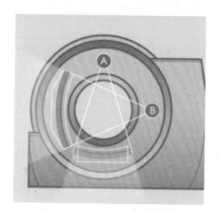

图 6-54　双源 CT 示意图

4. 能谱 CT：常规 CT 中球管产生的 X 射线具有连续的能量分布；多能谱 CT 采用宝石做探测器的原料，其成像是利用物质在不同 X 射线能量下产生不同的吸收的原理，从而提供比常规 CT 更多的影像信息。能谱 CT 有以下主要的优势。

（1）分离不同能量的信息，提高图像质量；有效地抑制射束硬化伪影和降低辐射剂量，有助于对常规 CT 难以定性的小病灶和组织进行定性和定量诊断（图6-55）。

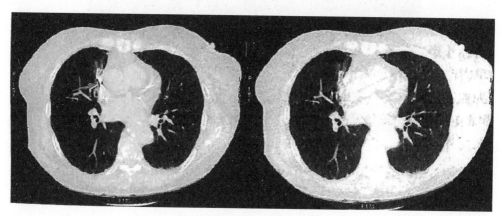

图 6-55　能谱 CT 消除金属性伪影（箭头所示为起搏器金属伪影）

（2）利用能谱 CTK 边缘成像技术对高原子序数造影剂的识别特性，满足高危病人使用更少造影剂的要求，降低辐射或造影剂剂量（表 6-6）。

表6-6 常规CT与能谱CT辐射剂量比较

部 位	宝石CT剂量	传统CT剂量	剂量降低
心脏	1 mSv	20 mSv	95%
头部平扫	1.5 mSv	1.9 mSv	20%
肺低剂量筛查	0.5 mSv	2.5 mSv	80%
普通肺扫描	1.5～2.6 mSv	3.75～5.2 mSv	50%～60%
腹部常规双期增强	5～7.5 mSv	8～11 mSv	30%～40%
盆腔动脉＋充盈期增加	4～5 mSv	8～10 mSv	40%～50%
腰椎胸椎	1.6～3.2 mSv	3～5 mSv	30%～40%

（3）利用多能谱特性，改进组织中质量衰减系数相近的软组织对比度。较低能量CT能谱性软组织对比度，使病变组织显像更清晰。近期在我国开展的低能CT肺癌筛查，就是应用这一技术，早期发现肺小节结病变。（图6-56）

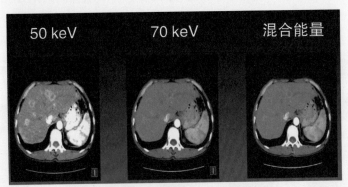

低keV有助于提高图像对比度，清晰显示病灶
图6-56 多能谱CT图像比较

5. 电子束CT：又称超速CT（UFCT），它与常规CT的区别在于X线产生的方式不同。UFCT是利用电子枪发射电子束轰击4个环靶所产生的X线进行扫描，属于多层扫描，其扫描速度快，最快扫描速度为50 ms/层，可行CT电影观察。从总体上评价，UFCT优于螺旋CT扫描，主要是单位时间内扫描范围比螺旋CT大，移动产生的伪影比螺旋扫描少，心血管造影电影成像方面比螺旋扫描更佳，可以显示心脏大血管的内部结构，对诊断先天性心脏病和获得性心脏病有重要价值。（图6-57）

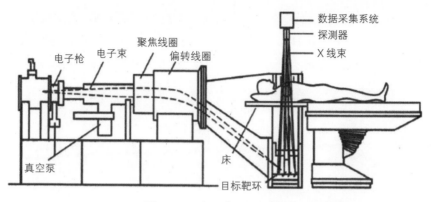

图 6-57 电子束 CT 示意图

6. 彩色 CT：2018 年 10 月，彩色 CT 在上海中国国际进口博览会上首次亮相，受到广泛关注。有关彩色 CT 的性能、特点等资料尚缺乏（图6-58）。

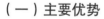 **成像性能与特点** ◀◀

CT 图像清晰逼真，横断体层面显示解剖关系清楚，密度分辨率高，能够区分常规 X 线检查不能分辨的各种软组织结构，并能进行密度测量，以 CT 值（单位为 HU）表示之，因而极大地提高了病变的检出率和诊断的准确性，扩大了 X 线检查的应用范围。

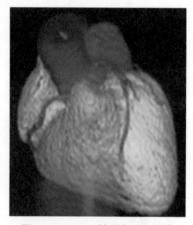

图 6-58 心血管彩色 CT 图像

（一）主要优势

1. CT 图像密度分辨率高：CT 的密度分辨率比 X 线平片高 10～20 倍，能够清晰显示密度差别小的软组织结构和器官（如脑、纵隔、腹盆部器官），且能敏感地发现病灶并显示其特征（如脑出血），这是 X 线成像所不能比拟的（图 6-59）。

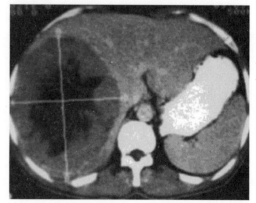

图 6-59 CT 分辨率图

2. CT 图像是黑白灰阶图像：灰阶的深浅取决于组织密度，组织密度可用 CT 值来表示，CT 值的单位是 HU。CT 值越高代表组织吸收 X 量越多，即组织密度越高，相应的 CT 图像灰阶越白；反之灰阶则越黑。（图 6-60、表 6-7、表 6-8）

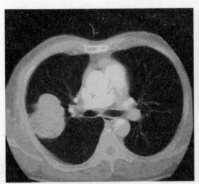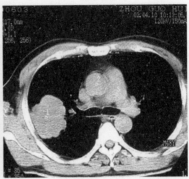

图 6-60　不同能量下拍摄的 CT 黑白灰阶图像

表 6-7　正常人体组织的 CT 值　　　　　　　　　　　　　　　　HU

组　　织	平均 CT 值	组　　织	平均 CT 值
脑	20～45	肌肉	35～50
灰质	35～60	淋巴结	45±10
白质	25～38	脂肪	−80～−120
基底核	30～45	前列腺	30～75
脑室	0～12	骨头	150～1000
肺	−500～−900	椎间盘	50～110
甲状腺	100+ / −10	子宫	40～80
肝	40～70	精囊	30～75
脾	50～70	水	0
胰腺	40～60	空气	−1000
肾	40～60	静脉血液	55±5
主动脉	35～50	凝固血液	80±10

表 6-8　各种病变的 CT 值

病　变	平均 CT 值	病　变	平均 CT 值
结核灶	60	慢性血肿	20～40
渗出液（蛋白 >30 g）	> 18 ± 2	炎症包块	0～20
漏出液（蛋白 <30 g）	< 18 ± 2	囊肿	+15～-15
鲜血	> 0	肺癌	平均 40

　　3．CT 图像是断面图像，影像没有重叠，可消除组织器官影像重叠的现象，准确反应断面上组织器官的解剖结构，并可重组冠状面和矢状面及任意斜面或曲面图像（图 6-61）。

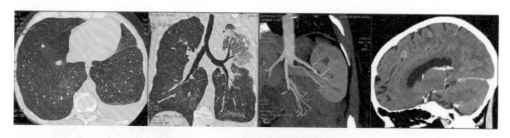

图 6-61　CT 断面图像（薄层断面图像）

　　4．CT 图像可行密度量化分析（CT 值）：CT 是数字化成像，故图像上的影像（包括病变影像）除用高、中和低密度形容外，还可用量化指标 CT 值来表示。人体各种组织结构及其病变的 CT 值范围为 -1000～+1000 HU。为了使图像上感兴趣的组织结构达到最佳的观察效果，需根据其 CT 值范围选用不同的窗设置，其中包括窗位和窗宽。例如，在胸部 CT 图像上，肺窗（窗位 -700 HU、窗宽 1500 HU）可最佳显示肺部组织及其病变（图 6-62、图 6-63）。

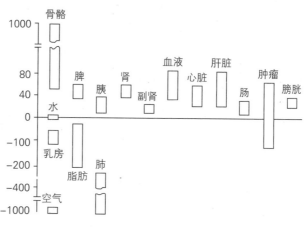

图 6-62　人体组织 CT 值范围

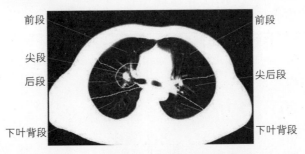

前段　　　　　　　　　　　　　　　前段

尖段　　　　　　　　　　　　　　　尖后段

后段

下叶背段　　　　　　　　　　　　　下叶背段

图 6-63　CT 肺窗图（清晰显示肺细微结构）

5. 可进行图像后处理：CT 是数字化成像，且能获取不同方位的断层图像，因此能够运用计算机软件对成像数据进行多种后处理，包括各种二维显示、三维显示以及其他多种分析技术，进一步拓展了 CT 的应用领域，提高了 CT 的诊断价值（图 6-64）。

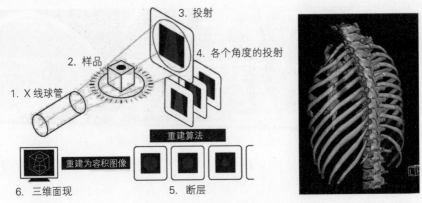

3. 投射

4. 各个角度的投射

2. 样品

1. X 线球管

重建算法

重建为容积图像

6. 三维面现　　　　　　　　5. 断层

图 6-64　CT 图像后处理示意图

（二）局限性

1. 不能整体显示器官结构和病变。

2. 多幅断层图片不利于快速观察。

3. 受到部分容积效应影响：当 CT 图像中同一体素内含有两种密度不同组织时，则该像素所显示的密度或测得的 CT 值并非代表其中任何一种组织，而是该原度层面密度的平均值，此即部分容积效应，又称部分容积现象（图 6-65）。容积效应影响了小病灶的显

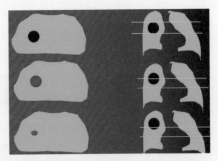

图 6-65　CT 部分容积效应示意图

示。采用更薄的扫描和重建层厚，可克服部分容积效应的影响。

4. X 线辐射剂量较高：为传统 X 线检查的数十倍至数百倍，故应慎重掌握 CT 检查的适应证，并加强辐射防护。

5. CT 是结构显像，不能反映组织器官的功能状态。

▶▶ CT 检查技术 ◀◀

CT 检查有多种技术方法，包括平扫、对比增强、血管造影、灌注成像、放大及高分辨扫描等，应根据临床具体需要进行选用。

（一）CT 平扫检查

不注射造影剂（对比剂）的普通扫描称为平扫，许多疾病如急性脑出血、肾结石、肝囊肿、肺癌等，平扫就能作出诊断（图 6-66、图 6-67）。

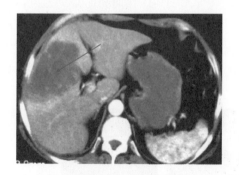

图 6-66 肝癌 CT 平扫图像

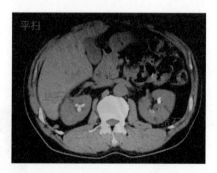

图 6-67 肾结石 CT 平扫图像

（二）CT 对比增强扫描检查

对比增强（CE）检查是经静脉注入水溶性有机碘对比剂后再进行扫描的方法，简称增强检查。增强检查时，病变组织可因含碘对比剂而密度增高，称为强化。通过分析病变有无强化、强化的程度和方式等，有助于定性诊断。增强检查依对比剂注入后的扫描延迟时间和扫描次数，分为以下方法。

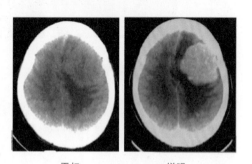

平扫　　　　增强

图 6-68 颅内占位病变增强扫描

1. 普通增强检查：常用于颅脑、肺等疾病的诊断（图 6-68）。

2. 多期增强检查：在注射造影剂后不同的时间点进行多次扫描，称为多期增强检查。多期增强检查能够动态观察病变强化程度随时间所发生的变化，有利于定性诊断，主要用于腹部、盆腔部位疾病的诊断。（图 6-69）

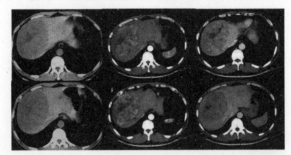

图 6-69　肝转移瘤多期增强 CT 检查

3. CT 血管造影（CTA）：CTA 是指静脉注射含碘造影剂后，经计算机对图像进行处理，清晰显示全身各部位血管细节，具有无创和操作简便的特点，可以取代部分 DSA 检查。CTA 可清楚显示大脑动脉环（Willis 环）以及大脑前、中、后动脉及其主要分支，对闭塞性血管病变可提供重要的诊断依据，可以将缺血性脑血管病的诊断提早到发病后 2 小时。此外，CTA 还可用于多种血管病变的诊断如冠状动脉狭窄、股动脉狭窄、肺动脉栓塞、主动脉夹层等。（图 6-70）

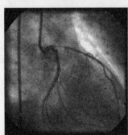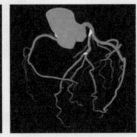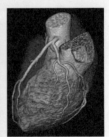

CT 冠状动脉造影及三维重建图

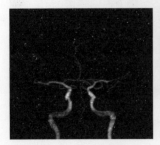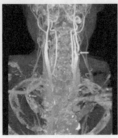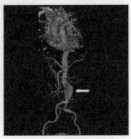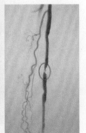

脑血管 CTA 正常图像　　　颈内动脉狭窄　　　腹主动脉瘤　　　股动脉狭窄

图 6-70　CT 血管造影（CTA）

（三）CT 灌注成像

CT 灌注成像是经静脉团注有机水溶性碘对比剂后，对感兴趣器官例如脑或心脏，在固定的层面行连续扫描，得到多帧图像，通过不同时间影像密度的变化，算出对比剂到达病变的峰值时间、平均通过时间、局部脑血容量和局部脑血容量等参数，再经假彩色编码处理可得 4 个参数图。分析这些参数与参数图可了解感兴趣区毛细血管血流动力学，即血流灌注状态。当前主要用于急性或超急性脑局部缺血的诊断、脑梗死及缺血半暗带的判断，以及脑瘤新生血管的观察，也应用于急性心肌缺血的研究。（图 6-71）

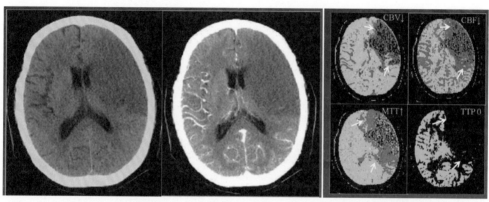

CT 平扫左额颞叶大片低密度区　　　CT 增强未见强化　　　CT 灌注成像血流灌注明显减少

图 6-71　左额颞叶急性脑缺血 CT 灌注成像

（四）CT 放大扫描

放大扫描是扫描野缩小、矩阵不变的一种扫描方式。放大扫描可以提高较小器官病变的空间分辨率，如扫描椎间盘、中耳、内耳等。（图 6-72）

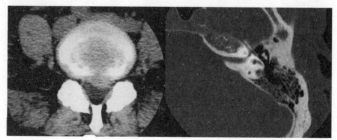

椎间盘　　　　　　内耳

图 6-72　CT 放大扫描

（五）CT 高分辨率扫描

高分辨率扫描，是指获得良好空间分辨率图像的扫描技术，要求短的扫描时间和小于 1.5 mm 的层厚，并加大曝光剂量（图 6-73）。

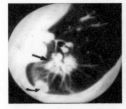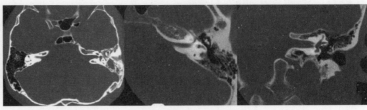

左侧周围型肺癌　　　　　　　　　　　　中耳乳突结构

图 6-73　CT 高分辨率扫描图

▶▶ CT 图像后处理技术 ◀◀

螺旋 CT 扫描可获得连续横断层面数据，经过计算机后处理，不仅可重组冠状、矢状乃至任意方位的断层图像，还可建立三维图像、透明图像、仿真内镜图像等。

（一）再现技术

再现技术有 3 种，即表面再现技术、最大强度投影技术和容积再现技术。再现技术可获得 CT 的三维立体图像，通过旋转可在不同位上观察，多用于骨骼的显示和 CT 血管造影等。（图 6-74）

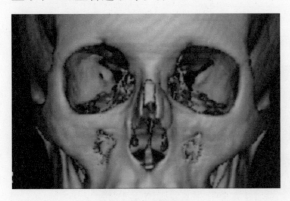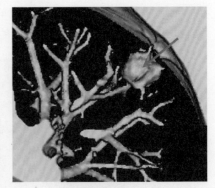

CT 表面三维再现图　　　　　　　　　　CT 支气管肺癌三维再现图

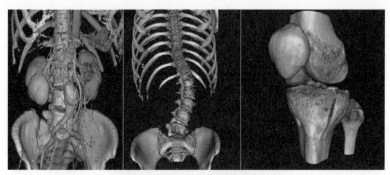

CT 再现技术三维重建图像

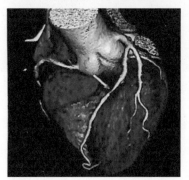

冠状动脉前降支中段狭窄三维容积再现

图 6-74　CT 再现技术

（二）多平面重建技术（MPR）

MPR 是从原始的横轴位系列图像经后处理获得人体组织器官任意的管状、矢状、横轴和斜面的二维图像处理方法，可显示全身各个系统器官的形态学改变，以及全身各个系统病灶位置、毗邻关系、侵及范围与大血管关系等（图 6-75）。

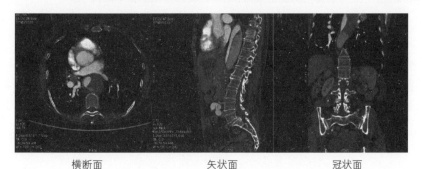

横断面　　　　　　　　矢状面　　　　　　　　冠状面

图 6-75　CT 二维多平面重建图

（三）最小密度投影技术（min-IP）

min-IP 是利用容积数据中在视线方向上密度最小的像元值成像的投影技术，可显示大气道、支气管树和胃肠道等中空器官的病变（图 6-76）。

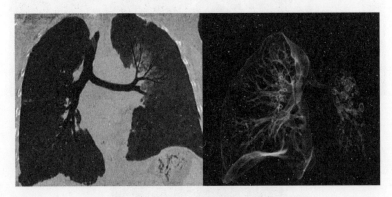

图 6-76　肺 CT 最小密度投影及三维重建图

（四）X 线模拟投影技术

利用容积数据中在视线方向上的全部像元值成像的投影技术，重建后的图像效果类似于普通 X 线成像，故称为 X 线模拟投影（图 6-77）。

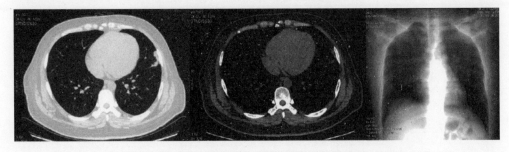

图 6-77　胸部 CT 模拟投影技术示意图

（五）仿真内镜显示技术

计算机技术与 CT 结合而开发出的仿真内镜功能，目前几乎所有管腔器官都可行仿真内镜显示，无痛苦、易为病人所接受，仿真结肠镜可发现直径仅为 5 mm 的息肉，不足的是受伪影的影像和不能进行活检（图 6-78）。

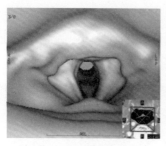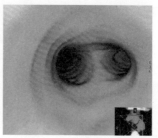

喉部 支气管

图 6-78　CT 仿支气管镜显示图像

▶▶ CT 临床应用 ◀◀

CT 可应用于下述各系统疾病的诊断：

1. 中枢神经系统疾病：CT 价值较高，对颅内肿瘤、脓肿、寄生虫病、外伤性血肿、脑损伤、缺血性脑梗死、脑出血，以及椎管内肿瘤与椎间盘突出等病诊断效果好，诊断较为可靠（图 6-79）。

2. 头颈部疾病：对眶内占位病变、早期鼻窦癌、中耳小胆脂瘤、听骨破坏与脱位、内耳骨迷路的轻微破坏、耳先天发育异常以及鼻咽癌的早期发现等均有诊断价值。

图 6-79　小脑动静脉畸形

3. 胸部疾病：对肺癌和纵隔肿瘤等的诊断很有帮助，低辐射剂量扫描可用于肺癌的普查；对肺间质和实质性病变也可以得到较好的显示；对大血管重叠病变的显示，更具有优越性；对胸、膈、胸壁病变，也可清楚显示。

4. 心及大血管疾病：如冠状动脉狭窄、主动脉夹层动脉瘤等（图 6-80）。

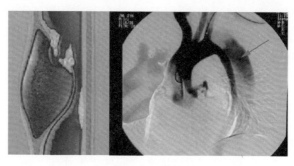

图 6-80　主动脉夹层动脉瘤 CTA 图像

5. 腹部及盆部疾病：主要用于肝、胆、胰、脾、腹膜腔及腹膜后间隙以及肾上腺及泌尿生殖系统疾病的诊断，尤其是肿瘤性、炎症性和外伤性病变等（图6-81）。

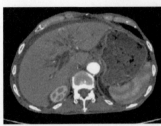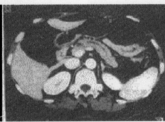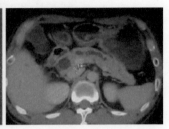

图 6-81 胰腺癌 CT 高分辨率图像

▶▶ CT 检查安全性 ◀◀

CT 检查的 X 线辐射剂量显著高于传统 X 线检查，更应注意防护。除了严格掌握 CT 检查的适应证外，还要努力遵循辐射防护的三项基本原则。目前，如何降低 CT 检查的辐射剂量，已成为医学影像学界关注的焦点。目前在 CT 设计和数据处理上，也采用了一些降低辐射剂量的措施，包括自动电压、自动毫安技术和数据迭代重建（IR）算法等。其中，应用一些迭代算法，在降低 60%～80% 辐射剂量的条件下，仍能获得质量相同甚至更高的 CT 图像。

§6.3　超声成像（US）

超声成像（US）是通过采集人体组织器官的超声信息，了解其生理状况、组织结构和形态，并借此发现和诊断疾病的方法。超声检查是一种无创、无痛、方便、直观的有效检查手段，尤其是 B 超，应用广泛，影响很大。

▶▶ 超声成像发展历程 ◀◀

超声成像应用于临床始于 20 世纪 50 年代，70 年代后超声诊断技术得以广泛应用并不断发展。近 40 年来，医学超声诊断技术发生了一次又一次革命性的飞跃，20世纪80年代介入性超声逐渐普及，体腔探头和术中探头的应用扩大了诊断范围和诊断水平，90年代后血管内超声、三维成像、超声造影等新技术不断涌现，使超声诊断又上了一个新台阶。超声诊断总的发展趋势是从静态向动态图像（快速成像）发展、从黑白向彩色图像过渡、从二维图像向三维和四维图像迈进、从反射法向透射法探索、从解剖成像向分子生物成像跃进，具有十分广阔的发展前景（图6-82）。

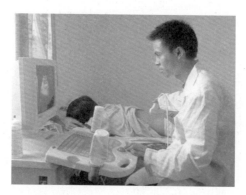

图6-82　B超检查图

▶▶ 超声成像定义 ◀◀

物体振动产生的波称为声波，声波的频率是指波列中质点在单位时间内振动的次数，以赫兹（Hz）为单位测量，描述每秒周期数。例如，1000 Hz波形每秒有1000个周期。频率越高，音调越高。振动频率大于20 kHz的声波超过了人耳听觉的上限，称为超声波。超声波在媒质中传播时能量很大，超声波能成束发射，以纵波的形式向远方传导（图6-83）。

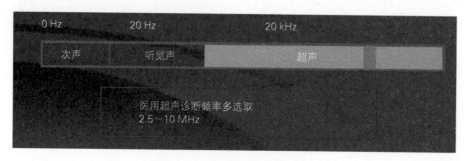

图6-83　医用超声波频率选择

▶▶ **超声波物理特性** ◀◀

超声波的物理特性是超声成像的声学理论基础，超声波具有束射、反射、衰减和多普勒效应等物理特性。

（一）束射性或指向性

超声波频率极高，而波长很短，超声波束摄入人体后在介质中呈直线传播，具有良好的束射性或指向性，这便是超声对人体器官进行定向探测的基础。

（二）反射、折射和散射

超声在介质中传播与介质的声阻抗密切相关。超声束在比较均匀的介质中呈直线传播；超声束传播途中遇到具有不同声阻抗的界面时，部分声束发生折射，部分声束发生反射；如超声束波长遇到远远小于声波波长且声阻抗不同的界面（如红细胞）时则会发生折射，借此可以评价人体组织器官组织学特性和功能状态（图 6-84）。

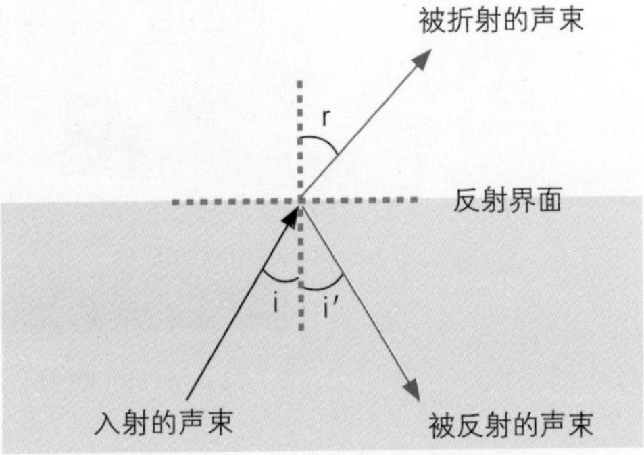

图 6-84　超声波的反射与折射

（三）超声的衰减

超声波在实际传播过程中，会遇到诸多因素的影响而产生不同程度的衰减，超声波的衰减主要有扩散、散射和吸收 3 种，不同生物组织对入射超声的吸收衰减程度不一（图 6-85）。

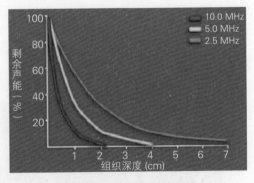

图 6-85　声能的扩散衰减

1. 扩散：声束扩散，使声波原方向声强减弱。声束传播越远，声强越弱。

2. 散射：介质散射，也使声波原方向声强减弱。

3. 吸收：介质的吸收将声能转化为热能，超声能量减少。

（四）超声多普勒效应

多普勒效应（Doppler effect）是指超声遇到运动的介质界面时，反射波的频率会发生改变，即产生频移现象。当界面朝向探头运动时，频率增高，称为"蓝移"；当界面背离探头运动时，则频率减低，称为"红移"。界面运动速度越快，频移的数值就越大，反之亦然。根据波的"红移"或"蓝移"的程度，可以计算出波源循着观测方向运动的速度。利用多普勒效应，可以检测组织或血流运动，包括方向和速度，并可判断血流是层流或湍流。（图 6-86）

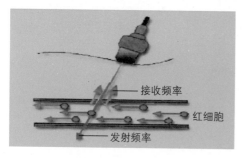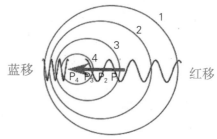

图 6-86　多普勒效应示意图

►► 成像原理 ◄◄

（一）超声成像基本条件

1. 声源：超声声源由超声探头（换能器）产生。

2. 回波信号：超声穿过组织器官和病变部位时，会遇到不同强度的声阻抗，因此会构成强弱不等的反射波（回波），回波信号是超声成像的基础。

3. 回波信号被接收并经信号放大、处理等过程而形成声像图：超声探头不仅产生超声，而且同时具有接收回波信号的功能，回波信号经计算机处理后即可形成超声图像。

（二）超声成像基本原理

现代超声诊断仪均用回声原理，由仪器的探头发射一束超声进入体内，并进行线形、扇形或其他形式的扫描；当扫描束遇到不同声阻抗的两种组织的交界面时，即有超声波反射回来；反射波由探头接收后，经过信号放大和信息处理，形成一幅人体组织器官的断层图像，称为声像图，并在屏幕上显示，此即超声成像的基本原理（图6-87）。

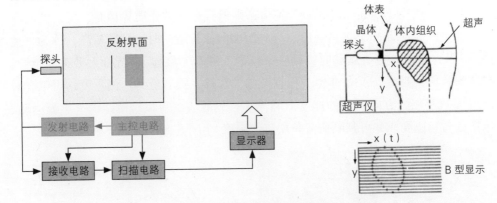

图6-87 超声成像基本原理示意图

►► 超声检查设备 ◄◄

（一）超声检查设备系统的构成

超声检查设备系统主要由换能器（常称为探头）、主机和信息处理系统、显示和记录系统组成（图6-88）。

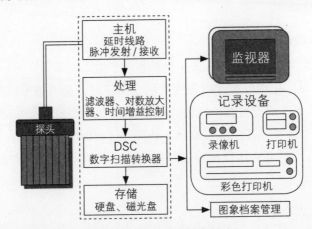

图6-88 超声检查设备系统

1. 探头：又称换能器，是将电能转换成超声能、同时也可将超声能转换成电能的一种器件，因此探头兼有发射超声波束和接收超声回波两项功能。探头种类较多，包括常规探头和专用探头，其形状大小各异，并分别具有不同的使用范围。

（图 6-89）

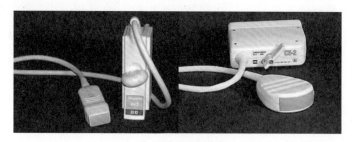

图 6-89　超声探头

（1）常规探头：包括线阵形、扇形和凸弧形探头（图 6-90）。

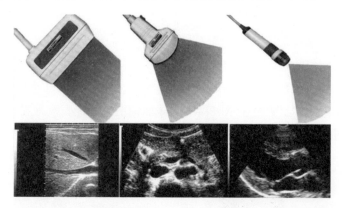

图 6-90　常规探头

（2）专用探头：包括腔内探头、术中探头、穿刺探头及容积探头（三维成像）等（图 6-91）。

2．主机和信息处理系统：负责设备运转，包括超声波的发射、接收、信息采集和处理。

3．显示和记录系统：用于实时显示图像和资料保存。由显示屏（荧屏）、打印机、照相机、录像装置组成。

（二）超声诊断仪的分类

超声设备种类繁多，总体上可分为解剖超声诊断仪和血流超声诊断仪两大类。

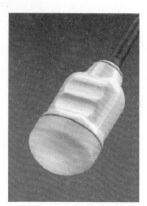

图 6-91　三维腹部探头

1．解剖超声诊断仪：

（1）一维超声诊断仪：包括 A 型超诊断仪（现已淘汰）和 M 型超声诊断仪

（超声心动图仪）。

（2）二维超声诊断仪：又称 B 型超声诊断仪，是目前广为应用的一种超声检查设备。

（3）三维超声诊断仪：是一种新型的、立体显示的设备，现已初步应用于临床。

2. 血流超声诊断仪：

（1）一维血流超声诊断仪：又称频谱型多普勒诊断仪。

（2）二维血流超声诊断仪：即彩色多普勒超声诊断仪。

（3）三维血流超声诊断仪：即立体彩色多普勒诊断仪。

（三）常用超声诊断仪

超声诊断仪多种多样，但实际上目前临床上应用的超声诊断仪主要为普通黑白 B 型超声诊断仪和彩色超声诊断仪两种。

1. 常规 B 型超声诊断仪：又称二维超声诊断仪，其图像为亮度调制型灰阶图像，可随探头的移动实时显示脏器不同截面的图像，能直观地显示脏器的大小、形态、内部结构，并可将实质性、液性或含气性组织区分开来（图 6-92）。

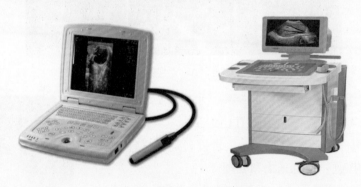

图 6-92　B 型超声诊断仪

2. 彩色超声诊断仪：又称彩色多普勒超声诊断仪，简称彩超仪。彩超仪是二维黑白 B 超声诊断仪与彩色多普勒诊断仪的双机融合，兼具 B 型、M 型和 D 型超声诊断仪的功能，除可进行彩色多普勒血流显像（CDFI）检查外，还可进行二维灰阶超声和频谱多普勒超声检查。先进的机型还配有多种新技术软件，可进行三维成像等多种新技术检查。彩超目前已在常规健康体检及心血管疾病检查中广泛使用。（图 6-93）

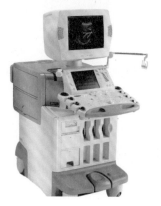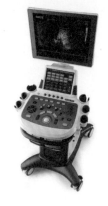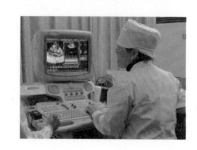

图 6-93 彩色超声诊断仪（彩超仪）

超声成像的优势与局限性

（一）主要优势

1. 无放射性损伤，检查的安全性高，病人可在短期内进行反复多次检查。

2. 可实时进行身体各部位任意方位的断面成像，同时可进行图像的三维重建。

3. 可实时获取人体实质脏器大小、形状、厚度等的信息，并可据其改变对某些疾病进行诊断，如前列腺肥大等。

4. 对软组织成像，其分辨率明显优于 CT，可辨别人体实质脏器的许多病理改变，如囊肿、结石、结节、息肉、积液、肿块等，并可据此对许多疾病作出诊断。

5. 不用造影剂可显示血流状况。

6. 设备较轻便，检查费用较低，应用范围较广。

（二）局限性

1. 由于骨骼和肺、胃肠道内气体对入射超声波的全反射，会影响检查效果，限制了超声检查在骨科、胃肠道、肺部和神经系统等方面的应用。

2. 超声成像显示的器官范围较小，图像也不及 CT 和 MRI 那样清晰。

3. 超声检查结果的准确性，在很大程度上依赖于操作者的技术水平和临床经验。

▶▶ 超声成像类型与显示方式 ◀◀

超声成像类型很多，其显示方式也各不相同，有些成像类型已经淘汰（如 A 型），新的成像类型又不断产生（如声学造影显像），但目前应用最多的成像类型有二维（B 型）、M 型和 D 型，分述如下。

（一）B 型超声检查

B 型超声采用多声束探头进行检查，并以每条声束各自的回声时间（代表深度）和强度，重新组成检查切面的二维断层灰阶图像。图像上的纵坐标代表回声时间，即回声深度；而回声的强弱则形成不同辉度的光点，众多回声光点构成图像，故属于辉度调制型显示。B 超检查时，随着探头的不断移动，可以获取除冠状面外的各方位断层图像。在二维声像图上，根据组织内部声阻抗差的大小，可将人体组织器官分为无反射、少反射、多反射和全反射 4 种声学类型（表 6-9、图 6-94）。

表 6-9　人体组织器官声学类型

反射类型	组织器官	二维超声图像表现
无反射型（无回声）	血液等液性物质	液性暗区
少反射型（低回声）	心肌、肝、脾等实质脏器	低亮度、低回声区
多反射型（高回声）	心瓣膜、肝包膜等	高亮度、高回声区
全反射型（强回声）	肺气、肠气等	极高亮度、高回声区，后伴声影

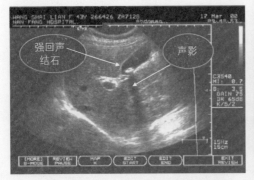 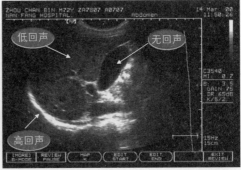

图 6-94　超声波回波类型

1. 无反射型（无回声）：是超声经过的区域没有反射，成为无回声的暗区（黑影），可能由下述情况造成。

（1）液性暗区：均质的液体，声阻抗无差别或差很小，不构成反射界面，形成液性暗区，如血液、胆汁、尿和羊水等。这样，血管、胆囊、膀胱和羊膜腔等即呈液性暗区。病理情、况下，如胸腔积液、心包积液、腹水、脓液、肾盂积水以及含液体的囊性肿物及包虫囊肿等也呈液性暗区。（图 6-95）

（2）衰减暗区：肿瘤，如巨块型癌，由于肿瘤对超声的吸收，造成明显衰减，而没有回声，出现衰减暗区（图 6-96）。

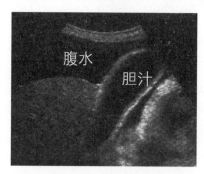

图 6-95　无反射型液性暗区

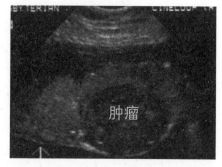

图 6-96　肿瘤衰减暗区

（3）实质暗区：均质的实质，声阻抗差别小，可出现无回声暗区。肾实质、脾等正常组织和肾癌及透明性变等病变组织可表现为实质暗区。

2. 少反射型（低回声）：表现为亮度低、回声分布均匀的点状回声，如肝、脾等实质脏器（图 6-97）。

3. 多反射型（高回声）：介质内部结构致密，与邻近的软组织或液体有明显的声阻抗差，引起强反射。例如，骨质、结石、钙化可出现带状或块状强回声区（白影）。由于透声差，下方声能衰减而出现无回声暗区，即声影。（图 6-98）

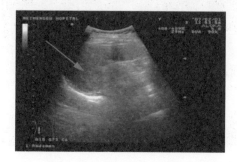

图 6-97　低回声区（脾脏）

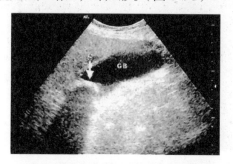

图 6-98　胆囊结石高回声区及声影

4. 全反射型（强回声）：含气器官如肺、充气的胃肠，因与邻近软组织之声阻抗差别极大，声能几乎全部被反射回来，不能透射，而出现极强的光带，超声不适宜对这些部位进行检查（图6-99）。

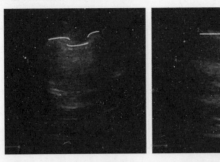

图 6-99　肺部超声（显示极强光带）

（二）M型超声检查

M型超声检查又称超声心动图检查。超声心动图是指应用超声测距原理，脉冲超声波透过胸壁和软组织，测量其下心壁、心室及瓣膜等结构的周期性活动，在显示器上显示为各结构相应的活动和时间之间的关系曲线，用记录仪记录这些曲线，即为超声心动图。M型超声心动图是采用单声束扫描心脏。将心脏及大血管的运动以光点群随时间改变所形成曲线的形式显现的超声图像。M型超声检查时，探头相对同定于胸壁，心脏或大血管在扫描线所经部位下作来回或上下运动而形成曲线图，临床称其为M型超声心动图描记术（UCG）。M型超声主要用于检查心脏和大血管。通过评估距离-时间曲线，可以检测房室和主动脉径线，左、右室壁和室间隔厚度、瓣膜运动幅度和速度，以及左右室收缩功能等。（图6-100～图6-103）

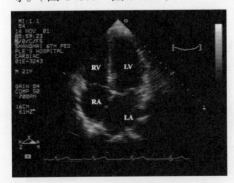

图 6-100　M型超声心动图

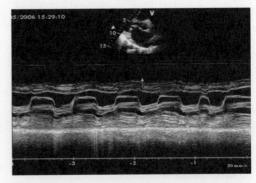

图 6-101　二尖瓣狭窄超声心动图

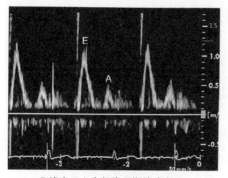

E峰表示心室舒张早期快速充盈

图6-102 二尖瓣口频谱多普勒超声心动图

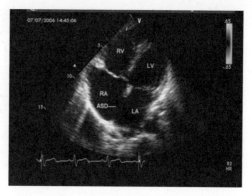

图6-103 房间隔缺损的二维超声心动图

（三）D型超声检查

D型超声又称多普勒超声，是利用超声多普勒效应的成像技术，即超声射束在运动体上反射回波改变频率的超声，其所产生的频移可以由音响、曲线图或彩色血流图表现出来。D型超声主要是检查运动的器官和流动的体液，如心脏、血管及其中流动的血液（包括胎儿心动），用以了解运动状态，测量血流速度及方向。D型超声包括频谱多普勒超声和彩色多普勒血流成像（CDFI）。

1. 频谱多普勒超声：血流方向在频谱多普勒显示中，以零基线区分血流方向。在零基线上方者示血流流向探头，零基线以下者示血流离开探头。频谱多普勒超声临床可用于检测心脏及大血管等的血流动力学状态，特别是先天性心脏病及瓣膜病的分流或反流情况，有较大的临床应用价值。（图6-104～图6-106）

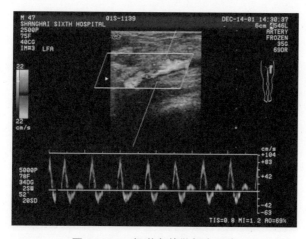

图6-104 频谱多普勒超声图像

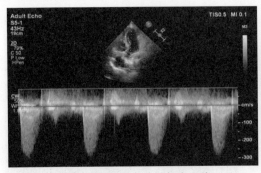

图 6-105 主动脉频谱多普勒超声图像

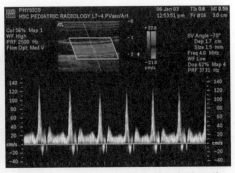

图 6-106 颈总动脉频谱多普勒超声图像

2. 多普勒彩色血流显像（CDFI）：CDFI 是在血管超声二维显像的基础上，以实时彩色编码显示血流的方法，即于显示屏上以不同色彩显示不同的血流方向，红色或黄色表示血流流向探头（热色），蓝色或蓝绿色表示血流流离探头（冷色），以五彩代表湍流，不同的速度则以不同的颜色深度加以区别，从而增强了对血流的直观感，这种方法称为多普勒彩色血流成像。（图 6-107～图 6-111）

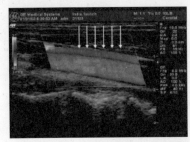
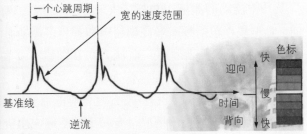

图 6-107 彩色多普勒血流成像

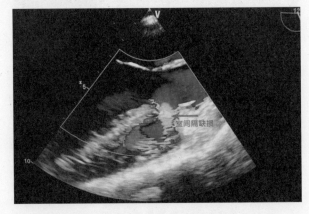

图 6-108 室间隔缺损彩色多普勒超声心动图

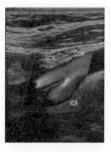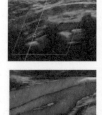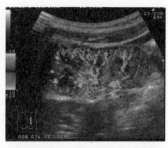

图 6-109　颈部血管 CDFI 图像　　　　图 6-110　正常肾彩色血流图

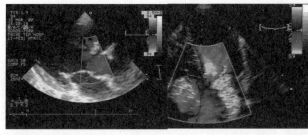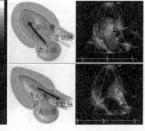

图 6-111　心脏彩色多普勒血流成像

（四）彩超检查

彩超又称彩色多普勒超声。简单地说，彩超就是黑白 B 超和彩色多普勒的叠加。彩色多普勒超声一般是用自相关技术进行多普勒信号处理，把自相关技术获得的血流信号经彩色编码后实时地叠加在二维图像上，即形成彩色多普勒超声血流图像。由此可见，彩色多普勒超声既具有二维超声组织结构图像的优点，又同时提供了血流动力学的丰富信息，近年来已在临床上广泛应用和推广，受到了普遍的重视和欢迎，在临床上被誉为"非创伤性血管造影"。

（五）C 型与 V 型超声检查

1. C 型超声：即额断切面超声，一般 B 超二维图像是取得平行声束切入体内的画面，而不能取得垂直声束方位的图像。C 型切面图像的获取，是电脑技术高度发展的结果。

2. V 型超声：在 B 型二维图像上加以 C 型的组合，可以取得被检物体纵、横、额等多方位断面图像，并以此为基础经过电脑的编辑处理形成三维图像。三维图像立体位置更明确，信息量更丰富，有助于对小病变的发现。

▶▶ **超声检查新技术** ◀◀

超声检查新技术近年来不断涌现，择要简介如下。

（一）组织多普勒成像（DTI）

DTI又称多普勒心肌组织成像、心肌组织速度成像或彩色多普勒心肌组织成像，是一项以分析心室壁运动为主，并有多种显示模式的超声检查新技术（图6-112）。

（二）彩色多普勒能量图

彩色多普勒能量图是依据血管腔内红细胞等运动散射体的多普勒频移信号的强度或能量为成像参数，进行二维彩色成像的一种检查方法。该技术主要用于观察脏器的血流灌注情况。（图6-113）

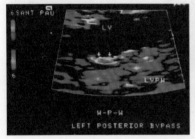

图6-112　彩色多普勒心肌组织成像

图6-113　彩色多普勒能量图像

（三）声学造影检查

声学造影检查是将含有微小气泡的对比剂经血管注入体内，再通过谐波成像原理使相应的心腔大血管或靶器官显影，为临床疾病诊断提供重要依据，包括右心系统声学造影、左心系统声学造影和心肌及实质脏器灌注声学造影等（图6-114、图6-115）。

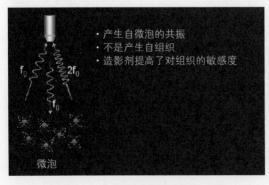

图6-114　声学造影谐波成像原理

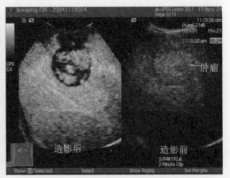

图6-115　肿瘤声学造影图像

（四）三维超声成像

由于计算机技术的进步，三维超声成像检查技术已在临床逐步开展应用。三维超声成像能静态地显示胎儿、脏器等的立体图像，对疾病的诊断发挥巨大的作用。（图 6-116）

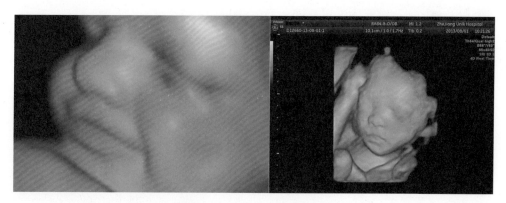

图 6-116　胎儿三维超声成像

（五）四维彩色超声成像

四维超声技术就是采用三维超声图像加上时间维度参数，该技术能够实时获取三维图像，即动态显示的三维图像，是目前世界上最先进的彩色超声设备。四维彩色超声成像不仅能显示脏器的活动情况、心脏瓣膜开放等，还能对胎儿的体表进行检查，如唇裂，脊柱裂，大脑、肾、心脏、骨骼发育不良等情况，以便尽早地进行治疗。（图 6-117、图 6-118）

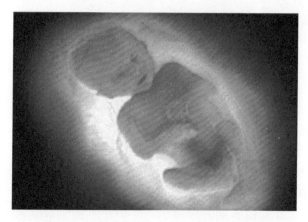

图 6-117　胎儿 24 周四维彩色超声成像图像

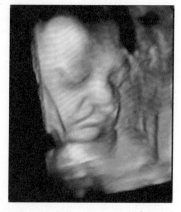

图 6-118　胎儿 28 周唇裂四维图像

（六）腔内超声成像

腔内超声成像是通过通过内镜检查，引进微型超声探头，对体内腔道器官内病变的检查方法，包括经食管超声心动图、心腔内超声、血管内超声、经胃和十二指肠超声、经直肠超声和经阴道、子宫超声，分别用于诊断心血管、消化道、子宫以及他们毗邻脏器的疾病（图 6-119、图 6-120）。

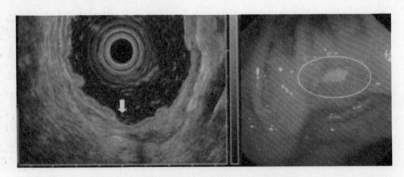

图 6-119　良性胃溃疡腔内超声图像

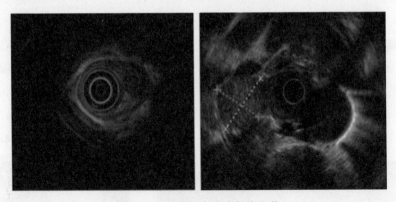

图 6-120　食管癌腔内超声图像

▶▶ 超声成像临床应用 ◀◀

超声检查通过不同的检查技术，主要应用于以下几方面。由于超声检查设备简单、应用广泛、用费较低，因此已成为常规体检的主要项目之一。

1. 能清晰地显示肝、胰、脾、肾、子宫等实质性器官和胆囊、膀胱等含液体器官的正常结构与病理解剖，能准确地鉴别囊性和实质性病变（表 6-10、表 6-11）。

表 6-10　囊性病变与实性病变超声图像比较表

图像表现	囊 性	实 性
边缘回声	光滑	光滑或否
肿块形态	圆或椭圆	规则或否
边缘折射效应	有	无
内部回声	无	有
后方回声	增强	不明显或减低
周围组织	受压	反应性

表 6-11　良性肿块与恶性肿块图像超声比较表

图像表现	良 性	恶 性
边缘回声	光滑	不光滑
肿块形态	较规则	常不规则
内部回声	中等均匀或否	低弱，可部分增强不均匀，分布不规则
后方回声	可一般衰减	可衰减明显
周围组织	反应性改变	浸润性改变

2. 能清晰地显示从早孕到分娩前的整个妊娠过程。

3. 能全面、直观、实时地显示心脏和大血管的解剖结构，以及心脏、瓣膜的运动状态和血流状况。

4. 腔内超声通过食管、直肠或阴道等探查，可提高对深部器官疾病的诊断能力。

5. 超声引导定位穿刺技术可进一步提高临床诊断与治疗水平（包括包裹性积液的定位）。

6. 利用多种腔内探头、术中探头，有助于某些微小病变的早期发现、肿瘤侵犯范围的精确定位及有无周围淋巴结转移等，有利于肿瘤的分期和制定合理的治疗方案。

▶▶ **超声应用与图像示例** ◀◀

超声检查是一种动态检查方法，主要由检查医师作出诊断，以下图片仅供读者参考。

1. 颅脑疾病：颅内囊肿或脓肿、新生儿颅内出血、脑积水以及颅内肿瘤等（图6-121）。

2. 甲状腺疾病：甲状腺肿、甲状腺功能亢进症、结节性甲状腺肿、单纯性甲状腺肿、甲状腺炎、甲状腺腺瘤、甲状腺囊肿、甲状腺癌等（图6-122）。

3. 乳腺疾病：乳腺炎、乳腺囊性增生症、乳腺脓肿、乳腺囊肿、乳房纤维腺瘤、乳腺癌等（图6-123）。

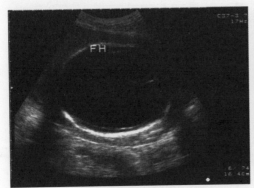

表现为无回声的液性暗区

图6-121　先天性脑积水 B 超图

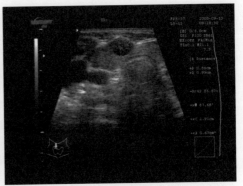

边界清、回声不均匀

图6-122　甲状腺结节

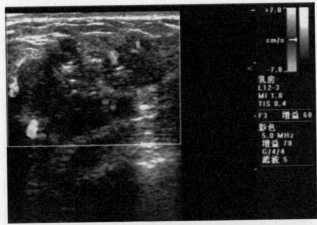

图6-123　乳腺癌超声声像图

4. 心脏疾病：M 型和 D 型超声广泛用于心血管疾病的检查，对二尖瓣疾患、主动脉瓣疾患、三尖瓣疾患、扩张（充血）型心肌病、肥厚型心肌病、房间隔缺损、室间隔缺损、动脉导管未闭、法洛四联症、心包积液、心房肿瘤、冠心病等均有重要诊断价值（图 6-124、图 6-125）。

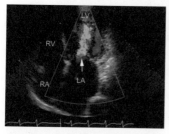 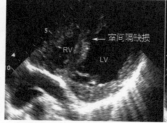 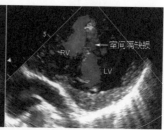

图 6-124　二尖瓣狭窄多普勒血流图　　　　图 6-125　室间隔缺损 D 型超声图

5. 肝脏疾病：肝囊肿、多囊肝、肝棘球蚴病（肝包虫病）、肝脓肿、肝癌、肝良性肿瘤、肝硬化、脂肪肝、淤血肝等（图 6-126）。

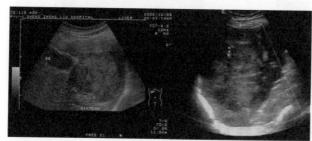 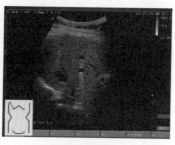

原发性肝癌 B 超及彩超图像　　　　　　　　多发肝囊肿

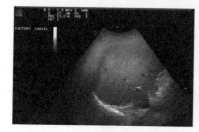 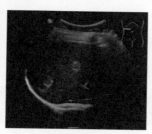 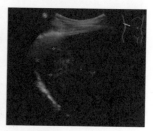

脂肪肝　　　　　　　　　高反射型肝血管瘤　　　　　　低反射型肝血管瘤

图 6-126　肝脏疾病超声图像

6. 胆道疾病：胆系结石、胆囊炎、胆系肿瘤、胆道蛔虫病、先天性胆总管囊肿、阻塞性黄疸的鉴别诊断等（图 6-127、图 6-128）。

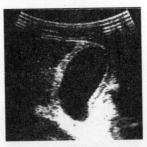

可见胆囊壁增厚

图 6-127　慢性胆囊炎 B 超图像

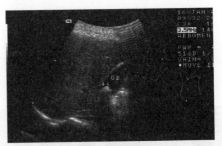

可见高回声结石影

图 6-128　胆囊结石

7. 泌尿系疾病：肾发育及位置异常、肾外伤、肾及肾周脓肿、肾盂积水、肾结石、肾炎及肾病综合征、肾结核、肾囊肿、多囊肾、肾肿瘤、移植肾、先天性巨输尿管、输尿管囊肿、输尿管结石、输尿管肿瘤、肾上腺肿瘤、前列腺炎、前列腺肥大、前列腺癌、膀胱畸形、膀胱异物、膀胱结石、膀胱肿瘤、睾丸肿瘤、鞘膜积液、隐睾等（图 6-129、图 6-130）。

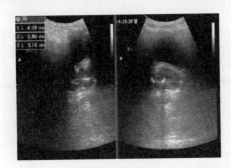

前列腺各径线增大

图 6-129　前列腺肥大

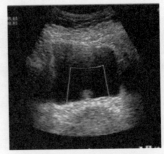

肿瘤呈明亮的光点或光团

图 6-130　膀胱肿瘤

8. 妇科疾病：宫内避孕环、子宫发育异常、子宫肌瘤、子宫体癌、卵巢实质性肿瘤、卵巢赘生性肿瘤、卵巢非赘生性囊肿等（图 6-131）。

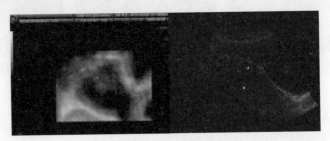

子宫内膜癌二维及三维超声图像

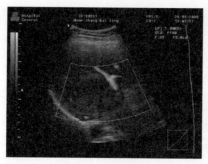
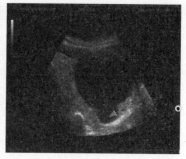

多发子宫肌瘤彩超图像　　　　卵巢巧克力囊肿

图 6-131　妇科疾病声像图

9. 产科应用：超声是中晚期妊娠监测的重要手段，已广泛用于临床，对双胎、胎儿宫内发育迟缓、前置胎盘、胎盘早期剥离、羊水过多、羊水过少、胎儿畸形、死胎、流产、异位妊娠、葡萄胎等均有重要的诊断价值（图 6-132）。

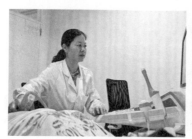
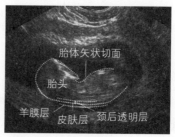

妊娠超声监测　　　　　　胎儿声像图

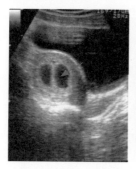
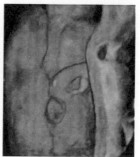

双胎 B 超图（双孕囊）　　连体双胎 3D 超声图

图 6-132　超声检查的产科应用

10. 血管疾病：颈部大血管病变、四肢大动脉闭塞、四肢深静脉栓塞、动脉瘤、动静脉瘘等（图 6-133）。

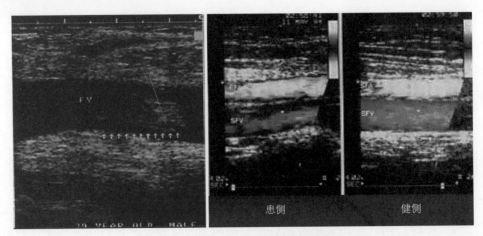

患侧　　　　　健侧

图 6-133　下肢深静脉血栓形成超声图像

§6.4　磁共振成像（MRI）

磁共振成像（MRI）是利用强外磁场内人体中的氢原子核即氢质子（^1H）在特定射频（RF）脉冲作用下产生磁共振现象，所进行的一种医学成像技术，1973年后逐步应用于临床。MRI 的应用极大地促进了医学影像学的发展，为此获得了2003 年诺贝尔生理医学奖。

►► 磁共振常用术语 ◄◄

TR：repetiyiontime	重复时间
TE：echotime	回波时间
SE：spinecho	自旋回波
T1WI：T1	T1 加权像
T2WI：T2	T2 加权像
N（H）WI 或 PWI	质子加权像
T：tesla	特斯拉（磁强度单位）
Gd-DTPA	MRI 造影剂

▶▶ **磁共振成像基本原理** ◀◀

磁共振成像是利用生物磁的自旋原理，收集磁共振信号而重建图像的成像技术。磁共振成像的过程较为复杂，但又是理解 MRI 图像的基础，下面分为磁共振成像条件与磁共振成像过程两部分进行叙述。（图 6-134、图 6-135）

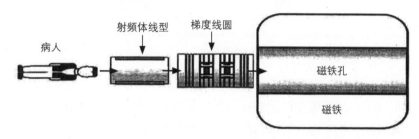

图 6-134　人体被置于主磁场（B_0）、梯度场（G）和射频场（B_1）的作用下实现磁共振成像

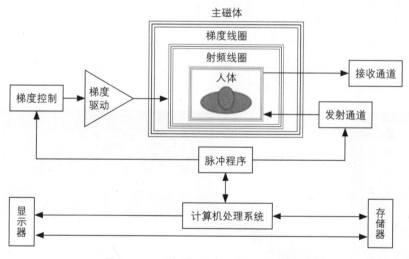

图 6-135　磁共振设备工作原理示意图

（一）磁共振成像条件

磁共振成像需具备以下基本条件。

1. 靶原子核：水占成人体重的 65% 左右，氢原子是构成水分子的重要成分，氢原子是人体内最多的物质。氢原子核只含一个质子、不含中子，最不稳定，最易受外加磁场的影响而发生磁共振现象，因此人体内的氢原子核最适合作为磁共振中的靶原子核。（图 6-136）

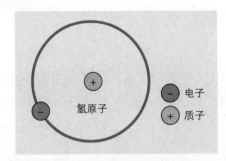

图 6-136　氢原子示意图

2. 存在一个稳定的静磁场（磁体）：可由永磁型和超导型磁体形成静磁场。

3. 射频场：用于施加特定频率的射频脉冲，并产生磁共振现象。

4. 梯度场：用于磁共振成像的空间编码和选层。

5. 信号接收装置：各种接受磁共振信息的线圈。

6. 计算机系统：完成信号采集、显示、传输、图像重建、后处理等。

（二）磁共振成像过程

1. 氢原子核（H核）的自然状态：在自然状态下，人体内的氢核进动杂乱无章，磁性相互抵消，人体不显磁性（图6-137）。

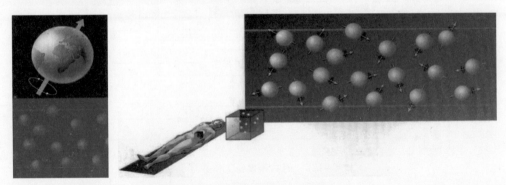

图 6-137　氢核在人体内的自然状态

2. 外加磁场中的氢核子状态：进入静磁场后，H核磁短发生规律性排列（正负方向），正负方向的磁矢量相互抵消后，少数正向排列（低能态）的 H 核合成总磁化矢量 M，并与静磁场（B_0）方向相同，即为 MR 信号基础（图6-138、图6-139）。

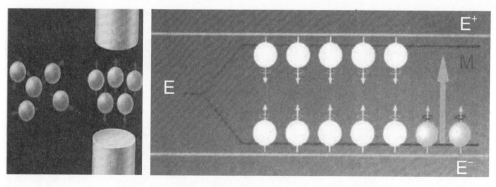

图 6-138　静磁场下的氢核状态（M 为磁化矢量）

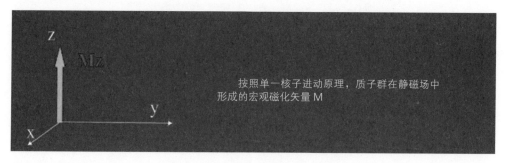

图 6-139　总磁化矢量（M）示意图

　　3. 施加射频（RF）脉冲引起磁共振现象：外加一个与主磁场成一定角度（90°）的短暂射频脉冲。该脉冲的频率与质子的进动频率相同，则 H 核子受到激励，由原来的低能态跃迁到高能态，形成了 H 核子"共振"现象。（图 6-140、图 6-141）

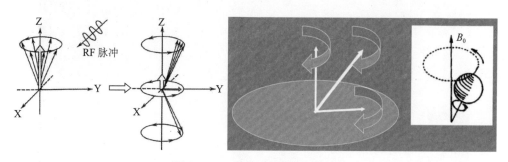

图 6-140　进动磁矩的空间效应

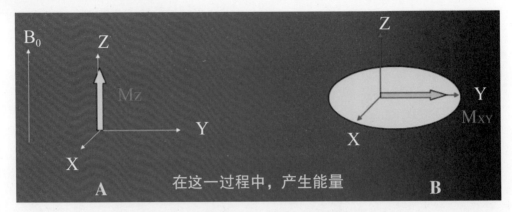

图6-141 磁共振现象（B_0所示为静磁场方向）

4. 射频（RF）脉冲停止后H核子恢复至原有状态并产生MR信号：射频脉冲停止，接收到能量后的"高能态"质子以电磁波的形式将所吸收的能量散发出来，其横向磁化消退，纵向磁化恢复，磁场又慢慢回到平衡状态，这一过程称为弛豫过程，所需时间称为弛豫时间。有两种弛豫时间，一种是纵向磁矢量（Z）恢复的时间，为纵向弛豫时间，又称T1弛豫时间，简称T1；另一种为横向磁矢量（Y）的衰减和消失时间，称为横向弛豫时间，又称T2弛豫时间，简称T2。发生共振的氢核在弛豫过程中，就会连续产生代表T1值和T2值变化的MR信号（图6-142～144）。

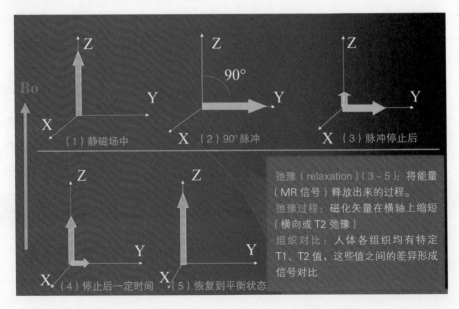

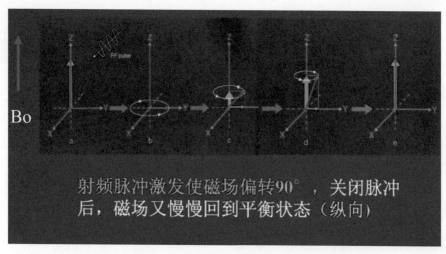

射频脉冲激发使磁场偏转90°，关闭脉冲后，磁场又慢慢回到平衡状态（纵向）

图 6-142　射频脉冲与磁场变化的关系[（c）~（e）为弛豫过程]

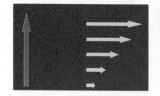

图 6-143　横向弛豫示意图　　　　　　图 6-144　纵向弛豫示意图

5. 采集、处理 MR 信号并重建为 MRI 图像：对于反映人体组织结构 T1 值和 T2 值的 MR 信号，经采集、编码、计算等一系列复杂处理，即可重建为 MRI 灰阶图像。人体不同组织和病变的 T1 和 T2 值各不相同，这便是 MRI 成像的基础。获取选定层面各组织和病变的 T1 和 T2 值，就可重建该层面的 MRI 图像。

▶▶ MRI 设备 ◀◀

（一）MRI 设备种类

MRI 设备的主要指标是磁场强度即场强，单位为特斯拉（tesla，T）。目前，临床应用的 MR 设备有以下两种主流机型。

1. 高场强 1.5 T 和 3.0 T 超导型 MR 机：其图像质量好，功能齐全，能够进行各种脉冲序列检查，但成本较高。

2. 低场强 0.2~0.35 T 永磁型 MR 机：其图像质量尚好，但成像脉冲序列受限，不能获得较佳的 fMRI 图像。

（二）MRI 设备结构

磁共振成像设备包括 5 个系统：磁体系统、梯度系统、射频系统、计算机系统及数据处理系统和辅助设备（图 6-145）。

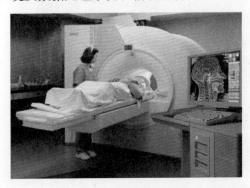
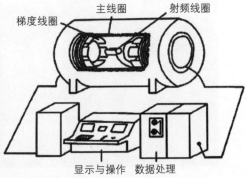

图 6-145　磁共振设备结构图

1. 磁体系统：磁体系统主要由磁体线圈构成，包括永磁型、超导型等。

2. 梯度磁场系统：是 MRI 系统的核心部分之一，它利用梯度线圈产生的在空间位置上变化的磁场，对 MRI 信号进行编码，以确定成像层面的位置和厚度。梯度线圈有 3 组，分别按相互垂直的 X、Y、Z 3 个方向设计，任何一组梯度场都可起到层面选择、相位编码、频率编码的作用，因此可对人体的横断位、冠状位、矢状位甚至任意斜位进行成像。（图 6-146、图 6-147）

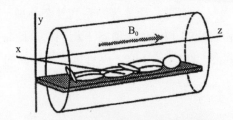

图 6-146　梯度磁场三维方向示意图

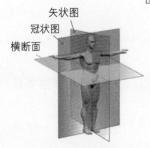
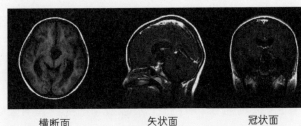

图 6-147　MRI 多方位成像

3. 射频系统：射频系统兼有以下两方面的作用。

（1）射频发射功能：射频系统能有规律、间歇性地发射射频（RF）脉冲，使磁化的质子吸收能量产生共振现象（图 6-148）。

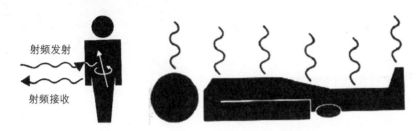

射频发射

射频接收

图 6-148　磁共振产生示意图

（2）磁共振信号接收器功能：射频系统在射频发射间歇期间，又承担接收质子在弛豫过程中释放的能量而产生磁共振（MR）信号，MR 信号被接收线圈接收，再经计算机系统处理，最终形成 MRI 图像（图 6-149）。

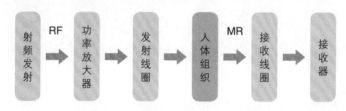

图 6-149　射频系统功能示意图

4. 计算机系统：包括主机、存储器、输入（出）设备、系统软件、应用软件等。

5. 辅助设备：包括磁屏蔽、射频屏蔽、操作控制台、检查床、高压注射器等。

▶▶ MRI 检查技术 ◀◀

MRI 检查技术种类繁多，各具其适用范围和诊断价值，应根据检查的目的进行选择，以下分别予以简要介绍。

（一）MRI 普通平扫检查

普通 MRI 成像包括 T1 加权像（T1WI）、T2 加权像（T2WI）和质子密度加权像（PdWI）。所谓"加权"即"突出重点"的意思，即利用成像参数的调整，使图像主要反映组织某方面特性，而尽量抑制组织其他特性对 MR 信号的影响。

1. T1 加权像（T1WI）：MRI 的图像若主要反映组织 T1 特征参数时，为 T1 加权像，它反映的是组织间 T1 的差别，T1WI 有利于观察解剖结构（图 6-150）。

2. T2 加权像（T2WI）：若主要反映组织间 T2 特征参数时，则为 T2 加权像，T2WI 对显示病变组织较好（图 6-151）。

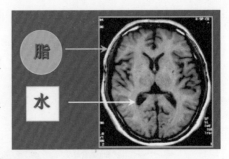

图 6-150　T1 加权像（T1WI）

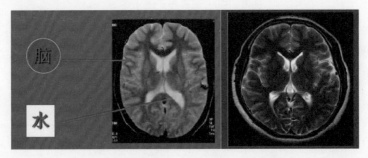

图 6-151　T2 加权像（T2WI）

3. 质子密度加权像（PdWI）：其图像的对比主要依赖于组织的质子密度，又称质子加权像，适用于观察细小结构的组织（图 6-152、图 6-153）。

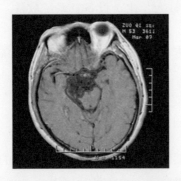

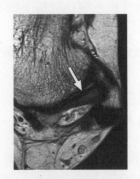

图 6-152　颅内上皮样囊肿质子密度加权像　　图 6-153　后踝韧带质子密度加权像

全身各部位 MRI 检查时，若无特殊要求，通常先行普通平扫检查，常规为横断层 T1WI 和 T2WI 检查，必要时辅以冠状、矢状或其他方位 T1WI/T2WI 检查。经普通平扫检查，一些病变如肝囊肿、胆囊石、子宫肌瘤等即可明确诊断。

（图 6-154、图 6-155）

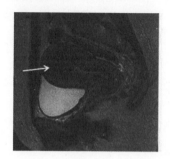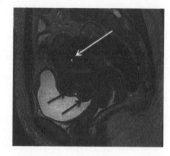

图 6-154　单发与多发子宫肌瘤（T2WI）

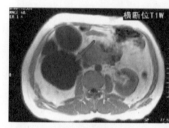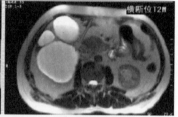

图 6-155　多发肝囊肿平扫图像

（二）MRI 对比增强检查

MRI 对比增强检查系静脉内注射造影剂进行扫描，称为强化，用于鉴别诊断等。MRI 所用造影剂与 CT 的造影剂不同，除不是碘剂、不存在过敏之外，其作用的原理也不同。对比增强检查的方法除包括传统的常规增强外，还有延时增强、动态增强、增强血管成像（CE-MRA）、排泌性造影等（图 6-156）。

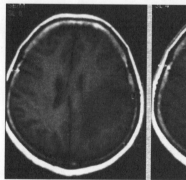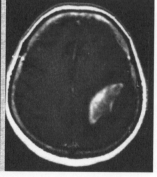

图 6-156　脑胶质瘤 MRI 对比剂增强扫描图

（三）磁共振血管成像（MRA）检查

MRA 是一种无创伤性，不需用对比造影剂的血管成像方法，目前已广泛应用于临床。MRA 检查主要用于诊断脑部、颈部、腹部、下肢的血管疾病，但效果通常不及 CTA。MRA 检查分为以下两种方法。

1. 普通 MRA 检查：磁共振血管成像是对血管和血管信号特征显示的一种技术，与 CT 及常规放射学相比具有特殊的优势，它不需使用对比剂，流体的流动即是 MRA 固有的生理对比剂。MRA 可用于血管畸形、动脉瘤、血管狭窄的检查，但目前仍不能代替 DSA。（图 6-157～图 6-159）

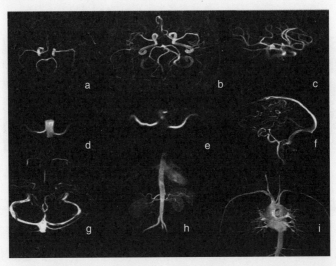

图 6-157　MRA 图像（a～c 为脑部、d～f 为头颈部、g～h 为腹部、i 为颈胸腹部）

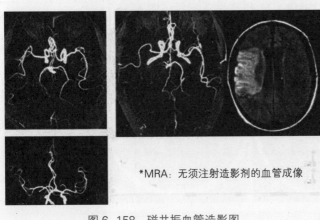

*MRA：无须注射造影剂的血管成像

图 6-158　磁共振血管造影图

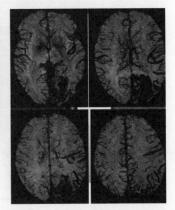

图 6-159　脑血管畸形 MRA（SWI）

2. 对比增强血管成像（CE-MRA）：其适用范围广，实用性强，方法是静脉内团注 2～3 倍于常规剂量的 Gd-DTPA 对比剂，三维采集，该技术对胸腹部及四肢血管的显示极其优越（图 6-160）。

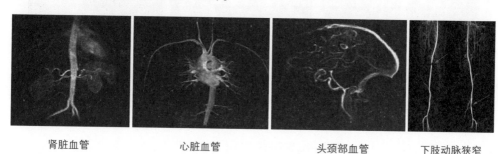

| 肾脏血管 | 心脏血管 | 头颈部血管 | 下肢动脉狭窄 |

图 6-160　对比增强磁共振血管造影

（四）MR 水成像检查

MR 水成像技术是一种无创检查技术，且不需对比剂，主要是利用静态液体具有长 T2 弛豫时间的特点。在使用重 T2 加权成像技术时，稀胆汁、胰液、尿液、脑脊液、内耳淋巴液、唾液、泪水等移动缓慢或相对静止的液体均呈高信号，而 T2 较短的实质器官及流动血液则表现为低信号，从而使含液体的器官显影。

MR 水成像技术包括 MR 胰胆管成像（MRCP）、MR 泌尿系成像（MRU）、MR 椎管成像（MRM）、MR 内耳成像、MR 涎腺管成像、MR 泪道成像及 MR 脑室系统成像等（图 6-161、图 6-162）。

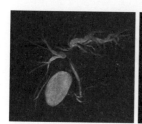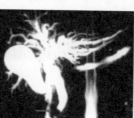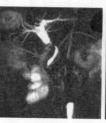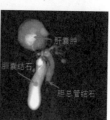

| 正常胰胆管 | 胆总管结石 | 胆管癌 | 胆道结石 |

图 6-161　胰、胆道系统水成像

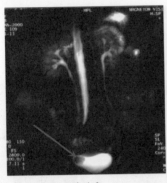
膀胱癌

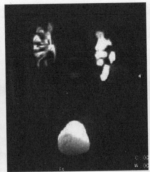
肾积水

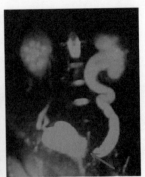
左输尿管狭窄

图 6-162 泌尿系水成像（MRU）

（五）脑功能磁共振成像（fMRI）检查

脑功能磁共振成像可提供人脑部的功能信息，它包括扩散成像（DI）、灌注成像（PI）和脑活动功能成像（图 6-163）。

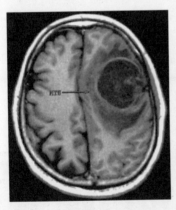
脑脓肿

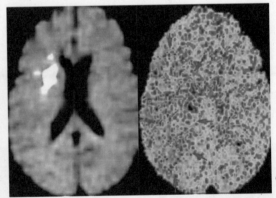
脑梗死

图 6-163 脑功能磁共振成像

（六）^{1}H 磁共振波谱（^{1}H-MRS）成像检查

^{1}H-MRS 成像是利用磁共振 MR 中的化学位移现象来测定分子组成及空间分布的一种波谱成像技术。^{1}H-MRS 通常获取的是代表组织内不同生化成分中 ^{1}H 共振峰的波谱线图，进而能够明确其生化成分的组成和浓度。^{1}H-MRS 成像对脑肿瘤、前列腺癌、乳腺癌、脑脓肿等的诊断与鉴别诊断有很大帮助（图 6-164、图 6-165）。

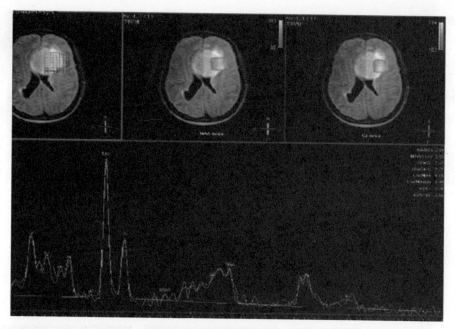

图 6-164　脑胶质瘤 ^{1}H-MRS 成像

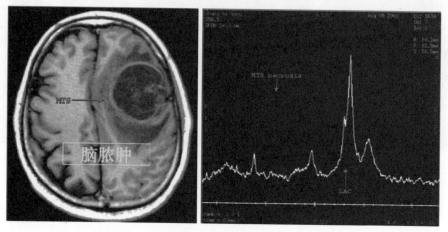

图 6-165　磁共振脑脓肿波谱分析（示乳酸增高）

（七）MR 电影成像

MR 电影成像是利用 MRI 快速成像序列对运动脏器实施快速成像，产生一系列运动过程的不同时段（时相）的"静态"图像。将这些"静态"图像对应于脏器的运动过程依次连续显示，即产生了运动脏器的电影图像。（图 6-166）

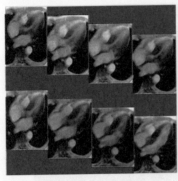

正常心脏电影（静态图）　　　　　MR 电影动态图（放映模式下可显示动态视频）

图 6-166　MR 电影成像示意图

（八）MRI 图像重建技术

MRI 可以进行多方位数字化信息采集，为 MRI 图像重建创立了良好条件。MRI 图像重建包括二维重建和三维重建。（图 6-167～图 6-169）

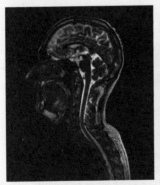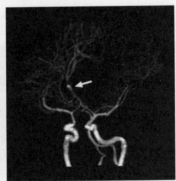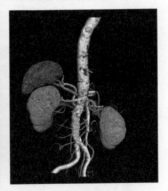

图 6-167　头颈部 MRI 矢状
面二维重建

箭头所示为动脉瘤

图 6-168　颅内动脉三维重建

图 6-169　腹部血管 MRI 三
维重建

▶▶ 成像特点 ◀◀

（一）MRI 为黑白灰阶图像

图像上的黑白灰度即信号强度，反映的是组织结构的弛豫时间。值得注意的是 MRI 的影像虽然也以不同的灰度显示，但其反映的是 MRI 信号强度的不同或弛豫时间 T1 与 T2 的长短，而不像 CT 图像灰度反映的是组织密度。一般而言，组织信号强，图像所相应的部分就亮；组织信号弱，图像所相应的部分就暗。由组织反映出的不同的信号强度变化，就构成组织器官之间、正常组织和病理组织之间图像明暗的对比。（图 6-170、表 6-12、图 6-171）

T1WI ⟶ 短 TR、短 TE ⟶ 组织的 T1 越短，信号就越强（越白）；组织的 T1 越长，信号就越弱（越黑）

T2WI ⟶ 长 TR、长 TE ⟶ 组织的 T2 越长，信号就越强（越白）；组织的 T2 越短，信号就越弱（越黑）

质子密度加权像 ⟶ 长 TR、短 TE ⟶ 组织的质子密度越大，信号就越强（越白）；质子密度越小，信号就越弱（越黑）

图 6-170 普通平扫 MRI 加权图像特点

表 6-12 各类组织平扫加权图像特点

组 织	T1	Pd	T2
脂肪、骨髓	白	白	灰白
肌肉	黑灰	黑灰	灰
肌腱	黑	黑	黑灰
骨骼、钙化	黑	黑	黑
纤维软骨	黑	黑	黑灰
透明软骨	黑灰	灰	灰
气体	黑	灰	黑
水	黑	黑灰	白
血流	黑	黑灰	黑

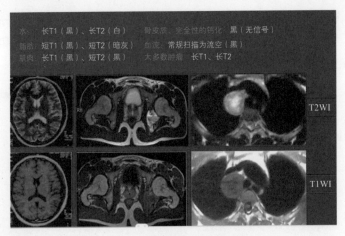

图 6-171　磁共振图像灰度显示特点

（二）MRI 是多参数成像

X 线、CT 只有一种图像类型，即 X 线吸收率成像；而 MRI 通过多种序列的成像方法，可以形成数十种图像类型。MRI 除可显示解剖形态外，尚可提供病理和生化的信息。通过不同类型图像的对比，可以更准确地发现病变和确定病变性质。

MRI 的成像参数多，即可形成横断面、冠状面、矢状面的层面成像，也可形成任意方位的断面影像。通过 MRI 的特殊检查技术，还可形成对比增强图像、水成像、血管成像、灌注成像、电影成像、脑功能成像、波谱成像等。（图 6-172、图 6-173）

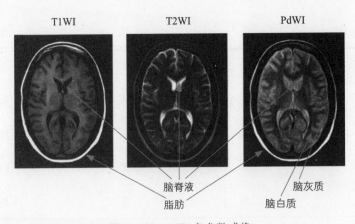

图 6-172　MRI 多参数成像

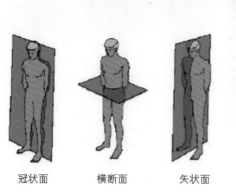
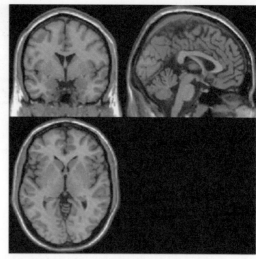

冠状面　　　　　横断面　　　　　矢状面

图 6-173　MRI 任意方位成像

（三）MRI 图像对比度高

MRI 图像的软组织对比度明显高于 CT，可更容易发现软组织中的各种病变。例如，对急、慢性骨髓炎的诊断，MIR 明显优于 X 线和 CT 检查。（图 6-174、图 6-175）

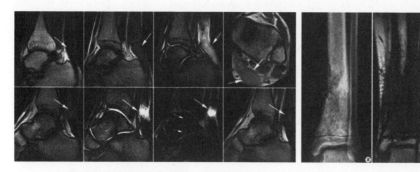

图 6-174　软组织肿瘤的 MRI 图像　　　　图 6-175　化脓性骨髓炎 MRI 图像

（四）MRI 对骨关节系统显示病变敏感

由于 MRI 对软骨及软组织分辨力良好，远胜于其他各种成像技术，因此对骨关节及其周围软组织的疾病有独特的诊断价值（图 6-176、图 6-177）。

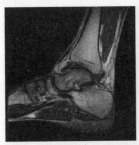

膝关节

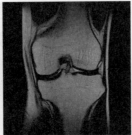
足部骨关节

图 6-176　MRI 正常骨关节成像

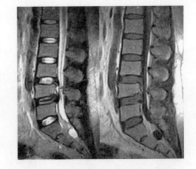

图 6-177　MRI 腰椎间盘突出图像

▶▶ MRI 阅片要点 ◀◀

1. 核实和识别图像上的常用标记：包括核实姓名、年龄、性别、日期、编号等，识别图像左右、层厚、比例尺以及增强的标记等。

2. 连贯地观察诸帧图像，目的在于发现所有的异常征象。

3. 当发现病变后，应看其病变在 T1 加权，T2 加权上的信号特征，以及血流空信号有无异常等。

4. 通过多方位观察，确定病变大小、形态、数量、边界、位置。

5. 观察病变与邻近器官或组织结构关系：如侵犯、受压、移位、扩张、增大、破坏或吸收等。

6. 增强扫描观察病变有无强化、强化程度及延迟扫描强化特点等。

7. 综合 MRI 图像所见，结合临床及其他影像学检查材料作出诊断。

▶▶ 临床应用 ◀◀

MRI 检查设备在我国二、三级医院中已相当普及，但由于 MRI 技术多样而复杂，且涉及众多学科知识，掌握难度很大，因此许多临床医师和影像医学专业人员对 MRI 的认识和掌握程度仍然有限，致使 MRI 的临床应用潜力并未充分发挥。

从理论上说，MRI 适用于人体大部分解剖部位和器官疾病的检查，可根据临床需要选择不同的成像序列进行检查。目前，MRI 在以下领域应用较多。

（一）中枢神经系统疾病

MRI 检查具有重要诊断价值，特别是对鞍区和颅后窝病变的探测优于 CT 扫描；对多发性硬化、脑白质营养不良、腔隙性脑梗死等疾病有较大的诊断作用；对脊髓疾病的诊断直观，优于其他任何影像检查方法（图6-178～图6-180）。

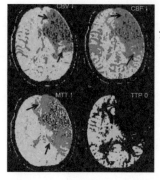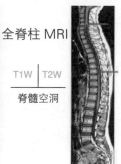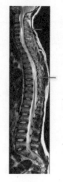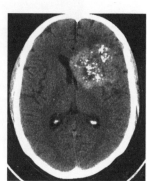

全脊柱 MRI

T1W | T2W

脊髓空洞

图6-178　急性缺血性脑梗死　　　　图6-179　脊髓空洞　　　　图6-180　颅内海绵状血管瘤

（二）心血管疾病

由于 MRA 技术可在无创伤条件清晰地显示全身血管状况，因此 MRI 对血管性疾病有重要诊断价值（图6-181、图6-182）。

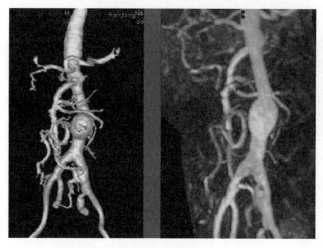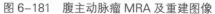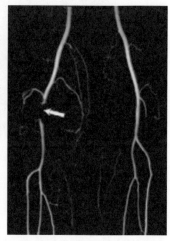

图6-181　腹主动脉瘤 MRA 及重建图像　　　　图6-182　股动脉栓塞 MRA 图像

（三）骨骼疾病

对骨髓腔、关节和肌肉系统病变的显像明显优于 CT 扫描，适用于骨挫伤、软骨损伤或退行性变、韧带损伤等（图6-183）。

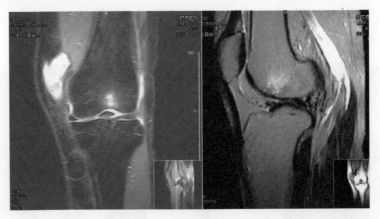

图 6-183　膝半月板损伤 MRI 图像

（四）其他

对纵隔、腹腔和盆腔疾病有一定的诊断价值，但对肺部和胃肠道病变的诊断作用有限（图 6-184）。

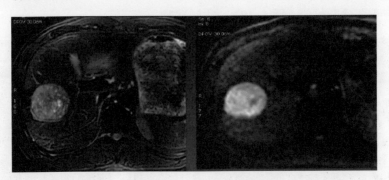

图 6-184　肝癌 MRI 图像

➤➤ MRI 检查安全性 ◄◄

MRI 是一种无损伤性的检查。但是，MRI 检查设备的强磁场会对检查造成影响，应引起高度重视和严格预防。

（一）MRI 是无损伤性检查

X 线、CT、放射性核素显像等检查，病人都要受到电离辐射的危害；MRI 是利用磁共振原理成像，对人体不造成任何损伤，可多次反复进行检查。在传统介入治疗的过程中，医师与病人均会受到大剂量 X 线照射，而 MRI 检查无电离辐射，因此将成为介入治疗发展的热门方向。

（二）MRI 检查的禁忌和注意事项

1. MRI 设备产生的强磁场，对铁磁性物体有强大的吸引力，因此安装心脏起搏器和体内有金属性手术夹、支架、人工关节、其他金属异物的病人禁忌做 MRI 检查。

2. 3 个月以内的孕妇禁忌 MRI 检查。

3. MRI 增强检查所用的含钆造影剂无过敏之虞，但对肾脏功能有损害，故肾功能严重受损者禁用此类对比剂。

4. MRI 检查对人体不造成辐射损害。

5. 严禁医务人员、病人及家属将金属性医疗器械及其他任何铁磁性物体（如发夹、硬币、别针）带入检查室。

§7

放射性核素显像

利用放射性核素实现脏器和病变显像的方法称为放射性核素显像，是一种功能形态显像，为诊断核医学的主要组成部分。

临床核医学分为诊断核医学和治疗核医学两个部分。诊断核医学根据放射性核素是否引入受检者体内，分为体内检查法和体外检查法；体内检查法又分为显像和非显像两类方法。（图7-1）

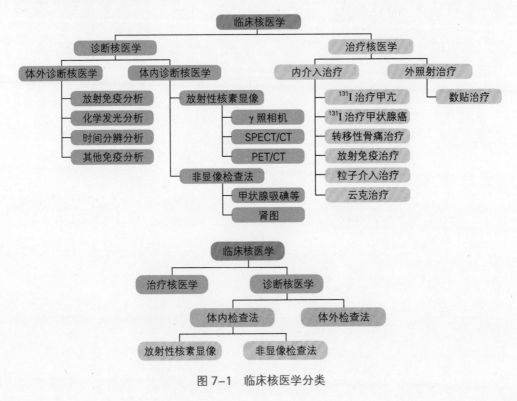

图7-1　临床核医学分类

§7.1 放射性核素显像概述

放射性核素显像是诊断核医学的重要组成内容。不同于医学影像学设备的是，医学影像学主要是解剖显像，而放射性核素显像是组织器官的功能显像。近些年来，随着图像融合技术的发展，出现了 PET/CT、SPECT/CT、PET/MRI 等新型核素显像技术，汇集了放射性核素显像和医学影像学显像各自的优势，在疾病的临床诊断中发挥了重要作用。

▶▶ 放射性核素显像定义 ◀◀

放射性药物注入人体后，显像仪在体外探测放射性于脏器内的分布情况，并以影像形式显示脏器的形态、位置、大小、功能和结构改变。

▶▶ 放射性核素显像原理 ◀◀

脏器和组织显像的基本原理是放射性核素的示踪作用。不同的示踪剂（放射性药物）在体内有其特殊的分布和代谢规律，能够选择性聚集在特定脏器、组织或病变部位，使其与邻近组织之间的放射性分布形成一定程度浓度差；而示踪剂可发射出具有一定穿透力的 γ 射线，利用放射性测量仪器（γ 相机、SPECT、PET、SPECT/CT、PET/CT、PET/MRI 等）可在体外探测、记录到这种放射性浓度差，从而在体外显示出脏器、组织或病变部位的形态、位置、大小以及脏器功能变化。（图 7-2）

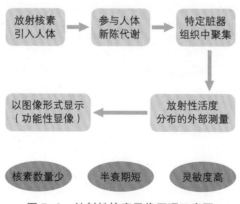

图 7-2 放射性核素显像原理示意图

▶▶ **放射性核素显像基本条件** ◀◀

放射性核素显像需具备以下 3 个基本条件（图 7-3）。

1. 放射性药物（示踪剂）：具有能够被特定脏器、组织和病变选择性摄取的放射性药物，不同的脏器显像需要使用不同的放射性药物。

2. 将放射性药物引入体内：由于放射性药物具有选择性聚集的特性，所以能在脏器、组织或病变部位间形成一定的药物浓度差。

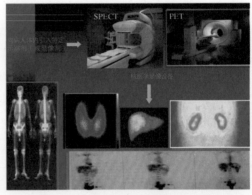

图 7-3　放射性核素显像的基本条件

3. 放射性核素显像设备：利用核医学显像设备可以探测到放射性药物在脏器、组织或病变部位的浓度差，从而获得脏器、组织或病变放射性药物分布状态并形成图像，对疾病进行定位、定性和定量分析、诊断。

▶▶ **放射性核素显像特点** ◀◀

1. 使用放射性药物作为示踪剂，采用放射性测量为手段。

2. 放射性核素显像是功能性显像：X 线、CT、MRI、超声成像（BU）都是以解剖或结构显像为主；放射性核素显像以脏器对显像剂的摄取功能变化为依据，综合反映脏器或组织功能及形态的改变，属于功能性显像，有助于疾病早期诊断。（表 7-1）

表 7-1　放射性核素显像与其他成像技术比较

项　目	放射性核素显像	X 线、CT、MRI、BU
成像基础	功能状态（功能）	组织密度（形态）
项目	不同脏器不同显像剂	平扫与增强
图像采集	全息采集，三维重建	直接断层，成像
分辨率	较差（光子能量受限）	好
技术难度	技术较复杂，要求较高	相对简单

3. 放射性核素显像具有较高的特异性和灵敏度。

4. 放射性核素显像辐射剂量低，属无创检查，安全性高。由于放射性核素显像所选用的核素半衰期均较短，检查时药物用量也较少，对受检者的辐射损伤一般很小。

▶▶ **放射性药物及其分类** ◀◀

（一）放射性药物

放射性药物是指含有放射性核素的、用于诊断和治疗的一类特殊制剂。放射性药物由放射性核素和非放射性配体两部分结合组成。（图 7-4）

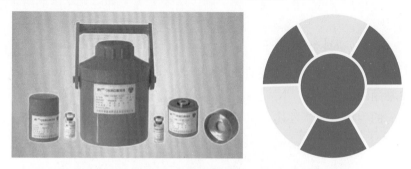

图 7-4 放射性药物及其标识

（二）放射性药物分类

放射性药物按用途可分为诊断用放射性药物和治疗性放射性药物两大类，诊断用放射性药物又可分为显像类和非显像类药物（图 7-5）。

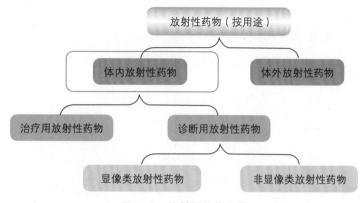

图 7-5 放射性药物分类

▶▶ 显像类放射性药物 ◀◀

用于显像诊断的放射性药物又称示踪剂通常是能发射 γ 射线或正电子（β⁺）的药物，最好不发射或少发射 α 射线，以减少机体不必要的辐射损伤。γ 能量最好为 100～511 keV，以达到既能透过躯体、又易被扫描机或 γ 照相机接收的剂量。

（一）常用的显像类放射性药物

常用的显像类放射性药物有单光子放射性药物和正电子放射性药物。

1. 单光子放射性药物：核射线中 γ 光子穿透力强，引入体内后容易被核医学探测仪器在体外探测到，因而适用于显像。这类药物中最常用的是 ^{99m}Tc 标记放射性药物，可用于心、脑、肾、骨、肺、甲状腺等多种脏器疾患的检查；此外 ^{131}I、^{201}Tl、^{67}Ga、^{111}In、^{123}I 等标记的放射药物，在临床中也有较多应用。

2. 正电子放射性药物：^{18}F-FDG 是目前临床应用最广的正电子放射性药物，此外还有 ^{11}C、^{13}N、^{15}O 等短半衰期放射性核素标记的药物可供选用。

PET 常用的核素 ^{11}C、^{13}N、^{15}O、^{18}F 都是组成生物机体的固有元素，不会影响该药物原有的生物活性，且其半衰期短，病人受的辐射剂量较小（图 7-6）。

^{18}F-FDG（脱氧葡萄糖）：用于肿瘤显像及神经系统、心血管系统的显像

^{18}F-MET（蛋氨酸）：用于肿瘤显像

^{18}F-FMISO（硝基咪唑）：用于肿瘤显像

^{18}F-choline（胆碱）：用于肿瘤显像

^{18}C-acetate（乙酸）：用于肿瘤显像

图 7-6　正电子药物及应用

（二）显像类放射性药物的制备

显像类放射性药物的制备包括制备放射性核素和用放射性核素标记药物（配体）两个过程（图 7-7）。

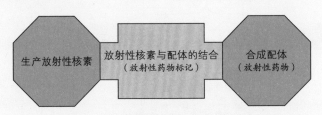

图 7-7　显像类放射性药物的制备

1. 制备放射性核素：放射性核素的制备有以下 3 种途径，即通过加速器生产、反应堆生产、放射性核素发生器（母牛）生产（图 7-8）。

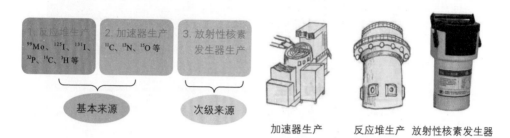

图 7-8　放射性核素的制备

（1）回旋加速器生产核素：通常使用医用加速器生产医用放射性核素，如小型回旋加速器即可生产 PET 显像用 ^{11}C、^{13}N、^{15}O、^{18}F 等放射性核素。PET-CT 使用的示踪剂 ^{18}F-FDG 主要由回旋加速器生产（图 7-9、图 7-10）。

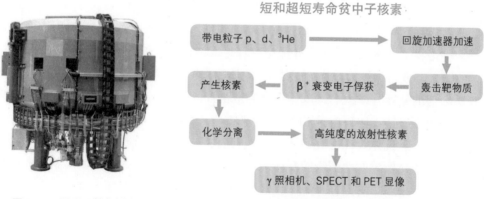

图 7-9　医用回旋加速器

图 7-10　回旋加速器生产放射性核素

（2）核反应堆生产核素：优点是品种多样、产量大，缺点是设备复杂且不利于制备诊断性的放射性药物（图 7-11）。

（3）放射性核素发生器（母牛）生产核素：目前大约 85% 的核医学显像技术均使用 ^{99m}Tc、^{113m}In 等标记的放射性药物。使用最多的发生器是钼 - 锝发生器。此法的优点是操作简便、使用安全、价格较便

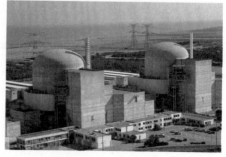

图 7-11　核反应堆

宜，且有配套标记前体药盒的供应。（图7-12）

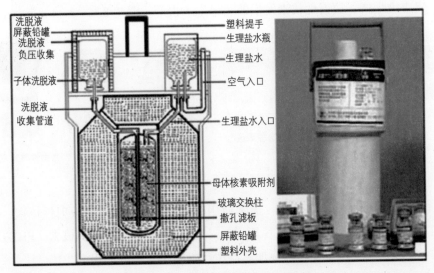

洗脱液
屏蔽铅罐
洗脱液
负压收集
子体洗脱液
洗脱液
收集管道

塑料提手
生理盐水瓶
生理盐水
空气入口
生理盐水入口

母体核素吸附剂
玻璃交换柱
撒孔滤板
屏蔽铅罐
塑料外壳

图7-12　放射性核素发生器（母牛）

2. 用放射性核素标记药物：它是指将可起示踪作用的放射性核素引入非放射性被标记物（配体）分子中，并保持原有化合物的理化和生物学性质不变的技术。

（1）非放射性被标记物（配体）：配体的作用是携带放射性核素，并将其浓集在所希望的靶器官或组织，以达到诊断或治疗的目的。配体可以是一般的化学药物如二硫丁二钠（DMS）、抗生素如博来霉素（BLM）、血液成分如红细胞、生物制品如单克隆抗体等；也有一些配体是专门为核医学诊断或治疗设计的，如大多数心肌灌注显像放射性药物的配体等。有些放射性药物配体可由工厂制备成试剂药盒供应，只需按说明书进行使用即可。（图7-13）

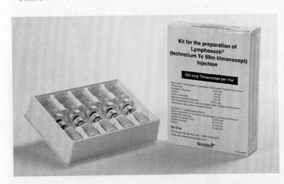
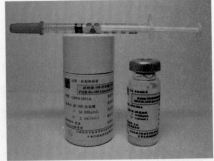

图7-13　放射性药物配体试剂盒

（2）标记方法：一般来说，放射性药物的标记方法包括生物合成法、化学合成法、同位素交换法、络合法等（图7-14）。

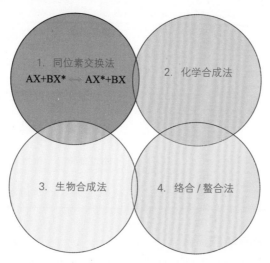

图7-14 放射性药物标记方法

（三）放射性药物的获得方式

在实际工作中，医疗机构所使用的放射性药物通常由以下3种途径获得。

1. 从核药房直接购买标记好的药物制剂。

2. 从相应的企业购买放射性核素或核素发生器，以及用于标记药物的配套药盒，按照配制说明自行标记制备。

3. 购买放射性核素和被标记物原材料，自行研究和标记新药。绝大多数医疗机构常用前两种获得方式。

（四）显像类放射药物引入人体方式

放射性核素显像一般从静脉、皮下、腔内、实质器官等途径注射显像剂，临床上最常用的是静脉注射显像剂。

▶▶ 放射性核素显像方式 ◀◀

放射性核素显像有多种显像方式，应根据临床应用的不同需要选择不同的显像类型，以提高临床诊断的效率和可靠性（表7-2）。

表 7-2　放射性核素显像类型

显像类型	分　类	
影像的状态	静态显像	动态显像
影像的部位	局部显像	全身显像
影像的层面	平面显像	断层显像
影像获取时间	早期显像	延迟显像
病变对显像剂的亲和力	阴性显像	阳性显像
显像时机体状态	静息显像	负荷显像

（一）静态显像与动态显像

根据影像获取的状态分为静态显像和动态显像（图 7-15）。

静态显像（代谢平衡时的累加采集）
显像剂在组织或脏器内达到平衡时的显像

动态显像（随时间变化的动态采集）
显像剂引入机体后以一定的速率连续采集组织或脏器的多帧图像

图 7-15　显像状态分类

1．静态显像：指采集脏器某一观察面在一定时间内的总放射性分布图像，多用于小器官显像和粗略观察某器官的形态、位置、大小及放射性分布，以及占位性病变的分析如甲状腺、脑、肺、心、肝、盆腔、脾、肾的静态平面显像，胃肠道出血定位、梅克尔憩室、淋巴结、移植器官、胰腺、肾上腺、睾丸、前列腺等脏器的显像等，因为其方法简便，适用范围较广泛（图 7-16）。

2．动态显像：在显像剂引入体内后，

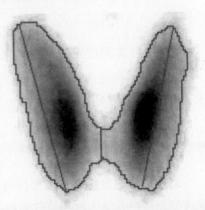

图 7-16　正常甲状腺静态显像

迅速以设定的显像速度动态采集脏器的多帧连续影像或系列影像，称为动态现象。动态显像可以显示显像剂随血流流经脏器时的灌注、摄取、排泄、充盈等过程，以及脏器内放射性在数量和位置上随时间而发生的变化。例如，肝胆动态显像是在注入示踪剂后 5、10、15、20、30、40 分钟后分别采集图像，根据胆囊、胆管及肠道是否显影，了解胆道是否通畅（图 7-17）。

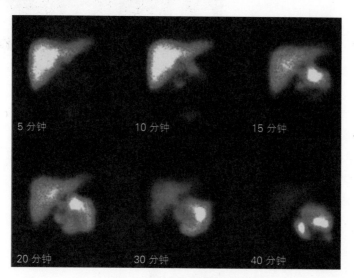

图 7-17　肝胆动态显像

（二）局部显像与全身显像

根据影像获取的部位分为局部显像和全身显像（图 7-18）。

局部显像
仅限于机体某一局部或某一脏器的显像

全身显像
一次成像完成采集、显示全身各部位的放射性分布，形成一帧完整影像

图 7-18　显像部位分类

1. 局部显像：仅限于身体某一部位或某一脏器的显像称为局部显像。局部显像得到的信息量大，图像清晰、分辨率较高，在临床上最为常用。（图 7-19、图 7-20）

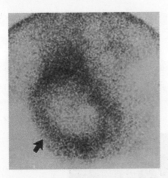

图 7-19　睾丸放射性核素局部
　　　　　显像

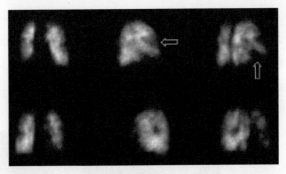

图 7-20　急性（右）肺栓塞放射性核素局部显像
　　　　　（箭头示缺血区）

2. 全身显像：用扫描仪探头沿体表作匀速移动，从头至足依序显示全身各部位的放射性浓度，最后构成一帧全身影像，此即称为全身显像。全身显像可用于寻找全身范围内的病灶和发现肿瘤的转移病灶，常用于全身骨骼显像、全身骨髓显像等。（图 7-21）。

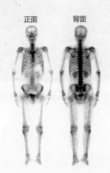

图 7-21　全身正常骨显像

（三）平面显像与断层显像

根据影像获取的层面分为平面显像和断层显像（图 7-22）。

平面显像（某一投影方向前后叠加采集）
体表某一投影体位进行的采集和成像

断层显像（旋转采集 + 计算机断层）
探测器绕体表 180° 或 360° 旋转采集，由计算机重建成三维立体影像或断层图像

图 7-22　显像层面分类

1. 平面显像：将放射性探测器置于体表的一定位置采集的脏器或组织放射性影像称平面影像。平面影像是由脏器或组织在探测方位上放射性叠加所构成。(图7-23、图7-24)

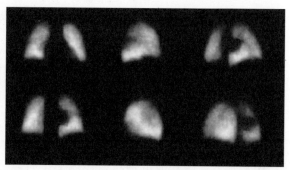

双肺门淋巴结呈"八"字形分布

病灶显示为缺损区

图 7-23　肺结节病放射性核素平面显像　　图 7-24　肺癌（右）放射性核素平面显像

2. 断层显像：用可旋转的或环形的探测器，在体表连续或间断采集多体位平面影像数据，再由计算机重建成为各种断层影像的方法称为断层显像。断层显像能比较正确地显示脏器内放射性分布的真实情况，检出较小的病变，也是研究脏器局部血流量和代谢率必不可少的方法。(图7-25、图7-26)

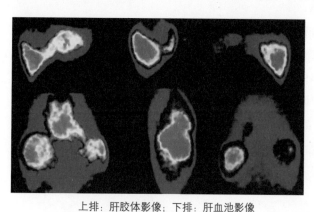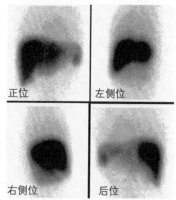

上排：肝胶体影像；下排：肝血池影像

正位　　左侧位

右侧位　　后位

图 7-25　肝血管瘤放射性核素断层显像　　图 7-26　正常肝脏放射性核素断层显像

（四）早期显像和延迟显像

根据影像获取的时间分为早期显像和延迟显像（图7-27）。

早期显像
显像剂引入体内 2 小时内所进行的显像

延迟显像
显像剂引入体内 2 小时后所进行的显像

图 7-27　显像时间分类

1. 早期显像：显像剂注入体内 2 小时以内所进行的显像称为早期显像，主要反映脏器血流灌注、血管床和早期功能状况，常规显像一般采用这类显像。

2. 延迟显像：显像剂注入体内 2 小时以后，延迟数小时至数十小时所进行的再次显像称为延迟显像。延迟显像可降级本底，给病灶足够时间吸收显像剂，以改善图像质量，提高阳性检出率。例如，利用肝胆延迟显像可协助诊断肝细胞癌。（图 7-28）

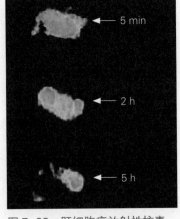

图 7-28　肝细胞癌放射性核素
早期和延迟显像

（五）阳性显像与阴性显像

根据显像剂对病变组织的亲和力分为阳性显像和阴性显像（图 7-29）。

1. 阳性显像：又称热区显像，指显像剂主要被病变组织摄取，而正常组织一般不摄取或摄取很少，在静态影像上病灶组织的放射性比正常组织高而呈"热区"改变，如心肌梗死灶显像、亲肿瘤显像、放射免疫显像等（图 7-30）。

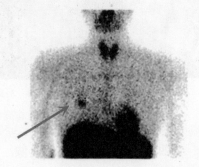

阴性显像（又称冷区显像）
病变组织摄取低于正常组织

阳性显像（又称热区显像）
病变组织摄取高于正常组织

图 7-29　阴性和阳性显像

图 7-30　乳腺癌阳性显像（热区显像）

2. 阴性显像：又称冷区显像。放射性药物使正常的器官、组织显像，病变部位因失去正常功能呈现放射性减低或缺损，即"冷区"显像（图7-31）。

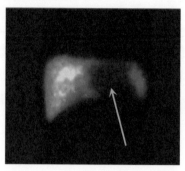

图 7-31 肝左叶血管瘤冷区显像（肝胶体显像）

（六）静息显像与负荷显像

根据显像时机体的状态分为静息显像和负荷显像（图7-32、图7-33）。

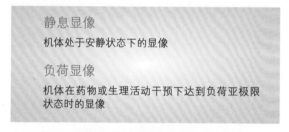

静息显像
机体处于安静状态下的显像

负荷显像
机体在药物或生理活动干预下达到负荷亚极限状态时的显像

图 7-32 按机体状态分类

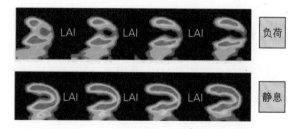

图 7-33 心肌的静息显像与负荷显像

1. 静息显像：受检者在没有受到生理性刺激或药物干扰的安静状态下所进行的显像，称为静息显像。

2. 负荷显像：受检者在药物或生理性活动干预下所进行的显像称为负荷显像，又称介入显像。

§7.2　放射性核素显像设备

　　放射性核素显像设备主要包括单光子成像设备和正电子成像设备两大类。单光子成像设备包括 γ 相机、单光子计算机发射断层显像仪（SPECT），是早期的核素显像设备；正电子显像设备包括正电子发射型计算机断层显像（PET）、正电子发射型断层显像（PET/CT）和 PET/MRI，虽然临床应用较晚，但具有强大的优势，近些年获得迅速发展。

▶▶ 设备概念 ◀◀

　　X 线成像、CT 成像、超声成像和磁共振成像设备，都是从外部向人体发射某种形式的能量，根据能量的衰减、反射、共振等原理，最终形成图像；放射性核素显像设备则是向人体内引入放射性示踪剂（放射性药物），使其进入要成像的组织脏器，然后利用不同的探测器在体外测量放射性核素在人体脏器内的分布，所获信息经计算机处理后最终形成图像，以诊断脏器是否存在病变和确定病变的位置和性质。

▶▶ 成像特点 ◀◀

　　1. 放射性核素显像具有简单、灵敏、特异性好、无创伤性、安全、易于重复、结果准确等特点。

　　2. 放射性核素显像最重要的特点是能提供身体内各组织功能性的变化，而功能性的变化常发生在疾病的早期，此时组织脏器尚未发生解剖性改变，因此放射性核素显像检查与 X 线、CT、超声、MRI 等相比，能够更早地发现和诊断肿瘤等多种与代谢相关的疾病。

▶▶ 设备分类 ◀◀

　　按照放射性示踪剂不同，分类单光子显像设备和正电子显像设备两大类。

（一）单光子显像设备

使用探测单光子的显像仪器（如 γ 照相机、SPECT）对显像剂中放射性核素发射的单光子标记物进行的显像，称为单光子显像，是临床上最常用的显像方法。单光子成像设备主要有 γ 相机、SPECT、SPECT/CT 等。这类设备的放射性示踪剂具有稳定的 γ 射线，如锝同位素 ^{99m}Tc、碘同位素 ^{151}I 和 ^{123}I 及镓同位素 ^{67}Ga 等，这些同位素一般寿命较长，半衰期为几个小时至几天。

（二）正电子显像设备

使用探测正电子的显像仪器（如 PET、符合线路 SPECT），通过显像剂中放射性核素发射的正电子进行的显像技术，称为正电子显像。正电子显像主要有用于代谢、受体和神经递质显像。正电子显像设备主要有 PET、PET/CT 和 PET/MRI 等。这类设备采用发射型正电子为示踪剂，如碳同位素 ^{11}C，氮同位素 ^{13}N，氧同位素 ^{15}O，氟同位素 ^{18}F，这些同位素一般寿命较短，只有几十分钟。

§7.3　单光子核素显像设备

单光子核素显像设备包括 γ 相机和单光子发射型计算机断层显像（SPECT）。

§7.3.1　γ 相机

γ 相机属于单光子显像设备，于 20 世纪 60 年代开始用于临床，它克服了核医学显像逐点扫描、打印的不足，使核医学显像进入了现代化阶段。

▶▶ 设备结构 ◀◀

γ 相机主要由探头、电子线路、计算机、显示记录装置和显像床 4 部分组成。探头是 γ 相机的核心部件，主要由准直器、γ 闪烁晶体探测器、定位电路和支架等部件构成，具有准直探测和定位射线的功能（图 7-34）。

▶▶ 工作原理 ◀◀

受检者注射被 γ 射线标记的放射性药物后，该药物浓聚在被检脏器或病变组织内形成体内的放射源，放射源在衰变过程中释放出 γ 光子；γ 光子被 γ 相机的探头捕获后，通过准直器射在 NaI（Tl）晶体上，立即产生闪烁光点，闪烁光点发出的微弱荧光被光导耦合至光电倍增管，输出电流脉冲信号，经过后续电子线路处理形成一定能量的脉冲，在显示屏上显示出一个个闪烁的光点，经过一定时间积累便形成一幅闪烁图像，图像用照相机拍摄下来，就完成了一次检查（图7-35）。

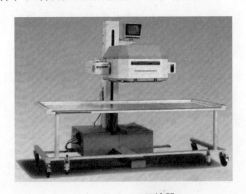

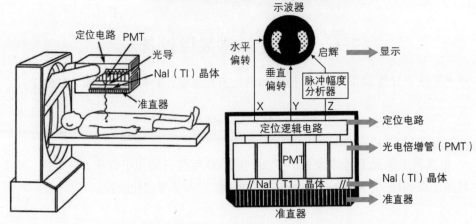

图7-34 γ相机结构示意图

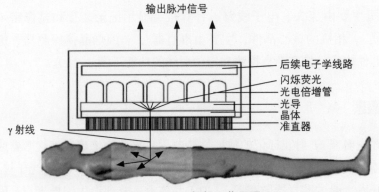

图7-35 γ相机工作原理

▶▶ **显像特点与临床应用** ◀◀

γ 相机不仅可以进行静态显像，更重要的是还能进行快速连续动态显像；增加一定辅助装置后，还可进行全身显像。

（一）各脏器的静态显像

如甲状腺显像、骨显像、肝胆显像等，通过静态显像可对相应组织器官的功能与疾病进行诊断（图 7-36）。

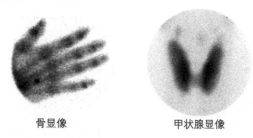

骨显像　　　　　　甲状腺显像

图 7-36　γ 相机静态显像

（二）各脏器的动态显像

γ 相机还可进行快速连续动态显像，可为进行脏器动态功能研究提供重要信息（图 7-37）。

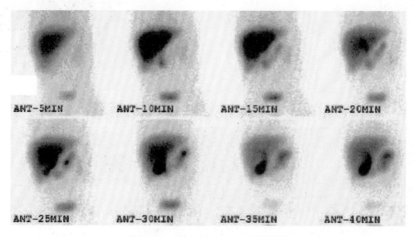

图 7-37　胆管排泄功能动态显像

（三）全身显像

如果附有特殊装置，通过探头和床的配合运动，γ 相机亦可进行全身显像。例如，全身骨显像可对肿瘤骨转移状况进行诊断。

§7.3.2 单光子发射型计算机断层显像（SPECT）

SPECT 是在 γ 照相机的基础上发展起来的核医学影像设备。与 γ 相机不同的是，SPECT 除具有 γ 相机的功能外，还可提供任意方位的断层图像。

►► 设备结构 ◄◄

SPECT 是在一台高性能 γ 照相机的基础上，增加了探头旋转装置和图像重建的计算机软件系统，其基本机构由探头、旋转运动机架、断层床、控制台、计算机和光学照相系统 6 部分构成。SPECT 的探头就是一台 γ 照相机，其外形可以是圆形、方形或矩形，有单探头、双探头或多探头等不同类型。（图 7-38）

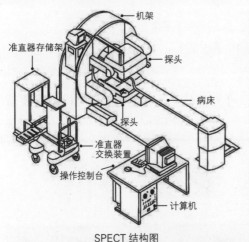

SPECT 结构图

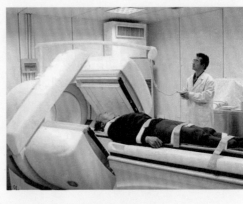

SPECT（双探头）

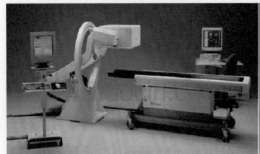

SPECT（单探头）

图 7-38 单光子发射型计算机断层显像（SPECT）设备

▶▶ **工作原理** ◀◀

SPECT 实际上就是一个探头可以围绕病人某一脏器或组织进行 360° 旋转的 γ 相机，在旋转时每隔一定角度（通常是 5.6° 或 6°）采集一帧图片，然后经电子计算机自动处理，将图像叠加，并重建为该脏器或组织的横断面、冠状面、矢状面或任何需要的不同方位的断层切面图像。

▶▶ **成像特点** ◀◀

1．可提供任意方位角的断层图像，经计算机系统处理后还可形成三维立体图像；此外，SPECT 还保留了 γ 相机全部平面显像的性能，具有平面显像、动态显像、断层显像和全身显像的功能，较 γ 照相机大大提高了对肿瘤及脏器的功能性诊断效率。

2．可采集有关脏器的血流、代谢等随时间变化的动态信息。

3．SPECT 的不足之处是测量灵敏度低，量化精度较差，图像空间分辨率低，引入的放射性药物的量较大。

▶▶ **SPECT 与 CT 的区别** ◀◀

SPECT 与 CT 都是断层成像，但它们具有本质的差别，分述如下。

（一）SPECT

SPECT 的射线源在人体内部，即放射线药物引入人体后，药物释放出 γ 射线，然后在体外进行测量。SPECT 的本质是由在体外的测量仪器对发自体内的 γ 射线进行测量，从而确定体内的放射性核素的活度。SPECT 测定的是人体组织对放射性药物的吸收情况，反映的是人体组织的生理、生化信息，以及组织的功能代谢情况。（图 7-39、图 7-40）

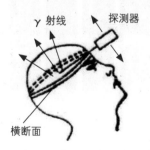

图 7-39 SPECT 工作原理示意图

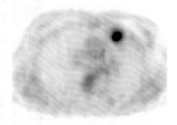

图 7-40 肺癌 SPECT 断层显像（示代谢状况）

（二）CT

CT 的射线源是 X 线球管，射线源在人体的外部，射线通过人体后对其进行测量，测定的是人体组织对 X 线的衰减值，反映的是组织的物理特性（组织密度值），图像所反映的是人体断层的解剖信息（图 7-41、图 7-42）。

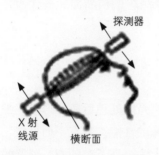

图 7-41　CT 工作原理示意图

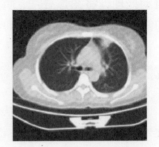

图 7-42　肺癌 CT 成像（示解剖状况）

▶▶ 临床应用 ◀◀

SPECT 应用十分广泛、主要用于以下几方面的放射性核素显像检查。

（一）骨显像

骨显像包括全身骨显像、局部骨断层显像等。

（二）脏器与脏器功能显像

脏器与脏器功能显像包括 ^{131}I 甲状腺显像、肾功能显像、心功能显像等（图 7-43）。

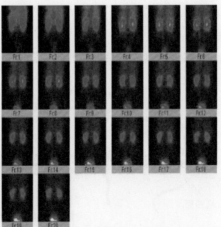

图 7-43　肾功能放射性核素动态显像

（三）肿瘤显像

肿瘤显像包括脑、肝脏、肺、甲状腺、乳腺等的肿瘤显像（图 7-44）。

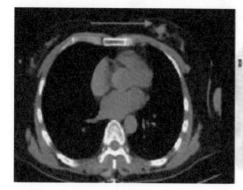
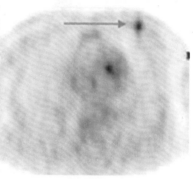

CT 成像　　　　　　　　　　　放射性核素显像

图 7-44　乳腺癌

（四）血流灌注显像

血流灌注显像包括心肌血流灌注断层显像、肺灌注显像等（图 7-45）。

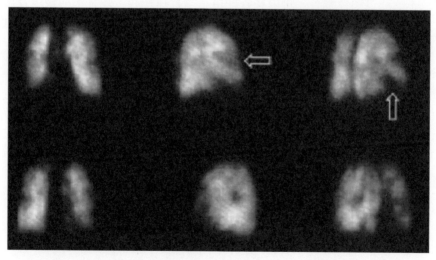

图 7-45　急性肺栓塞血流灌注显像（箭头示缺血区）

（五）其他

如异位胃黏膜探查、消化道出血显像等（图 7-46）。

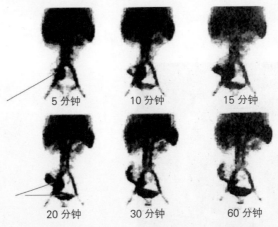

| 5分钟 | 10分钟 | 15分钟 |

| 20分钟 | 30分钟 | 60分钟 |

图 7-46　消化道出血动态显像（箭头示出血状态）

▶▶ SPECT/CT 图像融合技术 ◀◀

图像融合是将通过不同显像设备获得的同一对象的图像数据进行空间配准，然后采用一定的算法将各图像数据中所含的信息进行整合，形成新的图像数据的信息技术。通过图像融合，可以将各种信息结合在一起，弥补不同显像方法各自的信息不完整、部分信息不准确引起的缺陷，为临床提供更加全面和准确的资料。

SPECT/CT 是将 SPECT 和 CT 各自分别采集的图像信息，经计算机处理实现图像融合的新技术，已成为目前最先进的医学影像设备之一，是进行活体疾病诊断和新药研发研究的理想工具。

（一）SPECT/CT 设备

SPECT/CT 设备实现了 SPECT 图像和 CT 图像的同机融合，已成为目前最先进的医学影像设备之一，是进行活体疾病诊断的理想工具（图 7-47）。

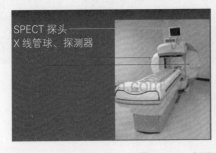
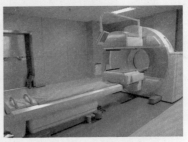

SPECT 探头
X 线管球、探测器

图 7-47　SPECT/CT 设备

（二）SPECT/CT 图像融合

SPECT/CT 真正实现了 SPECT 功能、代谢、生化影像与 CT 解剖结构影像的实时融合，实现了 SPECT 图像的准确解剖定位，进一步提高了敏感性、特异性，从而为临床提供了更加全面、客观、准确的诊断依据（图 7-48、图 7-49、表 7-3）。

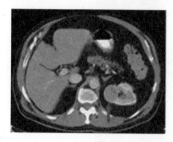
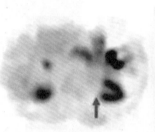
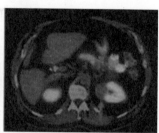

CT 图像   SPECT 图像   SPECT / CT 图像

图 7-48 左肾癌 SPECT/CT 图像融合示意

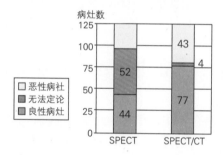

图 7-49 SPECT 与 SPECT/CT 良、恶性肿瘤诊断准确率比较

表 7-3 3 种方法诊断骨恶性病灶的比较

诊断方法	敏感性	特异性	准确性
SPECT	82.5	71.8	73.4
SPECT+CT	93.7	80.8	86.5
SPECT / CT	98.4	93.6	95.7

（三）SPECT/CT 的临床应用

SPECT/CT 的临床应用与 SPECT 的临床应用范围并无显著区别，只是 SPECT/CT 设备的检查灵敏度更高，正确诊断率也更高。因为 SPECT/CT 设备问世不久，

临床使用也还处于探索阶段，具体应用范围尚在经验积累中（图7-50）。

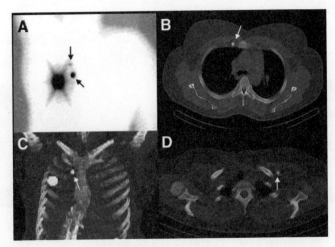

图 7-50　乳腺癌前哨淋巴结术前定位（SPECT/CT）

§7.4　正电子核素显像设备

正电子核素显像设备包括正电子发射型断层扫描（PET）和 PET / CT、PET / MRI。

§7.4.1　正电子发射型计算机断层显像（PET）

正电子发射型计算机断层显像（positron emission computed tomography，PET）是核医学领域先进的临床检查影像技术，是高水平核医学诊断的标志。该设备于 1976 年始用于临床，推广于 21 世纪初。PET 适用于在没有形态学改变之前疾病的早期诊断，以及评价治疗效果。

▶▶ PET 成像原理 ◀◀

PET 是应用放射性示踪原理，以断面解剖形态进行功能、代谢和受体显像的医学影像技术。PET 在分子水平上显示生化物质生物活动的空间分布、数量及其随时间的变化，故又称生化显像或分子显像。

PET 是将某种物质一般是生命代谢中必须的物质，如葡萄糖、蛋白质、核酸、脂肪酸等，标记上短寿命的放射性核素（^{18}F、^{11}C 等），注入人体后，通过该物质在代谢中的聚集来反映生命代谢活动的情况并形成图像，从而为疾病的诊断提供依据。

PET 使用的标记物质通常是一些短寿命的物质，在衰变过程中释放出正电子，一个正电子在行进十分之几毫米到几毫米后遇到一个电子后发生湮灭，从而产生方向相反（180°）的一对能量为 511 keV 的光子；这对光子，由 PET 的成对符合探测器采集，并经计算机进行散射和随机信息的校正，即可得到在生物体内核素聚集情况的图像（图 7-51）。

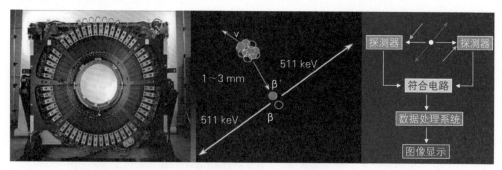

图 7-51　PET 探测器成像原理示意图

▶▶ PET 成像系统 ◀◀

PET 成像系统需要 3 类设备，即核素生产设备回旋加速器、示踪药物标记设备和 PET 成像设备共同完成（图 7-52）。

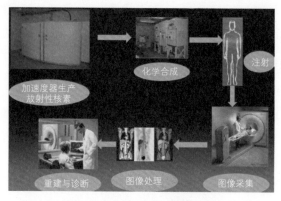

图 7-52　PET 显像流程示意图

（一）放射性核素生产设备

PET 使用的短半衰期核素可直接由回旋加速器生产，也可通过放射核素发生器（母牛）从长半衰期的核素中分离出短半衰期的核素（图 7-53）。

（二）示踪药物标记设备

利用标记设备对非放射性示踪药物进行核素标记，完成正电子示踪剂的制备。

（三）PET 成像设备

PET 成像设备主要由探测系统包括晶体、电子准直器、符合线路和飞行技术，以及计算机数据处理系统、图像显示和断层床等组成。其功能是完成 PET 影像的信息获取及处理，最终形成图像。（图 7-54）

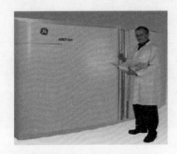 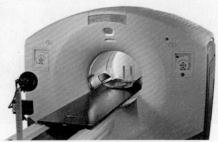

图 7-53　回旋加速器　　　　　图 7-54　PET 成像设备

▶▶ PET 常用示踪剂 ◀◀

（一）常用的正电子核素

常用的正电子核素包括 ^{11}C、^{13}N、^{15}O、^{18}F 等，他们都是组成生物机体的固有元素，不会影响被标记药物原有的生物活性，且其半衰期短，病人受的辐射剂量较小。

（二）FDG 简介

葡萄糖是人体三大能源物质之一，可以被正电子核素 ^{18}F 标记，制成氟代脱氧葡萄糖（^{18}F-FDG）。因为 FDG 可准确反映体内器官 / 组织的葡萄糖代谢水平，是目前应用最广的正电子显像剂，也是 PET / CT 显像的主要显像剂。

恶性肿瘤细胞由于代谢旺盛，导致对葡萄糖的需求增加，大多数肿瘤病灶会表现为对 ^{18}F-FDG 的高摄取，因此可通过应用 PET / CT 显像早期发现全身肿瘤原发及转移病灶，准确判断其良、恶性，从而正确指导临床治疗决策。

此外，通过对心肌、脑组织的 ^{18}F-FDG 糖代谢功能测定，可早期发现和诊断存活心肌和脑功能性病变，便于早期干预疾病的发展，达到早期防治目的（图 7–55）。

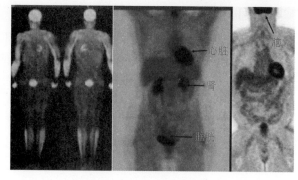

图 7–55　PET 检查 FDG 正常分布图

▶▶ PET 成像特点 ◀◀

PET 的最大特点是能定量评价人体脏器和组织的生理、生化功能，与 SPECT 相比，在空间分辨力、检测灵敏度和精度等方面均有很大提高，被称为活体的分子断层图像（表 7–4）。

表 7–4　PET 与 SPECT 比较

项　目	PET	SPECT
测定原理	符合电路	单光子闪烁测定
核素	正电子核素	单光子核素
晶体	多晶体（储酸铋）	单晶体（碘化钠）
准直器	无	有
衰减校正	可以	困难
探测效果	高	低
分辨率	高	低
断层面／次	多层断面	单层断面

（一）灵敏度强

PET 是一种反映分子代谢的显像，当疾病早期处于分子水平变化阶段，病变区的形态结构尚未呈现异常，MRI、CT 检查还不能明确诊断时，PET 检查即可发现病灶所在，并可获得三维影像，还能进行定量分析，达到早期诊断，这是目前其他影像检查所无法比拟的。

（二）特异性高

MRI、CT 检查发现脏器有肿瘤时，对其是良性还是恶性很难做出判断，但 PET 检查可以根据恶性肿瘤高代谢的特点而做出诊断。

（三）显像性能好

PET 的显像方式十分灵活，能进行平面显像和断层显像、静态显像和动态显像、局部显像和全身显像。除此之外，它还能提供脏器的多种功能参数，如时间－放射性曲线等，为肿瘤的诊治提供多方位信息。

（四）安全性好

PET 检查所用核素量很少，而且半衰期很短（短的在 12 分钟左右，长的在 120 分钟左右），在受检者体内存留时间很短，对人体的辐射损伤轻微。

▶▶ PET 临床应用 ◀◀

PET 特别适用于疾病在没有导致形态学改变之前进行早期诊断。PET 现已广泛用于多种疾病的诊断与鉴别诊断、病情判断、疗效评价、脏器功能研究和新药开发等方面。目前，PET 在肿瘤、心血管和脑部疾病的诊疗中显示了突出的重要价值。

（一）肿瘤诊断

目前 PET 检查 85% 是用于肿瘤的检查。

1. 早期诊断：因为绝大部分恶性肿瘤葡萄糖代谢高，FDG 作为与葡萄糖结构相似的化合物，静脉注射后会在恶性肿瘤细胞内积聚起来，所以 PET 能够鉴别恶性肿瘤与良性肿瘤及正常组织，同时也可对复发的肿瘤与周围坏死及瘢痕组织加以区分，现多用于肺癌、乳腺癌、大肠癌、卵巢癌、淋巴瘤、黑色素瘤等的检查，其诊断准确率在 90% 以上（图 7-56）。

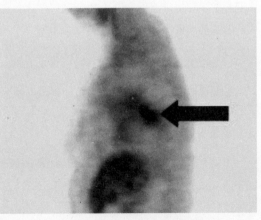

图 7-56　早期肺癌 PET 图像

2. 肿瘤转移的诊断：PET 检查对于恶性肿瘤病是否发生了转移，以及转移的部位一目了然，这对肿瘤诊断的分期、是否需要手术和手术切除的范围起到重要的指导作用（图 7-57、图 7-58）。

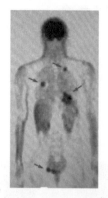
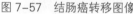

图 7-57 结肠癌转移图像

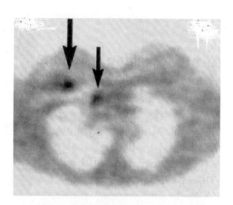

图 7-58 右乳腺癌及淋巴结转移

此外，PET 骨显像常被用于骨转移性肿瘤的检测，能比普通 X 线拍片提前 3~6 个月发现病变。因此，对一些较易发生骨转移的癌症如乳腺癌、肺癌、前列腺癌、食管癌等，即使没有骨痛，也可做术前或术后检查，以期早期发现转移灶，但其不足之处是特异性较差，有时可造成误诊（图 7-59）。

3. 为化疗、放疗提供依据：在肿瘤化疗、放疗的早期，PET 检查即可发现肿瘤治疗是否已经起效，并为确定下一步治疗方案提供帮助。有资料表明，PET 在肿瘤化疗、放疗后，最早可在 24 小时发现肿瘤细胞的代谢变化。（图 7-60）

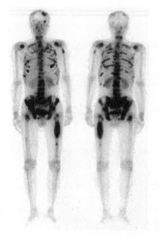

图 7-59 肿瘤全身骨转移

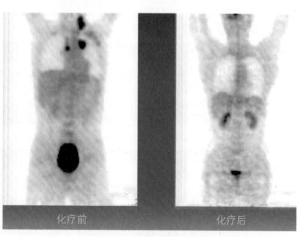

化疗前　　　　化疗后

图 7-60 肿瘤化疗前后比较

（二）神经系统疾病诊断

PET 可用于脑瘤诊断、癫痫灶定位、老年性痴呆早期诊断与鉴别、帕金森病病情评价，以及脑梗死后脑组织受损和存活情况的判断等（图 7-61、图 7-62）。

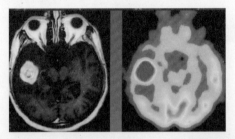

图 7-61　左脑胶质瘤 MRI 与 PET/FDG 显像比较

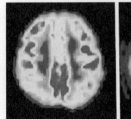 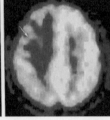 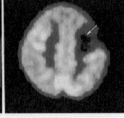

正常　　　　　　右额顶叶放射性稀疏区　　　左额顶叶脑梗死
图 7-62　脑血流灌注 PET 图像

（三）心血管疾病诊断

PET 能检查出冠心病病人心肌缺血的部位、范围，并对心肌活力准确评价，确定是否需要进行溶栓治疗、安放冠状动脉支架或冠状动脉旁路移植术，还可用于进行术前、术后评价（图 7-63）。

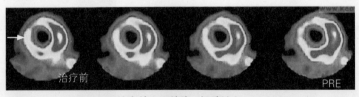

治疗前：示前壁、间壁缺血

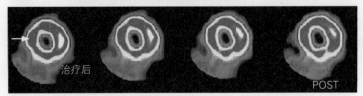

治疗后：原缺血区消失
图 7-63　心肌缺血冠状动脉旁路移植术术前、术后心肌灌注显像

§7.4.2 PET/CT

　　PET/CT 是 PET 扫描仪和先进螺旋 CT 设备功能的一体化完美融合，由 PET 提供病灶详尽的功能与代谢等分子信息，而 CT 提供病灶的精确解剖定位，一次显像可获得全身各方位的断层图像，具有灵敏、准确、特异及定位精确等特点，可一目了然地了解全身整体状况，达到早期发现病灶和诊断疾病的目的。PET/CT 的出现是医学影像学的又一次革命，受到了医学界的公认和广泛关注，是现代医学高科技发展的一项重要成就。（图 7-64、图 7-65）

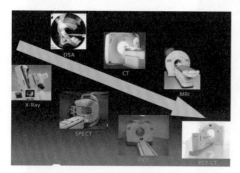

图 7-64　医学影像设备发展示意图

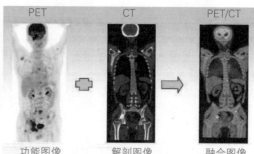

图 7-65　PET/CT

▶▶ **设备结构** ◀◀

　　PET/CT 是将 PET 和 CT 两个设备有机地结合在一起，使用同一个检查床，进行先后 CT 和 PET 两次扫描，得到 PET 与 CT 的融合图像（图 7-66）。

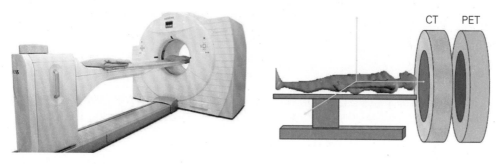

图 7-66　PET/CT 设备

▶▶ 工作原理 ◀◀

PET/CT 的核心是融合，图像融合是指将相同或不同成像方式的图像经过一定程序的计算机处理，使它们的空间位置和空间坐标达到匹配，图像融合处理系统利用各自成像方式的特点对两种图像进行空间配准与结合，将影像数据合成为一个单一的影像，使病灶的显示更直观、定位更准确（图 7-67）。

PET 扫描	CT 扫描	使用 FDF 进行 PET/CT 扫描

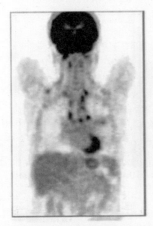 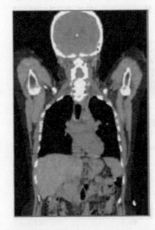 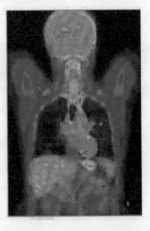

PET 扫描显示放射性核素浓集的区域，但不确定确切的位置（功能成像）　CT 图像精确地显示人体结构，但不显示人体的功能性化学过程（解剖成像）　将功能性人体图像与结构性人体图像融合成 PET/CT 图像。极大地提高了诊断效率（功能、解剖成像）

图 7-67　PET/CT 工作原理

（一）PET

PET 可以根据全身各脏器功能、代谢等病理生理特征，清晰显示病灶图像（功能图像）。

（二）CT

CT 可以精确定位病灶及显示病灶细微结构变化，为 PET 提供解剖位置信息（解剖图像）。

（三）PET/CT

PET 图像与 CT 图像同机融合，形成融合图像。在融合图像上，病灶的功能图像清晰地被定位在解剖图像上，为诊断提供了全面的影像信息（图 7-68）。

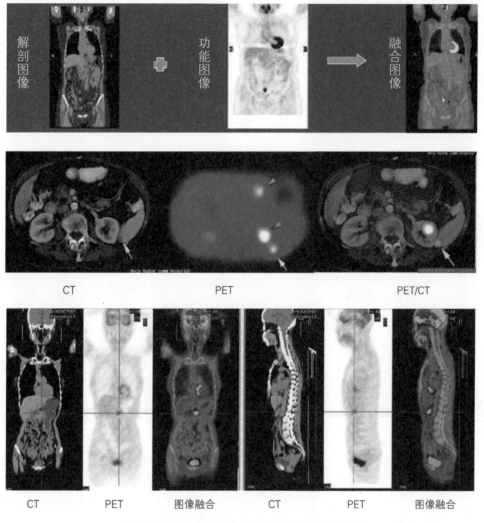

图 7-68　PET/CT 图像融合（冠状面与矢状面）

▶▶ 检查前准备与检查流程 ◀◀

PET/CT 检查的显像结果受多种因素的影响。为获取最佳显像结果，检查应遵循以下流程和注意事项。

（一）检查流程

检查应按图示程序进行（图 7-69）。

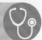
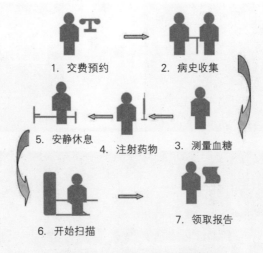

图 7-69　PET/CT 检查流程图

（二）检查注意事项

1. 禁食：检查前禁食 6 小时。

2. 饮水：注射示踪药物前 2 小时饮水 1000 mL，注药后饮水 500 mL，检查后继续饮水以协助药物排出。

3. 减少运动：检查前 24 小时避免剧烈运动。

4. 检查血糖：注射示踪药物前血糖应维持在 8.3 mmol/L 以下，因为高血糖会降低示踪剂 FDG 的摄取水平，影响显像结果。

5. 测量体重：根据体重选择示踪剂的用量。

6. 复习病史：有糖尿病史者应纠正血糖水平；化疗病人需在末次化疗结束 10 天后进行检查；妊娠期妇女不建议检查，哺乳期妇女检查后母婴隔离 24 小时并暂停母乳喂养。

7. 注射药物：注药于检查前 30～60 分钟进行，选择病变对侧的肢体进行注射，示踪药物 FDG 的注射剂量由年龄、体重等因素决定，成人一般不超过 15 mCi。

▶▶ 优越性 ◀◀

（一）早期诊断

PET/CT 能早期诊断肿瘤等疾病。由于肿瘤细胞代谢活跃，摄取显像剂能力为正常细胞的 2~10 倍，形成图像上明显的"光点"，因此在肿瘤早期尚未产生解剖结构变化前，即能发现大于 5 mm 的微小病灶（图 7-70）。

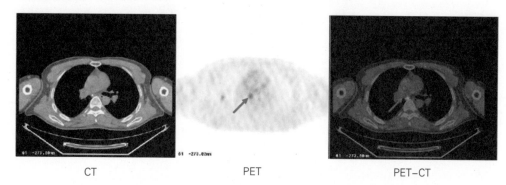

CT   PET   PET-CT

CT 无发现，PET 示纵隔淋巴结高代谢，PET/CT 准确定位，手术证实淋巴结直径为 6 mm

图 7-70　纵隔淋巴结转移性腺癌（病理证实）

（二）安全无创

检查所采用的放射性核素大多数是构成人体生命的基本元素或极为相似的核素，且半衰期很短，所接受的剂量较一次胸部 CT 扫描的剂量稍高，安全高效，短时间可以重复检查。目前，临床最常用的正电子核素示踪剂 ^{18}FDG 即具有上述特点。

（三）结果准确

通过定性和定量分析，能提供有价值的功能和代谢方面的信息，同时提供精确的解剖信息，能帮助确定和查找肿瘤的精确位置，其检查结果比单独的 PET 或 CT 有更高的准确性，特别是显著提高了对小病灶的诊断能力。

（四）检查快速

其他影像学检查是对选定的身体某些部位进行扫描，而 PET/CT 一次全身扫描仅需 20 分钟左右，能分别获得 PET、CT 及两者融合的全身横断面、矢状面和冠状面图像，可直观地看到疾病在全身的受累部位及情况。

▶▶ 临床应用 ◀◀

PET/CT 检查应用于临床虽已超过 10 年，但因其价格昂贵难于广泛使用，因此其临床应用范围受到一定局限，目前主要用于以下几方面。

（一）肿瘤诊断

PET/CT 可发现早期肿瘤病灶，判断良、恶性肿瘤；可早期发现恶性肿瘤的转移，并精确定位；通过对比检查还可评估放疗、化疗对恶性肿瘤的治疗效果（图 7-71～图 7-75）。

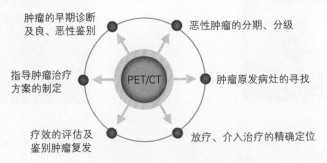

图 7-71　PET/CT 在肿瘤诊断中的应用

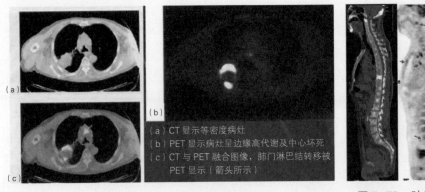

（a）CT 显示等密度病灶
（b）PET 显示病灶呈边缘高代谢及中心坏死
（c）CT 与 PET 融合图像，肺门淋巴结转移被 PET 显示（箭头所示）

图 7-72　左肺磷癌合并转移

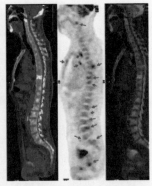

图 7-73　肿瘤全身转移

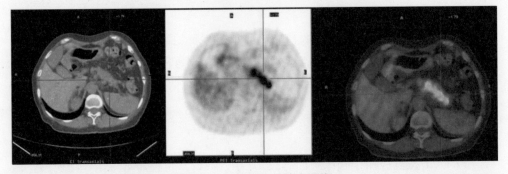

图 7-74　PET/CT 胰腺癌图像

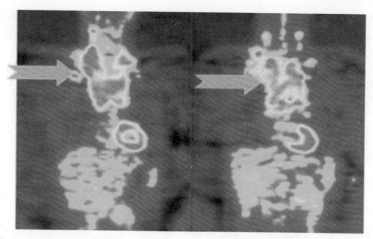

化疗前 化疗后

图7-75 淋巴瘤化疗前后比较（疗效良好）

（二）心血管疾病诊断

PET/CT 可判断心肌缺血状况及心肌是否存活（图7-76）。

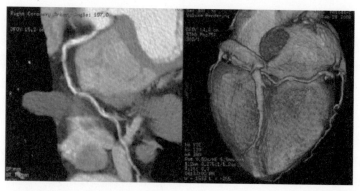

图7-76 右冠状动脉远端多发混合性斑块，左心室下后壁、后外侧壁心肌血流灌注
缺损区，代谢显像见放射性充填，提示心肌存活，建议尽快行血管重建术

（三）神经系统疾病

PET/CT 能造行脑肿瘤定位及癫痫病灶定位、脑血管疾病、老年痴呆的功能性
定位诊断等。

1. 癫痫病灶定位：对脑癫痫病灶准确定位，为外科手术或伽玛刀切除癫痫病
灶提供依据（图7-77）。

223

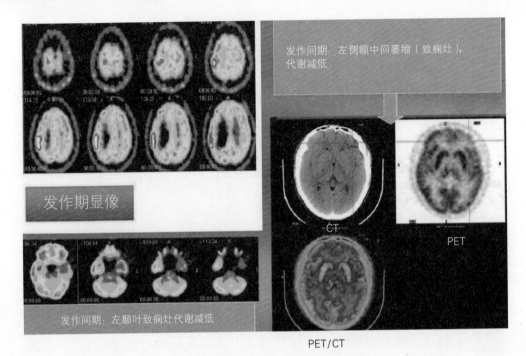

发作间期：左侧额中回萎缩（致痫灶），代谢减低

发作期显像

发作间期：左颞叶致痫灶代谢减低

PET/CT

图 7-77　癫痫病灶 PET／CT 定位图

2．脑肿瘤定性和复发判断：PET/CT 检查可用于脑肿瘤的良恶性定性、恶性胶质瘤边界的确定、肿瘤治疗后放射性坏死与肿瘤复发的鉴别、肿瘤活检部位的选择等。

3．痴呆早期诊断：早老性痴呆的早期诊断、分期并与其他类型痴呆如血管性痴呆进行鉴别。

4．脑血管疾病：PET/CT 可以敏感地捕捉到脑缺血发作引起的脑代谢变化，因此可以对一过性脑缺血发作（TIA）和脑梗死进行早期诊断和定位，并进行疗效评估和预后判断。

（四）健康检查

早期肿瘤是可以得到治愈的，但大部分肿瘤发现时已经是中晚期了，故肿瘤的常规筛查不可忽视，PET/CT 简便、安全、全面、准确，可早期发现各类恶性肿瘤，是人群健康体检、肿瘤筛查的最佳手段（图 7-78～图 7-80）。

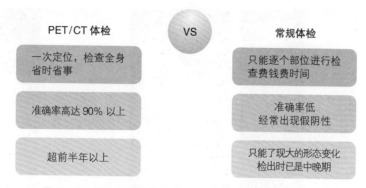

图 7-78　PET/CT 体检与常规体检比较（早期发现肿瘤）

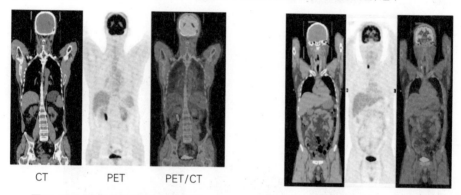

图 7-79　正常人体 PET / CT 显像　　　图 7-80　右甲状腺癌 PET / CT 图像（无转移）

▶▶ PET/CT 图像示例 ◀◀

以下提供若干组 PET/CT 检查图片供读者参考（图 7-81～图 7-84）。

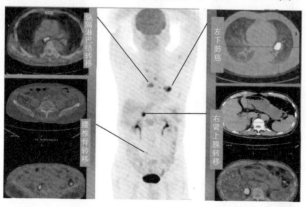

图 7-81　肺癌转移 PET/CT 显像

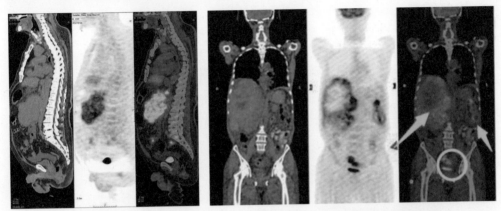

图 7-82　PET / CT 腹腔淋巴瘤　　　　　图 7-83　PET / CT 泌尿系恶性肿瘤

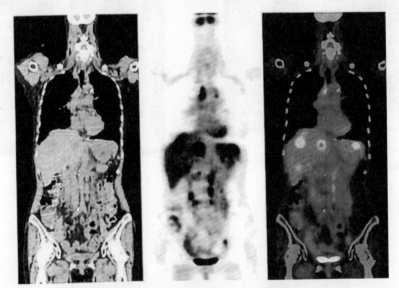

图 7-84　宫颈癌术后肝、肾、膈转移

§7.4.3　PET/MRI

　　PET/MRI 一体机是最新研制成功的高端影像融合设备，实现了在同一个设备上同时进行 PET 和 MR 信号采集，并且通过一次扫描得到融合 PET 和 MRI 信息的全身成像。同时 MRI 成像软件可保证多次扫描的 100% 定位一致性，便于治疗前后的随访观察，从而为临床诊断的准确性提供了最为可靠的保障。

▶▶ 设备结构 ◀◀

PET/MRI 设备由 PET 和 MRI 两部分共同组成。目前 PET/MRI 系统的构成有 3 种形式，即异室布置 PET/MRI 系统、同室布置 PET/MRI 系统和同机融合 PET/MRI 系统（图 7-85、图 7-86）。

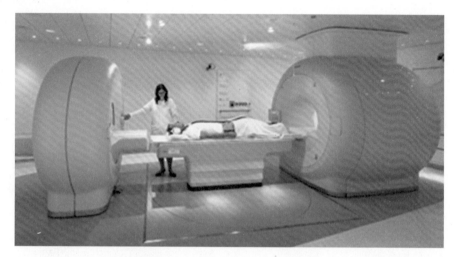

图 7-85　同室布置 PET/MRI 系统

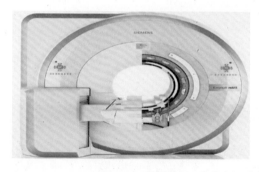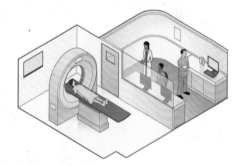

图 7-86　分室布置同机融合 PET/MRI 系统

▶▶ 工作原理 ◀◀

PET/MRI 同时兼备 MRI 高空间分辨率和 PET 高组织分辨度的特点，达到了两者的高度互补。

由于该系统可在 PET 扫描过程中同时进行磁共振信号的采集，实现了 PET 获取的代谢和生理功能信息与 MRI 获取的解剖和功能信息的同步融合，有助于对疾病的精确诊断。由于 MRI 不存在放射线损伤，PET 对人体的辐射影响很小，所以可以反复多次进行检查，这对于危重病人、射线过敏病人和儿童等特殊群体来说，无疑是最为理想的影像学检查手段。

▶▶ 禁忌证 ◀◀

（一）绝对禁忌证

1. 体内装有心脏起搏器和其他金属诊疗物品的病人严禁扫描。
2. 体内存有金属异物者禁止扫描。
3. 高热病人。

（二）相对禁忌证

1. 体内装有金属异物（假牙、避孕环、手术用金属夹等）并位于扫描区域内时，应慎重考虑，以防造成病人损伤。
2. 昏迷、神志不清、精神异常、癫痫病人、幼儿及不配合的病人应慎重。
3. 孕妇和婴儿。

▶▶ 临床应用 ◀◀

目前 PET/MRI 的临床应用尚处于探索阶段，主要用于肿瘤、神经系统疾病和心血管疾病等方面（图 7-87、图 7-88）。

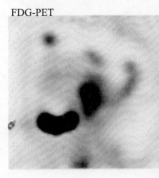
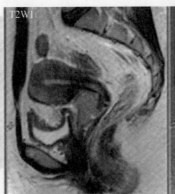
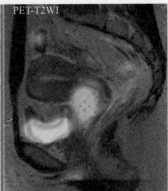

图 7-87　宫颈癌 PET/MRI 显像

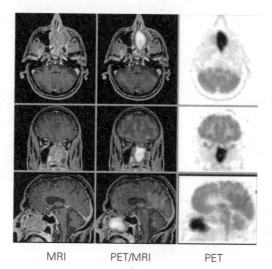

MRI　　　　PET/MRI　　　　PET

图 7-88　左鼻腔淋巴瘤 PET / MRI 成像

§7.5　核医学分子显像技术简介

核医学分子显像技术是核医学示踪技术和分子生物技术相互融合而形成的新的核医学显像技术，该技术的核心是分子识别。通过核医学分子显像可展现活体生物体内发生于细胞、亚细胞和分子水平的生化反应和变化过程，探索和揭示生命的奥秘和疾病发生发展的机制，实现从分子水平上认识疾病，为临床诊断、治疗和医学研究提供分子水平信息。

▶▶ 放射性核医学分子显像技术发展现状 ◀◀

分子核医学的概念始于 20 世纪 90 年代，得益于与核医学有关联的分子生物学的发展。近十余年来，分子核医学发展迅猛，取得了长足的进步，PET 和 SPECT 已经进入临床应用，同时，许多重要的分子核医学技术和方法正处于实验研究和初期应用阶段。核医学分子影像是当今分子影像中最为重要和成熟的组成部分，核医学分子影像不仅包括显像诊断，还包括由基因、受体、抗体等介导的放射性核素靶向治疗等，目前已在恶性肿瘤的早期诊断、转移性肿瘤的早期发现和靶向治疗等方面得到有效的临床应用。（图 7-89）

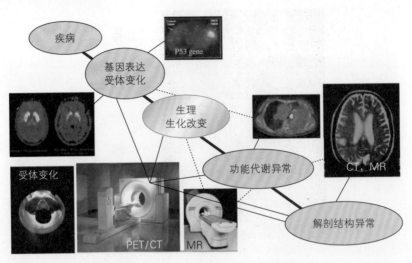

图 7-89　分子核医学的发展与应用

▶▶ 核医学分子显像技术 ◀◀

核医学分子显像的主要技术有代谢显像、放射免疫显像、受体显像、标记反义探针基因显像、报告基因显像、细胞乏氧和凋亡显像等（图 7-90～图 7-93）。

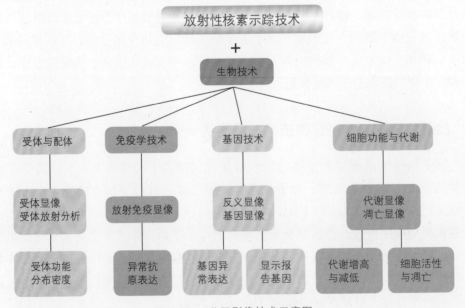

图 7-90　分子影像技术示意图

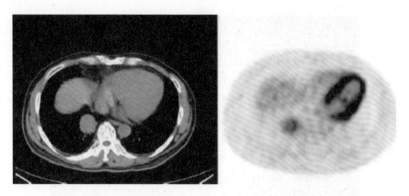

图 7-91 肺结节良恶性鉴别（分子代谢影像）

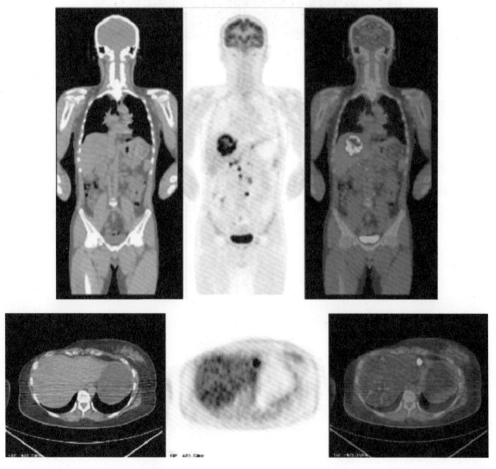

图 7-92 肝癌分子代谢影像及图像融合

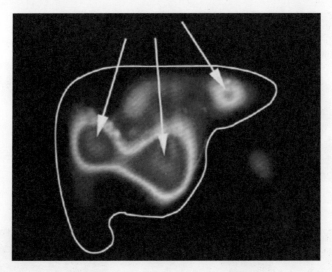

图 7-93　肝癌放射免疫显像

▶▶ 核医学分子显像技术发展前景 ◀◀

　　随着核医学与分子生物学等新兴学科的交融发展与核医学设备的不断推陈出新，核医学分子显像技术将进一步阐明生命的本质活动和机制。核医学分子显像技术将成为医学研究领域中不可或缺的重要组成部分，医学影像诊断将从解剖学或病理学影像时代走向分子影像时代，为人类医学的进步发挥至关重要的作用。

§8

心电图检查

心电图检查临床应用十分广泛，是每一个临床医师必须掌握的基本知识。

§8.1 心电图检查概述

心脏每次机械性收缩之前先产生电激动，心房和心室电激动可经人体组织传到体表，因电流的强弱与方向不断的变动，体表各部位的电位也不断地变动，用心电图机从体表连续记录每个心动周期所产生电位曲线称为心电图。

►► 心脏传导系统 ◄◄

正常心电活动始于窦房结，兴奋心房的同时经结间束传导至房室结，然后循房室束（希氏束）→左、右束支→浦肯野纤维顺序传导，最后兴奋心室，引起心室肌收缩（图 8-1）。

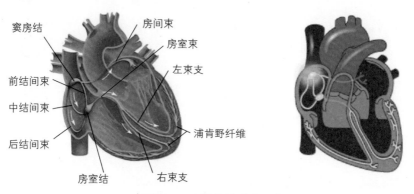

图 8-1 心脏传导系统示意图

▶▶ **心脏传导系统与心电图的关系** ◀◀

上述先后有序的电激动传播，引起体表各部位发生一系列电位改变，经心电图机处理和记录，形成心电图上的相应的波段。一组典型的心电图是由一系列波和波段所构成。（图 8-2、表 8-1）

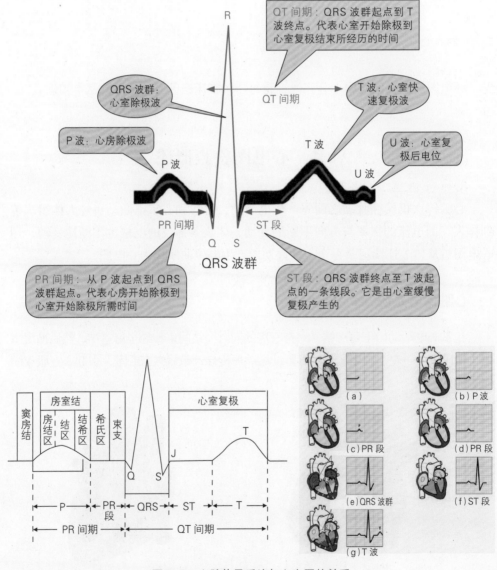

QT 间期：QRS 波群起点到 T 波终点。代表心室开始除极到心室复极结束所经历的时间

QRS 波群：心室除极波

T 波：心室快速复极波

P 波：心房除极波

U 波：心室复极后电位

PR 间期：从 P 波起点到 QRS 波群起点。代表心房开始除极到心室开始除极所需时间

ST 段：QRS 波群终点至 T 波起点的一条线段。它是由心室缓慢复极产生的

P 波 PR 间期 QRS 波群 ST 段 T 波 U 波 Q S R

（a）
（b）P 波
（c）PR 段
（d）PR 段
（e）QRS 波群
（f）ST 段
（g）T 波

窦房结　房室结　希氏区　束支　心室复极
房结区　结区　结希区
P　PR段　QRS　ST　T
PR 间期　QT 间期
Q　S　J　T

图 8-2　心脏传导系统与心电图的关系

表 8-1　心电活动与心电图形成的关系

心电图各波段	心电活动
P 波	最早出现较小的波，心房除极波
PR 段	心房开始复极到心室开始除极
PR 间期	P 波与 PR 段合计
QRS 波群	左、右心室除极全过程
ST 段	QRS 波群终点到 T 波起点的一条直线，代表心室缓慢复极的过程
T 波	心室快速复极的过程
QT 间期	心室开始除极到复极完毕全过程的时间

▶▶ 心电图检查设备 ◀◀

医院临床诊断使用的心电图检查设备通常是标准 12 导联心电图机及其附属设备。传统的心电图机不具备显示、存储功能，现已逐渐被数字化的心电图机所取代。数字化心电图机不仅具有心电图打印功能，同时具有心电图显示、储存和其他选项功能。（图 8-3）

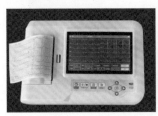 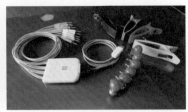

数字化心电图机　　　　　　　　　导联线与肢电极夹

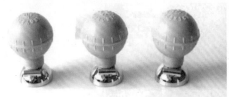 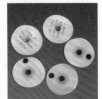

胸电极吸球　　　　　　　　　胸电击吸盘

图 8-3　心电图机及附属设备

▶▶ **心电图导联体系** ◀◀

心脏除极、复极过程中产生的心电向量，通过容积导电传至身体各部，并产生电位差，将两电极置于人体的任何两点与心电图机连接，就可描记出心电图，这种放置电极并与心电图机连接的线路，称为心电图导联。根据电极板放置的位置不同，可组合成各种不同导联。目前，国际广泛通用的导联体系包括标准肢体导联、加压单极肢体导联和胸前导联，称为标准 12 导联或常规 12 导联。

常规十二导联包括标准肢体导联（Ⅰ、Ⅱ、Ⅲ）、加压单极肢体导联（AVR、AVL、AVF）和胸前导联（V_1、V_2、V_3、V_4、V_5、V_6）（表 8-2、图 8-4）。

表 8-2　标准 12 导联

双极肢体导联	Ⅰ Ⅱ Ⅲ
加压单极肢体导联	aVR　aVL　aVF
单极胸前导联	V_1　V_2　V_3　V_4　V_5　V_6

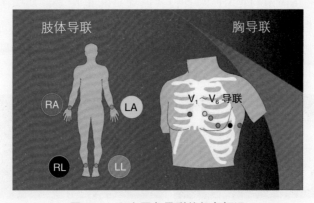

图 8-4　心电图各导联的颜色标记

（一）标准肢体导联

标准肢体导联又称双极肢体导联，反映两个肢体之间的电位差。标准肢体导联包括Ⅰ导联、Ⅱ导联、Ⅲ导联，其电极及导线连接方法如下（图 8-5）。

1．Ⅰ导联：左上肢（正极）与右上肢（负极）相连。

2．Ⅱ导联：左下肢（正极）与右上肢（负极）相连。

3．Ⅲ导联：左下肢（正极）与左上肢（负极）相连。

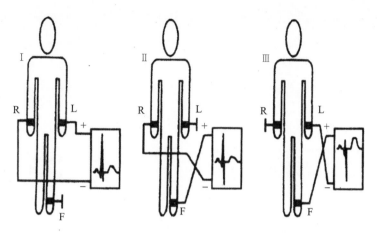

图 8-5　标准肢体导联（双极肢体导联）

（二）加压单极肢体导联

由于单极肢体导联（VL、VR、VF）的心电图形振幅较小，后经改良形成了加压单极肢体导联，这样可使单极肢体导联的波幅增大 50%，而且图形不产生变化。加压单极肢体导联包括 aVR 导联、aVL 导联、aVF 导联，其电极及导线连接方法如下（图 8-6）。

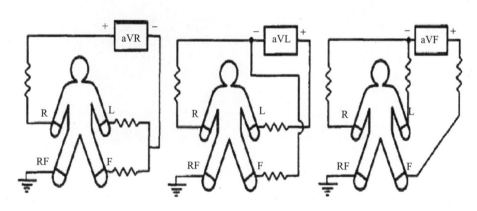

图 8-6　加压单极肢体导联连接方式

1. aVR 导联：是加压单极右上肢体导联，探查电极置于右上肢。
2. aVL 导联：是加压单极左上肢体导联，探查电极置于左上肢。
3. aVF 导联：是加压单极左下肢体导联，探查电极置于左下肢。

（三）胸导联

胸导联是一种单极导联，把探查电极放置在胸前的一定部位，这就是单极胸导联。这种导联方式，探查电极离心脏很近，只隔着一层胸壁，因此心电图波形振幅较大。常用的胸导联包括 $V_1 \sim V_6$，其探查电极连接位置和方法如下。（表8-3、图8-7）

表 8-3　胸导联连接部位

导联线	颜　色	连接部位
V_1	红	胸骨右缘第 4 肋间
V_2	黄	胸骨左缘第 4 肋间
V_3	绿	$V_2 \sim V_4$ 连线的中点
V_4	灰	左锁骨中线第 5 肋间
V_5	黑	左腋前线与 V_4 平齐
V_6	紫	左腋中线与 V_4 平齐

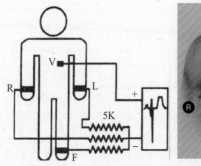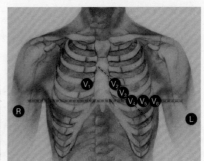

图 8-7　胸导联的连接方式

▶▶ 心电图临床应用范围 ◀◀

心电图只是心脏激动的电学活动的记录，受多种因素的影响，有些心脏病人心电图可以正常，心电图异常如偶发的期前收缩未必一定有心脏病，病因不同的心脏病可以引起同一种心电图图形的改变等。因此，心电图检查必须密切结合临床进行分析，才能得出正确结论。心电图检查的主要应用范围如下。

1．对心律失常和传导障碍的诊断具有肯定的价值。

2．对心肌梗死的诊断有很高的准确性，它不仅能确定有无心肌梗死，而且还可确定梗死的病期、部位、范围以及演变过程。

3．对房室肥大、心肌炎、心肌病、冠状动脉供血不足和心包炎的诊断有较大的帮助。

4．能够帮助了解某些药物（如洋地黄、奎尼丁等）和电解质紊乱对心肌的影响。

5．心电监护已广泛应用于手术麻醉、用药观察、航天及体育等的心电监测，以及危重病人的监护。

▶▶ 心电图诊断步骤 ◀◀

1．一般浏览：观察标准电压、走纸速度及各导联心电图的一般情况。

2．确定主导心律：窦性、异位或者两者兼之。

3．判断心脏位置：心电轴、钟向转位。

4．分析 P 波、QRS 波群及两者关系：形态、时间、电压。

5．分析 ST 段与 T 波的改变以及改变类型。

6．得出心电图诊断结论。

§8.2 正常心电图测量与分析

心电图的测量分析内容包括时间测量、电压测量、心律与心率测量、波及波形测量分析及心电轴测量与分析等。典型心电图包括四波（P、QRS、T、U 波）一段（ST 段）、两间期（PR、QT 间期）（图 8-8）。

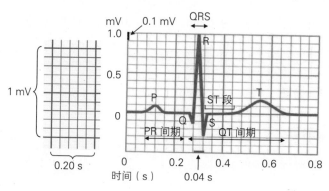

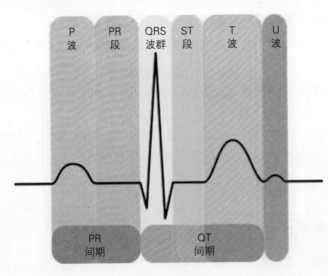

典型心电图波型

图 8-8 典型心电图（四波一段两间期）

▶▶ 时间、电压的测量 ◀◀

心电图记录纸有纵横两种线条，横线表示时间，以秒（s）为单位，每一小格为 0.04 s，每一大格为 0.2 s；纵线表示电压，以毫伏（mV）为单位，每一小格为 0.1 mV，一大格为 0.5 mV。

（一）时间测量

横坐标代表时间，每一小格为 1 mm，相当于 0.04 s；5 小格为 0.2 s（图 8-9）。

（二）电压测量

纵坐标代表电压，一小格为 1 mm，相当于 0.1 mV 的电位差；5 小格为 5 mm，相当于 0.5 mV（图 8-10）。

▶▶ 心律与心率测量 ◀◀

（一）心律测量

分析心电图的首要步骤是确定该图的基本心律。为达此目的，首先要观察有无 P 波，P 波的形态和规律性，以及与 QRS 波群的关系，从而确定主导心律是窦性心律还是异位（房性、交界性、室性）心律。正常心律的 PP（或 RR）间期正常值为 0.12～0.20 s，PP 间期相互间差 <0.12 s。正常心律节奏匀整，偶尔存在少量的期前收缩或逸搏。（图 8-11）

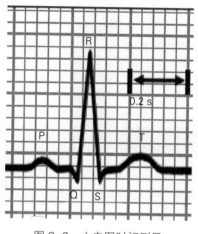

图 8-9　心电图时间测量

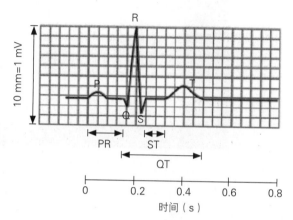

图 8-10　心电图电压测量

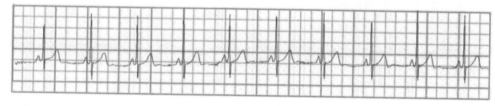

图 8-11　正常窦性心律

（二）心率测量

测量 PP 或 RR 间期以计算心率。正常心率为 60～100 次 / min，现将整齐心律和心律失常的心率计算方法介绍如下（图 8-12）。

1. 整齐心律计算法：测量若干个（5 个以上）PP 或 RR 间隔，求平均数用下列公式计算出心率（图 8-13）。

$$心率（次 /min）= \frac{60}{[PP 或 RR（s）]}$$

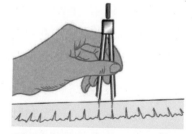

图 8-12　心率测量（RR 间期）

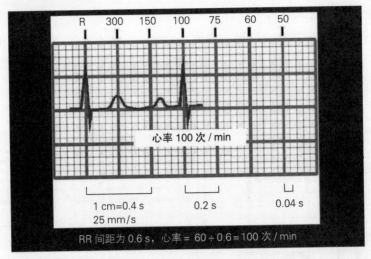

图 8-13 正常心律的心率测量

2. 心律失常的计算方法：心律失常的计算方法是，数 3 s 内的心跳次数 ×20，或数 5 s 内的心跳次数 ×12，或数 10 s 内的心跳次数 ×6。

▶▶ **波与波段的测量分析** ◀◀

正常心电图的每一个心动周期包括 3 个波（P 波、QRS 波群、T 波）、2 个段（PR 段、ST 段）和 2 个间期（PR 间期、QT 间期）（图 8-14）。

（一）P 波

P 波为心房除极波，重点分析 Ⅱ、AVF 及 V_1 导联，P 波异常代表心房的问题。P 波正常时间应 <0.11 s，延长见于左心房大、房内阻滞等；正常 P 波圆钝，双峰见于左心房大及房内阻滞等，高尖见于右心房大。（图 8-15）

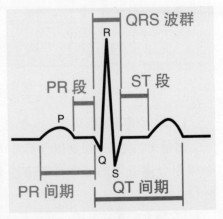

图 8-14 心电图的波与波段、间期

（二）PR 段与 PR 间期

P 波与 PR 段合计为 PR 间期。PR 间期实为 PQ 间期，传统称为 PR 间期。PR 间期代表心房开始除极至心室开始除极的时间。正常为 0.12～0.20 s，延长见于房内阻滞、一度房室阻滞，缩短见于预激综合征（图 8-16）。

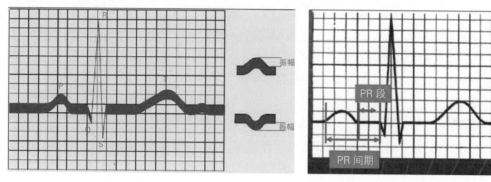

图 8-15 心电图 P 波   图 8-16 心电图 PR 间期

（三）QRS 波群

QRS 波群由 Q 波、R 波、S 波共同组成，为心室除极波，反映心室除极的全过程，正常的 QRS 波群时间为 0.06～0.10 s。QRS 波群宽大畸形反映心室有问题，RQS 波群脱漏表示无有效的心室收缩，连续的 QRS 波群消失说明心脏停搏；异常的 Q 波可见于心肌梗死、心肌病等。（图 8-17）

（四）ST 段

ST 段为 QRS 综合波之后位于基线上的一个平段，ST 段代表心室早期缓慢复极的一段过程，正常时间为 0.05～0.15 s，向下偏移不超过 0.5 mV，向上偏移不超过 0.1 mV。ST 段延长见于低钙或心肌损害，ST 段向下偏移（压低）常见于心肌缺血。分析 ST 段应以分析 R 波占优势的导联为主（图 8-18）。

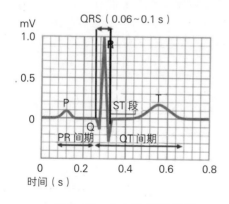

图 8-17 心电图 QRS 波群

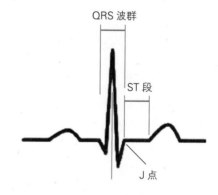

图 8-18 心电图 ST 段

（五）J点

J点是在心电图上QRS波群与ST段交界处一个突发性的转折点（结合点），它标志着心室除极的结束，复极的开始。J点正常各导联电压均应<0.5 mm。通常J点上下偏移不超过1 mm，大多在等电位线上。J点弓背向上型抬高，见于急性心肌梗死，弓背向下型抬高见于急性心包炎，水平型压低为缺血表现，鱼钩型压低见于洋地黄作用，弓背型压低见于心肌劳损。（图8-19、图8-20）

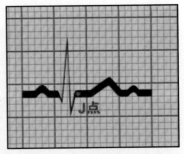

图8-19　心电图J点位置

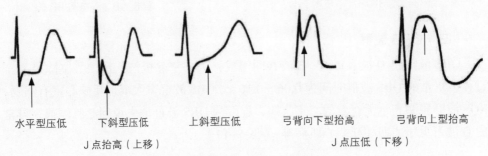

| 水平型压低 | 下斜型压低 | 上斜型压低 | 弓背向下型抬高 | 弓背向上型抬高 |

J点抬高（上移）　　　　　　　　　　　　　　　　J点压低（下移）

图8-20　心电图J点偏移

（六）T波

T波为晚期快速复极波，主要分析R波占优势的导联。正常时在R波占优势的导联T波直立，一般不应低于同导联R波的1/10。异常的T波可表现为低平、平坦、双向或倒置。形态改变有拱桥型、双峰型或帐篷型；T波异常高大见于心肌梗死超急性损伤期、高钾血症、迷走张力增高等；T波异常深倒见于急性心内膜下心肌梗死、急性心肌梗死衍变期、严重电解质紊乱等（图8-21）。

（七）QT间期

QT间期代表心室除极和复极所需的时间。QT间期的长短与心率的快慢有关，因此其正常值应根据相应的心率加以校正。QT间期延长见于心肌病变、奎尼丁或胺碘酮中毒以及电解质紊乱等；QT间期缩短可见于洋地黄效应及与猝死相关的遗传性疾病。（图8-22）

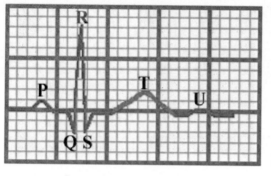

P　图 8-21　T 波

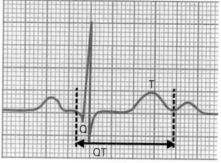

图 8-22　心电图 QT 间期

（八）U 波

正常 U 波是在 T 波后 0.02～0.04 s 出现的圆钝状的低平波，其方向与 T 波的方向相同，时限为 0.10～0.30 s。U 波振幅在肢体导联较低（0.10～0.15 mV），在 V_2、V_3 导联 U 波可高达 0.2～0.3 mV。U 波的改变可增高、降低、电交替、倒置，甚至无 U 波。U 波增高见于低钾，倒置的 U 波被认为是左冠状动脉或冠状动脉中前降支梗阻的可靠佐证。（图 8-23）

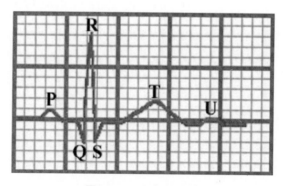

图 8-23　心电图 U 波

▸▸ 心电轴测量 ◂◂

临床上通常所指的平均心电轴，实际上是额面平均心电轴，它代表了心房、心室肌除极（或复极）向量在额面的方向（角度）和大小（长度），正常平均心电轴指向右下方（图 8-24、图 8-25）。

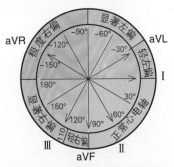

图 8-24 心电轴的检测示意图

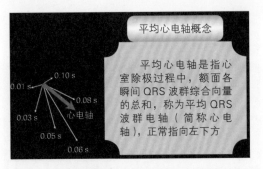

图 8-25 平均心电轴

（一）正常心电轴

正常心电轴的变动范围较大，为 -30°~+110°，一般为 0°~+90°，平均 +58°。

（二）心电轴检测方法

平均心电轴的测量有多种方法，但因操作复杂许多方法都很少应用，目前临床常用的方法是目测法。目测法判定心电轴比较简单迅速，基本可满足临床的需要（表 8-4）。

表 8-4　心电轴简易判断法（目测法）

心电轴	I	II	III（aVF）
偏左			
正常			
偏右			

（三）平均心电轴的临床意义

1. 判断心脏解剖位置：横位心电轴可左偏（<-30°），垂位心电轴可右偏（>+120°）。

2. 判断左、右心室状况：左心室肥大心电轴偏左，右心室肥大心电轴偏右。

§8.3 异常心电图分析

异常心电图最常见的是心律失常。此外，心肌缺血、损伤和梗死，以及先天或后天性心脏病、药物对心肌的影响等均可导致心电图异常，现择要介绍如下。

§8.3.1 心律失常

心律失常是心脏活动的起源和/或传导障碍导致心脏搏动的频率和/或节律异常。心律失常主要包括窦性心律失常、期前收缩、阵发性心动过速、心房扑动与颤动、心室扑动与颤动和心脏停搏。心律失常是心血管疾病中重要的一组疾病，它可单独发病，亦可与其他心血管病伴发，其预后与心律失常的病因、诱因、演变趋势、是否导致严重血流动力障碍有关，可突然发作而致猝死，亦可持续累及心脏功能而致心脏衰竭。

（一）正常窦性心律

窦房结是心脏的正常起搏点。凡兴奋起源于窦房结的心律，称为窦性心律。正常窦性心律特点如下：

1. P 波在 I、II 及 $V_4 \sim V_6$ 导联直立，aVR 导联倒置。
2. PR 间期 0.12～0.20 s。
3. 频率 60～100 次 /min。
4. P 波规则出现，各 PP 间期相差值 <0.12 s。（图 8-26）

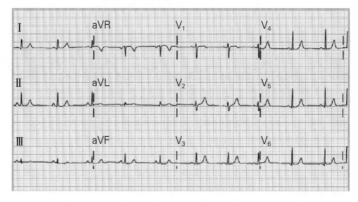

图 8-26　正常窦性心律

（二）窦性心律失常

窦性心律失常包括窦性心动过速、窦性心动过缓、窦性心律不齐和窦性停搏和病态窦房结综合征（图 8-27）。

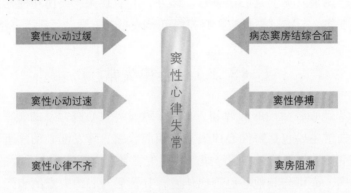

图 8-27　窦性心律失常

1. 窦性心动过速：窦性心动过速是常见的一种心律失常。其频率为：1 岁以内 >140 次 /min；1～6 岁 >120 次 /min；10 岁以上与成人大致相同，>100 次 /min、<160 次 /min（图 8-28）。

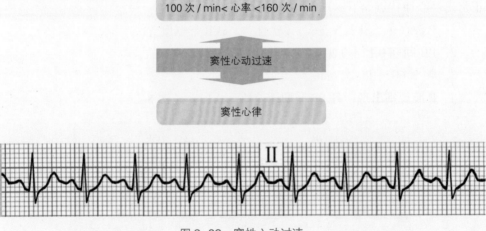

图 8-28　窦性心动过速

2. 窦性心动过缓：成人心房率 60 次 /min 以下，一般不低于 40 次 /min；1 岁以内 <100 次 /min；1～6 岁 <80 次 /min 称为窦性心动过缓，心电图具有窦性心律的特点（图 8-29）。

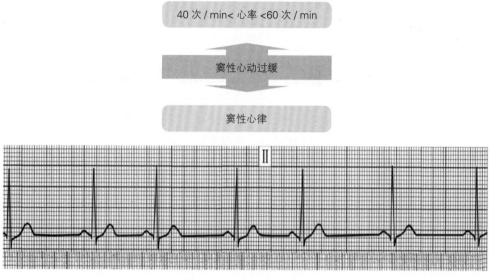

图 8-29　窦性心动过缓

3. 窦性心律不齐：当窦房结不匀齐地发放兴奋，使心室节律不规则，称为窦性心律不齐。窦性心律不齐表现为 PP 间期不规则，在同一导联最长的 PP 间期与最短的 PP 间期相差 >0.12 s。（图 8-30）

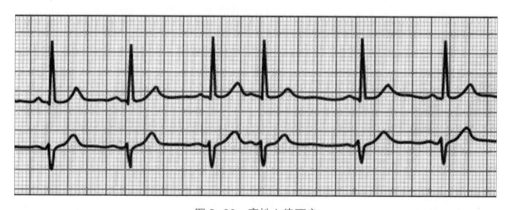

图 8-30　窦性心律不齐

4. 窦性停搏：窦房结在一个较长的时间内不能产生激动称为窦性停搏（又称窦性静止），在心电图上一段比较长的时间内无 P 波、QRS 波群、T 波，长的 PP 间期大于短的 PP 间期 2 倍以上，但不成倍数关系（图 8-31）。

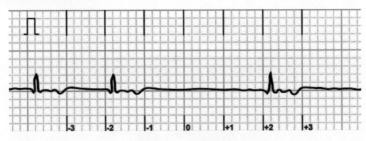

图 8-31　窦性停搏

（三）期前收缩

期前收缩国际上称为早搏，是指异位起搏点发出的过早冲动引起的心脏搏动，为常见的心律失常。按起源部位可分为房性、房室交界性和室性期前收缩（图 8-32）。

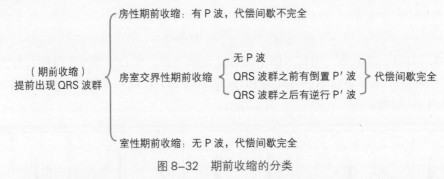

图 8-32　期前收缩的分类

1．房性期前收缩：来自心房的异位兴奋灶提前激动心房，形成房性期前收缩。其心电图特点如下：

（1）P 波提前出现，PR 间期 ≥ 0.12 s。异位 P 波形态与窦性 P 波常不同。

（2）代偿间歇常不完全：即期前收缩前后两个窦性 P 波之间的间距小于正常 PP 间距的 2 倍。

（3）QRS 波群可正常，但也可伴不同程度的室内差异性传导，多呈右束支阻滞图形。（图 8-33）

2．室性期前收缩：来自于心室的异常兴奋灶导致的期前收缩称为室性期前收缩。其心电图特点如下：

（1）QRS 波群提前出现，其前无提前出现的 P 波。

（2）提前出现的 QRS 波群宽大畸形，时限 ≥ 0.12 s。

（3）室性期前收缩的代偿间歇常完全。

（4）T波呈继发性改变（与QRS波群主波方向相反）（图8-34、图8-35）。

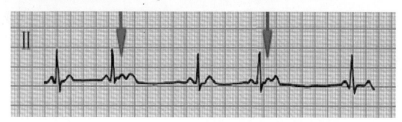

图8-33　房性期前收缩未下传

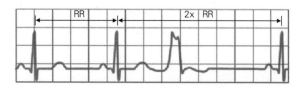

图8-34　室性期前收缩（代偿间歇完全）

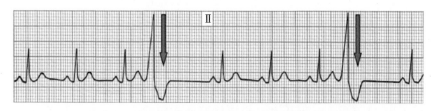

图8-35　室性期前收缩（T波与QRS波群方向相反）

（5）室性期前收缩包括偶发性、多发性、多形性、多源性、间位性等（图8-36、图8-37）。

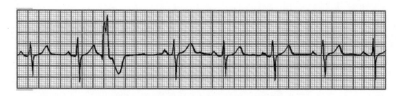

图8-36　偶发单元性室性期前收缩心电图

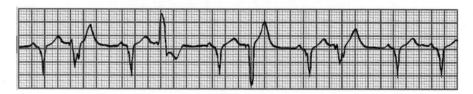

图8-37　多源性频发室性期前收缩心电图

（四）阵发性心动过速

心脏内异位起搏点自律性增高或折返引起的异位心律连续出现 3 次或 3 次以上的期前收缩称为阵发性心动过速。根据异位起搏点的位置，一般可分为房性、交界区性、室性心动过速 3 种，以室上性多见（图 8-38）。

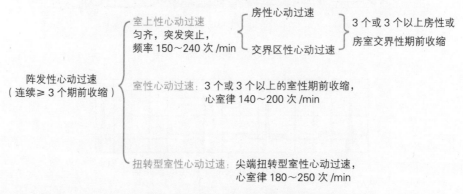

图 8-38　阵发性心动过速的分类

1. 阵发性室上性心动过速：其心电图特点如下，并常有突起骤停的特点。

（1）频率常在 160～250 次 /min（窦性心动过速频率常在 100～160 次 /min）。

（2）节律规整而匀齐。

（3）QRS 波群形态一般正常，也可伴室内差异性传导或束支阻滞，应与室性心动过速相鉴别。（图 8-39）

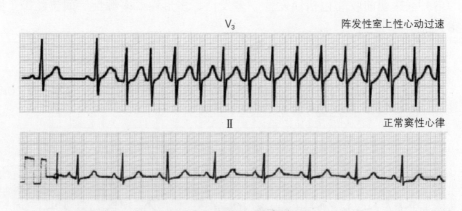

图 8-39　阵发性室上性心动过速

2. 阵发性室性心动过速：可由器质性疾病（如冠心病等）和非器质性疾病（如水、电解质紊乱等）引起。其心电图特点如下：

（1）阵发性室性心动过速的频率常为 140～200 次 /min，节律可稍有不齐（图 8-40）。

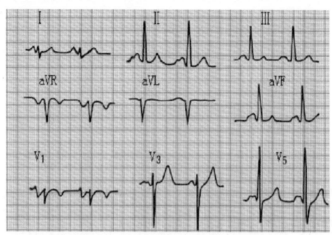

图 8-40　阵发性室性心动过速

（2）QRS 波群宽大畸形，时限≥ 0.12 s；T 波呈继发性改变（图 8-41）。

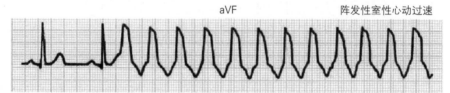

图 8-41　阵发性室性心动过速

（3）如可见 P 波，则 P 波频率较慢，与 QRS 波群无固定关系（房室分离）。

（4）可见心室夺获或室性融合波，这是诊断室性心动过速的佐证。

3. 扭转型室性心动过速：是一种极为严重的室性心动过速，常是心室颤动的前奏，发作时 QRS 波群以基线为轴心不断扭转其主波方向，常在数秒或十几秒内自行停止，发作时常易转为心室颤动（图 8-42）。

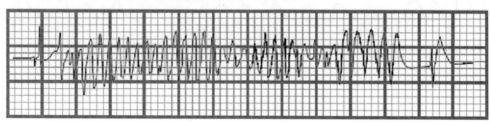

图 8-42　扭转型室性心动过速

（五）心房扑动与心房颤动

心房扑动与心房颤动是发生在心房的、比阵发性房性心动过速频率更快的一种主动异位心律，可分为阵发性和持续性两种。

1. 心房扑动：通常认为心房扑动是在心房形成环形激动的结果，大多呈短阵性，其心电图特征如下。

（1）正常窦性 P 波消失，代之以大小、形态、间距一致的 F 波，F 波升支较陡，降支较平，在 V_1、V_2、Ⅱ导联最清楚，如 P 波不像 P 波，T 波不像 T 波，则应考虑心房扑动，频率常为 250～350 次 /min（图 8-43）。

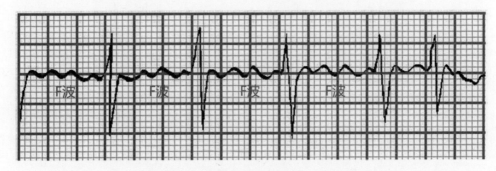

图 8-43　心房扑动（P 波消失、F 波替代）

（2）QRS 波群呈室上性型，QRS 波群的时限一般不增宽（图 8-44）。

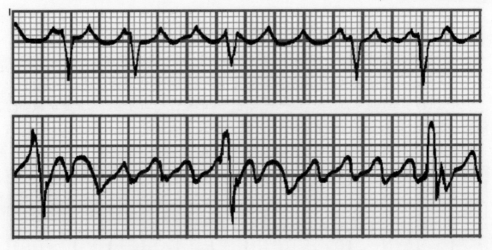

图 8-44　心房扑动（QRS 波群时限不增宽）

（3）房室传导比例以 2∶1、3∶1、4∶1 常见，1∶1 非常罕见（图 8-45）。

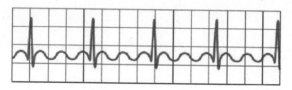

图 8-45　心房扑动（3∶1）

2．心房颤动：是一种较常见的心律失常，其发病率远较心房扑动为高，可分为阵发性和持续性，超过 24 小时为持续性。心房颤动是较心房扑动频率更高的一种房性异位心律失常，可影响心脏排血功能，易形成附壁血栓。其心电图特点如下：

（1）正常的 P 波消失，以快速不规则、形态各异、间隔极不匀齐的颤动波（f）代替。f 波频率为 350～600 次 /min，在 V_1、Ⅱ导联最清楚。

（2）心室律绝对不规则。

（3）QRS 波群呈室上性型，但可伴室内差异性传导。（图 8-46）

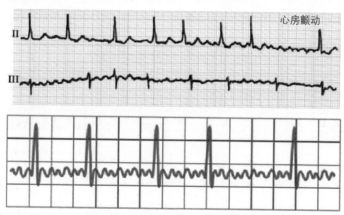

图 8-46　快速性心房颤动

（六）心室扑动与心室颤动

心室扑动与心室颤动是一种最严重的异位心律失常，是临终前的表现。心脏失去整体收缩能力，呈蠕动形态。

1．心室扑动：各导联无 P 波，QRS-T 波群无法分辨，代之以正弦型的大扑动波，频率 200～250 次 /min。

2．心室颤动：QRS-T 波群完全消失，代之以大小不等、形状不同及不匀齐的低小波（颤动波），频率 200～500 次 /min。（图 8-47）

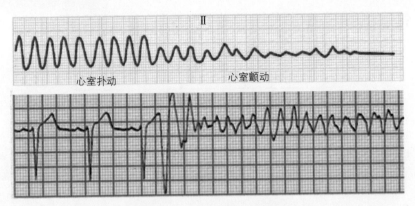

图 8-47　心室扑动与心室颤动

（七）全心停搏

在心电图上出现一个长时间的等电位（无 P-QRS-T）称为全心停搏，又称死亡心电图，其心电图特点为心室颤动的波形愈来愈纤细，直至记录为一条平线（图 8-48）。

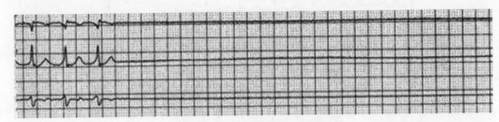

图 8-48　心室细颤至心脏停搏

§8.3.2　心脏传导阻滞

心脏传导系统中，任何部位的传导均可发生减慢或阻滞，如发生在窦房结与心房之间，称为窦房阻滞（窦房传导阻滞）；发生在心房与心室之间，称为房室传导（房室传导阻滞）；发生在心房内，称为房内阻滞；发生在心室内，称为室内阻滞。本节仅介绍房室阻滞。

房室阻滞是由于房室交界区的相对不应期与绝对不应期延长，引起心房至心室传导的速度减慢或完全或部分阻断，是临床上最常见的一种心脏传导阻滞。按照传导阻滞的严重程度，房室阻滞通常可分为一度、二度和三度。

（一）一度房室阻滞

一度房室阻滞是由于房室交界区相对不应期延长所致，是常见的一种传导阻滞，阻滞的部位常在房室结，它不一定都是病理现象。一度房室阻滞的特点是 PR 间期超过正常最高限度（>0.20 s），每个 P 波后都有 QRS 波群，无 QRS 波群脱落。（图 8-49）

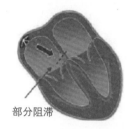
部分阻滞

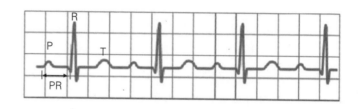

图 8-49　一度房室阻滞（PR 间期 >0.20 s）

（二）二度房室阻滞

二度房室阻滞分为 I 型和 II 型两种。

1. 二度 I 型房室阻滞：又称文氏型或莫氏 I 型房室传导阻滞，阻滞的部位通常在房室结内。心电图表现为 PR 间期逐次延长，直至一次 QRS 波群漏搏，如此周而复始。（图 8-50）

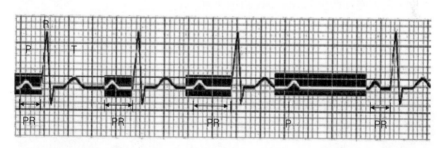

图 8-50　二度 I 型房室阻滞（文氏型房室传导阻滞）

2. 二度 II 型房室阻滞：是房室交界区绝对不应期延长所致，又称莫氏 II 型房室传导阻滞，比 I 型少见。此型传导阻滞多系器质性病变所致，恢复的机会少；伴 QRS 波群增宽者预后更差。二度 II 型房室阻滞心电图特点是：在规律的窦性 PP 中，突然有一长间歇与短 PP，且成倍数关系（图 8-51）。

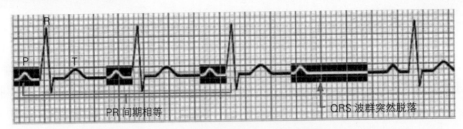

图 8-51　二度Ⅱ型房室阻滞（传导比例 2∶1）

（1）PR 间期正常，也可轻度延长，但 PR 间期相等，常固定不变。

（2）P 波不能下传心室时将出现 QRS 波群漏搏现象，常见的房室传导比例为2∶1、3∶1、4∶3 或 5∶4。

（3）QRS 波群正常，但也可增宽。

（4）连续 2 次或 2 次以上 QRS 波群漏搏者，称为高度房室阻滞。

（三）三度房室阻滞

三度房室阻滞又称完全性房室阻滞，心房激动完全被阻滞不能下传到心室，阻滞部位可位于房室结、房室束或双束支或三分支，临床可见于先天性心脏病、心肌梗死、心肌病及心脏手术时等。其心电图特点如下：

1．PP 间期相等，RR 间期相等。

2．P 与 R 无固定时间关系（PR 间期不等）。

3．心房率快于心室率。

4．QRS 波群正常，表示心室起搏点在交接区，QRS 波群增宽变形，表示起搏点在心室。（图 8-52）

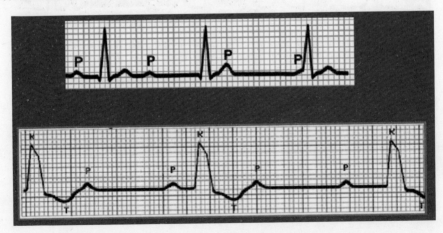

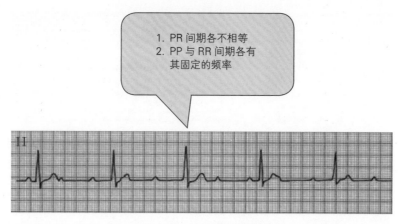

图 8-52　三度房室阻滞

（四）病态窦房结综合征

病态窦房结综合征（sick sinus syndrome，SSS）简称病窦综合征，是由于窦房结或其周围组织器质性病变导致窦房结冲动形成障碍，或窦房结至心房冲动传导障碍所致的多种心律失常和多种症状的综合病症。其产生原因较多，除冠心病、心肌炎、心肌病、原发性高血压外，还与老年窦房结退行性变有关。主要特征为窦性心动过缓，当合并快速性心律失常反复发作时称为心动过缓-心动过速综合征，病人多于 40 岁以上出现症状。其心电图特点如下：

1. 出现持久性窦性心动过缓：心率常 <50 次 /min，少数 <30 次 /min，常有逸搏及逸搏心律，又称恶性窦性心动过缓。

2. 窦房阻滞或窦性停搏。

3. 常出现快速性室上性心律失常，如阵发性室上性心动过速、心房扑动、心房颤动，因此称为慢快综合征。

4. 合并多级房室阻滞及室内传导异常。（图 8-53）

§8.3.3　心肌缺血与心肌梗死

心肌缺血与心肌梗死是由不同程度的冠心病引起，具有重要的临床意义。

（一）心肌缺血

心肌缺血是冠状动脉粥样硬化基础上的冠脉狭窄或痉挛所致心肌供血不足引

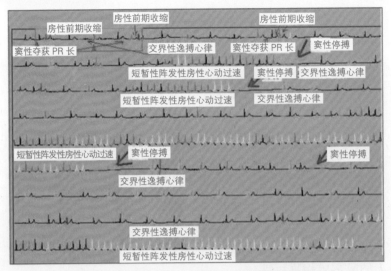

图 8-53　病态窦房结综合征心电图改变示意图

起的，所以有一定分布范围。心肌缺血首先引起心肌的复极过程改变，即 ST-T 改变。缺血的心电图改变类型，与缺血的严重程度、持续时间及部位有关。心肌缺血的心电图改变主要是 ST-T 异常，出现这种改变多见于心绞痛病人。

1．典型心绞痛发作时常引起 ST 段水平型压低 ≥ 0.1 mV 或 T 波倒置。

2．持续的 ST 下移或 T 波倒置见于慢性冠心病。

3．慢性冠状动脉供血不足常引起 T 波倒置。

4．当冠心病出现深倒置的 T 波，提示心外膜心肌或透壁性心肌缺血，或心内膜下心肌梗死；当心绞痛发作伴持续性 ST 段抬高，提示可能发生心肌梗死（图 8-54）。

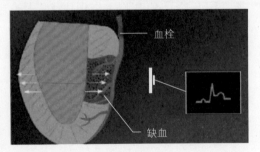

图 8-54　心肌透壁缺血（ST 段抬高）

（二）心肌梗死

心肌梗死是指心肌缺血性坏死，是冠心病最严重的临床表现之一。绝大多数是由于冠状动脉粥样硬化造成管腔严重狭窄甚至完全闭塞，而又未充分形成侧支循环来代偿，使心肌严重而持久性缺血所致。心电图具有特征性改变并有动态演变过程，对心肌梗死的确诊及预后有重要临床意义。（图 8-55、图 8-56）

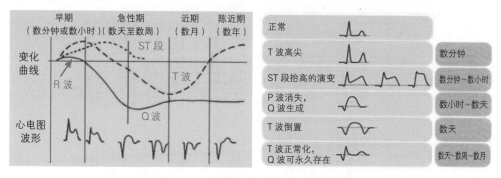

图 8-55 心肌梗死心电图动态改变示意图

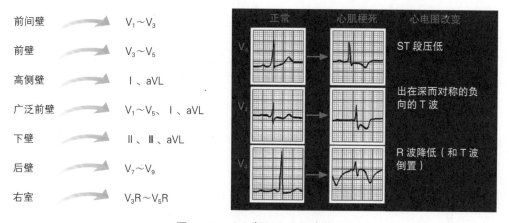

前间壁 → $V_1 \sim V_3$

前壁 → $V_3 \sim V_5$

高侧壁 → I、aVL

广泛前壁 → $V_1 \sim V_5$、I、aVL

下壁 → II、III、aVL

后壁 → $V_7 \sim V_9$

右室 → $V_3R \sim V_5R$

图 8-56 心肌梗死心电图定位

§8.3.4 心房肥大与心室肥厚

心房肥大与心室肥厚是由于心脏的负荷过重引起的，是各种器质性心脏病的后果，当心脏肥大达一定程度时，可表现为心电图异常。

（一）心房肥大

心房肥大主要表现为心房的扩大，而较少表现为心房肌肥厚。心房肥大分为左、右心房肥大或双心房肥大。心电图特点为 P 波异常，主要表现为 P 波振幅、除极时间及形态改变。心房肥大多因慢性肺源性心脏病、风湿性二尖瓣狭窄等病因所致（图 8-57、表 8-5）。

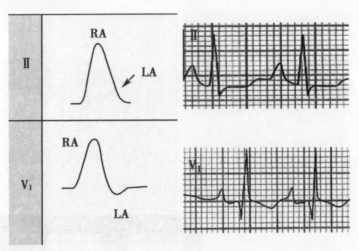

RA：右心房　LA：左心房

图 8-57　心房除极顺序及心房肥大的心电图表现示意图

表 8-5　心房肥大与相关疾病

	左心房扩大	右心房扩大
室内分流	室间隔缺损	房间隔缺损
瓣膜疾病	二尖瓣狭窄	三尖瓣狭窄
	二尖瓣反流	三尖瓣反流
射血受阻	主动脉瓣狭窄	肺动脉狭窄
高血压	体循环高血压	肺动脉高压
心肌疾病	肥厚型心肌病	肺动脉高压

1. 左心房肥大：心电图 P 波代表左、右心房的激动，由于窦房结位于右心房内膜下，所以激动先传至右心房，而较晚传到左心房。当左心房扩大时，激动向左心房传导延缓并且激动在左心房内传导也延缓，导致 P 波时限增宽，出现"双峰"现象。左心房肥大常与二尖瓣狭窄、二尖瓣关闭不全、左心房黏液瘤等有关。

（1）P 波时限增宽 ≥ 0.12 s，在Ⅰ、Ⅱ、aVR、aVL 导联最明显（图 8-58）。

（2）P 波的形态常呈双峰型（峰距 ≥ 0.04 s）在Ⅰ、Ⅱ、aVL 导联最明显，后峰比前峰高，呈第二峰型，这种形态的 P 波常称为二尖瓣 P 波，但并非二尖瓣疾患（图 8-59）。

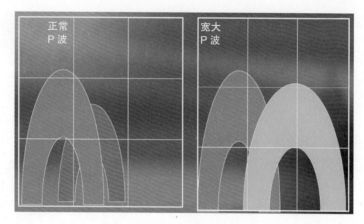

图 8-58　左心房肥大 P 波增宽

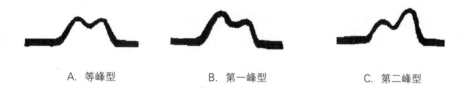

A. 等峰型　　　　　　B. 第一峰型　　　　　　C. 第二峰型

图 8-59　双峰 P 波

（3）P 波在 V_1 导联呈先正后负，将 V_1 负向 P 波的时间乘以负向 P 波振幅，称为 P 波终末电势（$PtfV_1$）。当左心房肥大时，$PtfV_1 \leqslant -0.04$ mm·s，负值越大，左心房扩大越明显。（图 8-60、图 8-61）

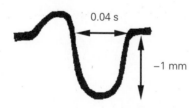

P 波终末时间为 0.04 s，幅度为 1 mm，故 $PtfV_1 = 0.04$ s × -1 mm = -0.04 mm·s

图 8-60　P 波终末电势测量

2. 右心房肥大：一般正常情况下，右心房先除极，左心房后除极。

（1）P 波高耸而较尖，其振幅 ≥ 0.25 mV，在 Ⅱ、Ⅲ、aVF 导联较明显，又称肺性 P 波，但并非慢性肺源性心脏病特有（图 8-61）。

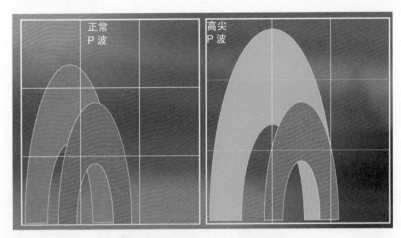

图 8-61　右心房肥大 P 波高尖

（2）P 波振幅大于同导联 1/2 R 波，亦应考虑右心房肥大。

（3）在 V_1 导联 P 波直立时，其振幅 ≥ 0.15 mV；如双向时，其振幅的算术和 ≥ 0.20 mV。（图 8-62）

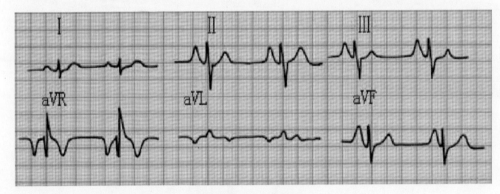

图 8-62　右心房肥大

3. 双心房肥大：其心电图特点如下。

（1）P 波增宽 ≥ 0.12 s，其振幅 ≥ 0.25 mV。

（2）V_1 导联 P 波高大双相，上下振幅均超过正常范围。（图 8-63）

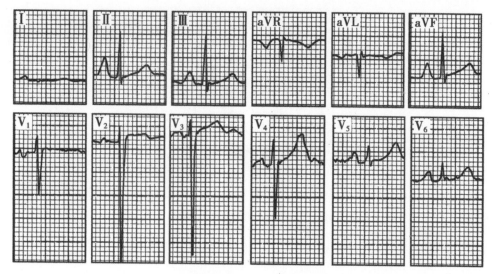

图 8-63　双心房肥大

（二）心室肥厚

心室肥厚是由于心室壁肥厚或心室腔扩张所致。心室肥厚是由于收缩期负荷过重，而引起心肌呈向心性肥厚，常见于原发性高血压、主动脉瓣狭窄及肺动脉瓣狭窄；心室腔扩张是由于舒张期负荷过重所致，常见于房间隔缺损、室间隔缺损、动脉导管未闭及主动脉瓣关闭不全等。心室肥厚与心室扩张可并存。

1. 左心室肥厚：正常左心室的位置位于心脏的左后方，且左心室壁明显厚于右心室，故正常时心室除极综合向量表现为左心室占优势的特征。左心室肥大时，可使左心室优势的情况显得更为突出。风湿性二尖瓣关闭不全、主动脉瓣关闭不全、主动脉瓣狭窄、高血压心脏病、冠心病、动脉导管未闭等均可导致左心室肥厚。其心电图特点如下。

（1）QRS 波群电压增高：

1）胸导联：R_{V_5} 或 $R_{V_6}>2.5$ mV；$R_{V_5}+S_{V_1}>4.0$ mV（男性）或 >3.5 mV（女性）（图 8-64）。

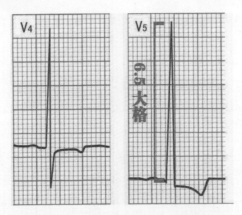

图 8-64　左心室肥厚（QRS 波群高电压）

2）肢体导联：R_I>1.5 mV；R_{aVL}>1.2 mV；R_{aVF}>2.0 mV；R_I+S_{III}>2.5 mV。

（2）可出现额面心电轴左偏。

（3）QRS 波群时间延长到 0.10~0.11s。

（4）ST 段和 T 波的改变：以 R 波为主的导联 ST 段压低 0.05 mV 以上（V_5、V_6），T 波低平甚至倒置；以 S 波为主的导联 ST 段抬高（V_1、V_2），T 波直立。

在符合一项或几项 QRS 波群电压增高标准的基础上，结合其他阳性指标之一，一般可以成立左心室肥大的诊断。符合条件越多，诊断可靠性越大。如仅有 QRS 波群电压增高，而无其他任何阳性指标者，诊断左心室肥大应慎重。（图 8-65）

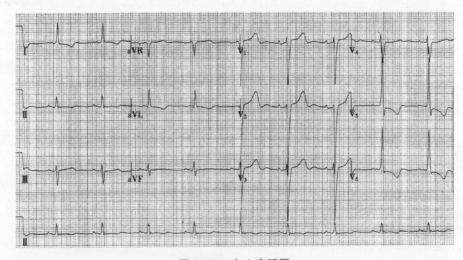

图 8-65　左心室肥厚

2. 右心室肥厚：其心电图特点如下。

（1）QRS 波群电压增高：① $R_{V_1} + S_{V_5} > 1.05$ mV（重度 >1.2 mV）。② V_1 R/S>1，V_5R/S<1。③ $R_{V_1} > 1.0$ mV。④ $R_{aVR} > 0.5$ mV。⑤ V_1 导联呈 qR、R、Rs、rSR 型。

（2）R 峰时间（V_1）>0.03 s，左心室面导联（I、aVL、V_5）的 S 波加深。右心室壁厚度仅有左心室壁的 1/3，只有当右心室壁的厚度达到相当程度时，才会使综合向量由左心室优势转向为右心室优势，并导致位于右心室面导联（V_1、aVR）的 R 波增高，而位于左心室面导联（I、aVL、V_5）的 S 波变深。

（3）心电轴右偏 ≥ +90°（重症可 >+110°）。

（4）V_1 导联 ST 段压低。（图 8-66）

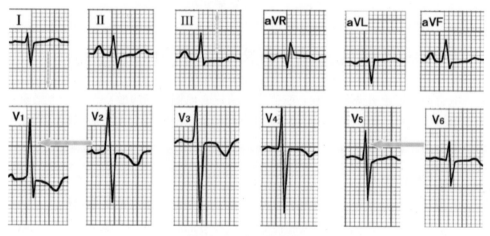

图 8-66 右心室肥厚

3. 双侧心室肥厚：与诊断双心房大不同，双侧心室肥厚的心电图表现并不是简单地把左、右心室异常表现相加，心电图可出现下列情况。

（1）大致正常心电图：由于双侧心室电压同时增高，增加的除极向量方向相反互相抵消。

（2）单侧心室肥厚心电图：只表现出一侧心室肥厚，而另一侧心室肥厚的图形被掩盖。

（3）双侧心室肥厚心电图：既表现右心室肥厚的心电图特征如 V_1 导联 R 波为主、心电轴右偏等，又存在左心室肥厚的某些征象，如 V_5 导联 R/S>1、R 波振幅增高等（图 8-67）。

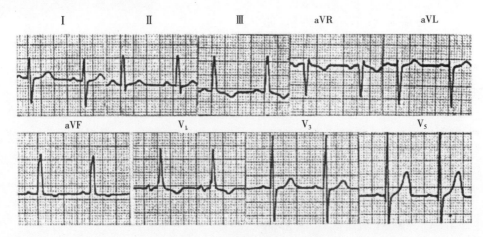

图 8-67　双侧心室肥厚心电图

§8.3.5　电解质紊乱和药物对心电图的影响

电解质的浓度升降将影响心肌代谢，造成心电图的相应改变，临床上最重要的是血钾浓度对心电图的影响。不少药物可能对心电图的表现造成影响，临床上最重要的是洋地黄效应和洋地黄中毒的心电图改变。

（一）高血钾

钾离子紊乱是临床上最常见的电解质紊乱之一，且常和其他电解质紊乱同时存在。血钾高于 5.5 mmol/L 称为高钾血症，>7.0 mmol/L 则为严重高钾血症。高钾血症几乎各种心律失常皆可发生，主要表现为窦性心动过缓，传导阻滞和异位心律失常，如心室期前收缩和心室颤动，一般早期出现 T 波高尖，QT 时间缩短。随着高钾血症的进一步加重，出现 QRS 波群增宽，幅度下降，P 波形态逐渐消失。高血钾的心电图表现随血钾浓度的提高而动态改变，严重的高血钾可导致心室纤颤或心脏停搏。其心电图特点如下：

1. T 波高尖，双肢对称，呈帐篷型改变。

2. QRS 波群时限逐渐增宽，R 波降低，S 波加深，ST 段压低。

3. P 波增宽，幅度降低，PR 间期延长，心率减慢，P 波逐渐消失。

4. 严重高血钾时，可出现多种心律失常，如室性心动过速、心室扑动、心室颤动，甚至全心停搏。（图 8-68、图 8-69）

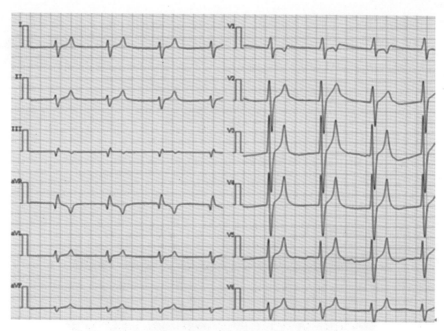

图 8-68　高血钾心电图

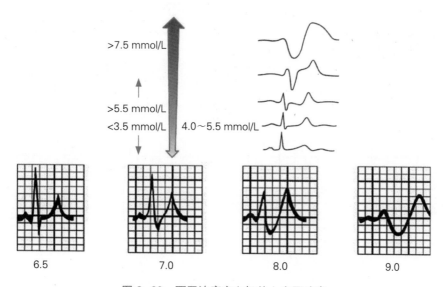

图 8-69　不同浓度高血钾的心电图改变

（二）低血钾

细胞外血钾浓度 <3.5 mmol/L 称为低血钾，是电解质紊乱中最常见的一种。

血钾 <3 mmol/L 时，U 波开始增高。当血钾 <2.5 mmol/L 时，U 波振幅可与 T 波等高，呈驼峰状；当血钾进一步下降，U 波高于 T 波，并与 T 波融合，ST 压低。QT 间期、QTU 间期明显延长。严重时出现室性期前收缩、房室阻滞，甚至发生室性心动过速、心室扑动、心室颤动等。其心电图特点如下：

1. T 波幅度降低，甚至倒置，有时形成拱桥型 T 波。

2. U 波明显（特别是 V₃ 导联），U 波 ≥ 1/2T 波是诊断低血钾依据之一。

3. ST 段压低 >0.05 mV，QT 间期延长，实质上是 TU 融合，形成 QU 间期所致。

4. QTU 间期明显延长。（图 8-70、图 8-71）

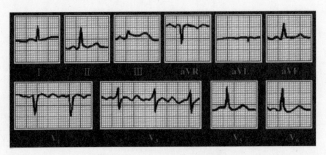

图 8-70　低血钾心电图

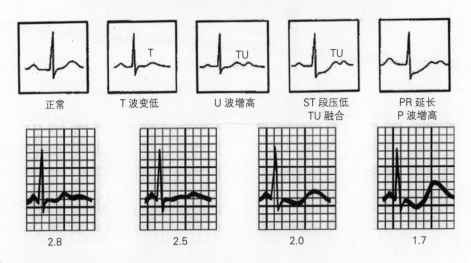

图 8-71　不同程度低血钾心电图特点

（三）洋地黄对心电图的影响

洋地黄能加强心肌收缩力，影响心肌的电生理特性，临床上用于治疗心力衰竭。应用洋地黄时，心电图会出现洋地黄效应（洋地黄作用）的心电图改变；应用洋地黄过量中毒时，心电图会出现洋地黄中毒的改变。

1. 洋地黄效应（洋地黄作用）的心电图特点：ST 段呈斜型压低，T 波双向或倒置，并呈现鱼钩形，QT 间期缩短，这些改变应视为洋地黄效应，而不诊断为洋地黄中毒（图 8-72）。

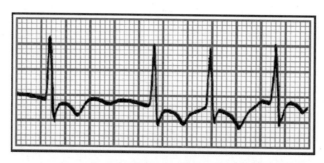

图 8-72　洋地黄效应心电图（心房颤动）

2. 洋地黄中毒的心电图特点：洋地黄中毒时 ST 段倾斜性下降，然后突然上升，达到或超过基线，呈鱼钩状；T 波可倒置。此外，还可出现各种不同的心律失常和传导阻滞（图 8-73）。

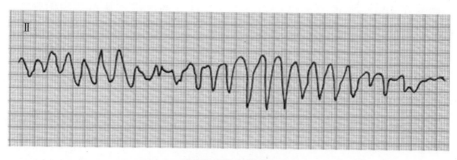

阵发性室性心动过速

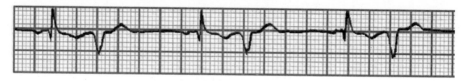

室性期前收缩呈二联律

图 8-73　洋地黄中毒心电图

§9

内镜检查

内镜是从人体天然的开口部位（口腔、肛门、阴道、鼻腔等）插入，用以窥视人体内部的一类仪器。内镜早期阶段仅使用于疾病诊断，故称内镜检查；随着内镜的发展与进步，内镜功能逐步扩展到许多治疗领域，形成了内镜治疗技术。本章主要讨论内镜的检查技术，内镜的治疗技术于本书"微创外科技术"一章中进行介绍。

▶▶ 内镜发展历程 ◀◀

内镜在 200 多年的发展过程中发生了 4 次大的改进，从最初的硬管式内镜（1806），到早期的半曲式内镜（1932），再到近代的纤维内镜（1957）和电子内镜（1983）。在此发展过程中，内镜设备发生了质的飞跃，图像质量也不断提高。

随着高科技发展，近些年各种新型电子内镜如染色内镜、共聚焦内镜、超声内镜、激光内镜、胶囊内镜等不断问世，并已开始用于临床。

今后，内镜技术的发展主要是向小型化、多功能化，以及高分辨率等方向发展。

▶▶ 内镜分类 ◀◀

（一）硬质内镜

硬质内镜包括硬管式内镜和半曲式内镜，虽然多数硬质内镜已被淘汰，但有些改进后的硬质内镜至今仍在使用，如喉镜、宫腔镜、膀胱镜等。硬质内镜虽然不能像软质内镜那样随意调节观测方向，但具有结构简单、操作方便、不易受损等优点。（图 9-1）

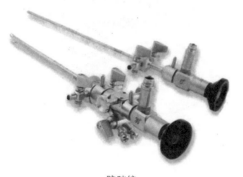
膀胱镜

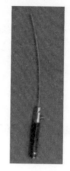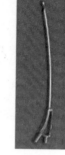
半曲式人工流产镜

图 9-1 硬质内镜

（二）纤维内镜

纤维内镜始用于 1957 年，是内镜技术的一次重大进步，其设备包括导光纤维、冷光源和附件（含活检及治疗器械、摄影及电视装置）3 部分。纤维内镜通常在直视下进行操作，仅供操作者一人观看。纤维内镜的种类包括胃镜、鼻咽喉镜、肠镜、支气管镜等，在临床上发挥过重要作用，但目前正逐渐被电子内镜所取代。（图 9-2）

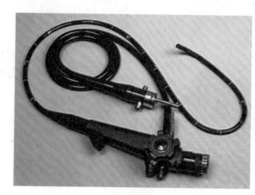
纤维胃镜

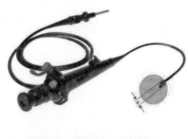
纤维鼻咽喉镜

图 9-2 纤维内镜

（三）电子内镜

随着电子技术的发展与进步，电子内镜于 1983 年问世。电子内镜是目前功能最全、最有开发前景的临床内镜检查设备。由于电子技术的应用，使图像比纤维内镜更加清晰、逼真。目前，电子内镜已在我国各级医院普遍应用。（图 9-3）

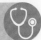

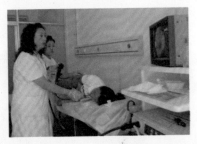

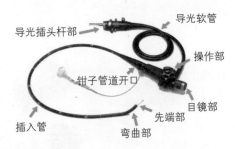

导光插头杆部　导光软管　操作部　目镜部

钳子管道开口

插入管　先端部　弯曲部

图 9-3　电子内镜

（四）电子内镜系统

电子内镜系统主要由内镜系统、信息处理中心和电视监视器 3 个主要部分组成。电子内镜的成像功能主要来于镜身前端装备的微型图像传感器（CCD），通过电缆传输至图像处理中心，最后显示在电视屏幕上。图像清晰细致，可供多人同时观看，同时还可将图像进行存储或网络传输，开展教学和远程会诊等活动。此外，电子内镜系统还可配备一些简单的辅助装置如活检钳等，进行组织取样等操作。（图 9-4）

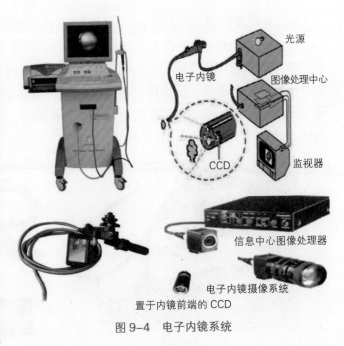

光源

电子内镜

图像处理中心

CCD

监视器

信息中心图像处理器

电子内镜摄像系统

置于内镜前端的 CCD

图 9-4　电子内镜系统

▶▶ 临床应用 ◀◀

只要内镜所能到达的部位，均可进行内镜检查。按内镜所到达的部位不同，内镜分为耳鼻喉内镜、牙科内镜、消化系统内镜、泌尿系统内镜、妇产科内镜等。

§9.1 上消化道内镜检查

上消化道内镜检查即通常所说的胃镜检查，是指经口插入上消化道内镜对食管、胃、十二指肠进行检查。

▶▶ 适应证 ◀◀

1. 凡疑为食管、胃、十二指肠疾病，经临床及影像学检查未能确诊者。
2. 吞咽困难、胸骨后疼痛、烧灼、上腹部疼痛、食欲下降而原因不明者。
3. 上消化道出血。
4. 疑有上消化道黏膜病变或肿瘤者。
5. 需随访观察的病变。
6. 上消化道病变药物治疗前后的观察或术后随访。

▶▶ 禁忌证 ◀◀

1. 严重心肺疾病或极度衰竭不能耐受检查者。
2. 严重脊柱成角畸形或纵隔疾病如胸主动脉瘤等。
3. 疑有溃疡急性穿孔或吞腐蚀剂的急性期。
4. 精神病或严重智力障碍不能合作者。
5. 严重高血压病人。
6. 急性传染性肝炎或胃肠道传染病暂缓检查。可经血液传播的传染病如艾滋病等病人应尽量避免内镜检查，必需检查时应做特殊处理。

▶▶ 准备 ◀◀

（一）仪器准备

检查器械是否完整，有无故障。为了插入顺利，胃镜头端弯曲部分可涂以润滑油。

（二）操作者准备

复习病史，阅读有关影像学资料，以便了解病情及上消化道大致情况，掌握适应证。

（三）病人准备

1. 检查前禁食 8～12 小时。有幽门梗阻、胃潴留的病人应在睡前洗胃，次晨抽尽胃液再进行检查。病人于检查前应行乙型肝炎抗原、抗体检查。

2. 钡餐检查后，须过 3 天才能做胃镜检查，以免钡剂潴留，影响观察。

3. 口服去泡剂：二甲基硅油（图 9-5）。

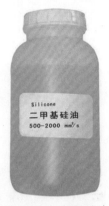

图 9-5　二甲基硅油

4. 麻醉：可采用咽喉部局部麻醉或局部麻醉加静脉给药辅助麻醉，后者即为俗称的"无痛胃镜检查"。咽喉部良好的麻醉是插镜成功的关键，因此不论做普通电子胃镜还是无痛电子胃镜检查，都要在检查前 10～15 分钟用 2% 的利多卡因或丁卡因咽部喷雾，每隔 1～2 分钟再重复 1～2 次；或于术前吞服称为"盐酸达克罗宁"的麻醉糊剂及去泡剂（二甲基硅油）各 10 mL，使咽部麻醉，以减少进镜时咽部反应。

无痛胃镜检查就是在局部麻醉给药的基础上，再通过静脉途径给予适量的异丙酚、芬太尼或利多卡因等药物，使病人在胃镜检查过程中，很快进入鼾睡状态，且环咽肌较松弛，有助于胃镜推进。

5. 术前给药：术前 15 分钟可给予阿托品 0.5 mg 及地西泮 10 mg 肌内注射。

▶▶ 操作步骤 ◀◀

（一）体位

检查时病人取左侧卧位，两腿微曲，松开领口及裤带，取下活动义齿及眼镜，头部略向后仰，使咽喉部与食管成一直线。嘱病人不要紧张，咬好口垫，保护胃镜。（图 9-6）

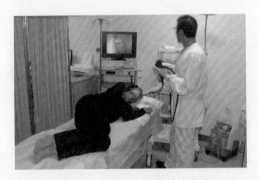

图 9-6　上消化道内镜检查体位

（二）插镜

通常经口、循咽腔正中插镜，并嘱病人做吞咽动作配合插入。循腔进镜，直至十二指肠球部。插镜时应动作轻柔，避免暴力推镜。

（三）观察

从十二指肠球部循序退镜，依序仔细观察十二指肠球部、幽门口、胃窦、胃角、胃体、胃底、贲门及食管，必要时可充气以协助检查。观察内容包括：

1．黏膜色泽，有无溃疡、糜烂、出血及肿块，以及是否透见黏膜下血管。

2．黏膜皱襞有无肥大、萎缩及充血、水肿等。

3．管腔形态，胃壁蠕动有无僵硬感。

4．分泌物色泽及胆汁反流情况等。

5．观察有无其他各种病理征象：如血管畸形、静脉曲张、憩室、异物、寄生虫等。

6．根据病变情况决定是否需要进行病理活体组织检查和 / 或脱落细胞学检查。

7．对慢性胃炎及溃疡病等病人进行幽门螺杆菌检查，作为临床治疗中药物选择的根据。

▶▶ **上消化道内镜检查正常图像** ◀◀

以下为上消化道内镜检查各部位的正常图像（图 9-7、图 9-8）。

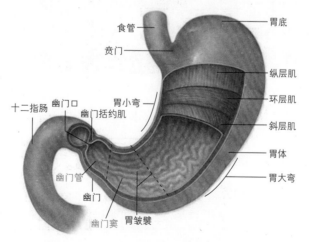

图 9-7　上消化道分区结构图

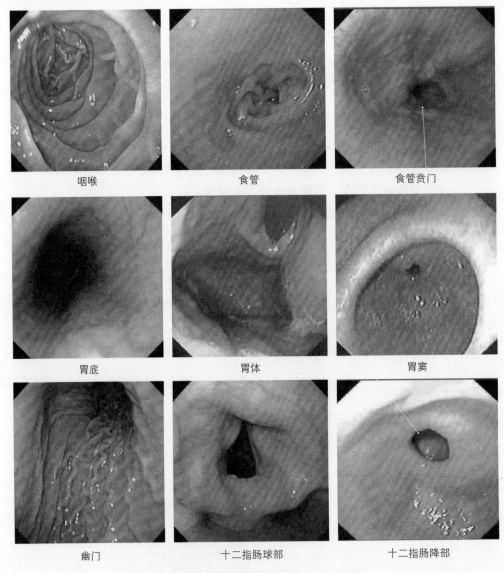

咽喉　　　　　　　　　　食管　　　　　　　　　食管贲门

胃底　　　　　　　　　　胃体　　　　　　　　　胃窦

幽门　　　　　　　十二指肠球部　　　　　　十二指肠降部

图 9-8　上消化道正常内镜图像

▶▶ 常见上消化道病变图像 ◀◀

（一）食管胃底静脉曲张

　　食管胃底静脉曲张是肝硬化的并发症，曲张静脉破裂时可造成上消化道大出血（图 9-9）。

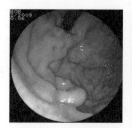
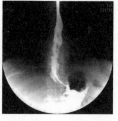

图 9-9　食管胃底静脉曲张胃镜及造影图像

（二）慢性胃炎

慢性胃炎包括浅表性胃炎、出血性胃炎和糜烂性胃炎（图 9-10）。

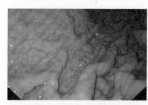
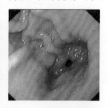

浅表性胃炎（黏膜充血、水肿及点片状糜烂）

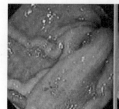
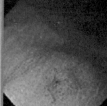
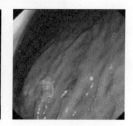

出血性胃炎　　　　　　　　糜烂性胃炎

图 9-10　慢性胃炎内镜图像

（三）萎缩性胃炎

萎缩性胃炎又称慢性萎缩性胃炎，黏膜发白、变薄，可见黏膜下血管网，部分有黏膜粗糙或颗粒状增生，是一种癌前病变（图 9-11）。

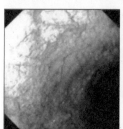
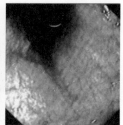

图 9-11　萎缩性胃炎内镜图像

（四）消化性溃疡

消化性溃疡是一种常见的多发性疾病，可分为胃溃疡和十二指肠溃疡（图9-12）。

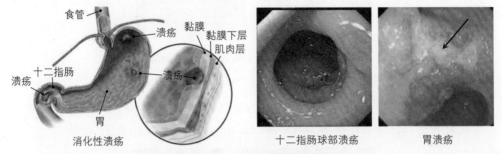

消化性溃疡　　　　　十二指肠球部溃疡　　　胃溃疡

图9-12　消化性溃疡内镜图像

（五）食管癌

食管癌病人可出现逐渐加重的吞咽困难等症状，应早期手术治疗（图9-13）。

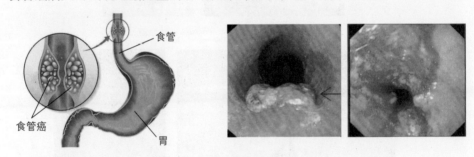

图9-13　食管癌内镜图像

（六）胃癌

胃癌在我国各种恶性肿瘤中发病率居前位，早期诊断十分重要（图9-14）。

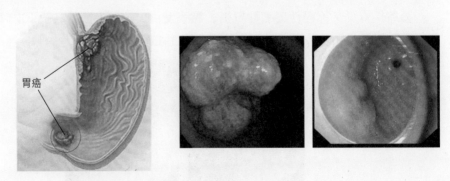

图9-14　胃癌

（七）憩室

憩室是指胃肠道壁层局部向外膨出形成的袋状突出，可发生于胃肠道的任何部位，以十二指肠降部最为多见，其次为食管和小肠（图 9-15）。

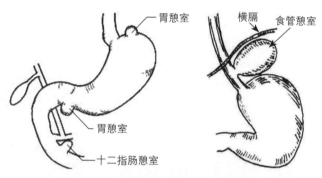

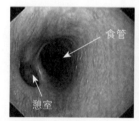

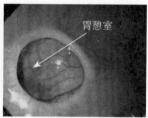

食管憩室　　　　　　　　胃憩室

图 9-15　上消化道憩室内镜图像

（八）息肉

息肉是指黏膜慢性炎症引起局部黏膜增生肥厚而形成的黏膜隆起样病变，也可以是腺瘤或错构瘤（图 9-16）。

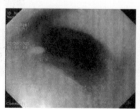

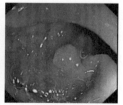

食管息肉　　　　　　　　胃息肉

图 9-16　上消化道息肉内镜图像

▶▶ **注意事项** ◀◀

1. 操作要轻柔，通过贲门、幽门时宜缓慢，应在其开放时准确插入，切忌盲目、粗暴地插入、通过。检查过程中可适量注气。当镜面被黏液污染而影响观察时可给水，将镜面冲洗干净。

2. 操作过程中应注意防止和处理各种并发症，包括：①吸入性肺炎。②出血。③穿孔。④心血管意外。⑤药物的不良反应。⑥假急腹症。⑦腮腺、颌下腺肿胀。⑧下颌关节脱臼。⑨胃镜嵌顿。

3. 检查完毕后，病人应留观 30～60 分钟，如无异常反应即可离开。

§9.2　支气管镜检查

支气管镜是检查气管、支气管和肺部疾病的专用工具，支气管镜检查临床应用范围很广，可使许多隐藏在气管、支气管及肺内深部难以发现的疾病，在没有体表创伤的情况下得以诊断及治疗（图 9-17）。

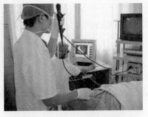

图 9-17　支气管镜检查

▶▶ **支气管镜检查技术** ◀◀

支气管镜适用于气管、支气管、肺叶、段及亚段支气管病变的观察，还可进行活检采样、细菌学和细胞学采样，同时可配合 TV 系统进行示教和动态记录。支气管镜主要检查技术如下。

（一）形态学检查

支气管镜检查能清楚地检查黏膜是否正常，有无炎性病变、管腔是否变形或狭窄、管壁运动状态，以及有无赘生物、异物、出血及分泌物等情况。

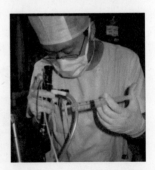

图 9-18　支气管肺泡灌洗

（二）支气管肺泡灌洗

通过向肺泡内注入足量的灌洗液并充分吸引，得到支气管肺泡灌洗液。通过对灌洗液的实验室检查，可获得如免疫细胞、炎症细胞、肿瘤细胞和感染微生物病等方面的信息，辅助进行呼吸道疾病的诊断、病情观察和预后判断（图 9-18）。

（三）病原学检测技术

应用防污染保护毛刷经支气管镜取样后进行细菌培养，可明确难治性肺炎的病原诊断，主要用于重症或医院获得性肺炎的病原学诊断，尤其是呼吸机相关性肺炎或免疫抑制宿主肺部感染的病原学诊断。

（四）活检技术

可通过活检钳、活检毛刷、活检针进行活检，获取支气管和肺部标本，经过病理检查，可以明确很多呼吸道疑难疾病的诊断（图 9-19）。

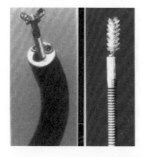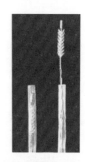

图 9-19　支气管镜活检钳及活检毛刷

▶▶ 临床应用 ◀◀

随着支气管镜的普及和操作水平的不断提高，以及电视荧屏的配合应用，使该项检查的适应证也越来越广泛。

（一）肺部肿块

X 线片、CT、MRI 等可对肺部和纵隔肿物的大小、部位做出明确诊断，但对病变的定性诊断却极为困难。支气管镜检查基本上解决了这一难题，它可以了解气管、支气管是否正常、有无外压、管腔有无肿物和其在管内的位置，并可通过活检以及支气管肺泡灌洗取得细胞学和病理学诊断标本。

（二）咯血

咯血常见于支气管扩张、肺结核、肺癌、肺脓肿、支气管肺炎等。支气管镜检查不仅可以明确咯血原因，而且可以了解出血部位。

（三）肺不张

对不明原因的肺不张，应首选纤支镜检查，它不但能明确诊断，而且也能起到治疗作用。

（四）痰癌细胞检查

当痰内找到癌细胞，而影像学检查未见到异常，其定位主要靠支气管镜检查，有时需反复多次进行检查。

▶ **禁忌证** ◀

1. 病人不合作，必要时可请麻醉科医师协助在全身麻醉下进行检查。
2. 正在大咯血者。
3. 严重肺部感染合并高热者，应在感染控制、体温下降后再检查。
4. 严重呼吸衰竭，供氧后 $PaO_2 < 60\ mmHg$ 者。
5. 主动脉弓瘤病人。
6. 近 6 个月发生急性心肌梗死者。
7. 血压 $>170/100\ mmHg$ 时，应暂缓检查。
8. 严重心律失常、急性哮喘发作应暂缓检查。

▶ **准备** ◀

1. 术前做全面的体检及胸部 X 线摄片、心电图检查、血小板计数及出、凝血时间测定。
2. 向病人说明需配合检查的有关事项，消除病人顾虑，并签署手术同意书。
3. 术前禁食 4～6 小时。
4. 术前半小时肌内注射阿托品 0.5～1 mg 或口服阿托品 0.6 mg，肌内注射苯巴比妥 0.1 g 或口服苯巴比妥 0.06 g，亦可肌内注射地西泮 10 mg 或哌替啶 50 mg。

▶ **操作步骤** ◀

（一）麻醉

良好的麻醉是支气管镜检查能否成功的关键，目前常用 2% 利多卡因进行局部麻醉，一般情况下成人应用利多卡因总量不应超过 0.2 g。

1. 雾化吸入法：利用氧气筒内氧气压力作为喷雾动力，通过雾化器将麻醉药喷入支气管内进行麻醉。此法较简单，但麻醉时间较长。
2. 环甲膜穿刺麻醉：先用喉喷雾器喷雾咽喉部 2～3 次，然后行环甲膜穿刺，注入麻醉药。此法准确，麻醉效果较好。

（二）体位

病人体位大多取卧位，少数可取坐位（图 9-20）。

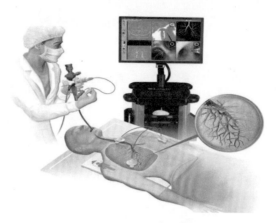

图 9-20　支气管镜检查体位

（三）插管途径

支气管镜检查一般有经鼻、经口和经气管套管 3 种插管途径。

1. 经鼻腔插入法：先行鼻腔及后鼻道局部麻醉，然后滴入 1% 麻黄碱 2～3 滴。在喉及气管麻醉后，术者左手握持镜体，拇指拨动旋钮，使镜体的远端略向上翘，形成自然弯曲。右手持镜体的远端，选择通畅的一侧鼻孔，徐徐经鼻道进入，沿鼻腔底滑入鼻咽腔。一般进入 10～20 cm 即可看见会厌及咽后壁；将镜端从会厌后方绕过，即可看清声门。让病人平静吸气或嘱病人发"啊"的声音，使两侧声带张开，将镜体轻巧迅速地通过声门进入气管。此法比较简单，病人痛苦不大，支气管镜也不会被病人咬坏。（图 9-21）

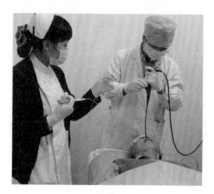
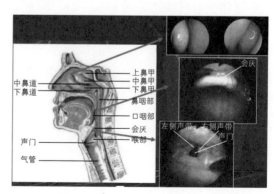

图 9-21　经鼻支气管镜检查

2. 经口插入法：经口插入支气管镜时弯曲较少，更易调节支气管镜的方向和角度，但牙垫固定不好支气管镜有被咬坏的可能（图9-22）。

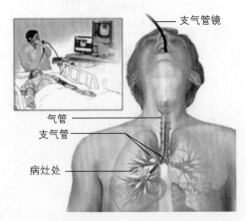

支气管镜

气管
支气管

病灶处

图9-22　经口支气管镜检查

3．经气管套管插入法：局部麻醉后，先用咽喉镜挑起会厌，看到声门后插入气管导管，固定好牙垫及气管套管，再将支气管镜徐徐沿导管内腔插入气管内。此法的优点是便于支气管镜反复拔出和插入，对咯血和分泌物多的病人便于抽吸，但操作时病人的痛苦较大。

（四）检查顺序和检查内容

1．检查顺序：由于左、右肺叶结构不同（右肺分上、中、下3叶，左肺分上、下2叶），且各肺叶内支气管分布状态也不同，因此检查必须按一定顺序进行，以防止造成检查遗漏（图9-23、图9-24）。

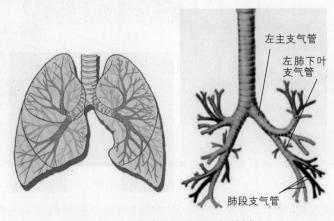

左主支气管

左肺下叶
支气管

肺段支气管

图9-23　左右肺分叶及支气管树

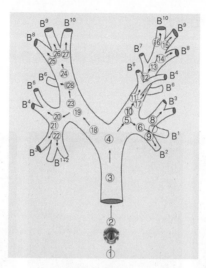

图9-24　支气管镜检查顺序图（共28个步骤）

2. 检查内容：包括管腔有否狭窄，有否异物存在，以及是否有水肿、出血、新生物和异常分泌物等，并应详细记录其位置、范围、形态等情况。

（五）拔镜

检查完毕，缓慢拔出支气管镜，将其用清水、肥皂水清洗后，以氯己定（洗必泰）、乙醇等消毒备用。

▶ 并发症 ◀

支气管镜检查并发症有：①麻醉药物过敏。②出血。③喉头水肿、支气管痉挛。④呼吸困难、低氧血症。⑤心血管意外。⑥气胸。⑦发热。

▶ 注意事项 ◀

1. 检查前4小时禁饮食，检查后2小时禁水、禁食，然后饮水少量，如无呛咳即可进食。

2. 活动义齿要预先取出放好。

3. 检查后少讲话、多休息，不可用力咳嗽、咳痰。检查后出现的鼻腔咽喉不适、疼痛、鼻出息、声嘶、头晕、胸闷、吞咽不畅等，通常于休息后可逐渐缓解；部分病人检查后1～2天内有少量痰中带血，这是正常现象，一般能自行停止；如出血不止或大量出血应该及时复查。

▶▶ 支气管镜检查图像示例 ◀◀

支气管镜检涉及的正常图像与病理图像很多，选择性简介如下（图 9-25、图 9-26）。

（一）正常图像

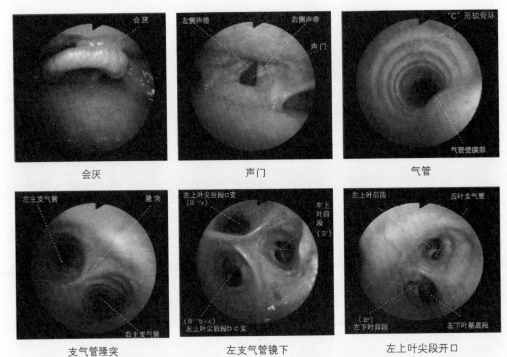

会厌　　　　　　　声门　　　　　　　气管

支气管隆突　　　　左支气管镜下　　　　左上叶尖段开口

图 9-25　支气管镜下正常图像示例

（二）病理图像

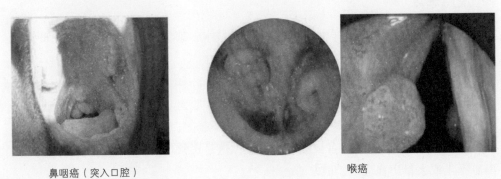

鼻咽癌（突入口腔）　　　　　　喉癌

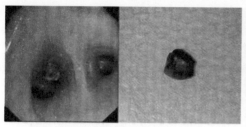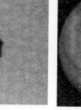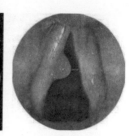

| 支气管异物 | 肺癌 | 声带息肉 |

图 9-26　支气管镜下病理图像示例

§9.3　新型内镜

随着电子技术和微型工艺水平的不断提高，近年来多种新型内镜相继问世，如放大内镜、超声内镜、染色内镜、共聚焦内镜等，他们从不同方面提高和改善了内镜的功能。例如，新型胃镜有的可将胃黏膜的细微结构放大数十倍，并可对胃壁进行断层扫描和观察深层病变。

各种新型内镜虽然都不够成熟，但各有其鲜明特点，而且均已在临床上初步应用，具有十分广阔的发展前景。现就几种较成熟的新型内镜进行简要介绍。

§9.3.1　染色内镜

染色内镜又称色素内镜，系指通过各种途径（口服、直接喷洒、注射）将色素（燃料）导入内镜下要观察的黏膜，使病灶与正常黏膜颜色对比更加明显，从而有助于病变的辨认及目的性活检。染色内镜常与放大内镜同时应用（图 9-27、图 9-28）。

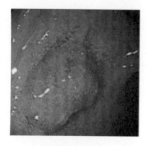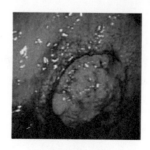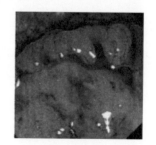

| 电子内镜图像 | 染色内镜图像 | 放大内镜图像 |

图 9-27　染色与放大内镜图像

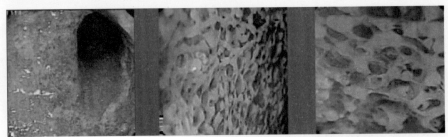

电子内镜图像　　　　　　染色内镜图像　　　　　　染色放大内镜图像

图 9-28　支气管黏膜病变放大染色图像

▶▶ 内镜选择 ◀◀

在纤维、电子、放大内镜下均可进行染色处理。

▶▶ 染色方法 ◀◀

1. 直视染色：常用染料有卢戈碘液、亚甲蓝、甲苯胺蓝等。

2. 对比染色：常用染料为靛胭脂，呈蓝色。染料沉积于黏膜凹陷处，与正常黏膜鲜明对比，使凹性病灶易于辨认，黏膜细胞不被染色。

3. 反应染色法：染料与黏膜上皮表面或内部物质起化学反应，显示颜色变化。常用染料为酚红和刚果红。

4. 双重染色法：两种染料联合应用使之更全面、更清晰地反应颜色变化，常用者为刚果红、亚甲蓝。双重染色形成的白色褪色区，为早期胃癌的染色特点之一。

▶▶ 检查方法 ◀◀

1. 在内镜中确定所要染色的部位并选择适当染料。

2. 必要时应用黏液清除剂及冲洗技术。

3. 导入染料，待充分染色后进行观察。

4. 必要时可根据染色所显示的病灶取活检。

▶▶ **临床应用** ◀◀

（一）诊断早期食管癌

经碘染色剂染色后如出现不染色区或浅染色区，特别是在此区见到糜烂、斑块、黏膜粗糙、细小结节时，于此处取活组织极易发现早期食管癌（图9-29）。

（二）诊断早期胃癌

早期胃癌是指局限于黏膜层及黏膜下层，用靛胭脂喷洒染色后，显示蓝色凹陷部位，有助于早期胃癌的诊断（图9-30）。

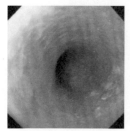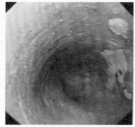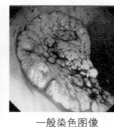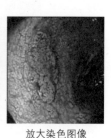

一般染色图像　　　　放大染色图像

图9-29　早期食管癌（碘染色前后比较）　　图9-30　早期胃癌靛胭脂染色

（三）诊断息肉病变

常用靛胭脂染色，染色后息肉清晰可见（图9-31）。

（四）诊断结肠癌

普通肠镜检查对大肠隆起性病变易于发现，但对扁平病变则易于遗漏。染色内镜检查不仅有助于发现扁平及微小病变，而且还能在内镜下初步判断病变的性质及病灶的浸润深度，有助于结肠癌的早期诊断。常用靛胭脂、亚甲蓝或甲酚紫染色（图9-32）。

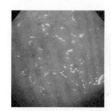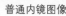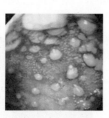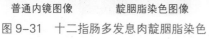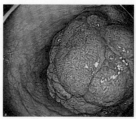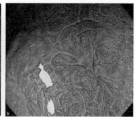

普通内镜图像　　　靛胭脂染色图像

图9-31　十二指肠多发息肉靛胭脂染色　　图9-32　结肠癌染色图像

（五）诊断慢性结肠炎

慢性结肠炎是一种慢性、反复性、多发性结肠炎症，表现为水肿，溃疡、出血等；发病原因尚不十分清楚，病变局限于黏膜及黏膜下层；常见部位为乙状结肠、直肠，甚至整个结肠。本病特征是病程长，慢性反复发作，以腹痛、腹泻为主要特征，黏液便、便秘或泄泻交替性发生，时好时坏，缠绵下断，可见于任何年龄，但以 20～30 岁青壮年多见。（图 9-33）

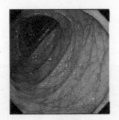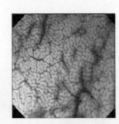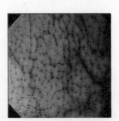

普通内镜　　　　　　　　染色内镜　　　　　　　放大染色内镜

图 9-33　慢性结肠炎染色内镜图

§9.3.2　超声内镜

超声内镜属介入性超声诊断技术，是指将超声探头安置在内镜顶端，既可通过内镜直接观察消化道腔内形态，同时又可进行实时超声扫描，以获得管道壁层次的组织学结构特征及周围临近脏器的超声图像，从而进一步提高了内镜和超声的诊断水平。超声内镜已较成熟，并在临床上广泛应用。

▶▶ 特点 ◀◀

超声内镜充分结合了内镜和超声的技术优势，提高了内镜诊断水平。

1. 与普通内镜相比：在普通内镜观察的同时，还可通过超声显示病变深度及病变起源（图 9-34）。

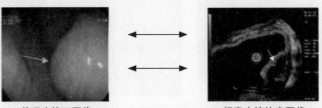

普通内镜下图像　　　　　　　　　　　超声内镜检查图像

图 9-34　内镜与超声内镜图像比较

2. 与普通超声相比：超声探头距病变部位很近，且不受腹壁衰减和胃肠道气体的影响，超声图像清晰。

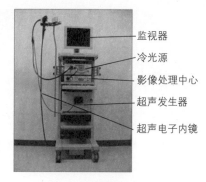

▶▶ 超声内镜系统 ◀◀

超声内镜系统主要包括超声系统（包括微型超声探头）、内镜系统和影像处理中心（图9-35、图9-36）。

图 9-35　超声内镜系统

监视器
冷光源
影像处理中心
超声发生器
超声电子内镜

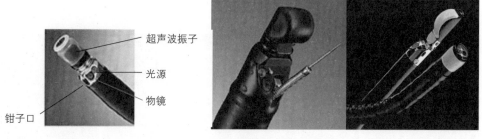

超声波振子
光源
物镜
钳子口

图 9-36　超声内镜微型超声探头

▶▶ 临床应用 ◀◀

1. 消化道可疑癌变的诊断：如早期食管癌等（图9-37）。

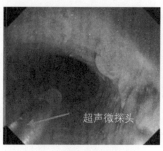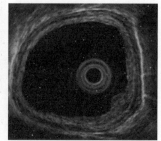

超声微探头

普通内镜图像　　　　　　超声内镜图像

图 9-37　早期食管癌

2. 黏膜下肿瘤的诊断：如平滑肌瘤、间质瘤、脂肪瘤等（图9-38、图9-39）。

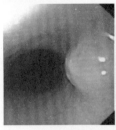 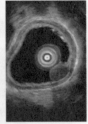 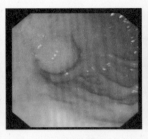 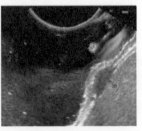

普通内镜图像　　　　超声内镜图像　　　　普通内镜图像　　　　超声内镜图像

图 9-38　食管平滑肌瘤　　　　　　　图 9-39　胃间质瘤

3. 消化道恶性肿瘤的诊断：如胃癌等（图 9-40）。

4. 胰腺病变的诊断：如慢性胰腺炎、胰腺肿瘤（图 9-41）。

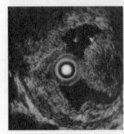 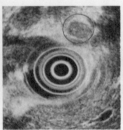 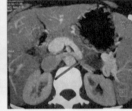 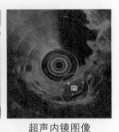

　　　　　　　　　　　　　　　　CT 图像　　　　超声内镜图像

图 9-40　胃癌超声内镜图像　　　　　图 9-41　胰腺癌

5. 胆道系统疾病的诊断：如胆总管结石、胆道肿瘤（图 9-42、图 9-43）。

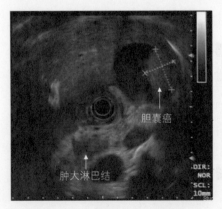 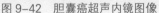 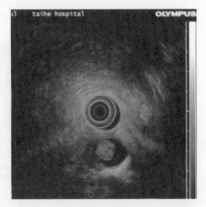

图 9-42　胆囊癌超声内镜图像　　　图 9-43　胆总管癌超声内镜图像

§9.3.3 共聚焦内镜

共聚焦内镜是由共聚焦激光显微镜和传统电子内镜组合而成，除作标准电子内镜检查外，还能进行聚焦显微镜检查。最大优点在于染色内镜检查时无须进行活检和组织病理学检查，即可获取活体内表面及表面下结构的组织学图像。因此，共聚焦内镜又称细胞学内镜或显微内镜。共聚焦内镜的出现，给医学内镜领域带来了一场重大变革，必将会极大地推动和促进内镜医学技术的发展。

▶▶ 基本设备 ◀◀

共聚焦显微内镜系统包括激光光源、共聚焦激光显微镜、电子内镜，以及触摸屏监视器、影像处理机、光学单元和共焦控制单元等（图9-44）。

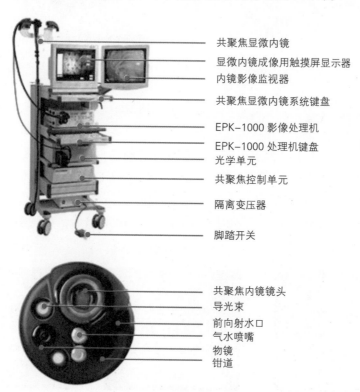

共聚焦显微内镜
显微内镜成像用触摸屏显示器
内镜影像监视器

共聚焦显微内镜系统键盘

EPK-1000 影像处理机
EPK-1000 处理机键盘
光学单元
共聚焦控制单元

隔离变压器

脚踏开关

共聚焦内镜镜头
导光束
前向射水口
气水喷嘴
物镜
钳道

图 9-44 共聚焦内镜设备

▶▶ 工作原理 ◀◀

共聚焦显微镜系统可对所观察的组织进行全分辨率的激光断层扫描，放大倍数可达 1000 倍，分辨率为 0.7 μm，对表面和表面下的观察深度可达 250 μm。由于该系统可对深部组织进行虚拟光学切片分割，因此可识别固有层血管和细胞、完整基底膜、结缔组织和炎性细胞、肿瘤细胞等的典型组织学特征（图 9-45）。

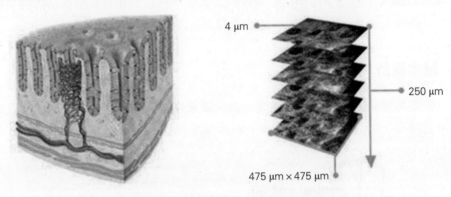

4 μm

250 μm

475 μm × 475 μm

图 9-45　虚拟光学切片分割示意图

▶▶ 临床应用 ◀◀

临床上主要用于黏膜上皮病变、胃部各种病变、溃疡性结肠炎、（扁平）腺瘤、结肠癌 / 癌前病变、乳糜泻、胃食管反流病（GERD）、幽门螺杆菌检测等的组织细胞学观察和诊断等。

1. 显示病变细节：共聚焦内镜将组织放大 1000 倍后，可观察到组织的细胞结构（图 9-46）。

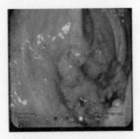 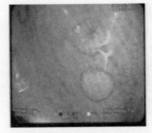 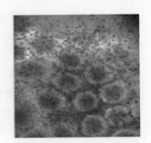

普通内镜（放大 10 倍）　　　放大内镜（放大 100 倍）　　　共聚焦内镜（放大 1000 倍）

图 9-46　各种内镜效果比较图

2. 制作虚拟光学切片：利用共聚焦显微镜系统可对深部组织进行虚拟光学切片分割的特性，可制作组织不同深度的虚拟光学切片，观察组织表面下的细微结构，协助确定病变的性质（图 9-47、图 9-48）。

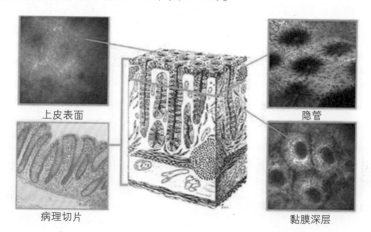

上皮表面　　　　　　　　　　　　　隐管

病理切片　　　　　　　　　　　　　黏膜深层

图 9-47　虚拟光学切片图

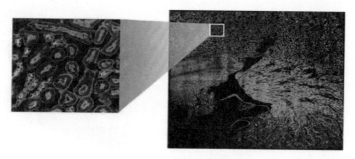

图 9-48　共聚焦内镜黏膜组织学图像

§9.3.4　胶囊内镜

　　胶囊内镜于 2001 年问世，其全称为"智能胶囊消化道内镜系统"，又称"医用无线内镜"。胶囊内镜具有检查方便、无创伤、无导线、无痛苦、无交叉感染、不影响病人正常工作等优点，扩展了消化道检查的视野，克服了传统的插入式内镜所具有的耐受性差、不适用于年老体弱和病情危重者等缺陷，可作为消化道疾病尤其是小肠疾病诊断的首选方法。

▶▶ 胶囊内镜系统 ◀◀

胶囊内镜系统包括胶囊内镜、无线信号传输装置、图像记录和显示设备等。

1. 胶囊内镜：胶囊内镜看起来与普通胶囊一个样，略大，长约 1.5 cm，直径不足 1 cm，一端透明，可见黑色米粒大的摄像头，胶囊内镜由一个微型照相机、数字处理系统和无线收发系统等组成，受检者将胶囊内镜吞咽下后，可将受检者消化道图像无线传送到体外的接收器（图 9-49）。

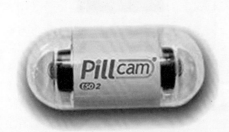
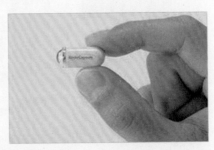

胶囊内镜外观

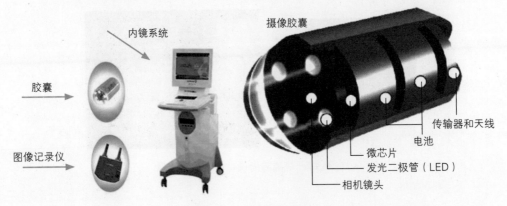

图 9-49 胶囊内镜系统

2. 图像记录仪：胶囊内镜采集的信息，通过无线发射装置发射出去，由放置于体外的无线图像记录仪接受处理。记录仪可放置于病人身上或病人附近。

▶▶ 使用方法 ◀◀

使用胶囊内镜如同服药，就水吞下即可。胶囊内镜从进入口腔的那一刻起，就以每秒 2 张的速度拍照。胶囊内镜在消化道的蠕动下通过整个消化道全程，一路走一路拍，图像实时传送至放在病人口袋里的记录仪中。6～8小时后，胶囊电池用尽，随大便排出体外。一般一次吞服后拍下图片可达几万张，医师通过回放照片诊断病情。

▶▶ 适用人群 ◀◀

1. 作为一种舒适的检查手段，适用于年老体弱及耐受力差的人群。
2. 目前，电子内镜无法置入小肠。因此，胶囊内镜适用于疑有小肠病变但未能确诊的病人。
3. 需要时也可用于其他各类人群。

▶▶ 适应证 ◀◀

1. 不明原因的消化道出血，经上、下消化道内镜检查无阳性发现者。
2. 其他检查提示小肠影像学异常者。
3. 各种炎症性肠病，但不含肠梗阻及肠狭窄。
4. 无法解释的腹痛、腹泻。
5. 小肠肿瘤。
6. 不明原因的缺铁性贫血。

▶▶ 禁忌证 ◀◀

1. 妨碍胶囊正常通过的消化道疾病：如胃肠道狭窄、梗阻、穿孔、肠瘘、消化道大憩室等。
2. 严重消化道动力障碍者：如贲门失弛缓症等。

▶▶ 并发症 ◀◀

1. 胶囊嵌顿：主要并发症是胶囊嵌顿，它可嵌顿于狭窄处、憩室内，或进入术后胃的输入袢不能排出，其发生率大约为1%。
2. 胶囊滞留：是指胶囊在消化道某一部位如食管、胃或十二指肠滞留时间过长（4小时以上）。

▶▶ 注意事项 ◀◀

1. 检查前两天吃少渣半流质食物（如粥、牛奶），忌蔬菜、水果和油腻食物。如有长期便秘者需要提前清肠。

2. 检查当天，早餐禁食。

3. 检查前 2 小时，禁服用任何药物。

4. 检查前 4～6 小时喝适量清肠液，并鼓励饮水。检查前 1 小时禁止饮水。

▶▶ 胶囊内镜图像示例 ◀◀

1. 消化性溃疡：如十二指肠多发溃疡（图 9-50）。

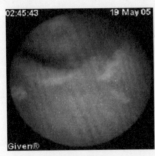 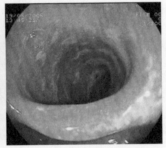

胶囊内镜图　　　　　　　　　电子内镜图

图 9-50　十二指肠降部多发溃疡胶囊内镜图像

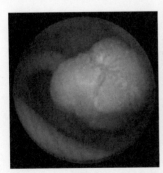 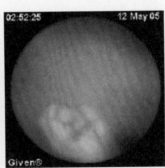 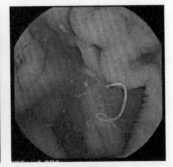

小肠息肉　　　　　　　小肠多发黄色瘤　　　　　　　小肠寄生虫

图 9-51　小肠病变胶囊内镜图

2. 小肠病变：如小肠息肉、小肠黄色瘤、小肠寄生虫病等（图 9-51）。

3. 其他胶囊内镜病理图像：如消化道溃疡、出血等（图 9-52）。

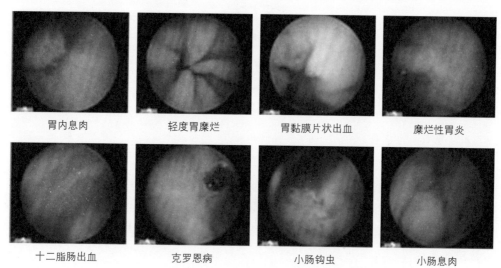

胃内息肉　　　　　轻度胃糜烂　　　　胃黏膜片状出血　　　糜烂性胃炎

十二脂肠出血　　　　克罗恩病　　　　　小肠钩虫　　　　　小肠息肉

图 9-52　胶囊内镜下各种病理图像

§10

临床病理学进展

近十余年来，困扰人们多年的病理制片技术取得了突破性进展，传统的手工制片方法终于被多种自动化制片设备所取代。近几年来，随着数字病理切片技术的迅速发展，远程病理会诊技术正在我国逐步推开，为提高基层医院的医疗水平发挥重要作用。

本章内容不包括病理制片方法，仅简要介绍数字化病理系统和远程病理会诊。

§10.1　数字化病理系统

数字切片系统是将传统的载玻片信息变成数字化病理切片信息，是对病理诊断技术划时代的变革，使病理医师得以脱离显微镜，随时随地通过网络解决病理诊断，实现全球在线同步远程会诊或离线远程会诊。

▶▶ 发展概况 ◀◀

数字化病理系统的应用最早始于 1985 年，从 2000 年开始在世界范围内逐步推广，目前已达到较成熟的应用阶段，实现了病理学的数字化革命转变。

由于数字化病理系统可以使病理资源数字化、网络化，实现了可视化数据的永久储存和不受时空限制的同步浏览处理，它在病理的各个领域得到广泛应用，数字病理系统主要可用在病理学等形态学相关学科的教学与考试，病理学科读片交流会议，医院病理科信息管理，临床远程病理会诊，病理科研成果的分析与交流，病理专科医师的培训，建立可视化病理资源数据库，图像的标准化分析和统计分析等诸多工作中。

目前国外数字化病理系统的应用已达到较高的水平，在病理教学、科研和远程会诊和远程切片分析方面得到了广泛应用。

在国内，多所高校、医院及其他科研机构都建立了数字化病理系统的可视化数据库，并广泛应用于教学、科研和临床工作中。近 10 年来，远程病理会诊已在我国逐步推广，取得良好的效益。

▶▶ 数字切片系统 ◀◀

数字病理切片又称虚拟病理切片，是一种现代数字系统与传统光学放大装置有机结合的技术。它是将传统的玻璃病理切片，通过全自动显微镜或光学放大系统进行扫描采集，得到高分辨率的数字图像，获得优质的可视化数据以应用于病理学的各个领域，并为开展远程会诊打下了坚实基础。数字切片与传统玻璃片相比具有以下的优越性。（图 10-1、图 10-2）

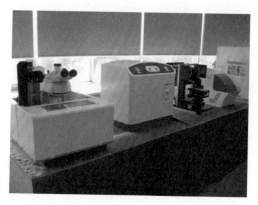

图 10-1 自动化数字病理切片扫描设备

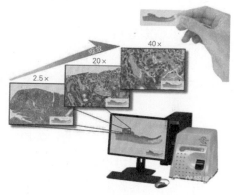

图 10-2 数字病理切片显示与传输

1. 数字切片避免了传统玻片的易碎、保存成本高、不便邮寄运输及外院会诊，以及借片还片的烦恼。

2. 数字切片便于集体阅片或讲座教学，不受显微镜下视野限制。

3. 数字切片可进行计算机存储和传输。

数字切片库

将大量的数字切片分类归档存储在服务器中，这样建立起的一个资源库，即为数字切片库。数字切片库空间平台是一个公开平台，个人或单位都可以使用。该空间能够实现病例管理、切片上传、切片分类管理、切片分享等，为世界各地的病理人员提供通过互联网实现病理学习讨论和研究的机会。

数字化病理系统功能

（一）病理教学

1. 进行形态学数字切片试验教学与研究，把传统切片数字化，进行存储与管理及可见制作。

2. 通过校园网或 INTERNET 等，可进行远程教学、在职培训等。

3. 可运用于组织胚胎学、病理学、微生物学、寄生虫学等。

（二）临床应用

1. 建立病理数字切片库，通过数字读片，进行病理诊断。

2. 通过"数字病理远程会诊系统平台"，进行远程会诊。

（三）科学研究

1. 药厂、研究所及试验室等均可利用数字化病理平台开展科研工作。

2. 法医病理切片鉴定。

3. 刑事微物鉴别。

数字化病理系统优越性

与传统病理系统相比，数字化病理系统具备许多不可比拟的优势。

1. 易于保存与管理：利用其超大容量的数字病理切片库，保存珍贵的病理切片资料，解决了玻璃切片不易储存保管、易褪色、易损坏、易丢片掉片和切片检索困难等问题。

2. 方便浏览与传输：应用者可随时随地对显微数字切片的任何区域进行不同放大倍率的浏览（2～100 倍），资料传输不受时间和空间的约束。浏览时为光学放大而非数码放大，因此不存在图像信息失真和细节不清的问题，这与普通计算机浏览图片缩放只改变图像大小而无法改变分辨率有本质的区别。

3. 为教学与远程会诊提供便利：系统能在鼠标操纵下选择切片任意位置完成无极变倍连续缩放浏览，并提供切片全景导航，使高倍镜下的图像与低倍镜下的位置形成良好对应，还能够实现切片的定量分析和标注等后期处理。

4. 高速高效高通量：采用先进技术的数字切片系统可达到高通量切片扫描，大大提高了工作效率。

5. 高分辨率和高清晰度：在 20× 和 40× 放大模式下，每像素均可达到 0.2 μm 的水平，并具备了图像高保真的特点。

6. 实现了荧光切片的扫描：只需要外加相应的荧光光源和更换滤光镜就能扫描荧光切片，克服了玻璃荧光切片易褪色不宜长久保存的缺点。

§10.2　远程病理会诊

发展远程病理会诊的目的是为了解决基层医院医疗资源短缺的实际难题。 基层医院的病理科发展较为缓慢，受到专业人员和病理设备缺乏等因素的制约，这对提高医疗质量和保障病人健康都是不利的，因此发展数字病理远程会诊对我国的医疗卫生事业，尤其是提高各级基层医院的医疗水平有着至关重要的意义。原国家卫生和计划生育委员会已于 2015 年制定了"病理远程会诊试点管理办法"，成立了国家病理质控中心，并已在全国数百所基层医院开展了试点工作，取得良好效果，现正逐步推广。

▶▶ 远程病理会诊意义 ◀◀

1. 提高基层医院的疾病正确诊断率：病理诊断是疾病诊断的金标准，诊断准确率高达 99% 以上。远程病理会诊的普及必将大大提高基层医院的诊断水平。

2. 提高基层医院的病理正确诊断率：我国基层医院由于缺乏病理学专业人才，病理切片阅片的误诊率很高，急需得到专家的阅片会诊。

3. 减少基层医院医疗事故和医疗纠纷：准确的病理诊断可为恰当的治疗打下良好基础，从而减少医疗事故的发生。

4. 缓解大医院人满为患的问题，减少病人不断奔波于城市大医院。

▶▶ **远程会诊范围** ◀◀

远程病理会诊包括临床咨询、病理教学、病理科研等多方面的内容，具体会诊范围如下（图 10-3）。

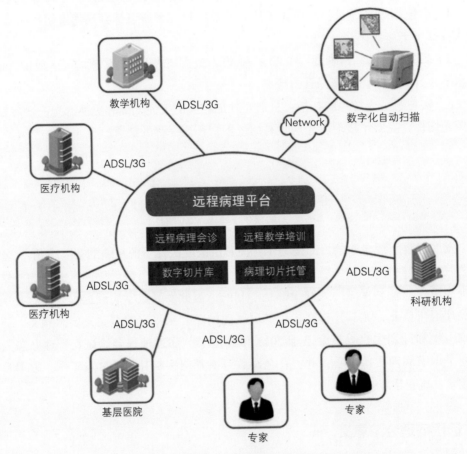

图 10-3　远程病理会诊范围

1. 术中冰冻切片会诊：制作好的冰冻切片置入远程传输系统后，仅需数分钟即可得到会诊专家的诊断意见。

2. 疑难病例病理切片会诊。

3. 进行远程病理教学。

4. 典型病理远程会诊网上观摩。

5. 病理切片的数字化存储。

▶▶ 远程会诊内容 ◀◀

远程病理会诊的内容包括远程咨询、远程诊断和远程讨论（图 10-4）。

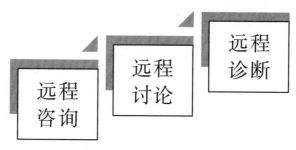

图 10-4　远程会诊内容

▶▶ 远程会诊必备条件 ◀◀

远程病理会诊需在一定的管理办法下实施，同时申请会诊方和会诊方应具备必要的硬件和软件设备作为实施会诊的物质基础。目前我国的远程病理会诊只能在试点医院进行。

（一）远程病理会诊管理办法

自 2010 年起，卫计委已多次下发有关病理远程会诊管理办法的通知，促进了我国病理远程会诊的发展。

（二）申请会诊方必备条件

1. 加入病理远程会诊试点单位。

2. 必备硬件：包括全自动显微镜扫描系统、专业级 CCD 摄像头、自动进片系统。

3. 必备软件：数字切片扫描系统、数字病理远程会诊系统、远程病理图像软件系统。

4. 必备能力：申请会诊方需具备制作病理切片的能力和使用上述硬件和软件的能力。

（三）会诊方必备条件

1. 必备软、硬件：会诊方必须具备联网功能设备和信息显示设备。

2. 必备能力：会诊方需有病理专家进行会诊。

▶▶ 远程会诊程序 ◀◀

远程病理会诊应由申请会诊医院提出预约申请，由会诊医院病理专家进行远程会诊，全部会诊程序需在远程病理会诊中心（平台）管理协调下进行（图 10-5）。

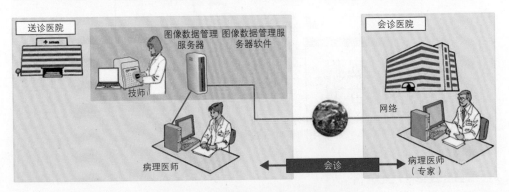

图 10-5　病理数字切片远程会诊程序

（一）送诊

送诊是申请会诊医院提出会诊预约申请。

1. 提供病人的基本资料：包括病人基本信息、病历资料和其他相关实验室资料如影像学资料、实验检查资料等。

2. 提供全切片数字化扫描资料或 ROI 数字切片资料（低倍全视野 + 高倍区域扫描）。

3. 数字切片与病例资料可自动上传到远程诊断平台，再传送到会诊专家的接收平台（图 10-6）。

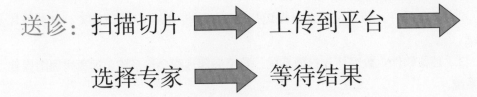

图 10-6　送诊示意图

（二）会诊

会诊方专家可利用专业数字切片诊断平台，通过浏览器进行数字切片的病理远程诊断或会诊，不受时间与空间限制（图 10-7、图 10-8）。

会诊：登录平台 ➡ 选择病例 ➡

作出诊断 ➡ 签发报告

图 10-7　专家会诊示意图

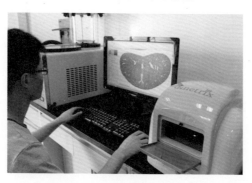

图 10-8　病理专家远程会诊

专家在约定的会诊时间登录平台，通过浏览器对送检方提供的资料和数字切片进行浏览、分析和诊断，并发送病理咨询诊断报告至管理中心平台，平台将自动将报告转发给送检单位。此外，专家还可通过网络与送检单位实时通话进行讨论和指导。

（三）会诊管理中心

会诊管理中心负责会诊全过程的协调管理和资料储存。会诊中心平台应有效地架起专家与基层医院、病理科医师会诊、咨询、讨论的桥梁（图 10-9）。

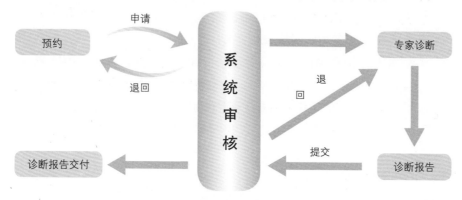

图 10-9　远程会诊管理中心示意图

§11

肿瘤学总论

肿瘤包括良性肿瘤和恶性肿瘤。恶性肿瘤对人类危害巨大，是本章介绍的重点内容。"肿瘤"一词的使用比较混乱，一般指的是恶性肿瘤。各种肿瘤的科学命名方法请参阅本章"肿瘤命名"部分的介绍。

▶▶ 恶性肿瘤定义 ◀◀

肿瘤是机体正常组织细胞在致癌因素和促癌因素的刺激作用下，发生基因突变导致过度增生或异常分化而形成的机体新生物，它丧失了正常组织细胞所具有的生长方式，表现出生长自主性、局部浸润性和远处转移性的特点。从分子水平看，肿瘤表现为核酸与蛋白质代谢的异常；从细胞水平看，肿瘤是一种生长失控、分化异常的细胞增殖病。

▶▶ 恶性肿瘤发病现状 ◀◀

1. 世界现状：全球 60 多亿人口中，有 3700 多万人患有恶性肿瘤，每年有 700 万病人死亡，每年新增病例约 800 万人。

2. 中国现状：中国 2015 年恶性肿瘤新发病数为 429 万多例，2015 年因恶性肿瘤死亡人数为 280 余万。近 20 年来，中国每 4 个死亡者中就有一个死于恶性肿瘤，居死亡原因之首，而且发病率有逐渐增高的趋势。我国发病率居前的恶性肿瘤为肺癌、胃癌、结直肠癌、肝癌、乳腺癌等（图 11–1～图 11–4）。

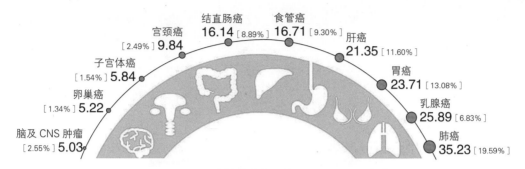

图 11-1　我国恶性肿瘤发病率（1/10 万）及构成

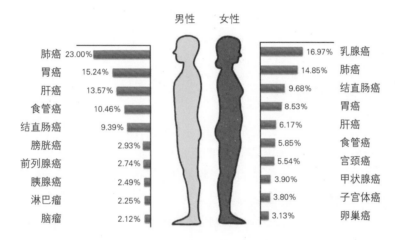

图 11-2　中国人前十位高发恶性肿瘤

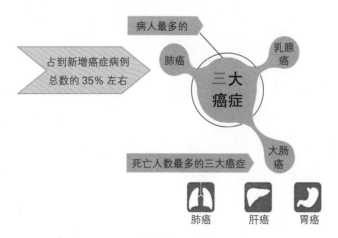

图 11-3　我国发病率和致死率最高的肿瘤

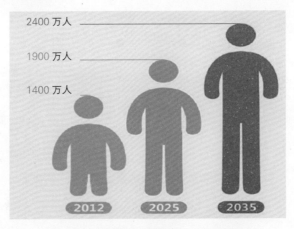

图 11-4　我国恶性肿瘤病人数量预测

▶▶ 恶性肿瘤发病机制 ◀◀

　　恶性肿瘤的发病机制十分复杂，至今未能完全阐明。随着分子生物学和肿瘤免疫学的迅速发展，"基因学说"渐被广泛重视。20 世纪 70 年代以后，科学家先后发现处于非激活状态的致癌基因（原癌基因）和原癌基因被激活后形成的细胞癌基因，并发现原癌基因的激活与基因突变和多种其他因素（物理、化学、生物等致癌因素）有关，同时与机体的免疫机制失衡关系密切（图 11-5～图 11-7）。

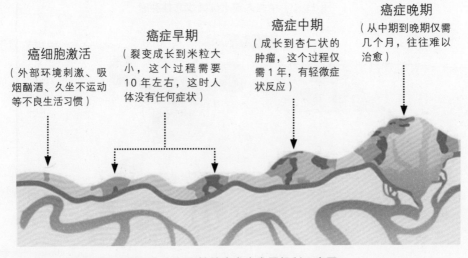

图 11-5　恶性肿瘤发生发展机制示意图

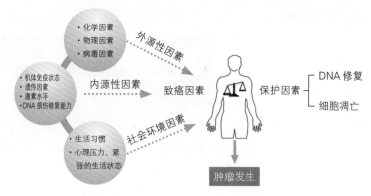

图 11-6 影响恶性肿瘤发生的相关因素

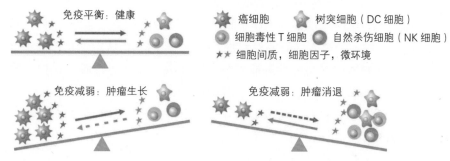

图 11-7 免疫状态对恶性肿瘤的影响示意图

▶▶ 恶性肿瘤发病相关因素 ◀◀

大量研究证明，恶性肿瘤的发病与机体内外多种因素有关，但这些因素导致恶性肿瘤发病的具体机制仍待深入研究（图 11-8）。

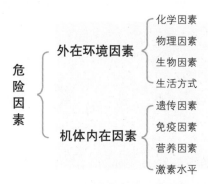

图 11-8 恶性肿瘤发病的危险因素

313

（一）外在环境因素

1．环境因素：环境污染与恶性肿瘤的发病密切相关，空气、水和土地的污染是造成地区性恶性肿瘤高发的重要因素。据媒体报道，我国现有数以百计的恶性肿瘤高发村落，均与环境污染，特别是重金属污染密切相关（图11-9）。

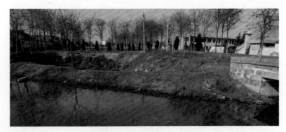

图11-9　癌症村的水污染与乳腺癌的关系

2．职业因素：世界卫生组织（WHO）认定制鞋修鞋、打扫烟囱、制作家具、勘探、生产铝和橡胶等的从业人员会增高恶性肿瘤发病风险。

3．饮食与生活习惯因素：WHO将致癌物质分为四大类共400余种，其中一类致癌物质120种，是对人体有明确致癌性的物质。WHO认定烟草、酒精饮料、室内煤气、含砷的饮用水与恶性肿瘤发病密切相关，还认为香肠、培根、熏肉、汉堡包等加工肉制品及重金属均存在一定的致癌风险。

4．病毒感染：如EB病毒与鼻咽癌发病密切相关，冠状病毒等也参与了鼻咽癌的发生发展过程。

（二）机体内在因素

1．遗传因素：1990年后，研究者发现了两种直接与遗传性乳腺癌有关的基因，命名为乳腺癌1号和2号基因（BRCA1/2）。

实际上，BRCA1/2是两种具有抑制恶性肿瘤发生的抑癌基因，拥有这个基因突变的家族倾向于具有高乳腺癌发生率，同时还会增加其他一些恶性肿瘤的发病风险（图11-10、图11-11）。

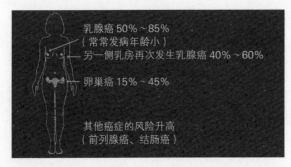

图11-10　BRCA1/2基因携带者发病风险

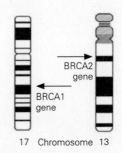

图11-11　BRCA1/2基因

2．年龄、免疫状况等因素：年龄越大、免疫水平越低，肿瘤的发病率越高（图 11-12、图 11-13）。

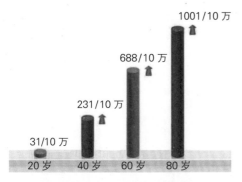

图 11-12　恶性肿瘤各年龄段发病率　　　图 11-13　恶性肿瘤年龄分布状态

3．其他因素：如艾滋病病人免疫功能低下，肿瘤高发；某些肿瘤的发生依赖于一定的激素环境，否则难以继续生长，这类肿瘤称为激素依赖性肿瘤，如乳腺癌、前列腺癌等。

▶▶ 肿瘤分类 ◀◀

通常将肿瘤分为良性肿瘤与恶性肿瘤两大类。这样的分类方法对区分肿瘤性质的、选择治疗方法和判断肿瘤预后均有重要的临床意义（表 11-1）。

表 11-1　良、恶性肿瘤比较表

项　目	良性肿瘤	恶性肿瘤
生长速度	缓慢	较快
生长方式	膨胀性生长	浸润性生长
转移与复发	不转移，摘除后不复发	常有转移，摘除后常复发
继发改变	很少发生坏死、出血	常发生坏死、出血
癌细胞形态	分化良好，与原发组织的形态相似	分化不好，异形性明显，与原发组织的形态差异大
核分裂像	无可稀少，不见病理性核分裂像	多见，并见病理性核分裂像
对机体的影响	小，主要为局部压迫和阻塞作用	较大，除压迫、阻塞外，可出血、感染、恶病质、死亡

（一）良性肿瘤

良性肿瘤是指无浸润和转移能力的肿瘤。良性肿瘤常具有包膜完整、边界清楚、膨胀性生长缓慢、肿瘤细胞分化成熟等特点，对机体危害较小，主要是造成局部压迫和管道阻塞。皮下脂肪瘤、肾囊肿、子宫肌瘤等均属良性肿瘤。（图11-14）

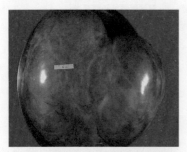

包膜完整的良性肿瘤

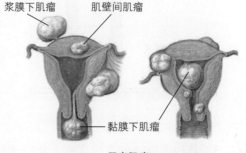

浆膜下肌瘤　肌壁间肌瘤

黏膜下肌瘤

子宫肌瘤

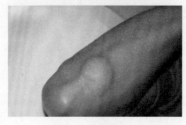

脂肪瘤

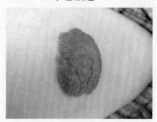

毛细血管瘤

图 11-14　良性肿瘤

（二）恶性肿瘤

恶性肿瘤具有细胞分化和增殖异常、生长失去控制、浸润性和转移性等生物学特征，如肺癌、胃癌、宫颈癌、肝癌、皮肤癌等（图 11-15）。恶性肿瘤按其发展历程可分为癌前病变、交界性肿瘤、原位癌、浸润癌和转移癌。

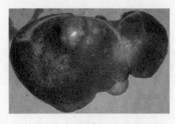

肝癌

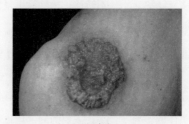

皮肤癌

图 11-15　恶性肿瘤

1. 癌前病变：癌前病变并不是恶性肿瘤，但具有演变成恶性肿瘤的倾向，如黏膜白斑、慢性萎缩性胃炎、子宫颈慢性炎症、结直肠多发性息肉等均属癌前病变。对于此类病变应积极切除，定期复查。（图11-16）

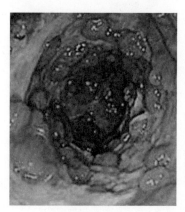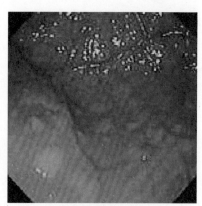

结肠多发息肉　　　　　　　　　　　　　慢性萎缩胃炎

图 11-16　癌前病变

2. 交界性肿瘤：交界性肿瘤是指具有低度潜恶性的肿瘤，常表现为不同程度的黏膜增生，它同时具有良性肿瘤和恶性肿瘤的一些特征，如生长缓慢、复发迟，类似良性肿瘤；但其又可以发生转移，只不过转移率较低，如宫颈上皮内瘤变、乳腺导管上皮内瘤变、子宫内膜复杂性增生等（图11-17、图11-18）。

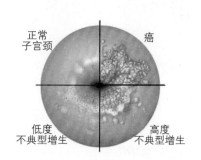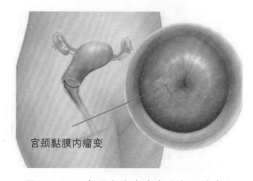

图 11-17　宫颈黏膜病变比较图　　　　图 11-18　宫颈上皮内瘤变（交界肿瘤）

3. 原位癌：原位癌是指癌细胞仅局限在皮肤或黏膜内，还未通过皮肤或黏膜下面的基底膜侵犯到周围组织。原位癌肉眼观察无明显病变，仅在显微镜下才可见。常见的有乳腺、子宫、皮肤、胃、直肠等部位的原位癌。（图11-19）

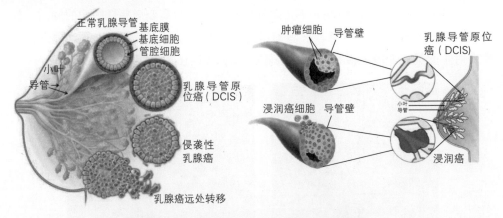

图 11-19　乳腺原位癌（图中绿色示癌细胞）

4. 浸润癌：浸润癌是癌症的一种形式，它的特点是肿瘤形状不规则，具有破坏性和转移性，呈网状的浸润形式，是原位癌细胞突破基底膜后形成的（图 11-20）。

5. 转移癌：癌细胞从原发肿瘤部位经血管、淋巴管、种植等途径迁徙至他处继续生长，形成新的癌病灶（图 11-21）。

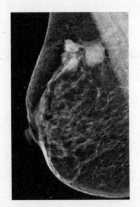

图 11-20　浸润性乱腺癌影像图

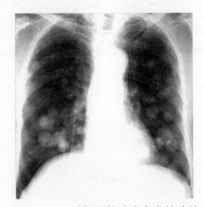

图 11-21　肺部恶性肿瘤多发转移灶

▶▶ 肿瘤一般症状 ◀◀

1. **压迫症状**：多见于恶性肿瘤，如食管癌导致吞咽困难。压迫症状亦可见于巨大的良性肿瘤。

2. **破坏症状**：恶性肿瘤浸润生长导致组织破坏，引发相应的症状，如骨关节肿瘤可致病理性骨折和其他功能障碍并出现相应症状。

3. 消耗症状：恶性肿瘤晚期可导致病人高度消耗，形成恶病质（图 11-22）。

4. 神经内分泌症状：发生在肾上腺的肿瘤可以引起库欣综合征等症状，脑垂体肿瘤可导致巨人症（图 11-23）。

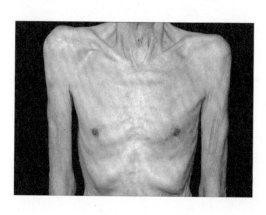

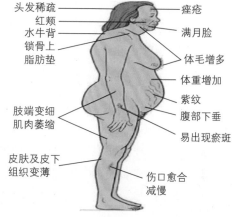

头发稀疏　　　　　　　痤疮
红颊　　　　　　　　　满月脸
水牛背
锁骨上　　　　　　　　体毛增多
脂肪垫
　　　　　　　　　　　体重增加
　　　　　　　　　　　紫纹
肢端变细　　　　　　　腹部下垂
肌肉萎缩
　　　　　　　　　　　易出现瘀斑
皮肤及皮下
组织变薄　　　　　　　伤口愈合
　　　　　　　　　　　减慢

图 11-22　肿瘤晚期恶病质　　　　　图 11-23　库欣综合征临床表现

5. 转移灶症状：恶性肿瘤转移症状与转移的部位、数量和时间等有关，早期较难判定，往往需要影像学检查协助。

▶▶ 肿瘤命名 ◀◀

肿瘤命名的依据是肿瘤的组织来源，据此可将肿瘤分别命名为瘤、癌和肉瘤。此外，还有一些特殊的命名或习惯命名等。

（一）良性肿瘤命名

在良性肿瘤来源组织名称后加"瘤"字，即起源部位 + 起源组织 + 瘤，如卵巢黏液型囊腺瘤、皮下脂肪瘤等。

（二）恶性肿瘤命名

1. 来源于上皮组织的统称为癌，命名方式是在其来源组织名称之后加"癌"字，如皮肤癌、胃癌、肺癌等。

2. 来源与间叶组织的恶性肿瘤统称为肉瘤，命名方式是在来源组织名称之后加"肉瘤"，如骨肉瘤、纤维肉瘤等。

（三）特殊命名与习惯命名

1. 恶性肿瘤：如髓母细胞瘤、霍奇金淋巴瘤、白血病、黑色素瘤等。

2. 良性肿瘤：如骨母细胞瘤、脂肪母细胞瘤等。

▶▶ 恶性肿瘤分级与分期 ◀◀

肿瘤的分级与分期一般仅用于恶性肿瘤，其目的是判断肿瘤的严重程度，为制定合理的治疗方案、正确评价疗效和判断预后提供依据。

（一）肿瘤的临床分级

通常按肿瘤细胞的分化程度分为 Ⅰ、Ⅱ、Ⅲ 3 级，此分级法简单明了、易于掌握、便于应用，其缺点是缺乏定量指标。

1. Ⅰ级：肿瘤细胞分化良好，属低度恶性。

2. Ⅱ级：肿瘤细胞中等程度分化，属中度恶性。

3. Ⅲ级：肿瘤细胞分化程度低，属高度恶性。

（二）肿瘤的临床分期

主要根据肿瘤的大小、浸润深度、扩散范围及转移情况进行分期。TNM 分期系统是国际通用的肿瘤分期系统，该分期系统可提供多方面的肿瘤详细信息，具有较高的临床应用价值，但各种不同的肿瘤其分期指标也不相同。TNM 分期系统包括临床分期和病理分期，以下简要介绍 TNM 临床分期法。

1. TNM 分期的含义："T"表示肿瘤的大小，"N"代表区域淋巴结受累情况，"M"代表远处转移情况（图 11-24）。

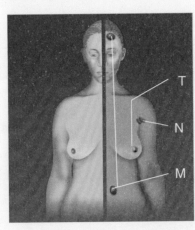

T （肿瘤大小）

N （淋巴结受累）

M （远处转移）

图 11-24 肿瘤 TNM 分期

2. TNM 临床分期举例：现以乳腺癌为例介绍其分期指标和方法。例如，某病人临床诊断为乳腺癌，肿块大小为 4 cm（T_2），腋窝淋巴结多于 10 个（N_3），但未发现远转移（M_0），那么，此病人的肿瘤分期为"乳腺癌 $T_2N_3M_0$"（图 11-25）。

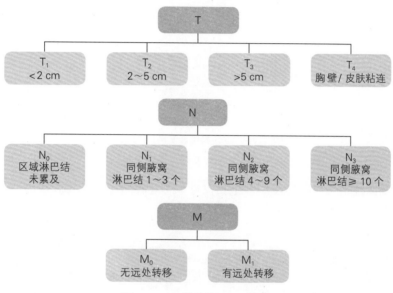

图 11-25　乳腺癌 TNM 分期

▶▶ **肿瘤生长** ◀◀

（一）肿瘤的生长速度

肿瘤的生长速度取决于分化程度的高低，分化越低生长越快（图 11-26）。

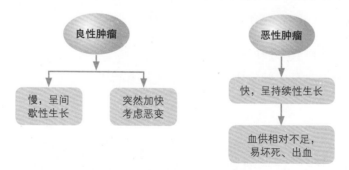

图 11-26　肿瘤的生长速度

（二）肿瘤的生长方式

1. 膨胀性生长：是大多数良性肿瘤的生长方式。

2. 外生性生长：良、恶性肿瘤均可呈外生性生长，但恶性肿瘤会同时发生浸润生长并可形成溃疡（图11-27）。

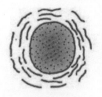  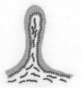

结节状　　　　分叶状　　　　囊状　　　　息肉状　　　　乳头状
（膨胀性生长）（膨胀性生长）（膨胀性生长）（外生性生长）（外生性生长）

图11-27　肿瘤的膨胀性生长与外生性生长

3. 浸润性生长：肿瘤浸润性生长仅见于恶性肿瘤（图11-28）。

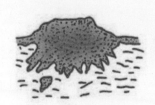 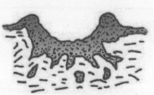 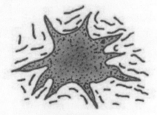

弥漫性肥厚状　　　　　　溃疡状　　　　　　浸润性包块状
（外生伴浸润性生长）　（浸润性生长）　　（浸润性生长）

图11-28　肿瘤的浸润性生长

▶▶ 恶性肿瘤扩散转移 ◀◀

肿瘤的扩散与转移是恶性肿瘤的重要特征。

（一）恶性肿瘤扩散转移方式

1. 直接蔓延扩散：肿瘤从原发处向临近正常组织生长扩散，称为直接蔓延或局部浸润。

2. 肿瘤的转移：恶性肿瘤细胞从原发部位浸入淋巴管、血管或体腔，迁徙到他处继续生长，形成与原发肿瘤同类型的继发性肿瘤，这个过程称为转移。肿瘤常见的转移途径包括淋巴管转移、血行转移和种植性转移（图11-29）。

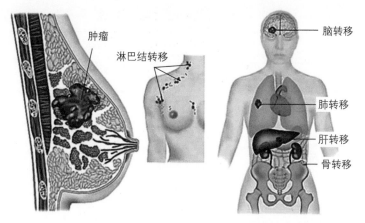

图 11-29　乳腺癌转移示意图

（1）淋巴管转移：是"癌"最常见的转移途径，如胃癌常转移至左锁骨上淋巴结、肺癌常转移至纵隔淋巴结、乳腺癌转移至腋窝淋巴结（图 11-30）。

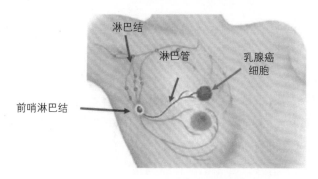

图 11-30　乳腺癌淋巴转移途径

（2）血行转移：是"肉瘤"最常见的转移途径，"癌"晚期也常发生血行转移（图 11-31）。

（3）种植性转移：恶性肿瘤细胞在手术或有创性检查中被带到正常组织并生长，形成新的肿瘤病灶，称为种植性转移。

（二）恶性肿瘤转移的倾向性

各种不同的恶性肿瘤转移时有一定的倾向性（表 11-2）。

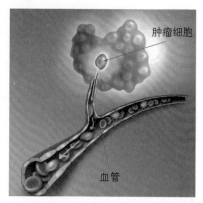

图 11-31　肿瘤血行转移示意图

表 11-2　原发肿瘤转移的倾向性

原发肿瘤	转移部位的倾向性
乳腺、肺、肾	骨
前列腺、宫颈癌	骨盆、腰椎
甲状腺	颈椎
乳腺、胃肠道	区域淋巴结
乳腺	肝或腹腔转移
胃	卵巢
小细胞肺癌、肺腺癌	脑、骨、肾上腺
颅内肿瘤	很少转移颅外

▶▶ **肿瘤诊断** ◀◀

肿瘤的诊断步骤和方法与其他疾病基本相似，并应尽量获得病理的诊断。

（一）病史与体格检查

1. 病史：对某些进行性的症状，如肿块、疼痛、病理性分泌物、出血、消瘦、黄疸等应深入询问，尤其中年以上病人更应警惕；应重点了解病人职业、生活环境、有无吸烟等嗜好，有无化学致癌物接触史及恶性肿瘤家族史等。

2. 体格检查：是肿瘤诊断的重要部分，应在全面、系统检查基础上，再结合病史进行重点器官的局部检查。局部检查应注意肿瘤的部位、形态、硬度、活动度及与周围组织关系，有无淋巴结异常肿大。

（二）实验室检查

1. 酶学检查：肿瘤组织中某些酶活性增高，可能与生长旺盛有关；有些酶活性降低，可能与分化不良有关。实验室酶学检查对肿瘤有重要辅助诊断作用。例如肝癌病人在血中 γ-谷氨酰转移酶、碱性磷酸酶、乳酸脱氢酶和碱性磷酸酶的同工异构酶均可升高；骨肉瘤的碱性磷酸酶活性增强而酸性磷酸酶活性弱；前列腺癌时酸性磷酸酶可升高；肺鳞状细胞癌的脂酶活性随分化程度降低而减弱。

2. 肿瘤标志物检测：由于癌细胞可以产生相应的的抗原物质。因此抗原物质检测有助于某些恶性肿瘤的早期诊断。例如，有些恶性肿瘤组织细胞的抗原组成与胎儿时期相似，如原发性肝癌病人血清中出现的甲胎蛋白（AFP），是肝癌最有诊断价值的指标；癌胚抗原（CEA）增高、胃癌相关抗原（GCAA）增高等均可作为多种癌症诊断参考；另一类免疫学检查是用放射免疫或荧光免疫技术检测激素，如绒毛膜上皮癌和恶性葡萄胎的绒毛膜促性腺激素检测等（表 11-3、图 11-32、图 11-33）。

表 11-3　常用肿瘤标志物检测

肿瘤标志物	对应器官
癌胚抗原（CEA）	结肠、胃、胰腺、肺、乳腺、卵巢
甲胎蛋白（AFP）	肝、生殖细胞肿瘤、卵巢、胃、胆管、胰腺
a-L-岩藻糖苷酶（AFU）	肝、肺、乳腺、卵巢
糖类蛋白 19-9（CA19-9）	胰腺、胃、大肠、胆管、胆囊
癌抗原 15-3（CA15-3）	乳腺、肺、肝、卵巢
癌抗原 125（CA125）	肝、肺、胰腺、卵巢、子宫
磷状细胞癌抗原（SCC）	宫颈、乳腺、食管、皮肤
糖类抗原 72-4（CA72-4）	胰腺、乳腺、卵巢、胃
糖类抗原 50（CA50）	胰腺、肺、乳腺、肝胆、胃

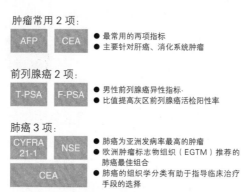

图 11-32　肿瘤标志物检测

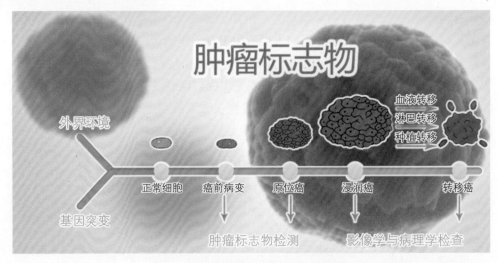

图 11-33　肿瘤标志物检测适用范围

（三）内镜检查

凡属空腔脏器或位于某些体腔的肿瘤，大多可用相应的内镜检查，并可同时进行活检。此外，还可经输尿管、胆总管或胰管插入导管作 X 线造影检查提高肿瘤诊断的准确性。（图 11-34）

（四）影像学检查

影像学检查包括 X 线、CT、MRI、超声检查以及放射性核素显像、选择性血管造影等，均可为肿瘤提供确切的定位诊断。近期，利用低能 CT 筛查肺部小结节（1～5 mm）已在临床体格检查中应用。

图 11-34　食管癌内镜图

（五）病理学检查

1. 细胞学检查：由于肿瘤细胞较易从原位脱落，故可用各种方法取得瘤细胞标本。例如，用浓集法收集痰、胸腔积液、腹水或灌洗液等细胞；用拉网法收集食管和胃的脱落细胞；用印片法取得表浅的瘤体表面细胞。此外，还可用穿刺法取得比较深在的瘤细胞，进行细胞学检查。但在临床实践中发现有假阳性或阳性率不高的缺点，尚不能完全代替病理组织切片检查。（图 11-35、图 11-36）

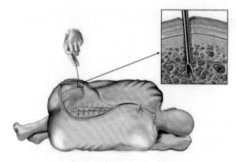

图 11-35　骨髓穿刺活检

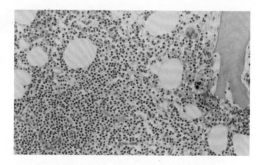

图 11-36　淋巴细胞白血病（骨髓抹片）

2. 活体组织检查：通过内镜活检钳取肿瘤组织，或施行手术切取组织等方法，进行活体组织检查，是确定肿瘤诊断及病理类型准确性最高的方法，适用于一切用其他方法不能确定的肿块性质。该检查有一定的损伤作用，可能致使恶性肿瘤扩散，因此，需要时宜在术前短期内或手术中施行。（图 11-37、图 11-38）

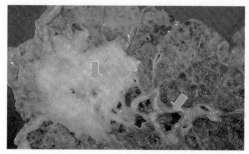

图 11-37　手术切除之肺癌标本

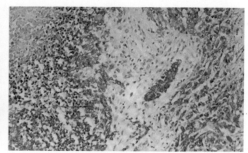

图 11-38　肺鳞癌（病理切片）

（六）肿瘤基因检测

国际基因组计划已于数年前完成，肿瘤的基因诊断将在临床上较快发展，在提高恶性肿瘤的诊断水平中发挥重要作用。详细内容请参阅本书"基因疾病与基因诊断"一章。

（七）肿瘤的早期诊断

1. 肿瘤的发展历程：根据最新理论，恶性肿瘤的发生和发展可分为癌前病变、原位癌、浸润癌和转移癌等几个阶段。一般经 10 年左右的癌前阶段恶变为原位癌。原位癌历时 1 年以上，在促癌因素作用下发展成浸润癌；浸润癌多在 1 年以内即可出现转移癌。（图 11-39）

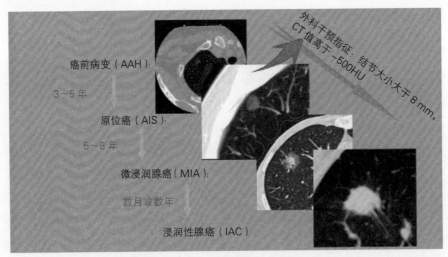

图 11-39　早期肺癌生长历程

2．恶性肿瘤早期诊断的意义：可显著提高病人的治愈率和 5 年生存率（表 11-4）。

表 11-4　肿瘤早期诊断与生存率的关系

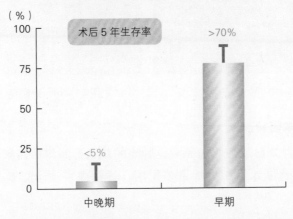

近 10 年来，癌症早期诊断技术取得了重大进展，许多新技术相继出现，综合应用这些技术对恶性肿瘤高危人群进行检测，有望使恶性肿瘤在癌前病变阶段即被发现，成为非致命性疾病。现对恶性肿瘤早期诊断新技术简要介绍如下。

1．蛋白指纹图谱技术：可极早期定性检测出恶性肿瘤的存在。

2．流式细胞分析技术：可以判断肿瘤恶性程度及推测其预后。

3．PET/CT：可以早期对恶性肿瘤进行定位。

4. 低剂量 CT 平扫肺结节筛查：该技术能发现肺内 1 mm 以上的肺内小结节（>3 cm 的结节称为肿块），为肺癌的早期诊断筛查提供了新的手段。该技术主要用于常规体检肺癌筛查，已在我国开始应用并逐步推广，取得较好效果。

▶▶ 肿瘤治疗 ◀◀

不同性质与部位的肿瘤治疗方法有所不同，应酌情选择最佳治疗方案。大体上可分为良性肿瘤的治疗与恶性肿瘤的治疗。

（一）良性肿瘤的治疗

1. 保守观察：部分体积较小且不影响功能的良性肿瘤可行保守治疗。

2. 手术切除：对体积较大或影响功能的良性肿瘤可行手术切除，交界性肿瘤和原位癌必须手术切除（图 11-40）。

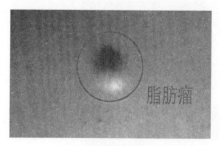 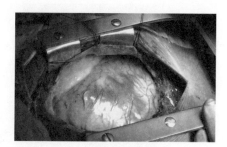

小脂肪瘤保守观察　　　　　　　　巨大脂肪瘤手术切除

图 11-40　良性肿瘤的治疗

（二）恶性肿瘤的治疗

恶性肿瘤不是"不治之症"，随着医疗水平的提高，目前恶性肿瘤的治愈率已达 30% 以上，还有部分病人寿命得到延长。主要治疗方法有以下几种，并应根据病人具体情况选择综合治疗方法（图 11-41~图 11-43）。

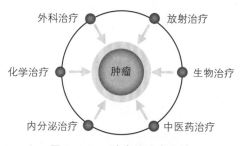

图 11-41　肿瘤的治疗方法

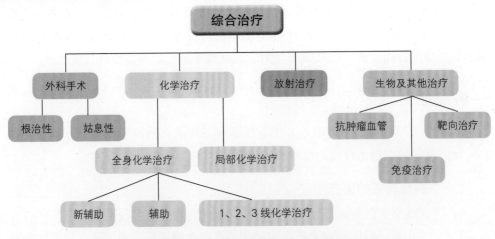

图 11-42 恶性肿瘤综合治疗示意图

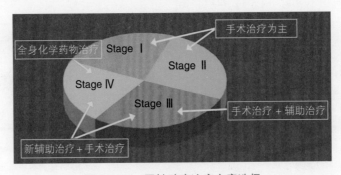

图 11-43 恶性肿瘤治疗方案选择

1. 手术治疗：可以将肿瘤完全切除或部分切除，或切除转移病灶。

2. 化学治疗（简称化疗）：主要用于对化疗药物敏感的恶性肿瘤，但化疗的毒副作用较大（表 11-5、表 11-6、图 11-44）。

表 11-5　恶性肿瘤对化疗药物的敏感性

敏感性	肿瘤类型
通常有反应	睾丸癌
经常有反应	乳腺癌、卵巢癌、小细胞肺癌、骨肉癌
偶有反应	胃癌、胰腺癌、食管癌、子宫内膜癌、宫颈癌、膀胱癌、非小细胞性肺癌、前列腺癌
通常无反应	肾癌、中枢神经系统癌症、结直肠癌、直肠癌、肝癌和黑色素瘤

表 11-6 常用化疗药物及其分类

烷化剂	抗代谢药	有丝分裂抑制剂	抗生素	其 他
马利兰	胞嘧啶	足叶乙苷	博来霉素	L- 天冬酰胺酶
卡氮芥	阿糖胞苷	替尼泊苷	放线菌素	羟基脲
苯丁酸氮芥	氟尿苷	长春花碱	柔红霉素	丙卡巴肼
顺铂	氟尿嘧啶	长春新碱	多柔比星	
环磷酰胺	巯基嘌呤	长春地辛	表柔比星	
异环磷酰胺	甲氨蝶呤	紫杉烷	丝裂霉素	
马法兰			米托蒽醌	

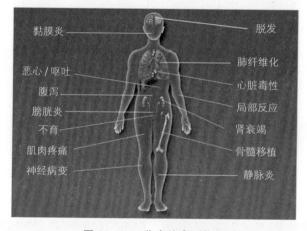

图 11-44 化疗的毒副作用

3. 放射治疗（简称放疗）：分为体外照射（加速器）、腔内照射（后装）和体内照射（口服或注射治疗性核素、放射粒子植入等），可用于治疗对放射线敏感的恶性肿瘤（图 11-45）。

4. 生物治疗：通过调动身体内固有的免疫能力抵御恶性肿瘤，是一种新兴的治疗方法，具有广阔的应用前景，目前尚在探索实践阶段。

5. 靶向治疗：靶向治疗属于一种广义上的基因治疗范畴，是通过分子生物学手段将治疗药物引导至某个器官、某种恶性肿瘤细胞，药物进入人体后可选择性杀灭癌细胞，从而提高药效和降低毒副作用。目前伊马替尼、吉非替尼等多种靶向治疗药物已在我国临床应用，并显示了较好的疗效（图 11-46）。

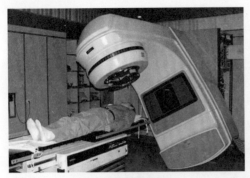

医用直线加速器治疗

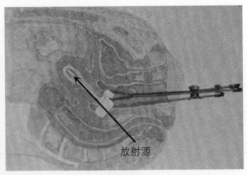

放射源

后装治疗

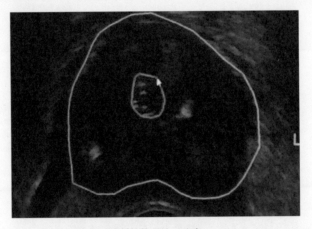

放射性粒子植入治疗

图 11-45　恶性肿瘤放射治疗

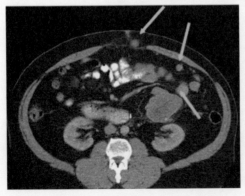

治疗前

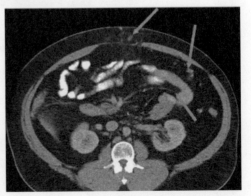

治疗后

图 11-46　靶向药伊马替尼治疗转移癌疗效观察（箭头指向为癌病灶）

6. 中医中药治疗：中西医结合治疗恶性肿瘤，能提高某些病人的治疗效果。

7. 其他治疗：如高温治疗、激光治疗、冷冻治疗等。

▶▶ 恶性肿瘤三级预防 ◀◀

WHO 认为，1/3 的癌症可以预防，1/3 的癌症可以早期发现并治愈，1/3 的癌症病人可以通过有效的综合治疗而减轻痛苦、延长生命、提高生活质量。部分有望治愈。恶性肿瘤的三级预防措施如下（图 11–47）。

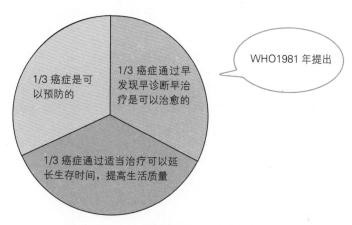

图 11–47 恶性肿瘤预防的意义

1. 一级预防：即病因预防，包括降低致癌因素（如环境治理、调整生活习惯等）、治疗癌前疾病（如肝硬化、宫颈内皮增生等）。

2. 二级预防：又称三早预防，即早发现、早诊断、早治疗。包括推广定期体检和防癌普查等（图 11–48、图 11–49）。

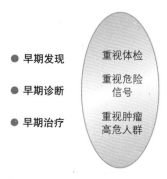

图 11–48 恶性肿瘤二级预防

1. 逐渐增大的肿瘤	6. 经期大出血,经期外或绝经后出血
2. 疣或黑痣发生变化	7. 鼻、耳分泌物带血、颈部肿块、视觉障碍
3. 消化不良、腹部疼痛或肿块	8. 久治不愈的伤口、溃疡
4. 进行性吞咽困难	9. 原因不明疼痛及体重减轻
5. 持续性嘶哑、咳嗽、痰中带血	10. 大便带血、腹泻便秘交替、血尿

癌症十大危险信号

图 11-49 恶性肿瘤早期十大信号

3.三级预防:又称临床预防,是指对现患肿瘤病人采取防止复发、减少并发症、防止致残、提高生存率和康复率,以及减轻由肿瘤引起的疼痛等措施,以期延长病人生命和改善生活质量。

预防医学概述

预防医学是现代医学的组成部分之一，对预防社会人群疾病的发生、提高人群健康水平、改善人群生活质量和延长人群寿命具有重要意义。

▶▶ 现代医学构成 ◀◀

现代医学主要包括基础医学、临床医学和预防医学三大领域（图 12-1）。

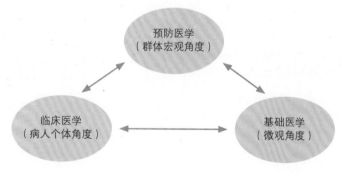

图 12-1　现代医学的构成

1. 基础医学：属于基础学科，是现代医学的基础，是研究人的生命和疾病现象的本质及其规律的自然科学。

2. 临床医学：是研究疾病的病因、诊断、治疗和预后，提高临床治疗水平，促进人体健康的科学，是直接面对疾病、病人，对病人直接实施治疗的科学。

3. 预防医学：以人群为研究对象，应用宏观与微观的技术手段，研究健康影响因素及其作用规律，是阐明外界环境因素与人群健康的相互关系，制定公共卫生策略与措施，以达到预防疾病、增进健康、延长寿命和提高生命质量为目标的一门医学科学。

▶▶ 预防医学定义 ◀◀

预防医学是医学的一门应用学科，它以个体和确定的群体为对象，目的是保护、促进和维护健康，预防疾病、失能和早逝。其工作模式是"环境-人群-健康"，这是一个"健康生态模型"，它强调环境与人群的相互依赖、相互作用和协调发展，并以人群健康为目的。

▶▶ 预防医学发展 ◀◀

18世纪中晚期，欧洲的工业革命推动了科学的进步和发展。在医学方面，微生物学、生理学和病理学等逐步形成，同时开启了现代预防医学发展的新阶段。现代预防医学经历了3次公共卫生革命和个体预防、群体预防、社会预防和人类预防4个阶段（图12-2）。

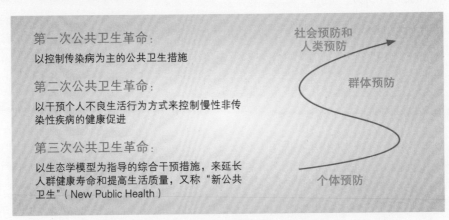

第一次公共卫生革命：
以控制传染病为主的公共卫生措施

第二次公共卫生革命：
以干预个人不良生活行为方式来控制慢性非传染性疾病的健康促进

第三次公共卫生革命：
以生态学模型为指导的综合干预措施，来延长人群健康寿命和提高生活质量，又称"新公共卫生"（New Public Health）

社会预防和
人类预防

群体预防

个体预防

图12-2　3次公共卫生革命示意图

1. 个体预防阶段：20世纪以前，主要以个体为对象进行疾病的治疗和预防。
2. 群体预防阶段：从19世纪末到20世纪初，人类在与天花、霍乱、鼠疫、流感等劣性传染病斗争的过程中逐步进入了群体预防的新阶段。此阶段被称为第一次卫生革命（图12-3）。

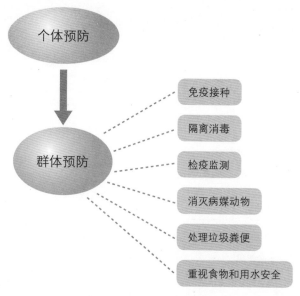

图 12-3　群体预防示意图

3．社会预防阶段：20 世纪中期以后，人们开始将预防从个体防病（含传染病）扩展到社会性预防措施，逐渐认识到生活方式、社会环境和心理因素等对健康的重要影响，并采取相应的解决办法。此阶段被称为第二次卫生革命。

4．人类预防阶段：20 世纪 70 年代以后，人们强调采用卫生政策、经济人口政策、卫生保健服务和环境保护等整体预防体系，对疾病进行区域性、国家性和全球性的整体社会预防，使预防医学进入以全人类为对象进行预防的时代，开始进行第三次卫生革命。

▶▶ 预防医学内容 ◀◀

1．探索影响健康的危险因素。
2．寻找危险因素的研究方法。
3．提出控制危险因素的策略与措施。

▶▶ 预防医学特点 ◀◀

预防医学与临床医学和公共卫生学关系密切，但是他们工作的内容和对象各有侧重，预防医学的主要特点如下（图 12-4）。

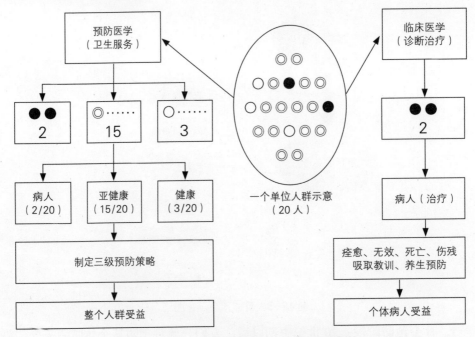

黑点代表病人，白点代表健康人，双圈为亚健康者

图 12-4　预防医学与临床医学对人群健康效益的比较

1. 预防医学的工作对象包括个体及确定的群体，主要着眼于健康者和亚健康者。

2. 突出预防为主的观念，着眼环境（工作、生活、社会环境），面向群体，提倡标本兼顾的三级预防措施。

3. 采取的预防对策，具有较临床医学更大的人群健康效益。

4. 研究方法上注重微观和宏观相结合，但更侧重于影响健康的因素与人群健康的关系。

▶▶ **健康观与健康状况** ◀◀

（一）健康观

1. 传统健康观：长期以来传统的健康观，把健康单纯地理解为"无病、无残、无伤"。

2. 当代健康观：1986 年世界卫生组织（WHO）提出："健康是身体、心理和社会适应的完好状态，而不仅是没有疾病和虚弱。"

（二）健康状况

人的健康状况可以分为健康、亚健康和不健康（疾病）3 种情况。据 WHO 统计，全世界真正健康的人仅占 5%，患病的也只占 20%，75% 的人处于亚健康状态。

1. 健康：现代健康的含义是多元的、广泛的，包括生理、心理和社会适应性 3 个方面。WHO 对健康的定义是："健康不仅是没有疾病或虚弱，而是要有一种健全的身心状态和良好的社会适应能力。"也就是说健康包括躯体健康、心理健康、道德健康和社会适应健康等诸多方面。维护健康的四大基石是合理膳食、适量运动、戒烟限酒、心理平衡（图 12-5）。

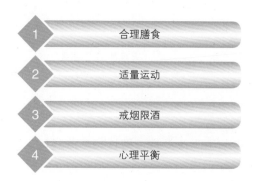

图 12-5 四大健康基石

2. 亚健康：亚健康状态是健康与疾病之间的临界状态，各种仪器及检验结果为阴性，但人体有各种各样的不适感觉。这是新的医学理论、新概念，也是社会发展、科学与人类生活水平提高的产物，它与现代社会人们的不健康生活方式及所承受的社会压力不断增大有直接关系（图 12-6）。

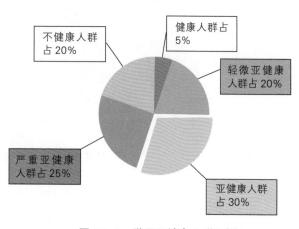

图 12-6 世界亚健康人群比例

3．疾病：疾病是机体在外界和体内某些致病因素作用下，因自稳态调节紊乱而发生的生命活动异常，使机体组织、细胞产生病理变化，出现各种症状、体征及社会行为的异常。任何疾病的发生必须具备致病因子（物理、化学和生物因子）、宿主和环境（自然与社会环境）三项基本条件，又称三要素（图12-7）。

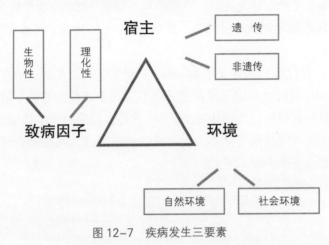

图 12-7　疾病发生三要素

▶▶ 影响健康的因素 ◀◀

影响健康的因素可归纳为4大类，即社会经济环境、生活环境、个人因素以及卫生服务的可得性（图12-8）。

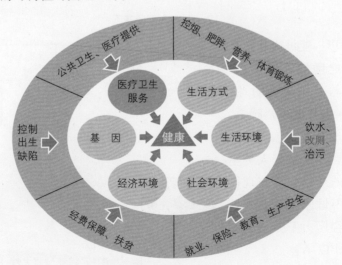

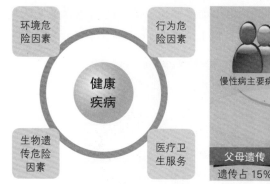
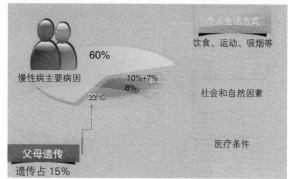

图 12-8　影响健康的因素

1．社会经济环境影响：包括个人收入、社会地位、文化背景和社会支持状况、受教育程度及就业情况等。

2．环境影响：一般而言，人类环境大致包括社会环境、自然环境、家庭环境、工作环境和心理环境等，他们通过不同的途径影响着人类的健康。例如，贫穷饥饿、环境污染、职业危害、心理异常等均可导致人类发生不同的疾病（图12-9、图12-10）。

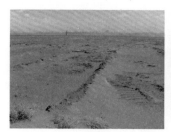
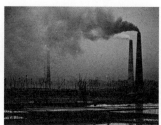
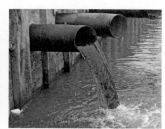

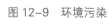

土地污染　　　　　　　　空气污染　　　　　　　　水污染

图 12-9　环境污染

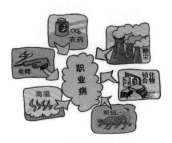
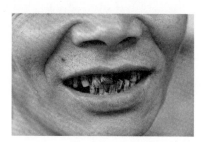

环境与职业病　　　　　　　　　氟中毒（氟牙）

图 12-10　环境对健康的影响

3. 个人因素影响：包括遗传因素、婴幼儿发育状态、个人的生活行为方式和生活习惯，以及个人的能力和技能等（图 12-11）。

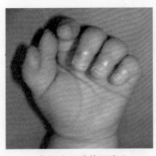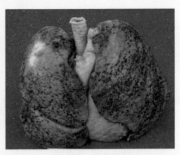

多指症（遗传因素）   吸烟肺（生活习惯）

图 12-11　个人因素对健康的影响

4. 卫生服务的影响：包括促进健康、预防疾病、治疗疾病和康复等健全的卫生机构，公平合理的卫生资源配置，以及保证服务的可得性。

▶▶ **疾病三级预防策略** ◀◀

根据疾病发生发展过程以及健康决定因素的特点，把预防策略按等级分类，称为三级预防策略，即病因预防、临床前预防和临床预防（表 12-1）。

表 12-1　疾病三级预防的内容与特点

预防层次	特点	主要内容	举例
第一级预防（病因预防）	促进健康	非特异性措施	卫生立法、保护环境，健康教育与促进、保健行为，合理营养和改变不良生活行为方式等
	范围广、工作艰巨、投资少、效益高	特异性措施	计划免疫、消除病因、职业预防、高危人群保护、婚前卫生工作、妊娠期和儿童的卫生保健
第二级预防（临床前预防）	保护健康	早期发现、早期报告	定期筛查、自我检查
	控制疾病发展和恶化，防治疾病的复发	早期诊断，早期隔离	对高危人群定期进行体验
		早期治疗	早期合理用药、防止恶化、转移、带菌蔓延、防止合并症

续表

预防层次	特 点	主要内容	举 例
第三级预防（临床预防）	恢复健康	防止病残	通过合理治疗，防止病情恶化、转移、防止复发，防止合并症、后遗症和防止病残
	促使病人功能恢复，能参加社会活动	康复治疗	开展功能性康复及心理康复，使病人做到心理、生理和社会功能的恢复，提供适宜的康复机构和就业机会，社区康复、延长寿命、临终关怀

1. 第一级预防：又称病因预防，是针对病因所采取的预防措施。它既包括针对健康个体的措施，也包括针对整个公众的社会措施。在第一级预防中，如果在疾病的因子还没有进入环境之前就采取预防性措施，则称为根本性预防。第一级预防的措施主要包括卫生立法、健康教育、免疫接种、高危人群保护、职业病预防和环境保护等（图12-12）。

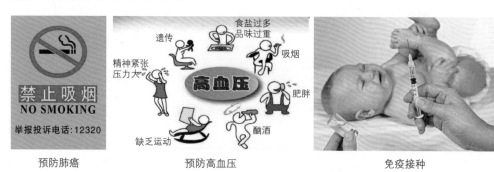

图 12-12　第一级预防（病因预防）

2. 第二级预防：又称临床前预防，是在疾病的临床前期做好早期发现、早期诊断、早期治疗的"三早"预防工作。第二级预防的主要措施包括病案发现、定期体检和自我检查等（图12-13）。

3. 第三级预防：又称临床预防，是对已患某些疾病者，采取及时、有效的治疗和

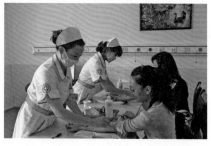

图 12-13　第二级预防（定期体检）

康复措施，最大限度改善病人生活质量和劳动能力，能参加社会活动并延长寿命。第三级预防的措施主要是对病人进行积极有效的治疗和功能训练等。

▶▶ 疾病的预防层次 ◀◀

三级预防策略的落实，可根据干预对象是个体、群体，还是社会或全球，采取分层次的预防措施，一般可分为个人、家庭、社区、国家和国际等层次，被称为"五层次预防"（表12-2）。

表12-2 五层次预防的主要内容

预防层次	主要内容	举 例
个人	定期体格检查和筛检 计划免疫和药物预防 健康的行为和生活方式	对高危人群和特殊人群进行定期体检 定期为儿童接种卡介苗以预防结核 合理膳食
家庭	居室环境 饮食习惯 文化娱乐活动	要经常保持居室干燥、通风良好 满足合理营养的基本要求 脑力、体力、娱乐均要适可而止，不要过度
社区	生活、生产环境 风俗习惯 行为生活方式	环境治理及监督 要尊重和弘扬有利于健康的习俗，改变不利于健康的陈规陋习 健康教育：扫除黄、赌、毒等社会丑恶现象
国家	卫生立法 卫生监督	对卫生违法行为依法追究其卫生行政责任、卫生民事责任和卫生刑事责任 预防性卫生监督；经常性卫生监督；国境卫生检疫监督
国际	初级卫生保健	普及健康教育；改善食品和营养供给，提供安全饮用水；创造良好的生活环境；开展妇女保健和计划生育；传染病的预防接种；预防与控制的方案；常见病伤的有效处理，提供基本药物

▶▶ 预防医学前景展望 ◀◀

（一）预防医学面临的问题

1. 传染病和寄生虫病的危险仍然存在：目前，不仅一些传统的传染病如流行性感冒（简称流感）、霍乱、伤寒、登革热等仍有不同范围的流行，而且一些新的恶性传染病如艾滋病、传染性非典型肺炎（简称非典）、人感染禽流感、埃博拉出血热等严重威胁人类健康（图 12-14、表 12-3）。

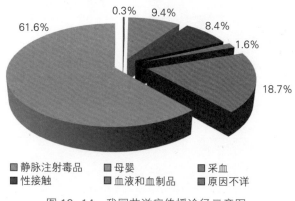

图 12-14　我国艾滋病传播途径示意图

表 12-3　2013～2017 年西非埃博拉出血热发病统计

国　家	病例数	死亡数	人口数（万人）
塞拉利昂	810	348	610
利比亚	786	413	715
几内亚	519	380	1120
尼日利亚	12	4	18032

2. 非传染性慢性病对人民健康的危害加剧：心血管疾病、糖尿病、肿瘤等非传染性疾病对人类健康的影响日益突出（图 12-15、表 12-4）。

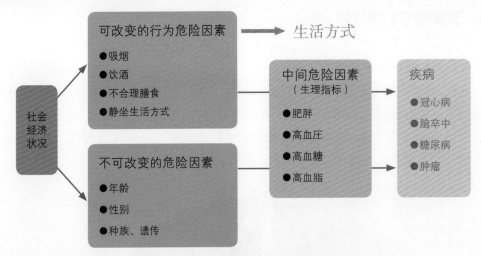

图 12-15 常见慢性病与危险因素的关系

表 12-4 常见慢性病的共同危险因素

危险因素	慢性病			
	心脑血管疾病	糖尿病	肿瘤	呼吸道疾病
吸烟	√	√	√	√
饮酒	√		√	
营养	√	√	√	√
静坐生活方式	√	√	√	√
肥胖	√	√	√	√
高血压	√	√		
血糖	√	√	√	
血脂	√	√	√	

3. 地方病和职业病将长期存在，危害严重。

4. 精神卫生和心理健康问题日益突出：截至 2016 年底，我国在册严重精神障碍病人达 540 万例，抑郁症和睡眠障碍病人不断增加。

5. 意外伤害发生率不断提高：近些年来，随着世界气候的变化，洪灾、海啸、地震等频发，造成人员重大伤亡；全球交通事故频发，世界每年死于车祸的人数为 25 万～30 万人（图 12-16）。

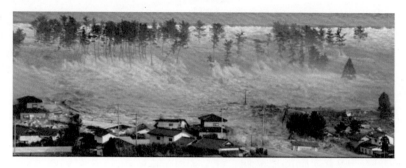

图 12-16　洪灾海啸

6. 人口与环境面临巨大压力：世界人口老龄化趋势日益明显（图 12-17），我国 65 岁以上老龄人口已超过 2 亿，为人类保健工作提出了新课题。

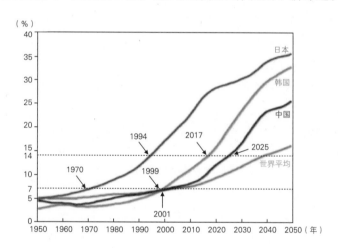

图 12-17　世界人口老龄化趋势

（二）预防医学发展趋势

1. 向社会预防和人类预防为主的反向发展。

2. 向促进健康、提高生命质量和人口素质的方向发展。

3. 环境与健康问题将成为预防医学的热点。

4. 将更加重视心理和行为因素对健康的影响。

5. 预防保健政策和策略的发展。

§13

预防和控制医院感染

医院感染伴随着医院的建立而产生，20 世纪 80 年代开始引起关注，现已成为各级医疗机构面临的突出的公共卫生问题。医院感染的发生率是评价医疗护理质量和医院管理水平的一个重要指标，积极预防和控制医院感染已成为医务界的共识。

医院环境中，人员密集、病原体种类繁多且耐药性强，由于病人的免疫功能存在不同程度的下降或缺陷，增加了医院感染的机会。医院感染的发生严重影响病人安全，制约医疗护理质量的提升，所以应提高医务人员对医院感染的认识，健全医院感染管理机构和管理制度，加强对医院感染的监测、控制和预防。

▶▶ 医院感染概念 ◀◀

医院感染主要是指住院病人在医院内获得的感染，包括在住院期间发生的感染和在医院内获得、出院后发病的感染，但不包括入院前已开始或者入院时已处于潜伏期的感染；医院工作人员在医院内获得的感染也属医院感染（图 13-1）。

1. 发生地点：医院内
2. 感染对象：住院病人和医院工作人员
3. 表现：出现感染的症状

图 13-1　医院感染概念

▶▶ 医院感染现状 ◀◀

医院感染不仅使住院病人病死率升高，而且消耗了大量医疗卫生资源。

1. 世界卫生组织（WHO）统计，全世界任何时候都平均有 140 万名医院感染病人。美国医院感染每年造成 4.8 万人死亡，为控制医院感染每年增加开支近 100 亿美元；英国每年约 5000 名病人死于医院感染。

2．我国每年约有 400 万名病人发生医院感染，导致的直接经济损失达 200 亿元以上。

3．世界各地医院感染事件屡见不鲜，并常造成十分严重的后果。2002 年首发于我国广东省顺德地区的严重急性呼吸综合征（SARS，俗称非典）连续在我国肆虐近半年，导致全国 917 名医务人员发生医院感染，全国病死者达 224 人。

▶▶ 医院感染分类 ◀◀

（一）按感染部位分类

全身各器官、各部位都可能发生医院感染，可分为呼吸系统医院感染、手术部位医院感染、泌尿系统医院感染、血液系统医院感染、皮肤软组织医院感染等。

（二）按病原体分类

可将医院感染分为细菌感染、病毒感染、真菌感染、支原体感染、衣原体感染及原虫感染等，其中细菌感染最常见。每一类感染又可根据病原体的具体名称分类，如柯萨奇病毒感染、铜绿假单胞菌感染、金黄色葡萄球菌感染等。

（三）按病原体来源分类

1．内源性感染：又称自身感染，是病人在医院内遭受自身携带的病原体侵袭而发生的医院感染。病原体通常为寄居在病人体内的正常菌群或条件致病菌。

2．外源性感染：又称交叉感染，是指各种原因引起的病人在医院内遭受非自身携带的病原体侵袭而发生的感染。病原体来自病人身体以外的个体、环境及诊疗用品等，包括从个体到个体的直接传播和通过物品、环境而引起的间接感染。（图 13-2、图 13-3）

外源性感染（交叉感染）
● 致病菌来自于环境或其他疾病病人

内源性感染（自身感染）
● 病原体来自于病人自身携带

图 13-2　医院感染的分类

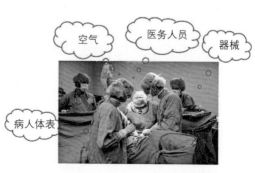

图 13-3　外源性感染示意图

▶▶ 医院感染发生 ◀◀

任何医院感染都是致病微生物与宿主在一定条件下相互作用而发生的一种病理过程。医院感染的发生必须具备完整的传染链，即传染源、传播途径和易感宿主（图 13-4）。

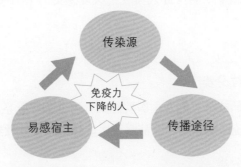

图 13-4　医院感染的发生条件（传染链）

（一）传染源

1. 已感染者及病原携带者：包括病人周围的病人、医院工作人员及病人接触的其他人员。

2. 病人自身的正常菌群及条件致病菌。

3. 医院环境中的致病菌。

4. 医疗用品上所附着的致病菌：包括各种医疗器械、消毒不彻底的医疗器械及物品、药物及血液制品，以及食品及生活用物等（图 13-5）。

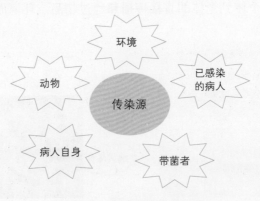

图 13-5　医院感染的传染源

（二）传播途径

除接触传播、空气传播、消化道传播外，各种侵入性诊疗操作也构成医院感染的传播途径，包括注射、输液输血、介入诊疗等（图13-6）。

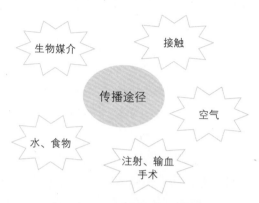

图 13-6　医院感染的传播途径

（三）易感宿主

医院感染的易感宿主主要是住院病人和医院工作人员。

▶▶ **医院感染促发因素** ◀◀

医院感染的促发因素很多，可分为主观因素和客观因素两大类（图13-7）。

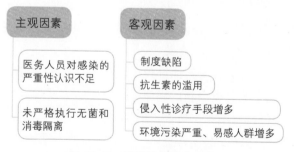

图 13-7　医院感染促发因素

（一）主观因素

1. 医务人员对医院感染认识不足：医务人员不能严格地执行无菌操作技术和消毒隔离制度，医院规章制度不全，致使感染源传播。此外，缺乏对消毒灭菌效果的有效监测等，均可导致不能有效地控制医院感染的发生。

2. 住院病人抵抗力低下：随着医疗技术的进步，住院病人中慢性疾病、恶性疾病、老年病人所占比例增加，而这些病人对感染的抵抗力是相当低的，导致医院感染增加。

（二）客观因素

1. 环境因素：医院环境复杂，病人集聚且流动性很强，因此易于发生医院内交叉感染。

2. 侵入性诊疗操作增多：如动静脉插管、泌尿系导管、气管切开、气管插管、吸入装置、监控仪器探头等，在诊治疾病的同时，还把外界的微生物导入体内，同时损伤了机体的防御屏障，使病原体容易侵入机体。

3. 病人免疫功能下降：激素或免疫抑制剂的大量使用，接受化疗、放疗后，以及病人所患疾病的病理影响，均可导致病人免疫功能下降，成为易感者。

4. 不合理使用抗生素：使病人体内正常菌群失调，耐药菌株增加，致使感染机会增多。2010 年发现一种能抵御所有抗生素的"超级"细菌，并不断有新发病例报道。WHO 预言，抗菌药物滥用造成的危害比艾滋病更为严重，人类将面临无药可用的境地。目前我国各级医院滥用抗生素的现象十分严重，90% 左右在二级和三级医院的住院病人都使用了抗生素，较世界平均水平高出 30% 以上。

▶▶ 医院感染诊断标准 ◀◀

1. 无明确潜伏期的感染，入院 48 小时后发生的感染。
2. 有明确潜伏期的感染，住院时超过平均潜伏期后发生的感染。
3. 本次感染直接与上次住院有关。
4. 在原有感染基础上出现其他部位新的感染（慢性感染的迁徙病灶除外），或在已知病原体基础上又分离出新的病原体。
5. 新生儿在分娩过程中和产后获得的感染。
6. 由于诊疗操作激活的潜在性感染，如疱疹病毒、结核分枝杆菌等的感染。
7. 医务人员在医院工作期间获得的感染。

▶▶ 医院感染控制预防措施 ◀◀

医院感染的控制与预防是医院工作中的一项系统工程，需要医院全体工作人员和病人的全面配合，方可取得良好效果。医院感染控制与预防的主要措施包括以下几方面（图 13-8）。

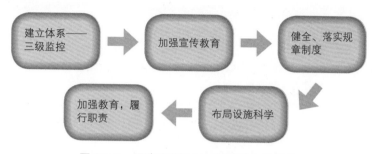

图 13-8　医院感染控制与预防的主要措施

（一）加强医院感染管理体系建设

1. 建立医院的三级管理体系：住院床位总数在 100 张以上的医院通常设置三级管理组织，即医院感染管理委员会、医院感染管理科和各科室的医院感染管理小组。

2. 实行护理三级管理体系：即病区护士长、科护士长和护理部主任的医院感染三级监控体制。

（二）健全落实各项医院感染管理和监测制度

1. 管理制度：如清洁卫生制度、消毒隔离制度、病人分诊制度、一次性医疗用品管理制度、探视与陪护制度、医院垃圾处理制度，以及医院感染管理报告制度等。

2. 监测制度：包括对灭菌效果、消毒剂使用效果、一次性医疗器材及门急诊常用器械的监测；对医院感染高危科室，如手术室、供应室、分娩室、换药室、监护室（ICU）、血液透析室等的消毒的管理和监测。

（三）人员控制

主要是控制感染源和易感人群，感染源必要时应实行医学隔离；易感人群应加强医学教育，给予免疫制剂和加强防护措施。

（四）合理使用抗生素

制订抗生素使用规范，严格掌握抗生素使用指征，严格控制预防性使用抗生素（图 13-9）。

《抗菌药物临床应用管理办法》（卫生部令第 84 号）

中华人民共和国国家卫生和计划生育委员会

第 84 号

《抗菌药物临床应用管理办法》已于 2012 年 2 月 13 日经卫生部部务会审议通过，现予以发布，自 2012 年 8 月 1 日起施行。

部　长　陈　竺

二〇一二年四月二十四日

图 13-9　卫生部令第 84 号（抗菌药物管理办法）

（五）加强医院感染知识的教育

加强教育，提高全体人员的理论、技术水平，增强预防和控制医院内感染的自觉性。

手卫生

手卫生是医务人员洗手、卫生手消毒和外科手消毒的总称。在临床实践中，各种诊疗、护理工作都离不开医务人员的双手，如不加强手卫生就会直接或间接地导致医院感染的发生。为保障病人安全，提高医疗质量，防止交叉感染，医院应加强医务人员手卫生的规范化管理，提高医务人员对手卫生的依从性。

本章介绍医务人员洗手和卫生手消毒，外科手消毒见本书"外科手术基本知识与技能"一章。

§14.1　卫生洗手（七步洗手）

卫生洗手简称洗手，是指医务人员用肥皂（或皂液）和流动水洗手，去除手部皮肤污垢、碎屑和部分致病菌的过程。医务人员在进行各项护理与治疗前均应洗手。有效的洗手可清除手上 99％ 以上的各种暂住菌。

▶▶ 目的 ◀◀

通过洗手清除致病性微生物，预防感染与交叉感染，避免污染无菌物品和清洁物品。

▶▶ 适用范围 ◀◀

医务人员在下列情况下必须进行卫生洗手。

1. 实施侵入性操作前。
2. 诊断、护理、治疗免疫力低下的病人或新生儿前。
3. 接触血液、体液和分泌物后。

4. 接触被致病性微生物污染的物品后。

5. 护理每例传染病病人和多重耐药菌株定植或感染者之后。

▶▶ 准备 ◀◀

1. 操作者准备：衣帽整洁，修剪指甲，取下手表，卷袖过肘，洗手。

2. 备洗手设备：如无洗手池设备，可备皂液（或肥皂）和清水各一盆及干手物品如小毛巾、避污纸等。

▶▶ 操作步骤 ◀◀

卫生洗手法又称七步洗手法，具体操作步骤如下（图 14-1）。

1. 掌心相对，手指并拢，相互揉搓。

2. 掌心对手背沿指缝相互揉搓，交换进行。

3. 掌心相对，双手交叉指缝相互揉搓。

4. 弯曲手指使关节在另一手掌心旋转揉搓，交换进行。

5. 一手握另一手大拇指旋转揉搓，交换进行。

6. 将 5 个手指尖并拢放在另一手掌心旋转揉搓，交换进行。

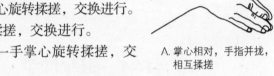

A. 掌心相对，手指并拢，相互揉搓

7. 一手握住另一手的手腕进行揉搓清洗，交换进行。

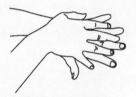

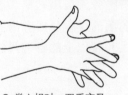

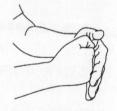

B. 掌心对手背沿指缝相互揉搓，交换进行

C. 掌心相对，双手交叉指缝相互揉搓

D. 弯曲手指使关节在另一掌心旋转揉搓，交换进行

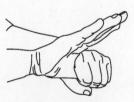

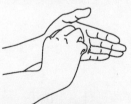

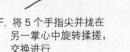

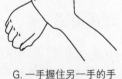

E. 一手握另一手大拇指旋转揉搓，交换进行

F. 将 5 个手指尖并拢在另一掌心中旋转揉搓，交换进行

G. 一手握住另一手的手腕进行揉搓清洗，交换进行

图 14-1　七步卫生洗手法（A～G）

▶▶ **注意事项** ◀◀

1. 洗手操作应在流动水下进行，最好用感应水龙头和抗菌洗手液，避免用手关闭阀门，防止再次污染。

2. 七步洗手法操作完成后，双手下垂，充分流动水清洗。

3. 每个步骤最少进行 10 次，时间不少于 15 s。

§14.2　卫生手消毒

卫生手消毒指医务人员用手消毒剂揉搓双手，以减少手部暂居菌的过程。卫生手消毒可达到比洗手更好的除菌效果。

▶▶ **目的** ◀◀

清除双手致病性微生物，预防感染与交叉感染，避免污染无菌物品和清洁物品。

▶▶ **适用范围** ◀◀

医务人员接触污染物品或感染病人后，手常被大量细菌污染，仅通过卫生洗手尚不能达到预防交叉感染的要求，必须进行卫生手消毒。卫生手消毒的适用范围如下：

1. 接触病人的血液、体液和分泌物后。

2. 接触被传染性致病微生物污染的物品后。

3. 直接为传染病病人进行检查、治疗、护理后。

4. 处理传染病病人污物之后。

▶▶ **准备** ◀◀

1. 护士准备：衣帽整洁、修剪指甲，取下手表、饰物，卷袖过肘。

2. 用物准备：

（1）流动水洗手设施及干手物品等（图 14-2）。

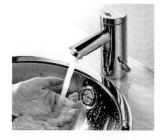

图 14-2　流动水洗手设施

（2）手消毒剂：手消毒剂主要是用于手部皮肤消毒，以减少手部皮肤细菌的消毒剂，其主要成分为乙醇、异丙醇、氯己定、聚维酮碘（碘伏）和护肤成分等，有水剂、凝胶和泡沫等不同剂型。手消毒剂可分为普通手消毒剂、速干手消毒剂和免冲洗手消毒剂（图 14-3）。

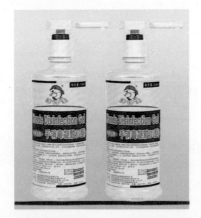
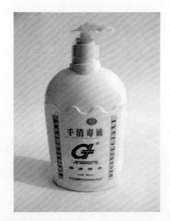

图 14-3　手消毒剂

▶▶ 操作步骤 ◀◀

1. 洗手：按七步洗手法洗手并保持手的干燥。
2. 喷涂手消毒剂：将手消毒剂 3~5 mL 喷涂于掌心、双手表面及手指间，必要时延至手腕及腕上 10 cm（图 14-4）。
3. 揉搓：按照七步洗手法揉搓双手，直至手部干燥。

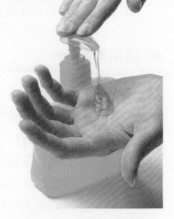

▶▶ 注意事项 ◀◀

图 14-4　喷涂手消毒剂

1. 卫生手消毒前先洗手并保持手部干燥，遵循洗手的注意事项。
2. 速干手消毒剂揉搓双手时方法要正确，注意手的各个部位都需揉搓到。
3. 勿将手消毒剂与肥皂等碱性洗涤用品混合使用。

§15

消毒与灭菌

清洁、消毒、灭菌是预防和控制医院感染与提高医疗质量、保障医疗安全的重要手段，也是控制传染病传播的重要方法之一，它包括社会环境、食品及饮用水消毒灭菌，医院内外环境的清洁、消毒，诊疗用具、器械、药物的消毒灭菌，以及传染病病人的消毒隔离和终末消毒等。

§15.1　概　述

▶▶ 基本概念 ◀◀

消毒与灭菌是两个不同的概念。灭菌可包括消毒，而消毒却不能代替灭菌。消毒多用于卫生防疫方面，灭菌则主要用于医疗护理。

1. 清洁：用水洗、机械去污或使用去污剂等物理方法消除污染物表面的有机物和污迹、尘埃。

2. 消毒：是指杀灭或清除传播媒介上的病原微生物，使之达到无害化的处理。根据有无已知的传染源可分为预防性消毒和疫源性消毒；根据消毒的时间可分为随时消毒和终末消毒。

3. 灭菌：是指杀灭或清除传播媒介上的所有微生物（包括芽孢），使之达到无菌程度。经过灭菌的物品称为"无菌物品"，用于需进入人体内部，包括进入血管、组织、体腔的医用器材如手术器械、注射用具、引流管等，要求绝对无菌。

▶▶ 消毒与灭菌原则 ◀◀

1. 明确消毒的主要对象：应具体分析引起感染的途径、涉及的媒介物及病原微生物的种类，有针对性地使用消毒剂。

2. 采取适当的消毒方法：根据消毒对象选择简便、有效、不损坏物品、来源丰富、价格适中的消毒方法。对医疗工作用的高危器材、中危器材和低危器材应选用不同的消毒灭菌法。

▶▶ 医用器材分类 ◀◀

1. 高危器材：高危器材系指穿过皮肤、黏膜而进入无菌的组织或器官内部，或与破损的皮肤黏膜密切接触的器材，如手术器械、注射器、心脏起搏器等，必须选用高效消毒法（灭菌）。

2. 中危器材：中危器材系指仅与皮肤、黏膜密切接触，而不进入无菌组织内的器材，如内镜、体温计、氧气管、呼吸机及所属器械、麻醉器械等。应选用中效消毒法，应杀灭除芽孢以外的各种微生物。

3. 低危器材：低危器材系指不进入人体组织，不接触黏膜，仅直接或间接地与健康无损的皮肤接触的器材。如果没有足够数量的病原微生物污染，一般并无危害，如口罩、衣被、药杯等，应选用低效消毒法或只作一般卫生处理，只要求去除一般细菌繁殖体和亲脂病毒。

▶▶ 消毒与灭菌等级 ◀◀

消毒与灭菌可分为灭菌、高水平消毒、中水平消毒和低水平消毒等 4 个等级（表 15-1）。

表 15-1　消毒与灭菌水平等级及实施方法

灭　菌	高水平消毒	中水平消毒	低水平消毒
杀灭一切微生物（包括细菌芽孢），使微生物的成活概率 $<10^{-6}$	杀灭各种微生物，对细菌芽孢杀灭达到消毒效果的方法	杀灭和去除细菌芽孢以外的各种病原微生物的消毒方法	只要求杀灭细菌繁殖体（分枝杆菌除外）及亲脂病毒

续表

灭 菌	高水平消毒	中水平消毒	低水平消毒
物理方法：高压蒸汽灭菌，电离辐射灭菌，等离子体灭菌	物理方法：紫外线消毒	物理方法：超声波消毒	物理方法：通风换气，冲洗
化学方法：甲醛，戊二醛，环氧乙烷，过氧乙酸等	化学方法：含氯消毒剂，含溴消毒剂，臭氧，二氧化氯等	化学方法：碘类、醇类和氯己定的复方，醇类和季铵盐类的复方，酚类	化学方法：单链季铵盐类（苯扎溴铵等），双胍类（如氯己定），植物类消毒剂，汞，银，铜等金属离子消毒剂

▶▶ 影响消毒与灭菌效果的因素 ◀◀

影响消毒与灭菌效果的因素包括微生物的种类、数量，消毒灭菌的温度和湿度，以及消毒灭菌的方法和消毒灭菌药物的种类和浓度。

（一）微生物的种类

不同类型的病原微生物对消毒剂抵抗力不同，因此，进行消毒时必须区别对待（表15-2）。

表15-2 细菌、芽孢、病毒比较表

比较项目	细 菌（含芽孢）	病 毒
大小与结构	微米	纳米
	单细胞结构	非细胞型
核酸组成	有 DNA 和 RNA	DNA 或 RNA
增殖方式	二分裂为主	复制方式
培养特性	人工无生命培养基	专性活细胞寄生
抵抗力	芽孢抵抗力强，繁殖体弱	耐寒不耐热
敏感药物	对抗生素敏感	对多数抗生素不敏感 对干扰素敏感

1. 细菌：在正常情况下，细菌以繁殖体的状态存在，进行分裂繁殖；在不利于细菌生长繁殖的情况下，有些细菌会形成芽孢进行休眠。

（1）细菌繁殖体：易被消毒剂消灭，一般革兰阳性细菌对消毒剂较敏感，革兰阴性杆菌则常有较强的抵抗力。繁殖体对热敏感，消毒方法以热力消毒为主。

（2）细菌芽孢：有些细菌（多为杆菌）在一定条件下，细胞质高度浓缩脱水，形成一种抗逆性很强的球形或椭圆形的休眠体，称为芽孢。芽孢对消毒因子耐力最强，杀灭细菌芽孢最可靠的方法是热力灭菌，电离辐射和环氧乙烷熏蒸法。在化学消毒剂中，戊二醛、过氧乙酸能杀灭芽孢，但可靠性不如热力灭菌法（图15-1）。

2．病毒：对消毒因子的耐力因种类不同而有很大差异，亲水病毒的耐力较亲脂病毒强（图15-2）。

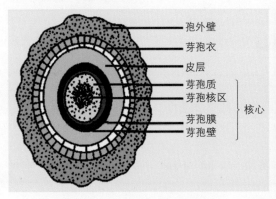

图 15-1　细菌芽孢模式图

图 15-2　病毒

3．真菌：对干燥、日光、紫外线以及多数化学药物耐力较强，但不耐热（图15-3）。

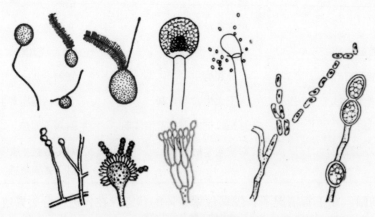

图 15-3　各类真菌

（二）微生物的数量

污染的微生物数量越多需要消毒的时间就越长，剂量越大。

（三）温度和湿度

随着温度的升高，杀菌作用增强；但湿度的变化对各种消毒剂影响不同，如甲醛、戊二醛、环氧乙烷的湿度升高 1 倍时，杀菌效果可增加 10 倍；而酚类和乙醇受湿度影响小。

▶▶ 消毒与灭菌方法 ◀◀

消毒与灭菌技术在环境保护、制药工业及医学领域均有广泛应用。消毒灭菌方法基本分为三大类，即物理消毒法、化学消毒法和生物消毒法，生物消毒法在医院较少应用（图 15-4）。

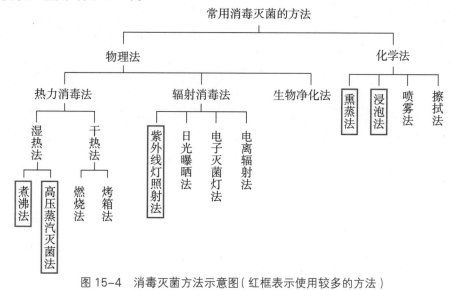

图 15-4　消毒灭菌方法示意图（红框表示使用较多的方法）

§15.2　医院常用消毒灭菌法

医院常用的消毒灭菌法主要是物理消毒灭菌法和化学消毒灭菌法，生物消毒灭菌法偶有应用。

▶▶ 物理消毒灭菌法 ◀◀

医院常用的物理消毒灭菌法包括干热消毒灭菌法、湿热消毒灭菌法和紫外线消毒法，其中又以高压蒸汽灭菌和紫外线消毒应用最多，燃烧灭菌法主要用于废弃物的焚烧和医学标本采集过程中的消毒灭菌（图 15-5）。

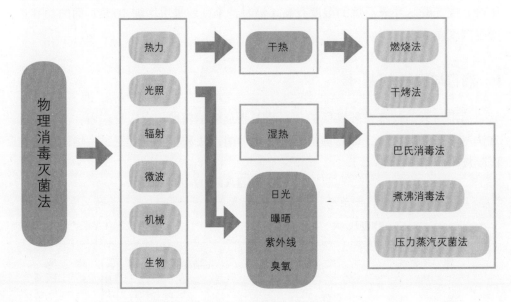

图 15-5　物理消毒灭菌法

（一）压力蒸汽灭菌法

压力蒸汽灭菌法是一种湿热灭菌方法，当压力达到 103.4 kPa、温度达到 121.3 ℃并维持 15～20 分钟时，可杀死包括芽孢在内的所有微生物，是医院应用最多且最有效的灭菌方法。

1. 应用范围：适用于耐高温、高压，不怕潮湿的物品，如敷料、手术器械、药品、细菌培养基等。医院常用的各类无菌包，如胸腔穿刺包、导尿包、清创手术包、无菌操作包等，也都是采用该法灭菌。

2. 灭菌设备：医用高压蒸汽灭菌设备种类繁多，包括便携和固定安装的、大小不同的多种产品，适用于各级医院的不同需要，而且目前已有全自动控制的高压蒸汽消毒设备供应市场（图 15-6）。

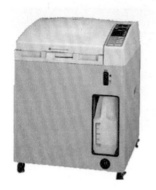
下排式高压蒸汽灭菌器

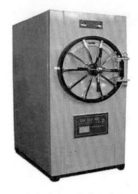
全自动高压蒸汽灭菌器

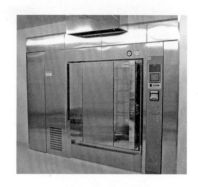
大型高压蒸汽灭菌装置

图 15-6　各类高压蒸汽灭菌设备

3．灭菌效果监测：现有多种方法监测高压灭菌的效果，介绍如下。

（1）工艺监测：根据安装在灭菌器上的压力表、温度表、计时表、报警器等，判断灭菌设备工作正常与否。此法能迅速指示出灭菌器的工作状态，但不能准确判定待灭菌物品是否达到灭菌要求（图 15-7）。

（2）化学指示监测卡（条）：利用化学指示剂在一定温度与一定作用时间下变色或变形的原理，判断是否达到灭菌的要求（图 15-8）。

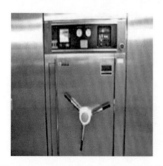

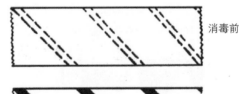
消毒前

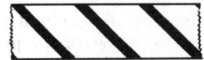
消毒后

图 15-7　高压蒸汽灭菌工艺监测　　图 15-8　化学指示监测卡（条）

（3）监测指示胶带：胶带上印有斜形白色指示线条图案，是一种贴在待灭菌的无菌包外的特制变色胶纸。其粘贴面可牢固地封闭敷料包、金属盒或玻璃物品。在 121 ℃下经 20 分钟，或在 130 ℃下经 4 分钟，胶带 100% 变色，条纹图案即显现为黑色（图 15-9）。

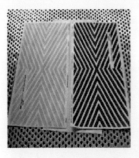
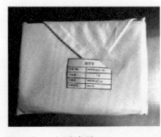
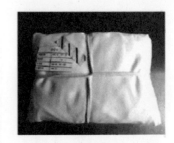

消毒前 　　　　　　　　　　消毒后

图 15-9　高压蒸汽灭菌效果监测指示胶带

4. 高压蒸汽灭菌注意事项：

（1）无菌包不宜过大（小于 50 cm×30 cm×30 cm），不宜过紧，各包裹之间要有间隙，使蒸汽能对流，易渗透到包裹中央。

（2）布类物品应放在金属类物品上面，否则蒸汽遇冷凝聚成水珠，使包布受潮。

（3）定期检查已灭菌物品：经高压蒸汽灭菌的无菌物品有效保存期限为 1~2 周。

（二）煮沸消毒灭菌法

将水煮沸并保持 5~10 分钟可杀灭繁殖体，保持 1~3 小时可杀灭芽孢。此法适用于不怕潮湿且耐高温的搪瓷、金属、玻璃、橡胶类物品。由于一次性医疗器械的广泛使用，该法现逐渐少用。（图 15-10、图 15-11）

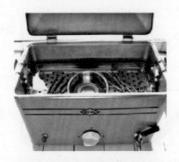
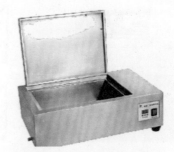

图 15-10　煮沸消毒灭菌法 　　　　图 15-11　煮沸消毒灭菌器

（三）紫外线消毒法

紫外线消毒是辐射消毒的一种，是物理消毒方法之一。

1. 消毒原理：在一定剂量的紫外线直接照射下，可引起细胞成分，特别是核酸、原浆蛋白和酶发生变化，导致微生物死亡。由于紫外线穿透力较弱，很难使有遮盖的物体达到消毒的目的。

2. 紫外线消毒设备：医院最常用的是紫外线灯管，常用的紫外线灯管有15 W、20 W、30 W、40 W 4种，可采用悬吊式，移动式灯架照射，或用紫外线消毒箱内照射（图15-12）。

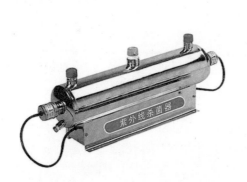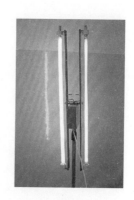

图 15-12　紫外线消毒设备

3. 紫外线消毒方法：用于物品消毒时，如选用 30 W 紫外线灯管，有效照射距离为 25～60 cm，时间为 20～30 分钟（物品要摊开或挂起，扩大照射面）；用于空气消毒时，室内每 10 m² 安装 30 W 紫外线灯管 1 支，有效距离不超过 2 m，照射时间为 30～60 分钟，照射时关闭门窗，停止人员走动。

4. 紫外线消毒注意事项：

（1）紫外线对眼睛和皮肤有刺激作用，应注意保护，必要时应戴防护墨镜或穿防护衣。如病人不宜搬动，可用纱布遮盖双眼、用被单遮盖肢体，以免引起眼炎或皮肤红斑。

（2）紫外线灯管要保持清洁透亮。灯管要轻拿轻放。关灯后需间隔 3～4 分钟后才能再次开启，一次可连续使用 4 小时。

（3）定期监测消毒效果：紫外线的杀菌力取决于紫外线输出量的大小和灯管的输出强度，日常消毒多采用紫外线强度计或化学指示卡进行监测。紫外线灯管会逐渐老化，需要定期监测灯管照射强度，监测值低于 70 μW/cm² 者必须更换灯管。作为质量控制手段，还应定期进行空气细菌培养，以检查杀菌效果。

（四）空气过滤除菌

空气过滤除菌是医院空气净化措施中采取的现代化设备和技术，就是使空气通过孔隙小于 0.2 μm 的高效过滤器，利用物理阻留、静电吸附等原理除去介质中的微生物。近年来，空气过滤除菌技术已用于建立生物洁净手术室和生物洁净治疗室，为器官移植、骨髓移植、白血病治疗、早产儿护理等创造了良好的条件（图15–13）。

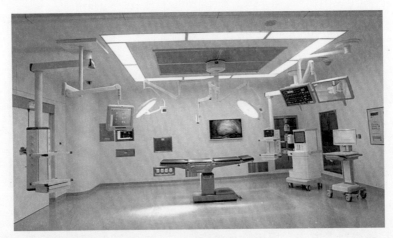

图 15–13　生物洁净手术室

▶▶ 化学消毒灭菌方法 ◀◀

利用化学药物渗透进细菌的体内，使菌体蛋白凝固变性，破坏其生理功能，从而起到消毒灭菌作用，所用的药物称为化学消毒剂。

（一）化学消毒剂种类

化学消毒剂种类繁多，可按多种方法分类，列表简介如下（表 15–3）。

表 15–3　医院常用化学消毒剂

类　型	名　称	作用原理	应用范围
醇类	70%～75% 乙醇	脱水、蛋白质变性	皮肤、器皿
醛类	0.5%～10% 甲醛 2% 戊二醛（pH=8）	蛋白质变性	房间、物品消毒（不适合食品厂）
酚类	3%～5% 苯酚（石炭酸） 2% 甲酚皂（来苏儿） 3%～5% 甲酚皂	破坏细胞膜、蛋白质变性	地面、器具 皮肤 地面、器具

续表

类　型	名　称	作用原理	应用范围
氧化剂	0.1%高锰酸钾 3%过氧化氢 0.2%～0.5%过氧乙酸	氧化蛋白质活性基团，酶失活	皮肤、水果、蔬菜 皮肤、物品表面 水果、蔬菜、塑料等
重金属盐类	0.05%～0.1%升汞 2%红汞 0.1%～1%硝酸银 0.1%～0.5%硫酸铜	蛋白质变性、酶失活 变性、沉淀蛋白 蛋白质变性、酶失活	非金属器皿、体温计 皮肤、黏膜、伤口 皮肤、新生儿眼睛 防治植物病害
表面活性剂	0.05%～0.1%苯扎溴铵 （新洁尔灭） 0.05%～0.1%杜灭芬	蛋白质变性、破坏细胞膜	皮肤、黏膜、器械 皮肤、金属、棉织品、塑料
卤素及其化合物	0.2～0.5 mg/L氯气 10%～20%漂白粉 0.5%～1%漂白粉 2.5%碘酊	破坏细胞膜、蛋白质	饮水、游泳池水 地面 水、空气等 皮肤
染料	2%～4%甲紫	与蛋白质的羧基结合	皮肤、伤口
酸类	0.1%苯甲酸 0.1%山梨酸		食品防腐 食品防腐

（二）化学消毒剂消毒原理

化学消毒剂主要是使微生物的蛋白发生凝固、溶解或氧化，从而杀灭微生物。

1. 凝固蛋白质消毒剂：

（1）酚类：主要有甲酚皂（来苏儿）、六氯酚等，因具有特殊气味且杀菌力有限，目前已少用，可用于医院环境消毒。

（2）酸类：如盐酸、乳酸等，一般用于环境消毒。

（3）醇类：75%的乙醇广泛用于皮肤消毒和水银体温剂消毒等。

2. 溶解蛋白质消毒剂：主要为碱性药物，常用的有氢氧化钠、石灰等。

3. 氧化蛋白质类消毒剂：

（1）含氯消毒剂：该类消毒剂有强大的氧化作用，漂白粉、优氯净、百合兴等均有较广泛的应用（图 15-14）。

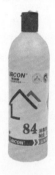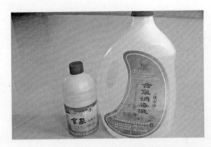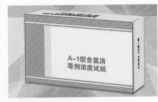

图 15-14　含氯消毒剂及氯浓度试纸

（2）过氧化物类消毒剂：过氧化物类消毒剂多依靠其强大的氧化能力杀灭微生物。主要有过氧乙酸、过氧化氢溶液（双氧水）等。过氧乙酸是一种广谱、高效、低毒的消毒灭菌剂，常以浸泡、擦拭、喷雾、熏蒸等方法在医院使用。过氧乙酸原液浓度为 18%，需加水稀释后方可使用。（图 15-15、图 15-16）

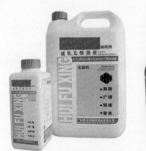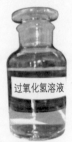

浸泡：加盖，繁殖体 0.1% 15 分钟，肝炎、结核 0.5% 30 分钟，芽孢 1% 5 分钟，灭菌 30 分钟

擦拭：0.1%～0.4% 15～30 分钟

喷雾：0.3%～0.5%，作用 30 分钟以上

熏蒸：1～3 g/m³，作用 30 分钟以上

图 15-15　过氧化物类消毒剂　　　　图 15-16　过氧乙酸消毒方法

（三）化学消毒剂应用范围

凡不适于物理消毒灭菌而能够耐潮湿的物品，如锐利的金属、刀、剪、缝针和光学仪器（胃镜、膀胱镜等）及皮肤、黏膜，以及病人的分泌物、排泄物、病室空气等均可采用化学消毒灭菌法。

（四）化学消毒剂的消毒水平

化学消毒剂根据其消毒水平可分为高效消毒剂、中效消毒剂和低效消毒剂。

1. 高效消毒剂：杀菌谱广，可杀灭一切微生物，消毒方法多样，如环氧乙烷、过氧乙酸、甲醛、戊二醛、含氯消毒剂（漂白粉、三合一、次氯酸钠、优氯

净等）。高效消毒剂性质不稳定，需现用现配。

2. 中效消毒剂：可杀灭细菌繁殖体、结核分枝杆菌、病毒，不能杀灭芽孢。其特点是溶解度好、性质稳定、能长期储存，但不能作灭菌剂。如聚维酮碘、碘酊、乙醇、甲酚皂、高锰酸钾等。

3. 低效消毒剂：可杀灭细菌繁殖体、真菌，不能杀灭芽孢和病毒，性质稳定、能长期储存，无异味，无刺激性，但杀菌谱窄，对芽孢只有抑制作用，如季铵盐类（苯扎溴铵、杜灭芬、消毒净）、氯己定（洗必泰）等。

（五）化学消毒灭菌剂的使用原则

1. 根据物品的性能及病原体的特性，选择合适的消毒剂。

2. 严格掌握消毒剂的有效浓度、消毒时间和使用方法。

3. 需消毒的物品应洗净擦干，然后将物品浸没于溶液里。

4. 消毒剂应定期更换。挥发剂应加盖并定期测定比重，及时调整浓度。

5. 浸泡过的物品，使用前需用无菌等渗盐水冲洗，以免消毒剂刺激人体组织。

（六）化学消毒灭菌的方法

1. 浸泡法：选用杀菌谱广、腐蚀性弱、水溶性消毒剂，将物品浸没于消毒剂内，在标准的浓度和时间内，达到消毒灭菌目的，如 0.1% 过氧乙酸浸泡消毒可杀灭肝炎病毒。

2. 擦拭法：选用易溶于水、穿透性强的消毒剂擦拭物品表面，在标准的浓度和时间里达到消毒灭菌目的，如用 1:50 的含氯消毒剂擦拭消毒病室桌面等（图15-17）。

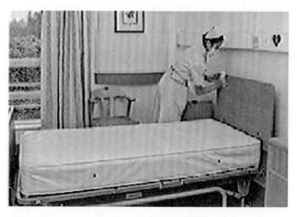

图 15-17　擦拭消毒

3. 熏蒸法：将化学消毒剂加热或加入氧化剂，使消毒剂呈气体，在标准的浓度和时间里达到消毒灭菌目的。该法适用于室内物品及空气消毒、精密贵重仪器消毒和不能蒸、煮、浸泡的物品（血压计、听诊器等）消毒。医院常用的有纯乳酸熏蒸消毒（如手术室消毒）、食醋熏蒸消毒（如病室空气消毒）、过氧乙酸熏蒸灭菌和环氧乙烷气体灭菌等。

（1）环氧乙烷气体灭菌法：环氧乙烷是一种广谱气体杀菌剂，能杀灭细菌繁殖体及芽孢以及真菌和病毒等，是继甲醛之后最有效的第二代杀菌剂。该灭菌法是将环氧乙烷气体和待消毒物品置于密闭容器内，在标准的浓度、湿度和时间条件下进行灭菌，主要用于贵重设备的灭菌处理。（图15-18、图15-19）

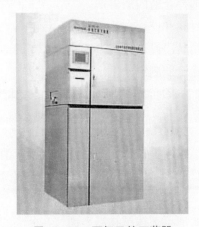 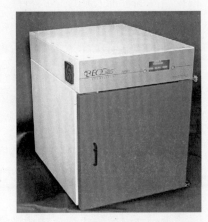

图15-18　环氧乙烷灭菌器　　　　图15-19　微型环氧乙烷灭菌器

必须强调的是，环氧乙烷虽有高效、不损伤金属等优点，但也是一种易燃易爆、有致癌作用的有害气体。因此该灭菌法必须在密闭容器内进行，操作人员必须经过培训并遵守严格的操作规程。

（2）纯乳酸熏蒸消毒：常用于手术室和病室空气消毒。每100 m^2 空间用乳酸12 mL加等量水，放入治疗碗内，密闭门窗，加热熏蒸，待蒸发完毕，移去热源，继续封闭2小时，随后开窗通风换气。

（3）食醋熏蒸消毒：食醋5～10 mL/m^3 加热水1～2 L，闭门加热熏蒸到食醋蒸发完为止。因食醋含5%醋酸可改变细菌酸碱环境而有抑菌作用，可对病室的空气进行消毒。

4. 喷雾消毒：借助普通喷雾器或气溶胶喷雾器，使消毒剂产生微粒气雾弥散在空间，进行空气和物品表面的消毒。如用1%漂白粉澄清液或0.2%过氧乙酸溶液作空气喷雾。对细菌芽孢污染的表面，每立方米喷雾 2% 过氧乙酸溶液 8 mL，经 30 分钟，在 18 ℃ 以上的室温下，可达 99.9% 杀灭率。（图 15-20）

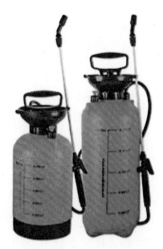

图 15-20　手动喷雾器

▶▶ 化学消毒剂浓度稀释配制计算法 ◀◀

消毒剂原液和加工剂型一般浓度较高，在实际应用中，必须根据消毒的对象和目的加稀释液，配制成适宜浓度使用，才能收到良好的消毒灭菌效果。

1. 稀释配制计算公式：

$$C_1 \cdot V_1 = C_2 \cdot V_2$$

式中：C_1—稀释前溶液浓度；C_2—稀释后溶液浓度；V_1—稀释前溶液体积；V_2—稀释后溶液体积。

2. 举例：计算配制 0.1% 苯扎溴铵溶液 3000 mL，需用多少 5% 苯扎溴铵溶液？代入公式：

$$5\% \times x = 0.1\% \times 3000$$

$$x = 60 \text{ mL}（即需用 5\% 苯扎溴铵 60 mL）$$

§16

无菌技术

　　无菌技术是指在诊疗、护理操作中，防止一切微生物侵入人体和防止无菌物品、无菌区域被污染的操作技术。

　　在医疗护理中，控制致病微生物、避免发生感染的最好办法是无菌技术。通过无菌技术的应用，可以减少病人感染的发生，提高医疗护理服务的质量。无菌技术是控制医院感染中的重要环节，具有十分重要的意义。

　　无菌技术基本操作的内容包括无菌持物钳使用法、无菌包使用法、铺无菌盘法、无菌容器使用法、取无菌溶液法和戴无菌手套法等内容。

▶▶ 基本概念 ◀◀

　　1. 无菌物品：经过物理或化学方法灭菌后，未被污染的物品称为无菌物品。

　　2. 无菌区域：经过灭菌处理而未被污染的区域，称为无菌区域。

　　3. 非无菌物品或区域：未经灭菌或经灭菌后又被污染的物品或区域，称为非无菌物品或区域。

▶▶ 操作目的 ◀◀

　　1. 熟练掌握无菌技术基本操作方法。

　　2. 保证已灭菌的无菌物品处于无菌状态。

　　3. 保证无菌物品、无菌溶液和无菌区域不被污染。

　　4. 熟练掌握无菌手套的使用方法。

▶▶ **实施原则** ◀◀

1. 操作中保持无菌：进行无菌操作时，应首先明确无菌区与非无菌区，操作者身体应与无菌区保持一定距离（>20 cm），手臂应保持在腰部或治疗台面以上，不可面对无菌区讲话、咳嗽、打喷嚏。

2. 取无菌物品时须用无菌持物钳，面向无菌区。

3. 一套无菌物品，只能供一个病人使用，以免发生交叉感染。

4. 无菌物品一经取出，即使未用，也不可放回无菌包或无菌容器内。

5. 无菌物品已被污染或疑有污染，均不可再用，应重新灭菌。

▶▶ **无菌物品保管** ◀◀

无菌物品与非无菌物品应分别放置。灭菌物品应存放在无菌物品存放间的存放架或存放柜内，应距地面 20～25 cm，距墙壁 5～10 cm，距天花板 50 cm。存放架或存放柜应便于清洁，不易生锈；保存环境应清洁、明亮、通风或有空气净化装置，照明光线充足；温度低于 24 ℃，湿度低于 70%。（图 16-1）

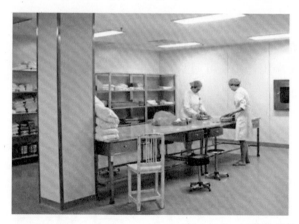
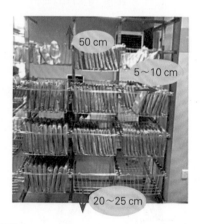

图 16-1　无菌物品的保管

▶▶ **准备** ◀◀

1. 环境准备：环境要清洁，进行无菌技术操作前半小时须停止清扫地面等工作，避免不必要的人群流动以降低室内空气中的尘埃。治疗室每天应用紫外线灯照射消毒一次。（图 16-2）

2. 人员准备：进行无菌操作的医务人员应衣帽穿戴整洁，帽子要把全部头发遮盖，口罩须遮住口鼻，修剪指甲，洗手。必要时应穿无菌衣、戴无菌手套。（图 16-3）

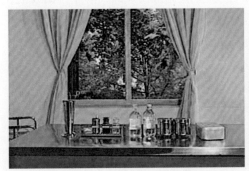

图 16-2　无菌操作环境准备

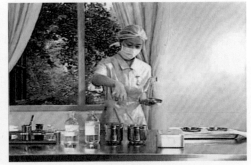

图 16-3　无菌操作人员准备

▶▶ 主要内容 ◀◀

（一）无菌持物钳使用法

1. 无菌持物钳应浸泡在盛有消毒液的大口容器内，溶液应浸没钳轴关节以上2～3 cm，每个容器只能放 1 把无菌持物钳（图 16-4）。

2. 取放无菌持物钳时，应将钳端闭合，不可触及容器边缘或液面以上的容器内壁。使用持物钳时应保持钳端向下，用后立即放回容器中，并松开关节，将钳端打开。（图 16-5）

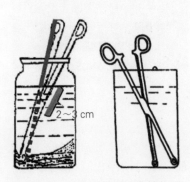

图 16-4　消毒液浸泡无菌持物钳

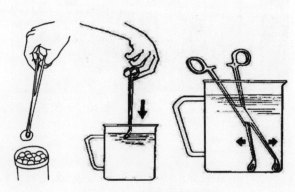

图 16-5　无菌持物钳使用法

3．取用无菌物品必须使用无菌持物钳，无菌持物钳只能用来夹取无菌物品，不能触碰非无菌物品，也不能用于换药或消毒皮肤。无菌物品一经取出，即使未使用，也不可放回无菌容器内或无菌包中。无菌容器一经开盖，24小时内有效。（图16-6）

4．为避免持物钳在空气中暴露过久，如欲到远处取物时应连同容器一起搬移，就地取出持物钳使用。（图16-7）

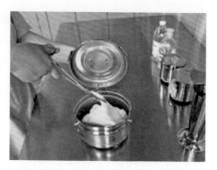

图 16-6　用无菌持物钳取无菌物品

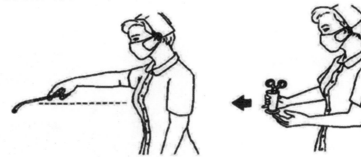

图 16-7　持物钳远距离移送

5．无菌持物钳及其浸泡消毒容器，应每周清洁消毒2次，并更换消毒溶液及纱布。门诊换药室或使用较多的部门，应每天清洁消毒1次。

（二）无菌容器使用法

使用无菌容器时，不可污染容器盖的内面，不可用手接触容器边缘及内面。无菌容器应每周消毒灭菌1次。

1．打开无菌容器盖：盖的内面朝上，平放于桌上，夹取无菌物品后立即由近侧向对侧盖严（图16-8）。

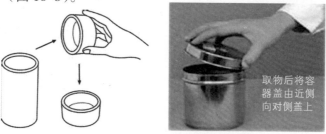

取物后将容器盖由近侧向对侧盖上

图 16-8　无菌容器使用法

2. 手持无菌容器：手托无菌容器底部，不触及容器内面及边缘（图 16-9）。

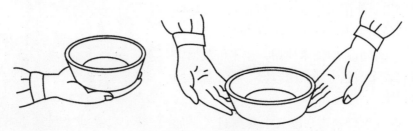

图 16-9　手持无菌容器

（三）取无菌溶液法

1. 用纱布擦净无菌液体瓶，仔细检查核对溶液后，撬去铝盖，用拇指将橡胶瓶盖边缘向上翻起松动，示指和中指套住皮塞拉出，手不能触及瓶口及盖的内面（图 16-10）。

2. 用无菌持物钳在无菌储槽内夹取无菌治疗碗，放置于预定位置，手不能触及其内侧及治疗碗的边缘。

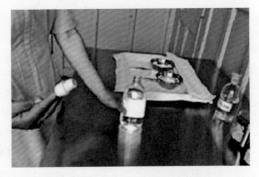

图 16-10　开启无菌液体瓶盖

3. 手握瓶签，先倒出少许溶液冲洗瓶口（倒入弯盘内），再由原处将溶液倒入无菌容器内（图 16-11）。

4. 如有剩余液体，常规消毒后将橡胶瓶塞塞紧并下翻、盖严，不可用无菌敷料堵塞瓶口，不可用棉签等直接伸入溶液瓶内蘸液，以免污染剩余的溶液。

5. 在瓶签上注明开瓶日期与时间，开封后的无菌溶液有效期为 24 小时。

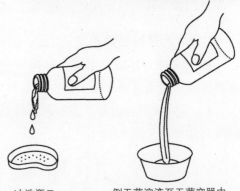

冲洗瓶口　　　　倒无菌溶液至无菌容器中

图 16-11　倒取无菌溶液

（四）无菌包及其使用

1. 无菌包：为使医疗护理用品便于消毒、保存和使用，须将各类物品用布类包裹、扎紧，此即称为无菌包。无菌包内根据需要放置不同物品，如无菌巾、医用敷料、手术衣、手术台布类用品、医疗器械、成套组合设备（如导尿设备、胸穿设备）等，无菌包外面贴有记录卡和灭菌效果检测条（图16-12）。

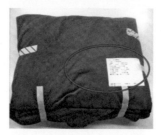

标签内容包括物品名称、包装/复核者、灭菌日期、失效日期、炉号炉次、消毒员等项目信息

图16-12　无菌包

2．包扎无菌包：待灭菌物品须用双层致密的厚棉布包扎打包，并在包外贴上标签和监测条，然后进行灭菌处理，灭菌后的无菌包存放备用。无菌包的包扎方法图示如下（图16-13）。

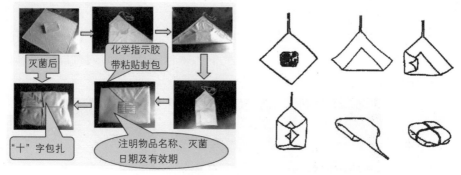

图16-13　无菌包包扎法

3．无菌包的保管：无菌包应注明物品名称、消毒灭菌日期，并按日期先后顺序摆放保存，以便取用。无菌包在未被污染的情况下，可保存7～14天，过期应重新灭菌。（图16-14）

4．取用无菌包：取用无菌包时，应检查包外标签（物品名称、灭菌日期），指示胶带是否变色，包布是否干燥等。

无菌物品应分类放置，严格定位、标记清楚，按灭菌日期顺序使用，物品排列整齐，以左进右出、下进上出为原则

摆放无菌物品时应按照有效期限依次摆放，有效期标志醒目，临近过期的物品放在方便取用位置；一次性使用无菌用品应一个批次用完再放入下一批次，或将剩余少量未用完批次物品放在上层

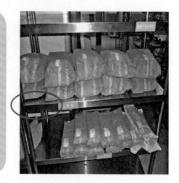

图16-14　无菌包分类放置保存

（1）打开无菌包：手只能接触包布外面，依次揭开包布四角逐层打开无菌包（图 16-15）。

（2）取出无菌物品：将包内无菌物品抛置于已铺好的无菌盘中，或用无菌钳夹取所需物品，并放置在预定位置（图 16-16）。

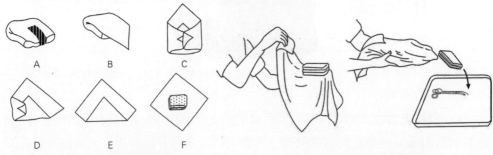

图 16-15　打开无菌包顺序　　　　　　图 16-16　取出无菌物品方法

（3）重新包扎无菌包（回包）：无菌物品一经使用或过期，应重新进行灭菌处理。取用部分灭菌物品后，可按原折痕重新包裹并用绑扎带将无菌包环形扎紧，并在标签上注明本次开包时间。重新包扎的无菌包在 24 小时内可以再次开包使用。（图 16-17）

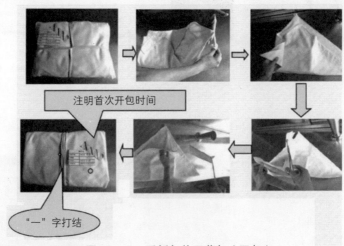

注明首次开包时间

"一"字打结

图 16-17　重新包扎无菌包（回包）

（五）铺无菌盘法

无菌盘是将无菌巾铺在清洁、干燥的治疗盘内，形成一个无菌区，用以放置无菌物品，提供治疗、护理使用。无菌盘的铺法包括单层底铺盘法和双层底铺盘法。（图 16-18）

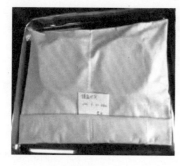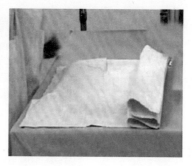

图 16-18　无菌盘

1．单层底铺盘法（图 16-19）：

（1）铺巾：双手捏住无菌巾一边外面两角，轻轻抖开，双折平铺于治疗盘上，将上层呈扇形折至对侧，开口向外。

（2）放入无菌物品。

（3）覆盖：双手捏住扇形折叠层治疗巾外面，遮盖于物品上，对齐上下层边缘，将开口处向上翻折两次，两侧边缘分别向下折一次，露出治疗盘边缘。

2．双层底铺盘法（图 16-20）：

（1）铺巾：双手捏住无菌巾一边外面两角，轻轻抖开，从远到近。三折成双层底，上层呈扇形折叠，开口向外。

（2）放入无菌物品。

（3）覆盖：拉平扇形折叠层，盖于物品上，边缘对齐。

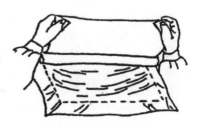

图 16-19　单层底铺盘法

（4）放置记录卡：在记录卡上注明铺盘日期、时间并签名，然后将记录卡放置于治疗盘内。铺好的无菌盘有效使用期为 24 小时。

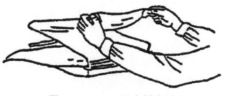

图 16-20　双层底铺盘法

（六）戴无菌手套

1．适用范围：各类小型手术一般不在手术室，而是在床旁进行。进行这类手术时，术者通常不需穿无菌手术衣，但必须在卫生手消毒后戴无菌手套。

2．戴无菌手套法：

（1）检查手套：检查无菌手套袋外面的号码及有效日期，或检查一次性手套的有效期；检查手套合格后，取滑石粉涂擦在两手掌和手背（图 16-21）。

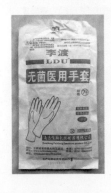

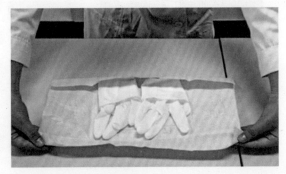

图 16-21　检查手套

（2）戴手套：取出手套后，先戴右手手套，将右手指插入手套内并戴好；再用已戴好手套的右手指插入另一手套的翻边内面（手套外面），将左手5指插入手套并戴好（图16-22）。

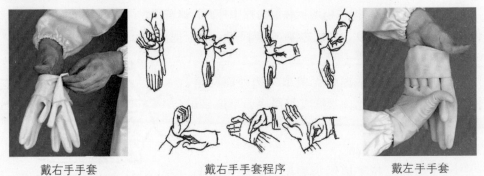

戴右手手套　　　　　　戴右手手套程序　　　　　　戴左手手套

图 16-22　戴无菌手套

（3）冲洗手套：用消毒的0.9％氯化钠溶液洗净手套外面的滑石粉（图16-23）。

（4）脱手套：操作完毕后，用清水洗净手套上的污物和血渍，脱去手套。

3. 戴手套注意事项：

（1）手术人员应根据自己手的大小选择合适的手套。

（2）一定要掌握戴无菌手套的原则，即未戴手套的手，只允许接触手套内面，不可触及手套的外面；已戴手套的手则不可触及未戴手套的手或另一手套的内面。

（3）手套破损须及时更换，更换时应以手套完整的手脱去应更换的手套，但勿触及该手的皮肤。

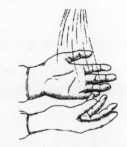

图 16-23　冲洗滑石粉

§17

隔离与隔离技术

隔离是采用各种方法、技术，防止病原体从病人及携带者传播给他人的措施。为保护医务人员和病人，避免感染和交叉感染，应加强手卫生，根据情况进行医学隔离和使用帽子、口罩、手套、鞋套、护目镜、防护面罩、防水围裙、隔离衣、防护服等防护用品。

§17.1 概 述

▶▶ 基本概念 ◀◀

1. 隔离：是将传染病病人或带菌者和高度易感人群安置在指定地点和特殊环境中，暂时避免和周围人群接触，以预防疾病的传播。对病人采取传染源隔离，防止传染病病原体向外传播；对易感人群采取保护性隔离，使之免受感染。

2. 隔离技术：是指在医疗护理操作中，防止一切病原微生物侵入人体，防止清洁物品和清洁区被污染的操作技术。

3. 清洁物品：是指未与传染病病人直接接触，未被病原微生物污染的物品。

▶▶ 隔离目的 ◀◀

隔离的目的包括以下几点（图 17-1）。

1. 保护易感人群（含医务人员）。

2. 预防医院感染。

3. 防止传染病蔓延。

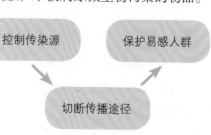

图 17-1　隔离的基本环节

▶▶ 隔离区域的设置和划分 ◀◀

（一）隔离区域的设置

隔离区域与普通病区应分开设置，应远离食堂、水源和其他公共场所。传染病区应有多个出口，以使工作人员和病人分道进出。（图 17-2、图 17-3）

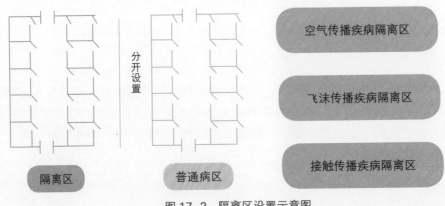

图 17-2　隔离区设置示意图

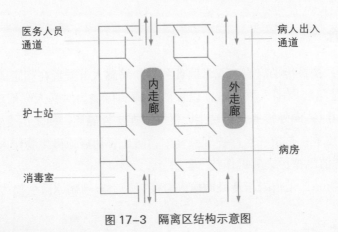

图 17-3　隔离区结构示意图

（二）隔离区域的划分

通常按是否被病原微生物污染进行隔离区域的划分，分为清洁区、污染区和半污染区（图 17-4）。

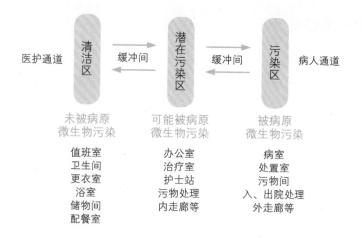

图 17-4　隔离区划分示意图

1. 清洁区：凡未和病人直接接触、未被病原微生物污染的区域为清洁区，如更衣室、库房、值班室、配餐室等。病人及其接触过的物品不得进入清洁区；工作人员需消毒双手、脱隔离衣及鞋后方可进入清洁区。（图 17-5）

2. 半污染区：又称潜在污染区，凡有可能被病原微生物污染的区域为半污染区，如病区的走廊和化验室等。半污染区的隔离要求：① 病人及穿隔离衣的工作人员通过走廊时不能接触墙壁及家具、物品。② 检验标本放于盘内，检验后严格处理。（图 17-6）

| 清洁区 | 未被污染的区域（更衣室、值班室、治疗室、配餐室、库房） |

图 17-5　清洁区

| 半污染区 | 有可能被污染的区域（医护办公室、化验室、消毒室、走廊） |

图 17-6　半污染区

3. 污染区：凡和病人接触，或被病原微生物污染的地方为污染区，如病室、浴室、厕所等。污染区的隔离要求：① 污染区内物品未消毒不能带到他处。② 工作人员进入污染区必须穿隔离衣、戴口罩，必要时换鞋，离开时脱下并消毒双手。（图 17-7）

| 污染区 | 被污染的区域（病室、厕所、浴室） |

图 17-7　污染区

▶▶ 隔离单位的设置 ◀◀

隔离单位即隔离病室，隔离单位或以病人为单位，或以病种为单位进行设置。隔离病室门外及病床尾应设有隔离标志，门口置消毒液浸湿的脚垫、手消毒的用物、避污纸等，并设挂衣架及隔离衣。（图 17-8）

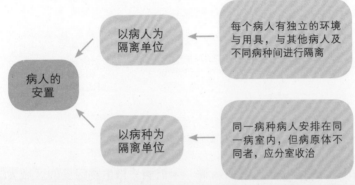

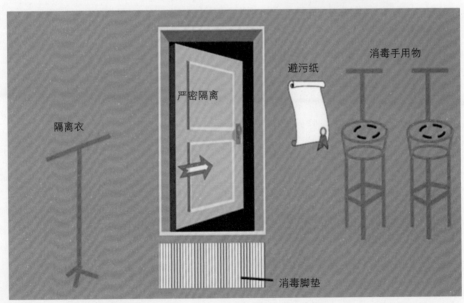

图 17-8 隔离单位（隔离病室）设置

1. 以病种为隔离单位：如呼吸道和消化道传染病，同一病种病人可住同一个病室。

2. 以病床为隔离单位：如对接触隔离的病人，必要时可采取病床隔离，但病人之间不得互相接触。

3. 单独隔离：甲类传染病病人及病因未明的烈性传染病病人，一人一室进行隔离；保护性隔离应单独隔离。工作人员应实施严格的个人防护（图17-9）。

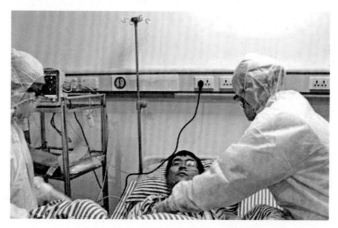

图 17-9　工作人员全面个人防护

▶▶ 隔离分类 ◀◀

医学隔离可分为传染性隔离和保护性隔离两种类型。传染性隔离又可分为严密隔离、呼吸道隔离、消化道隔离、接触隔离、血液/体液隔离和昆虫隔离（图17-10、表17-1）。

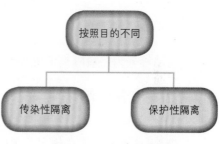

图 17-10　隔离的类型

表 17-1　隔离分类及特点

隔离种类	疾　病	特　点
严密隔离	鼠疫、霍乱、炭疽	禁止病人出入，随时关闭门窗
呼吸道隔离	流行性感冒、流行性脑脊髓膜炎、麻疹、百日咳、肺结核	每天空气消毒，病人的口鼻分泌物应严格消毒

续表

隔离种类	疾　病	特　点
肠道隔离	伤寒、痢疾、甲型病毒性肝炎、戊型病毒性肝炎	排泄物、呕吐物、剩余食物均应消毒处理，病室防蝇虫
接触隔离	破伤风、气性坏疽	伤口分泌物或皮肤脱屑所污染的物品均应消毒
血液－体液隔离	乙型病毒性肝炎、艾滋病、梅毒	被血液或体液污染的物品应消毒销毁，防止被注射器针头刺伤
昆虫隔离	流行性乙型脑炎、流行性出血热、疟疾、斑疹伤寒、回归热	注意防蚊、防虫
保护性隔离	严重烧伤、早产儿、血液病、器官移植	适于免疫力低下的病人

▶▶ 隔离消毒 ◀◀

隔离消毒分为一般隔离消毒和终末隔离消毒。

（一）一般隔离消毒

1. 工作人员进入隔离室应按规定戴口罩、帽子，穿隔离衣。

2. 穿隔离衣后只能在规定范围内活动，严格执行隔离技术，接触病人或污物后必须进行手消毒。

3. 病室每天进行紫外线照射或消毒液喷雾，并用消毒液擦拭病室内桌椅等物品。

4. 病室内一切用物及排泄物等均应按规定进行消毒（表 17-2）。

表 17-2　传染病病人污染物品消毒法

类　别	消毒方法
病室房间	熏蒸
病室地面、墙壁、家具	消毒剂喷洒、擦拭

续表

类　别	消毒方法
医疗用的金属、橡胶、搪瓷、玻璃类物品	消毒剂浸泡，煮沸及压力蒸汽灭菌等
血压计、听诊器、手电筒	甲醛熏蒸，环氧乙烷气体灭菌，消毒剂擦拭
体温计	1% 过氧乙酸浸泡 30 分钟，连续 2 次，也可用 20% 聚维酮碘浸泡 30 分钟
餐具、茶具、药杯	消毒剂浸泡，煮沸，微波消毒，环氧乙烷气体灭菌
信件、书报、票证	甲醛熏蒸，环氧乙烷气体灭菌
布类、衣服	消毒剂浸泡，环氧乙烷气体灭菌，煮沸消毒，压力蒸汽灭菌
枕芯、被褥、毛纺织品	日光曝晒 6 小时以上，环氧乙烷气体灭菌
排泄物、分泌物	排泄物用漂白粉消毒，痰盛于蜡纸盒内焚烧
剩余食物	煮沸 30 分钟后倒掉
垃圾	焚烧

（二）终末隔离消毒

1. 病人出院或转科前应沐浴、更衣，个人用物应进行消毒处理。

2. 病人如病故，应用浸透消毒液的尸单包裹，放入不渗透的尸袋内，送传染科太平间。

§17.2　帽子和口罩的使用

帽子可防止工作人员的头屑飘落、头发散落或被污染，分为一次性帽子和布制可多次使用的帽子。

口罩能阻止对人体有害的可见或不可见的物质吸入呼吸道，也能防止飞沫污染无菌物品或清洁物品。口罩包括纱布口罩、外科口罩和医用防护口罩。

目的

保护工作人员和病人，防止感染和交叉感染。

准备

1. 环境准备：清洁、宽敞。
2. 护士准备：着装整洁，洗手。
3. 用物准备：根据需要备合适的帽子、口罩。

操作步骤

1. 洗手。
2. 戴帽子：医用帽按质地可分为一次性医用帽和布制多次使用帽；按使用要求可分为护士帽、医师帽、手术人员帽等（图17-11）。

各种医用帽佩戴时均应将帽子遮住全部头发，戴妥或扎紧（图17-12）。

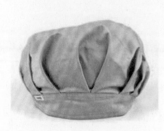
布制帽

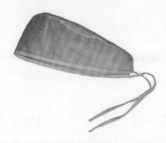
一次性帽

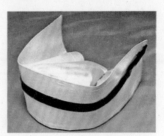
护士帽

图 17-11　各式医用帽

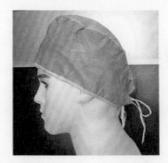

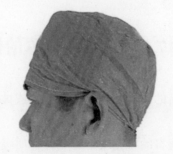

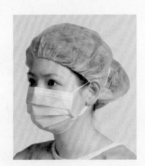

图 17-12　各式医用帽的佩戴

3. 戴口罩：医用口罩可分为一次性口罩、纱布口罩、加厚纱布口罩、外科口罩和防护口罩等（图 17-13）。

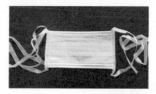
一次性口罩

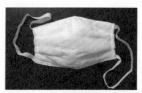
纱布口罩

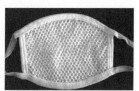
加厚纱布口罩

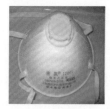
防护口罩

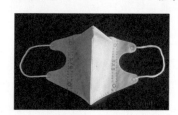
塑性口罩

图 17-13　各式医用口罩

（1）戴一次性口罩和纱布口罩：将口罩罩住鼻、口及下巴，口罩下方带系于颈后，上方带系于头后中部（图 17-14）。

（2）戴外科口罩：将口罩罩住鼻、口及下巴，口罩下方带系于颈后，上方带系于头后中部，再将双手指尖放在鼻夹上，从中间位置开始，用手指向内按压，并逐步向两侧移动，根据鼻梁形状塑造鼻夹，最后调整系带的松紧度，检查闭合性（图 17-15）。

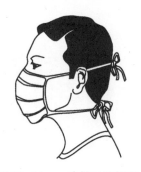
图 17-14　一次性口罩佩戴

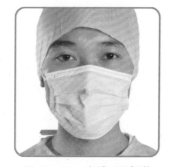
图 17-15　外科口罩佩戴

4. 脱口罩：洗手后取下口罩，先解开下面的系带，再解开上面的系带，用手指捏住系带将口罩丢入医疗垃圾袋内。

5. 脱帽子：洗手后取下帽子。

▶ 注意事项 ◀

（一）使用帽子注意事项

1. 进入污染区和洁净环境前、进行无菌操作等应戴帽子。

2. 被病人血液、体液污染后应及时更换。

（二）使用口罩注意事项

1. 应根据不同的操作要求选用不同种类的口罩，一般诊疗活动，可佩戴纱布口罩或外科口罩。手术室工作或护理免疫功能低下病人、进行体腔穿刺等操作时应戴外科口罩；接触经空气传播或近距离接触经飞沫传播的呼吸道传染病病人时，应戴医用防护口罩。

2. 口罩潮湿后，或受到病人血液、体液污染后，应及时更换。

3. 纱布口罩应每天更换，医用外科口罩只能一次性使用。

§17.3　隔离衣的使用

隔离衣是医务人员在接触传染病病人或疑似传染病病人时使用的隔离服装。

▶ 目的 ◀

穿隔离衣的目的是为了保护医务人员和病人免受医院内交叉感染（图17-16）。

1. 保护医护人员免受感染性物质污染，防止病原微生物的传播
2. 避免交叉感染
3. 保护病人免受感染

图17-16　穿隔离衣的目的

▶ 适用范围 ◀

1. 进入严格隔离病区时，需穿隔离衣。

2. 检查、护理需特殊隔离病人，工作服可能受分泌物、排泄物、血液、体液沾染时，需穿隔离衣。

3. 进入易引起院内播散的感染性疾病病室和需要特别隔离的病人（如大面积烧伤、器官移植和早产儿等）时，医护人员均需穿隔离衣。

►► 准备 ◄◄

1. 备隔离衣：传统使用的隔离衣为布制隔离衣，可以多次使用，本节所重点介绍的即为此种隔离衣的使用方法。目前，布制隔离衣已逐渐被弃用，临床使用的多为一次性隔离衣，但其穿、脱方法仍应遵循布制隔离衣穿脱的基本程序（图17-17）。

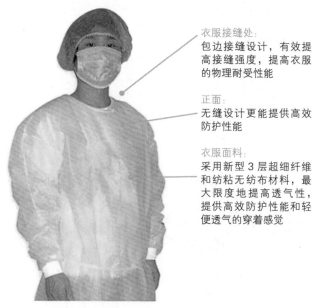

衣服接缝处：
包边接缝设计，有效提高接缝强度，提高衣服的物理耐受性能

正面：
无缝设计更能提供高效防护性能

衣服面料：
采用新型3层超细纤维和纺粘无纺布材料，最大限度地提高透气性，提供高效防护性能和轻便透气的穿着感觉

图17-17 一次性隔离衣

2. 操作者准备：穿衣前须戴好帽子、口罩，取下手表，卷袖至前臂以上，并进行卫生洗手或卫生手消毒。

►► 操作步骤 ◄◄

（一）穿隔离衣

1. 手持衣领取下隔离衣，清洁面朝自己将衣领向外折，对齐肩缝，露出袖笼（图17-18A）。

2. 左手伸入袖内并上抖，依法穿好另一袖，两手上举，将衣袖尽量抖上

（图 17-18B、图 17-18C）。

3．两手持衣领顺边缘向后扣好领扣，然后系好袖口（图 17-18D、图 17-18E）。

4．双手在腰带下约 5 cm 处平行向后移动，捏住身后衣服正面的边缘，两侧对齐并拉向背后，然后向一侧按压折叠；一手按住折叠处，另一手移至前面将同侧的腰带拉到背后折叠处，按同法再将另一侧的腰带拉至背后；然后再将两侧的腰带在背后交叉，回到前面打一活结系好（图 17-18F～图 17-18J）。

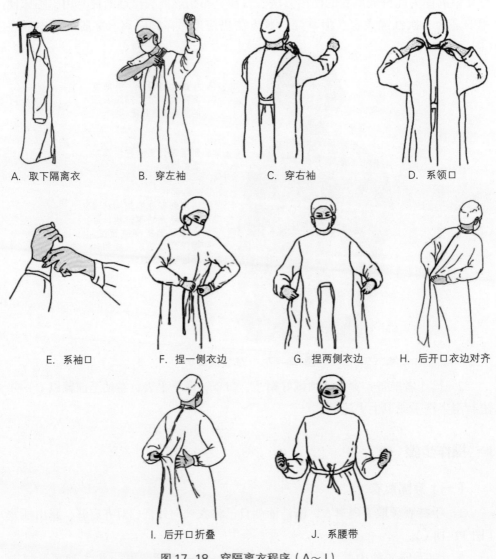

A. 取下隔离衣　　　B. 穿左袖　　　C. 穿右袖　　　D. 系领口

E. 系袖口　　　F. 捏一侧衣边　　　G. 捏两侧衣边　　　H. 后开口衣边对齐

I. 后开口折叠　　　J. 系腰带

图 17-18　穿隔离衣程序（A～J）

（二）脱隔离衣

脱隔离衣应按以下程序分步实施（图 17-19）

1. 解腰带：解开腰带使其完全松解，然后重新在前面打一活结（图 17-19A）。

2. 解袖口：解开袖口，在肘部将部分衣袖塞入工作衣袖内（图 17-19B）。

3. 消毒双手（图 17-19C）。

4. 解衣领：解开衣领带或领扣（图 17-19D）。

5. 脱衣袖：一手伸入另一侧袖口内，拉下衣袖过手（遮住手），再用衣袖遮住的手在外面握住另一衣袖的外面并拉下袖子，两手在袖内使袖子对齐，双臂逐渐退出（图 17-19E～图 17-19G）。

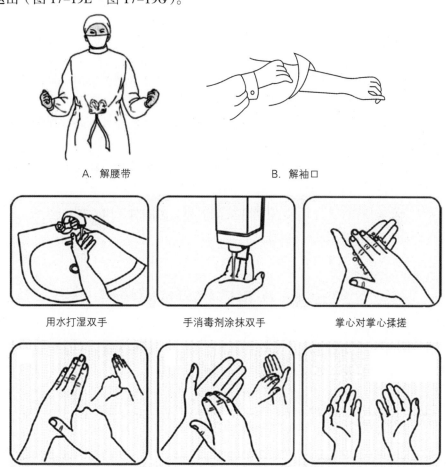

A. 解腰带　　　　　　　　　　　　B. 解袖口

用水打湿双手　　　　　手消毒剂涂抹双手　　　　掌心对掌心揉搓

拇指在掌心中揉搓　　　指尖在掌心中揉搓　　　　待干

C. 卫生手消毒

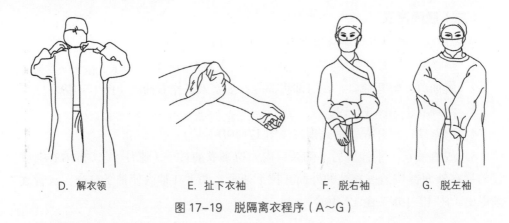

D. 解衣领 　　　E. 扯下衣袖 　　　F. 脱右袖 　　　G. 脱左袖

图 17-19　脱隔离衣程序（A～G）

▶▶ **注意事项** ◀◀

1. 已使用过的隔离衣的正面是污染部分，衣里及衣领是清洁部分。穿脱时应避免污染部分与清洁部分互相碰触，以保持清洁部分不受污染。

2. 已穿过的隔离衣如挂在污染区，应将污染面折叠在外；若挂在清洁区，则清洁面在外。

3. 隔离衣只能在隔离区域内使用；接触不同病种的传染病人时，不能共用隔离衣。

4. 隔离衣应每天更换，如有溅湿或清洁面受污染时，应立即更换。

5. 依照不同隔离分区正确挂放。

§17.4　医用防护装具的使用

医用防护装具是医务人员接触传染病、粉尘、腐蚀性物品和辐射源时所使用的物品。不同的防护装具适用于不同的防护人员。

▶▶ **防护装具分类** ◀◀

医用防护装具包括防护服和防护眼镜、防护口罩、防护靴、防护手套等，医用防护装具主要包括以下两大类。

1. 一般防护装具：是医护人员用以隔离病菌、有害超细粉尘及酸碱腐蚀物的防护用具，对医护人员的自身保护和防止疾病感染扩散均具有十分重要的意义。该类防护具应有良好的防水、抗静电和过滤效能，无皮肤刺激性，穿脱方便，结合部严密，袖口、脚踝口应为弹性收口。这类装具多为一次性用品。（图17-20）

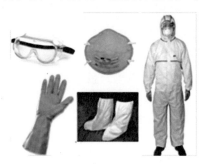 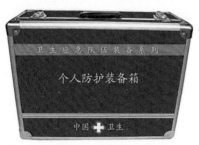

图 17-20　一般防护装具

2. 含铅防护装具：另一类是防止医疗辐射对医务人员身体影响的防护用具，主要是加铅的防护服装和防护用品。这类防护装置一般可重复使用。（图17-21）

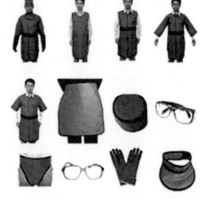

图 17-21　含铅防护装具

▶▶ 防护装具适用范围 ◀◀

1. 医务人员在接触甲类或按甲类传染病管理的传染病病人时，须穿防护服。

2. 近些年来，多种新发的烈性传染病如埃博拉病毒病（中东呼吸综合征）、人感染高致病性禽流感、传染性非典型肺炎等不断出现，并均具有极强的传染性和极高的病死率，而且其传播途径往往不被充分认知，故参与防治上述传染病的医护人员必须使用医用防护服。

3. 在接触传染途径不明的烈性传染病人及疑似病人时，医务人员应使用医用防护服。

4. 在接触疫区内的病、死禽等传染源及其体液、分泌物、排泄物时均应采取相应的防护措施，必要时应穿防护服。

5. 接触 X 线和其他辐射源的人员应使用防辐射医用防护服。

6. 医务人员因工作需要接触有害超细粉尘、各种腐蚀性物品或有害消毒剂时，应使用必要的防护装具。

准备 ◀◀

1. 用品准备：按照防护需求和基本防护、加强防护和严密防护的不同需要，准备必要的防护用品。主要的防护用品包括医用防护服、防护鞋、防护手套、防护帽、防护眼镜、防护口罩，必要时应备正压面罩或全面型呼吸防护器等。

2. 人员准备：医用防护装具有多种不同的产品，医务人员在使用前应详细了解使用产品的特点、性能、使用方法和使用注意事项等，使用前应进行反复穿戴防护装具的训练。

操作步骤 ◀◀

防护装具的种类、式样较多，应按使用目的选用不同的防护装具。各类防护装具的穿脱顺序和方法应按规定进行。

（一）穿戴防护装具顺序与方法

穿戴防护装具的顺序设定，以方便脱防护用品为原则，对于常用的防护装具，一般可按下列顺序进行。

1. 戴防护口罩：一手托住塑形口罩，将口罩罩住鼻、口及下巴，鼻夹部位向上紧贴面部；将口罩下方的系带拉过头顶，放在颈后双耳下并系紧；然后再将上方系带拉过头顶置于双耳之上，并于脑后系紧；将双手指尖放在金属鼻夹上，从中间位置开始向两侧移动和按压，根据鼻梁的形状塑形鼻夹；最后将双手完全盖住口罩，快速呼气，检查密合性，如有漏气应调整鼻夹位置（图17-22）。

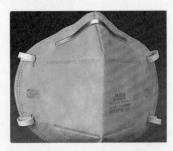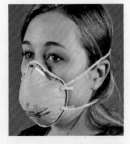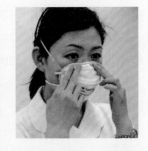

图17-22 佩戴塑形防护口罩

2. 戴防护帽：防护帽分普通防护帽和含铅防护帽，戴防护帽时应将头发全部遮住（图17-23）。

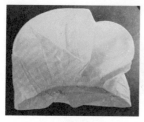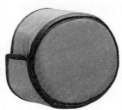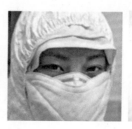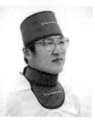

普通防护帽　　　　　　　含铅防护帽　　　　　　戴普通防护帽　　　　　戴含铅防护帽

图 17-23　防护帽

3. 穿防护服：根据不同的防护需要，选用防传染病防护服或含铅医用防护服。防护服分连体或分体防护服，应遵循先穿下衣、再穿上衣，最后拉上拉锁的顺序。（图 17-24）

4. 戴防护眼镜：为防止病人的血液、体液、分泌物等溅入眼部，医务人员需佩戴护目镜或防护面罩。为预防辐射对眼的影响，则应佩戴含铅的护目镜或防护面罩。（图 17-25）

5. 穿防护鞋：防护鞋应是高筒靴鞋，并分为含铅和不含铅两类（图 17-26）。

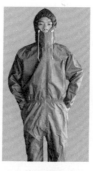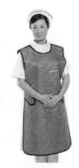

普通防护服　　　含铅防护服

图 17-24　穿防护服

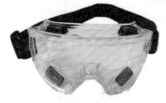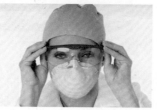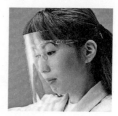

图 17-25　配戴防护眼镜和防护面罩

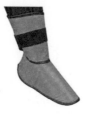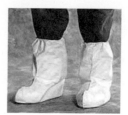

含铅防护鞋　　　　　　　普通防护鞋

图 17-26　穿防护鞋

6. 戴防护手套：戴上手套后，将防护手套套在防护服袖口外面（图 17-27）。

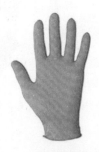 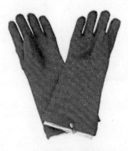 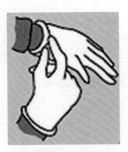

一般防护手套　　　　含铅防护手套　　　　　戴防护手套

图 17-27　戴防护手套

7. 检查着装：防护用具穿戴完成后，应进行总体防护密闭性检查（图 17-28）。

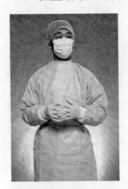 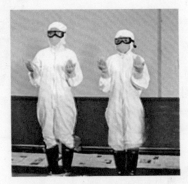 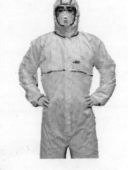

图 17-28　检查防护着装

（二）脱除防护装具顺序

防护装具用毕后应及时脱除，原则上是先脱除污染较重和体积较大的物品，后脱呼吸道、眼部等关键防护部位的物品。使用后的防护装具应按规定办法处理。

1. 脱防护手套：一次性手套应将里面朝外，放入黄色塑料袋中，橡胶手套放入消毒液中。

2. 脱防护服：将里面朝外，放入污衣袋中。

3. 脱防护鞋：将鞋套里面朝外，放入黄色塑料袋中；将胶鞋放入消毒液中。

4. 摘防护镜：放入消毒液中。

5. 脱防护帽：将手指反掏进帽子，将帽子轻轻摘下，里面朝外，放入黄色塑料袋中或污衣袋中。

6. 脱防护口罩：小心将口罩带解开摘下，放入黄色塑料袋中，注意双手不接触面部。

7. 卫生手消毒。

▶▶ 注意事项 ◀◀

1. 下列情况应使用护目镜或防护面罩：

（1）在进行诊疗、护理操作，可能发生病人血液、体液、分泌物等喷溅时。

（2）近距离接触经飞沫传播的传染病病人时。

（3）为呼吸道传染病病人进行气管切开、气管插管等近距离操作，可能发生病人血液、体液、分泌物喷溅时，应使用全面型防护面罩。

2. 医用防护装具使用人员必须在使用前进行反复操作训练。

3. 现场所有用过的一次性防护用品应在现场焚毁，非一次性防护用品要进行高压蒸汽灭菌或药物浸泡灭菌处理。

§18

外科手术基本知识与技能

本章内容主要包括外科手术的基本知识、常用外科手术器械、外科手术基本操作、外科手消毒、穿戴手术服，以及外科清创术等内容。

▶▶ 手术概念 ◀◀

手术就是运用解剖学知识，通过对人体组织或器官的切除、重建、移植等手段，治疗人体局部病灶，从而消除其对全身影响的各种治疗方法，以达到恢复人体某些功能，使之进入健康或基本健康状态。手术涉及临床外科、妇产科、眼科、耳鼻喉科、口腔科以及介入医学科。

▶▶ 手术操作基本原则 ◀◀

手术操作应遵守无菌、无瘤和微创三项原则。

（一）无菌原则

1. 一切手术物品必须经过灭菌处理方可使用。
2. 医务人员必须经过外科手消毒和穿戴无菌服装方可参加手术。
3. 病人手术区必须进行严格消毒，并以无菌巾、无菌单、无菌敷贴等覆盖手术范围以外的区域。
4. 如怀疑手术人员或手术用品受到污染必须及时进行处理，包括重新进行卫生手消毒、更换手术服装、更换手术用品、增铺无菌单等。

（二）无瘤原则

应用各种措施防止手术操作过程中离散的癌细胞直接种植或播散。

1. 严格掌握穿刺活检的适应证。

2. 肿瘤切除前应先结扎肿瘤的出、入血管，并尽可能将肿瘤完整切除。

（三）微创原则

手术过程中对组织轻柔爱护，最大限度地保存器官组织及其功能，不可盲目扩大手术范围，促进伤口一期愈合。

§18.1　外科常用手术器械

本节主要介绍外科常用的普通手术器械，包括手术刀、剪、镊、钳、钩等几类，专科手术器械未予介绍。

▶▶ 手术刀 ◀◀

手术刀一般用于切开和剥离组织，目前还有同时具止血功能的手术刀如激光刀、微波刀等，以下介绍的是常用的传统手术刀。

1. 手术刀的结构：手术刀由刀片和刀柄组成，使用时临时装配。为适应不同需要，手术刀有大小形状不同之分。（图 18-1）

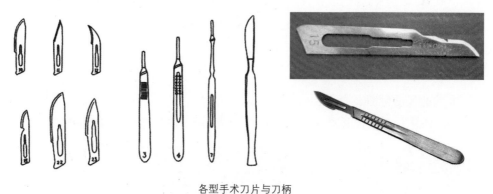

各型手术刀片与刀柄

图 18-1　手术刀

2. 手术刀的安装：一般用持针钳夹住刀片将其安装在刀柄上，或从刀柄上取下（图 18-2）。

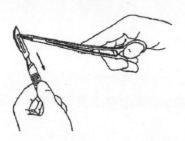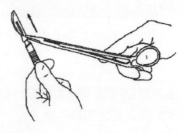

图 18-2 手术刀的装卸

3. 手术刀握持方法：包括执弓式、执笔式、握笔式、反挑式等持刀方法（图 18-3）。

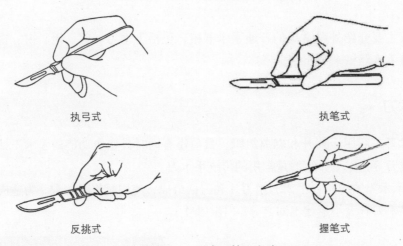

执弓式   执笔式

反挑式   握笔式

图 18-3 手术刀持刀方法

▶▶ **手术剪** ◀◀

手术剪包括弯剪、直剪和一边钝一边锐的拆线剪。长的钝头弯剪，多用于胸、腹腔深部手术；尖头的直剪一般用于剪线及浅层组织的解剖。（图 18-4）

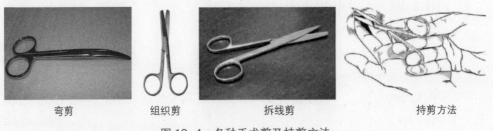

弯剪   组织剪   拆线剪   持剪方法

图 18-4 各种手术剪及持剪方法

▶▶ 手术镊 ◀◀

手术镊用于夹持组织以利解剖及缝合。手术镊大小、形状各异，镊的尖端分为有齿与无齿、尖头与钝头。有齿镊用于夹持较坚硬的组织，损伤较大；无齿镊用于脆弱的组织及脏器；精细的尖头镊对组织损伤轻，用于血管、神经手术等（图 18-5）。

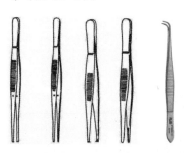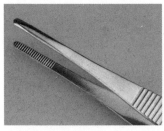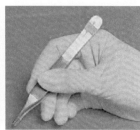

图 18-5　各种手术镊及正确持镊方法

▶▶ 缝合针 ◀◀

缝合针简称缝针，主要分为圆针与三角针。圆针用于缝合脏器、血管等，损伤较小；三角针前端为棱形，用于缝合皮肤、韧带等坚韧的组织，损伤性较大。（图 18-6）

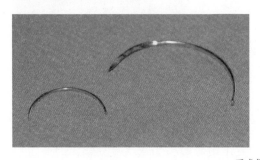

手术缝针

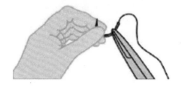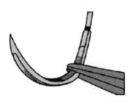

夹持于近针尾 1/3 处

图 18-6　手术缝合针及持针方法

手术缝线

常用的手术缝线可分为可吸收及不可吸收两大类（表18-1）。

表18-1　常用手术缝线

项　目	普通丝线	羊肠线	可吸收缝合线 PGA PGLA	金属记忆皮肤 吻合线	可吸收缝合线
缝合强度	一般	一般	高	高	高
愈合拆线	需要	不需要	不需要	需要	不需要
愈合瘢痕	蜈蚣形瘢痕	线形瘢痕大	线形瘢痕	线形瘢痕浅淡	线形瘢痕极淡

（一）可吸收缝线

1. 肠线：取自羊或牛的小肠，分普通与铬制两种。普通肠线约 7 天开始被吸收，现今少用；铬制肠线 14~21 天逐渐吸收。肠线主要用于内脏如胃肠、膀胱、胆道等黏膜层或全层及腹膜的缝合。

2. 吸收性合成纤维线：有聚羟基乙酸、聚乳酸羟基乙酸、聚二氧杂环己酮和聚乙酸维尼纶等。这类纤维缝线组织反应轻，吸收时间长，有时可达 1 个月以上，并可能有抗菌作用，故较铬制肠线更优越（图18-7）。

（二）不被吸收的缝线

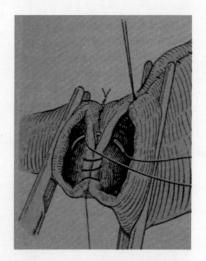

图18-7　可吸收缝肠线胃肠吻合

1. 丝线：是术中最常用的缝线，特点是组织反应小、质软不滑便于打结、不易滑脱、拉力较好，且价廉，易获得。因其不被吸收，为永久性异物，因此应尽量选用细丝线。

2. 不吸收性合成纤维线：如尼龙、锦纶、涤纶、普罗伦线等，具有拉力强、组织反应轻、对组织损伤小等优点，且可以加工成很细的线，与缝针相连，制成无损伤缝合针线，用于显微外科及整形手术（图18-8）。

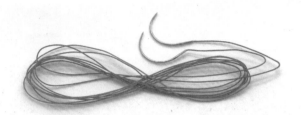

图 18-8　一次性不吸收性合成纤维缝线与缝针

3. 金属丝：常用不锈钢丝，刺激性小、拉力大，缺点是不易打结，并有割断或嵌入组织的可能。目前多用于骨骼固定，筋膜或肌腱缝合等，而皮肤及深层切口的减张缝合已逐渐被粗尼龙线所取代。

▶▶ **手术钳类** ◀◀

手术钳种类很多，功能各异，包括直钳、弯钳、巾钳、鼠齿钳、环形钳、持物钳、组织钳、血管钳及持针钳等，是术中使用最多的一类器械。（图 18-9～图 18-11）。

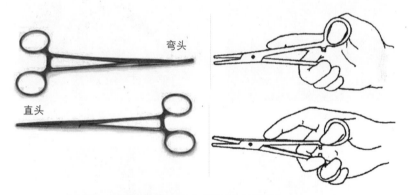

图 18-9　止血钳及正确持钳法

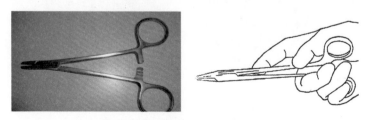

图 18-10　持针钳及正确持钳法

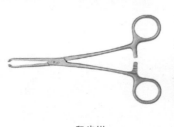
鼠齿钳

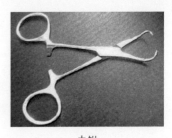
巾钳

组织钳（环钳）

图 18-11　各种手术钳

▶▶ 牵开器 ◀◀

　　牵开器又称拉钩，用于帮助手术野的显露，便于手术操作。牵开器有各种不同类型，还有适用各种不同手术需要的固定牵开器等。除手动拉钩等，还有用于腹腔大手术的自动拉钩等。（图 18-12、图 18-13）

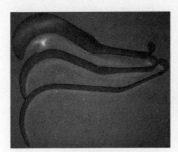
腹腔深拉钩

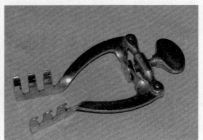
手术野牵开器

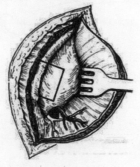
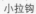
小拉钩

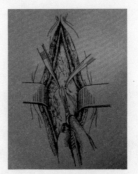
固定牵开器

图 18-12　各种手术牵开器

§18.2　外科手消毒（外科洗手）

为避免手术感染，减少医院感染，外科手术前凡参加手术的医务人员必须进行外科手消毒。

▶▶ **目的** ◀◀

1. 避免术中造成病人感染。
2. 避免术中发生交叉感染。

▶▶ **适用范围** ◀◀

1. 凡直接参加手术的医师和护士，术前必须进行外科手消毒。
2. 不同病人手术之间、手套破损或手被污染等情况下，应重新进行外科手消毒。

▶▶ **准备** ◀◀

1. 人员准备：洗手前更换手术室专用衣、裤、鞋，戴好消毒口罩、帽子，口罩必须遮住口与鼻孔，帽子应完全遮住头发；修剪指甲，长度不应超过指尖；取下手表、饰物。

2. 用物准备：洗手池、皂液、外科手消毒剂、干手物品、计时装置、洗手流程及说明图等（图 18–13）。

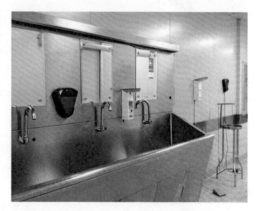

图 18–13　外科洗手池及相关物品

▶▶ **操作步骤** ◀◀

1. 洗手：调节水流，湿润双手，取 5 mL 左右的清洁剂于掌心，用海绵块或毛刷依次刷洗双手、前臂和上臂下 1/3 段（图 18–14）。

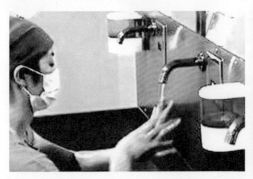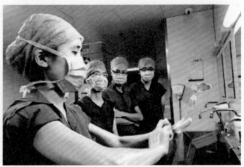

图 18-14　用清洁剂洗手、刷手

2．冲净：流动水冲洗双手、前臂和上臂下 1/3 段。冲洗时，双手靠拢并抬至胸前，使水沿肘部流下，切勿向手部倒流。（图 18-15）

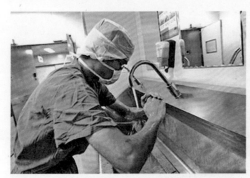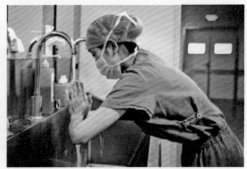

图 18-15　流动水冲洗

3．干手：使用干手物品擦干双手、前臂和上臂下 1/3 段（图 18-16）。

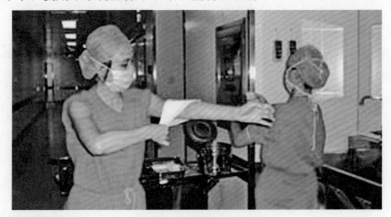

图 18-16　无菌巾擦干手

4．消毒：外科手消毒使用的消毒液分冲洗手消毒液和免冲洗手消毒液两大类，产品种类繁多，可酌情选用。

（1）冲洗手消毒液：取适量的冲洗手消毒剂（如盐酸环丙沙星手消毒剂）涂抹至双手的每个部位、前臂和上臂下 1/3，认真揉搓 2～6 分钟，流水冲净双手、前臂和上臂下 1/3，然后用无菌巾彻底擦干双手、前臂和上臂下 1/3。

（2）免冲洗手消毒液：将适量的免冲洗手消毒剂涂抹于双手的每个部位、前臂和上臂下 1/3，认真揉搓直至消毒剂干燥。临床常用的聚维酮碘消毒液即为免冲洗手消毒液（图 18-17）。

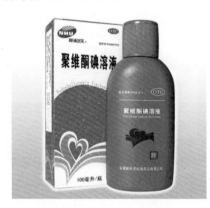
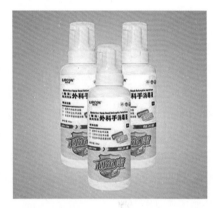

图 18-17　外科免冲洗手消毒液

▶▶ **注意事项** ◀◀

1．外科手消毒应遵循先洗手、后消毒的原则。

2．在整个手消毒过程中始终保持双手位于胸前并高于肘部；涂抹消毒剂并揉搓、流水冲洗、无菌巾擦干等都应从手部开始，然后再向前臂、上臂下 1/3 进行。

3．用后的清洁指甲用具，揉搓用品如海绵、手刷等，应放在指定的容器中；揉搓用品应每人使用后消毒或者一次性使用；清洁指甲用品应每天清洁与消毒。

4．术后摘除外科手套后，应用肥皂（皂液）清洁双手。

5．手臂皮肤破损或感染者不宜进行外科洗手。

§18.3　穿无菌手术衣与戴无菌手套

任何一种洗手方法，都不能完全消灭皮肤深处的细菌，这些细菌在手术过程中会逐渐移行到皮肤表面并繁殖生长，故在手术室进行手术时，洗手之后必须穿上无菌手术衣，戴上无菌手套，方可进行手术。

▶▶ 准备 ◀◀

1. 外科手消毒：在穿无菌手术衣与戴无菌手套前，手术人员必须先进行外科手消毒，俗称外科洗手。

2. 备无菌手术衣：无菌手术衣包事先由巡回护士打开。现在也有些医院使用一次性无菌手术衣（图 18-18）。

3. 备无菌手套：无菌手套应由巡回护士备好，现在有些医院使用一次性无菌手套（图 18-19）。

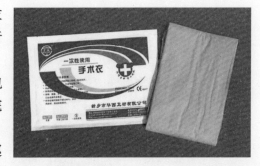

图 18-18　一次性无菌手术衣

▶▶ 穿无菌手术衣 ◀◀

（一）方法

1. 从已打开的无菌衣包内取出无菌手术衣一件，在手术间内较空旷的地方穿衣。先认准衣领，用双手提起衣领的两角，充分抖开手术衣，将手术衣的内面对着自己。（图 18-20A、图 18-20B）

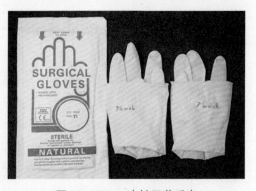

图 18-19　一次性无菌手套

2. 看准袖筒的入口，将衣服轻轻抛起，双手迅速同时伸入袖筒内，两臂向前平举伸直，此时由巡回护士在后面拉紧衣带，双手即可伸出袖口。（图 18-20C、图 18-20D）。

3. 双手在身前交叉提起腰带，由巡回护士在背后接过腰带并协助系好腰带和后面的衣带。（图 18-20E、图 18-20F）

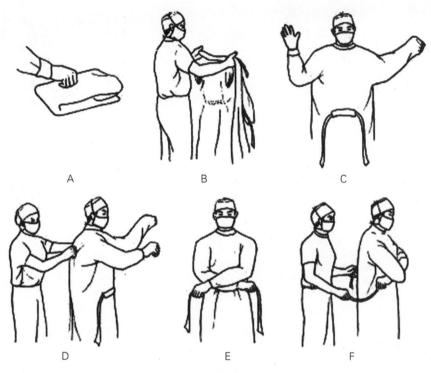

图 18-20　穿无菌手术衣

（二）注意事项

1．取衣时应一次整件地拿起，不能只抓衣领将手术衣拖出无菌区。穿衣时，双手不能高举过头或伸向两侧，否则手部超出视野范围，容易碰触未消毒物品。未戴手套的手不能触及手术衣的正面，更不能将手插入胸前衣袋里。传递腰带时，不能与协助穿衣人员的手相接触。

2．穿无菌手术衣必须在手术间内比较空旷的地方进行。一旦接触未消毒的物件，立即更换。

3．若发现手术衣有破洞，应立即更换。

▶▶ 戴无菌手套 ◀◀

（一）方法

1．穿好无菌手术衣后，取出手套包（或盒）内的无菌滑石粉小纸包，将滑石粉撒在手心，然后均匀地抹在手指、手掌和手背上。

2. 取手套：取无菌手套一副，取手套时只能捏住手套口的翻折部，不能用手接触手套外面（图18-21）。

3. 戴手套：对好两只手套，使两只手套的拇指对向前方并靠拢。左手提起手套，右手插入手套内，并使各手指尽量深地插入相应指筒末端；再将已戴手套的右手指插入左侧手套口翻折部之下，将左侧手套拿稳，然后将左手插入手套内；最后将手套套口翻折部翻转包盖于手术衣的袖口上（图18-22）。

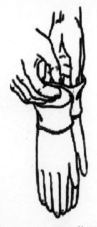

图 18-21　取无菌手套

● 将右手插入右手手套内
● 已带好手套的右手指插入左手套的翻折部，帮助左手插入手套内
● 将手套翻折部翻回盖住手术衣袖口
● 用无菌盐水冲洗手套外面的滑石粉

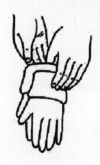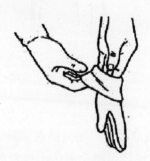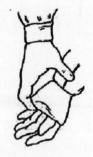

图 18-22　戴无菌手套

4. 用消毒外用0.9%氯化钠溶液洗净手套外面的滑石粉。

（二）注意事项

1. 手术人员应根据自己手的大小选择合适的手套。

2. 一定要掌握戴无菌手套的原则，即未戴手套的手，只允许接触手套内面，不可触及手套的外面；已戴手套的手则不可触及未戴手套的手或另一手套的内面。

3. 手套破损须及时更换，更换时应以手套完整的手脱去应更换的手套，但勿触及该手的皮肤。

4. 等待手术时，双手应拱手置于胸前或放置于胸部的衣袋里，切不可下垂或双手交叉置于腋下（图18-23）。

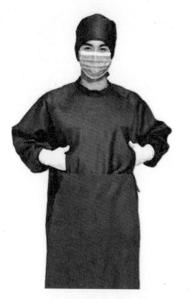
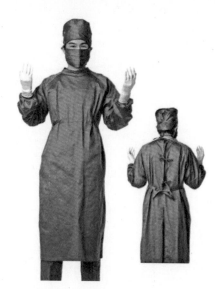

图 18-23 穿戴手术衣和手套后等待手术的姿势

§18.4 外科手术消毒与铺单

外科手术消毒、外科手术铺单是外科无菌技术的重要组成部分，是防止手术被污染的重要措施。

▶▶ 外科手术消毒 ◀◀

人体皮肤表面会受到空气周围环境中微生物的污染，进行手术前必须对手术区体表进行消毒，从而避免体表微生物进入体内。

（一）消毒范围

穿刺活检、小伤口清创等小切口手术，消毒范围为切口周围 5～10 cm；中型和大型手术，消毒范围为切口周围 15 cm。各不同部位手术的消毒范围如下图所示（图 18-24）。

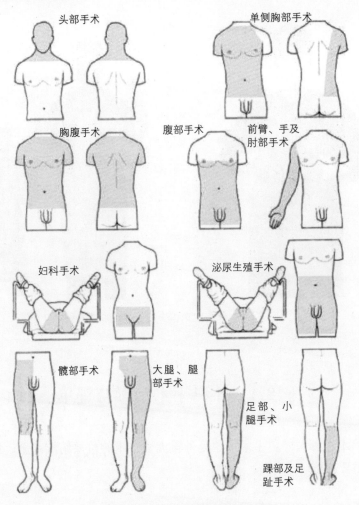

头部手术

单侧胸部手术

胸腹手术

腹部手术

前臂、手及肘部手术

妇科手术

泌尿生殖手术

髋部手术

大腿、腿部手术

足部、小腿手术

踝部及足趾手术

图 18-24　各部位外科手术消毒范围

（二）方法

1. 离心形消毒法：该法适用于清洁切口的皮肤消毒，消毒皮肤时应从手术野中心向周围涂擦，反复消毒 2～3 次，后一次不得超出前一次的消毒范围。

2. 向心形消毒法：该法适用于感染伤口及肛门、会阴部位的手术消毒。消毒应从手术区外周清洁部位向感染伤口或肛门、会阴部位涂擦，反复消毒 2～3 次。

（三）消毒剂与注意事项

1. 手术消毒剂：目前普遍选用 0.5%～1% 聚维酮碘进行外科手术消毒，聚维酮碘对皮肤和黏膜均可进行消毒。

2. 手术消毒使用的棉球或纱布不能重复使用。

3. 较大型手术的消毒，消毒医师应在外科手消毒之后、穿手术衣之前进行消毒操作。消毒完成后应再用外科手消毒液涂抹双手及前臂并待干，然后再穿戴无菌衣和手套。（图 18-25、图 18-26）

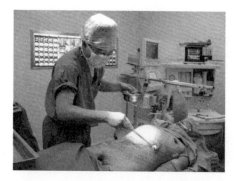

图 18-25　穿手术衣前进行外科消毒

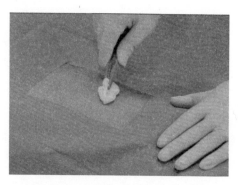

图 18-26　铺单后手术切口再次消毒

▶▶ 手术铺单 ◀◀

对体表某一部位做手术时，要保护好手术区域，避免被手术以外的细菌污染，因此要对不做手术的部位进行铺单以免污染。

（一）手术巾、单的种类

手术巾、单包括孔巾、治疗巾、中单和大单（图 18-27）。

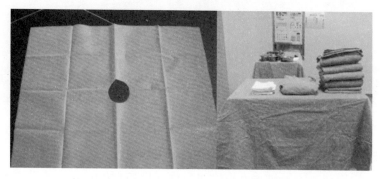

图 18-27　各种手术巾、单

（二）手术铺单方法

手术铺单要求能充分显露手术切口，同时绝对覆盖非消毒区。手术铺单的层次与范围应依据手术的大小决定，小型手术如穿刺活检、小型清创术等可以只铺孔巾或治疗巾，中等以上手术需铺单4～6层。应尽量一次铺单成功，减少调整。若必须进行调整，只能由内向外调整。（图18-28）

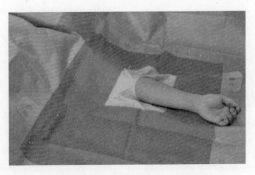

图18-28　前臂手术铺单

1. 铺治疗巾：用4块无菌巾遮盖切口周围，又称切口巾。腹部手术铺巾的顺序为下方、对侧、上方、近侧，手术巾的4个交角处分别用布巾钳夹住，露出切口部分。（图18-29）

2. 铺手术中单：将两块无菌中单分别铺于切口的上、下方。铺巾者需注意避免自己的手或手指触及未消毒物品。（图18-30）

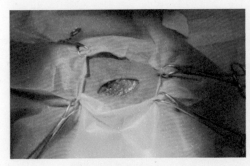

图18-29　铺手术巾

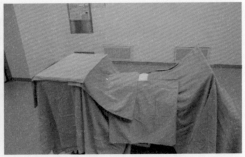

图18-30　铺手术中单

3. 铺大单：将有孔洞的大单正对切口，短端向头部、长端向下肢，先向上方再向下方分别展开，展开时手卷在大单里面，以免污染。要求短端盖住麻醉架，长端盖住器械托盘，两侧和足端应垂下超过手术台边30 cm。（图18-31）

4. 粘贴切口薄膜：现在临床多用无菌塑料薄膜粘贴在切口区，皮肤切开后薄膜仍黏附在伤口边缘，可防止皮肤上残存的细菌在术中进入伤口（图 18-32）。

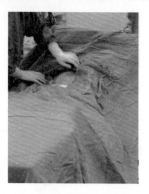

图 18-31　铺手术大单

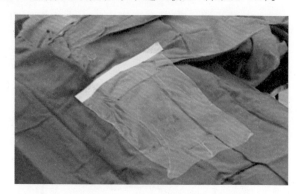

图 18-32　粘贴切口薄膜铺手术巾

§18.5　手术基本操作技术

手术种类与操作方法有许多种，但最基本的操作是切开、止血、结扎与缝合。

▶▶ 切开技术 ◀◀

切口的选择要注意两个问题，一是应位于病变附近，以便能通过最合适的途径显露病变部位；二是要保留切口部位的生理功能，不损伤重要的解剖结构。此外，还要尽可能注意美观，少留瘢痕，颜面、关节、手部的切口，应与皮纹一致。切开时刀刃与皮肤垂直，用力均匀，一次切开皮肤及皮下组织，避免切口边缘参差不齐及斜切，深部组织要逐层切开（图 18-33）。

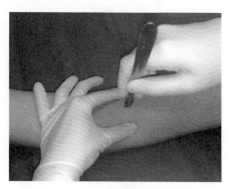

图 18-33　皮肤切开的方法

▶▶ 止血技术 ◀◀

止血是手术中的常用技术，止血不完善不仅影响辨别解剖结构及手术操作，而且术后可能形成血肿引起感染，术中大量出血还会直接威胁病人生命。手术止血的主要方法有结扎止血、电凝止血、缝合止血和其他方法止血。

1. 结扎止血：先以血管钳夹住出血组织，再以丝线结扎出血处。较大的血管也可用此种方法止血。（图 18-34）

2. 电凝止血：以血管钳夹住出血点后，用电凝器与血管钳接触，烧灼出血点止血。用电刀或激光刀切割组织，也有一定止血作用，可减少术中出血。（图 18-35）

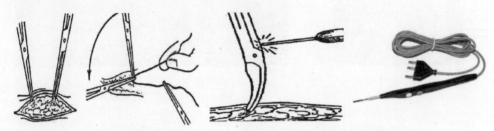

图 18-34 手术结扎止血　　　　　图 18-35 电凝笔及电凝止血

3. 缝合止血：多用于钳夹的组织过多，结扎有困难或线结容易滑脱等情况。一般从钳夹组织中穿过缝针两次，呈"8"字形结扎。大血管出血则应单独缝合结扎血管，并需重复结扎以保证稳妥。（图 18-36、图 18-37）

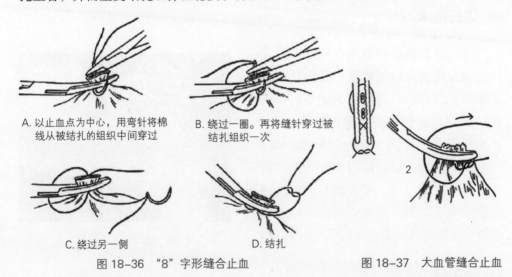

A. 以止血点为中心，用弯针将棉　B. 绕过一圈。再将缝针穿过被
线从被结扎的组织中间穿过　　　结扎组织一次

C. 绕过另一侧　　　　　　　D. 结扎

图 18-36 "8"字形缝合止血　　　　图 18-37 大血管缝合止血

4. 其他止血方法：如肝脏等创面渗血时，可用明胶海绵、中药止血粉等压迫；骨断面渗血，可用骨蜡止血；鼻腔、子宫腔出血可用纱布条填塞压迫止血。

（图18-38、图18-39）

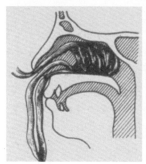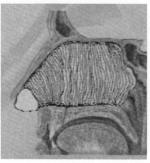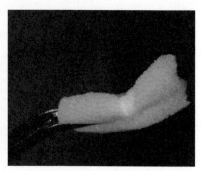

图18-38　前鼻孔纱布条填塞止血　　　　图18-39　明胶海绵

▶▶ **结扎技术** ◀◀

止血、吻合、缝合都要不断结扎，每一个参与手术的医师都必须熟练地掌握各种手术打结的结扎技术。

（一）常用的手术结

术中最常用的是方结，其次是三重（叠）结，必要时使用外科结。应特别注意的是假结和滑结严禁在术中使用，否则可能造成严重后果。（图18-40）

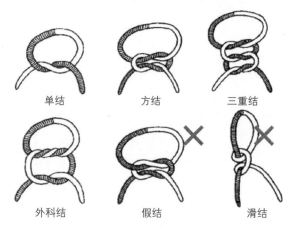

单结　　　　　方结　　　　　三重结

外科结　　　　假结　　　　　滑结

图18-40　结扣的种类

1. 方结：又称平结，第一个结与第二个结的方向相反，故不易滑脱。用于结扎较小的血管和各种缝合时的结扎。

2. 三重（叠）结：是在方结的基础上再加一个结，此第三结与第二个结方向相反，较牢固，故又称加强结。

3. 外科结：打第一个结时绕两次，使磨擦增大，故打第二个结时不易滑脱和松动，比较可靠。平时少用，多用于大血管或有张力的缝合后的结扎。

（二）打手术结的方法

打结方法，常用的是单手打结法，另有双手打结及持钳打结法。

1. 单手打结法：是简便迅速的打结方法，易学易懂，术中应用最广泛，应重点掌握和练习。根据操作者的习惯，单手打结法分为左手打结法和右手打结法。（图18-41、图18-42）

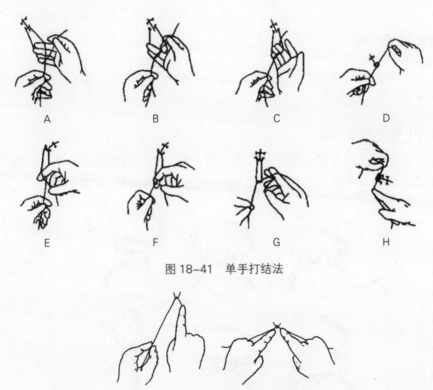

图 18-41　单手打结法

图 18-42　单手深部打结示意图

2. 双手打结法：较单手打结法更为可靠，不易滑脱。双手打结方法较单手打结法复杂，除用于一般结扎外，对深部或组织张力较大的缝合结扎较为可靠、方便。双手打结法可分为两手动作相同打结法和两手动作不同打结法。（图18-43）

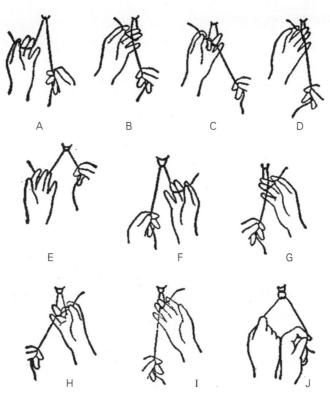

图 18-43 双手打结法

3. 器械打结法：用血管钳或持针器打结，简单易学，适用于深部、狭小手术野的结扎。需要注意的是，器械打结的第一结易于松滑，防止松滑的办法是改变结的方向或者助手给予辅助。（图 18-44）

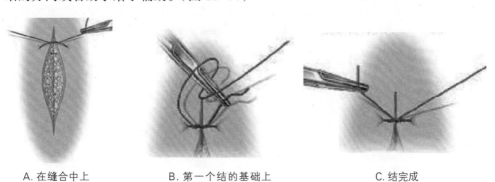

A. 在缝合中上
打第一个结

B. 第一个结的基础上
反方向打第二个结

C. 结完成

图 18-44　止血钳打结法

（三）外科打结注意事项

1. 掌握好结的反向：无论用何种方法打结，相邻两个单结的方向必须相反，否则易打成假结或滑结。

2. 三点要成一线：打结时，两手用力点和结扎点三点应在一条直线上，如果三点连线成一定的夹角，在用力拉紧时易使结扎线脱落（图18-45）。

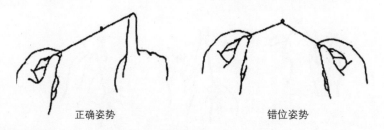

正确姿势　　　　　　　　　　错位姿势

图18-45　外科打结三点一线原则

3. 结扎使用的线要用生理盐水浸湿。

4. 力争在直视下进行打结：非直视下深部外科打结必须有熟练的操作技巧，不可轻易为之。

▶▶ **缝合** ◀◀

组织切开后，修复、重建均需缝合，因此缝合也是手术基本技术之一。根据缝合的组织和部位等的不同情况，应用各种不同的缝合方法，如间断缝合和连续缝合、加强切口各层闭合力的减张缝合、包埋阑尾切除后残端和闭合穿孔肠道的荷包缝合、肠胃道修复的连续锁边内翻缝合。缝合时应按层次进行，严密正确地对合组织。手术切口缝合时不能只缝浅层而留下死腔，以免腔内积血积液，导致感染。（图18-46）

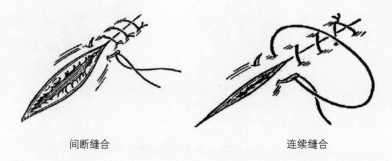

间断缝合　　　　　　　　　　连续缝合

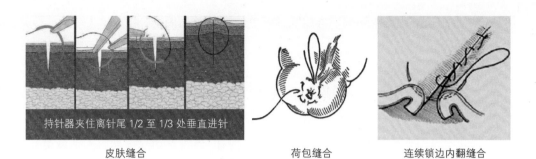

持针器夹住离针尾 1/2 至 1/3 处垂直进针

皮肤缝合　　　　　荷包缝合　　　　连续锁边内翻缝合

图 18-46　各种手术缝合技术

▶▶ **拆线** ◀◀

内脏和切口深层组织的缝合均不拆线，皮肤缝线均应拆除。

（一）拆线时间

要根据切开部位、局部血液供应情况、病人年龄来决定。一般头面部、颈部术后 4～5 天拆线，下腹部、会阴部术后 6～7 天拆线，胸部、上腹部、背部、臀部术后 7～9 天拆线，四肢手术 10～12 天拆线（关节处可适当延长），减张缝合 14 天拆线。青少年病人可适当缩短拆线的时间，年老、营养不良病人可延迟拆线时间，也可根据病人的实际情况采用分次间隔拆线。电刀切口，应推迟 1～2 天拆线。

（二）拆线方法

1. 取下切口上的敷料，用乙醇由切口向周围消毒皮肤一遍。

2. 用镊子将线头提起，将埋在皮内的线段拉出针眼之外少许，在该处用剪刀剪断，以镊子向剪线侧拉出缝线（图 18-47）。

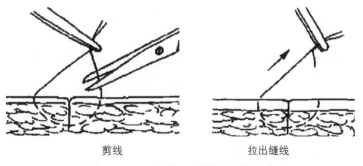

剪线　　　　　　　拉出缝线

图 18-47　手术切口剪线与拆线方法

3. 再用乙醇或聚维酮碘消毒皮肤，覆盖纱布，胶布固定。

§18.6　外科清创术

清创术是用外科手术的方法清除开放伤口内的异物，切除坏死、失活或严重污染的组织，修补受损的重要组织如神经、肌腱等，然后缝合伤口，必要时放置引流物，力争伤口达到一期愈合，以利于受伤部位的功能和形态的恢复。

▶▶ 麻醉方式 ◀◀

清创术一般采用局部麻醉。

▶▶ 适用范围 ◀◀

1. 一般清创的最佳时机是在伤后6～8小时，此时细菌仅存于创口表面，尚未形成伤口感染。

2. 超过6～8小时的伤口，如果污染较轻、血液循环良好，清创手术时限可延长至12～24小时。

3. 头面部血液循环丰富，抗感染能力较强，而且应最大限度保存好颜面的外观形象，所以头面部清创术的时限应适当放宽。通常在24小时以内的头面部外伤均可考虑手术清创、一期缝合。

▶▶ 操作步骤 ◀◀

1. 清洗：选用无菌敷料掩盖创面，首先清洗创面周围皮肤，毛发应予剃除，油垢可用汽油清除，再用肥皂水清洗，最后用无菌生理盐水清洗；创面周围皮肤清洗完后再次清洗创面，先用大量消毒后的清水冲洗，再用1%过氧化氢溶液冲洗，然后用生理盐水大量反复冲洗（图18-48）。

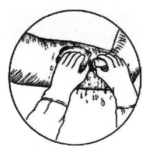
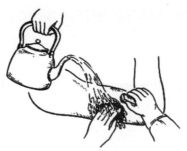
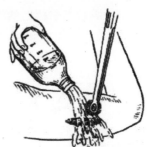

清洗创面周围皮肤　　　　　大量清水冲洗　　　　　生理盐水反复冲洗

图 18-48　清洗伤口

2. 消毒与铺单：创面冲洗后进行皮肤消毒，目前常用聚维酮碘消毒液，对皮肤刺激性小，可用于创面内冲洗。消毒范围应达到伤口周围 15 cm。消毒方法应由外向内依次进行。消毒后，根据伤口大小，按常规铺无菌孔巾或无菌单。（图18-49）

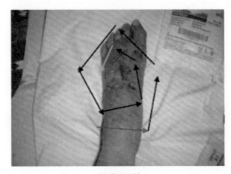
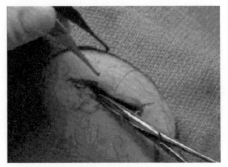

消毒方法　　　　　　　　　铺巾与扩创

图 18-49　清创术消毒与铺巾

3. 扩创：清创应在充分暴露下进行，必要时可将创口适当扩大，四肢创口可沿肢体长轴切开，关节处创口可做 S 形、Z 形或弧形切开。

4. 清除失活组织和异物：创面内坏死失活的组织应予全部切除，操作要按照组织的解剖层次由浅及深逐层进行。清除坏死组织的同时应彻底止血，以免失血或形成血肿。创面内的异物应尽量取出。（图18-50）

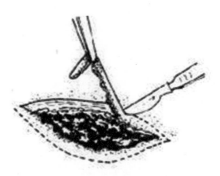

图 18-50　切除失活组织

5. 缝合与引流：清创后立即缝合创口称一期缝合，必要时可短期放置引流物如橡皮膜等，引流物应于 24 小时内拔除。火器伤口一般不予一期缝合。（图 18-51）

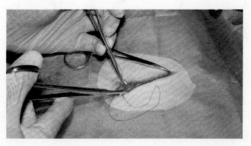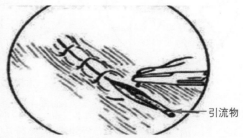

引流物

图 18-51　伤口缝合与引流

▶▶ **注意事项** ◀◀

1. 严重外伤合并有失血性休克者首先纠正休克，然后再清创。

2. 重要脏器损伤危及生命者应优先抢救生命，不宜立即行清创术。

3. 伤口清洗是清创术的重要步骤，必须反复用大量生理盐水冲洗，务必使伤口清洁后再做清创术。选用局部麻醉者应在清洗伤口后麻醉。

4. 清创时既要彻底切除已失去活力的组织，又要尽量爱护和保留存活的组织，这样才能避免伤口感染，促进愈合保存功能。

5. 清创术前如未注射破伤风抗毒素者，伤后 24 小时内应注射破伤风抗毒素 1500 U，并根据情况遵医嘱使用抗生素。

外科微创技术

微创外科的概念于 1983 年被首次提出，近 10 年来获得突飞猛进的发展，目前微创外科技术不仅能完成几乎所有的外科手术，而且能完成传统外科手术不能完成的一些手术，使外科"微创"技术所涉及的领域日益宽广，已成为外科发展的方向，必将大部或全部取代传统的外科手术。

▶▶ 微创外科定义 ◀◀

微创外科是通过微小创伤或微小入路，将特殊器械、物理能量或化学药剂送入人体内部，完成对人体内病变、畸形、创伤的灭活、切除、修复或重建等外科手术操作，以达到治疗目的的医学科学分支，其特点是对病人的创伤明显小于相应的传统外科手术。

▶▶ 微创外科理念 ◀◀

微创外科是社会人文思想与医学微创理念融为一体的现代医学观念。微创并不仅仅是小切口，其核心是以人为本的思想贯穿在医疗活动的始终，目的是努力保持病人最佳的内环境稳定状态，以最小的组织器官创伤、最轻的全身炎症反应、最理想的瘢痕愈合，达到最佳医疗效果。

▶▶ 微创外科的技术支撑 ◀◀

随着现代科学技术的迅猛发展，各类先进医疗设备和器材如超声、CT、MRI、DSA、PET/CT、伽马刀、粒子束刀、腔镜和内镜、机器人手术系统、各类手术电凝刀、水刀、超声刀和各种手术材料广泛应用于临床，成了微创外科技术的有力支撑。

▶▶ 微创外科内容 ◀◀

微创外科内容主要包括内镜外科技术、腔镜外科技术和介入外科治疗技术。此外，显微外科技术和机器人外科技术等亦属于微创外科的范畴。近 20 年来，随着微创外科技术的迅速发展，使传统的外科手术治疗发生了革命性的变化，微创外科技术全面迅速发展，逐渐成为外科治疗技术的主流。本章主要介绍内镜和腔镜外科技术，介入治疗外科技术另设专章介绍。显微外科主要用于再植手术、白内障摘除人工晶体植入、内耳手术等，由于他们的专科性很强，本书未予介绍；机器人手术尚处于探索阶段，本书亦未介绍。

▶▶ 微创外科优势 ◀◀

1. 手术创伤小：小切口、愈合快、瘢痕少，术后疼痛轻。
2. 术后并发症少：由于手术创伤小，病人可以早期下床活动，因此血栓及腹腔内粘连等并发症减少。
3. 手术范围扩大：微创外科技术可深入到组织器管内部和血管腔内实施治疗，使手术范围明显扩大。

§19.1 内镜外科技术

习惯把经自然通道进入体内的窥镜称为内镜。内镜外科技术是指通过内镜将各种医疗手段引入体内，实施对各种疾病的治疗，目前已广泛应用于临床，是微创外科的重要组成部分，具有良好的发展前景。

▶▶ 适用范围 ◀◀

内镜种类繁多，已发展到几乎可以进入人体的每一个腔隙，凡是内镜能达到的部位均可使用内镜外科技术进行治疗，因此内镜在外科领域的应用几乎涉及所有临床学科。

▶▶ 内镜治疗技术 ◀◀

内镜下可应用的治疗技术有许多种，且不断发展，以下简要介绍目前较为常用的内镜治疗技术。

1. 内镜下狭窄腔道扩张及支架放置技术：该技术是通过内镜将球囊支架送至狭窄的腔道，然后向球囊内注入液体或气体使之扩张、挤压狭窄的管腔，再将金属支架留置于管腔内，达到管腔再通的目的，如食管狭窄球囊扩张支架置入等。

2. 内镜下造影技术：如经胃肠内镜可做逆行胰胆管造影术，经膀胱镜可做逆行输尿管肾盂造影等，扩展了 X 线造影技术的应用范围，提高了诊断准确率（图19-1、图19-2）。

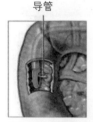
导管
造影剂通过导管注入到胰管或胆道

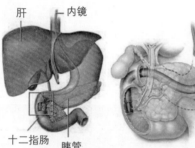
肝　内镜
十二指肠　胰管

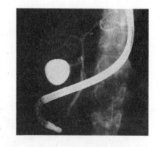

图 19-1　内镜逆行胰胆管造影　　　　　图 19-2　逆行胆管造影图像

3. 高频电刀技术：是一种取代机械手术刀进行组织切割的电外科器械，高频电刀尖端产生的高频、高压电流在与机体接触时可使组织瞬时加热，使组织分离和凝固，达到切割和止血的目的。如肠镜下使用高频电刀进行肠息肉的切除等（图19-3、图19-4）。

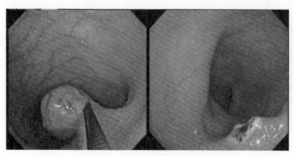

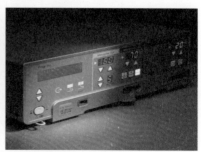

图 19-3　高频电刀切除结肠息肉　　　　　图 19-4　高频电刀主机

4. 激光技术：具有高亮度、单色性好、方向性强等特点，可用于组织的切割、凝固、止血、气化等。

5. 微波技术：是一种频率为 $300\sim300000$ MHz 的电磁波。在微波的作用下，生物组织中的极性分子（如水和蛋白质等），随外加电场的交变频率变化产生热效应和非热效应，可用于理疗、热疗或者手术（图19-5）。

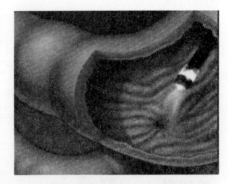

6. 射频技术：是一种高频交流变化电磁波。高于 10 kHz 的高变电流通过活体组织时，组织内离子随高变电流产生振动，在电极周围产生 $90\ ℃\sim100\ ℃$ 的高温，通过热传导使局部组织毁损，但并不引起神经肌肉的应激。射频现已应用于肝癌、消化道出血、消化道息肉、胃食管反流等疾病的治疗。（图19-6、图19-7）

图 19-5 内镜下微波止血

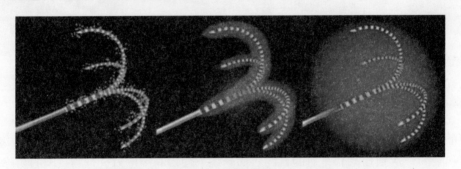

图 19-6 射频消融刀

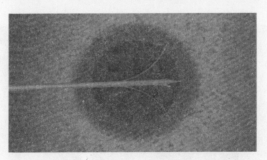

图 19-7 射频消融刀治疗原理示意图

7. 氩氦刀技术：是一种冷冻治疗设备，可使靶区组织的温度在 $10\sim20$ s 内迅

速降到 −140 ℃以下，然后快速升温至 30 ℃～35 ℃，从而使病变组织摧毁。在腔镜下可通过氩氦刀对肝、肾、支气管等器官的恶性肿瘤进行冷冻治疗。（图 19-8、图 19-9 ）

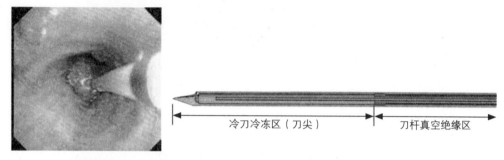

图 19-8　纤维支气管镜下氩氦刀治疗肿瘤　　　图 19-9　氩氦刀结构图

8. 内镜止血夹（钛夹）技术：通过内镜用止血夹夹住小血管，数天后可自行脱落，此时已有血凝块形成，从而达到止血目的（图 19-10、图 19-11 ）。

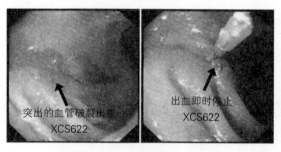
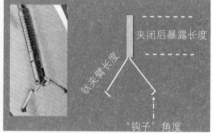

图 19-10　内镜下钛夹止血　　　　　　图 19-11　钛夹结构图

▶▶ 临床应用 ◀◀

目前，内镜技术在内科、外科、妇产科、儿科、耳鼻咽喉科等临床学科中均有较广泛的应用。以下以消化系统疾病、泌尿系统疾病和呼吸系统疾病为例予以简要介绍。

（一）消化系统疾病

1. 食管狭窄：可经食管镜或上消化道内镜进行食管狭窄球囊扩张、支架植入（图 19-12 ）。

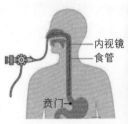
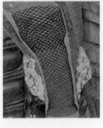
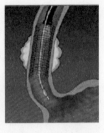

内视镜
食管
贲门→

图 19-12　食管狭窄球囊扩张、支架植入

2. 早期胃癌：早期胃癌的诊断率已明显提高。早期胃癌可以行内镜黏膜切除术（endoscopic mucosal resection，EMR）（图 19-13）。

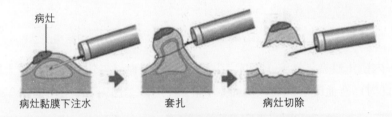

病灶

病灶黏膜下注水　　　套扎　　　病灶切除

图 19-13　胃镜下早期胃癌病灶黏膜切除

3. 消化道息肉：食管、胃、结肠等处的息肉，可经内镜施行息肉切除手术（图 19-14）。

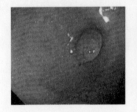
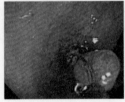
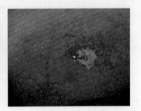

图 19-14　内镜下胃息肉切除

4. 胆管结石：开腹胆道探查取石术有较大的盲目性和局限性，并发症也较多。纤维胆道镜可用于胆道探查取石、取异物、止血，也可在术中指引狭窄段胆管的扩张，或经肝实质切开处或肝断面取出胆管结石。胆道镜经 T 型管窦道取出残留结石是传统胆道探查术的重要补救措施（图 19-15）。

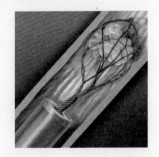

图 19-15　胆道镜下胆道取石

（二）泌尿外科疾病

约90%以上的泌尿外科手术均可通过内镜来完成。

1. 泌尿系碎石、取石：泌尿系统结石已经很少需要开放手术。经皮肾镜、输尿管镜、膀胱镜或腹腔镜，可采用气压弹道、液电、超声、激光等方法碎石，可清除绝大多数肾、输尿管或膀胱结石（图19-16）。

2. 前列腺摘除：目前，经尿道内镜下前列腺电切术已经成为治疗良性前列腺增生的标准术式，现已很少采用开放手术来摘除前列腺（图19-17、图19-18）。

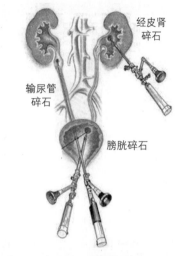

图 19-16 经内镜泌尿系统碎石示意图

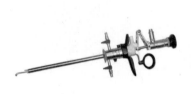

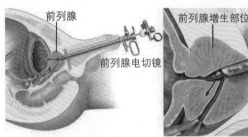

图 19-17 前列腺电切镜　　　　图 19-18 内镜下前列腺切除

3. 泌尿系肿瘤：内镜技术在泌尿系肿瘤的治疗中占有重要地位。膀胱癌根据其不同分期，可以选择不同的内镜治疗，如浅表性膀胱癌可经尿道作膀胱肿瘤电切术。

（三）呼吸系统疾病

1. 气管、支气管异物取出：异物种类多种多样，异物位置以气管或右支气管居多，大部分异物可经直接喉镜或支气管镜取出，必要时需行开胸手术取出异物（图19-19）。

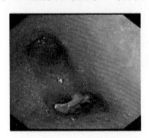

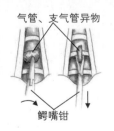

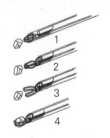

图 19-19 支气管镜下异物取出示意图

2. 气管、支气管狭窄：可经支气管镜进行球囊扩张、支架置入的手术，治疗支气管狭窄（图 19-20、图 19-21）。

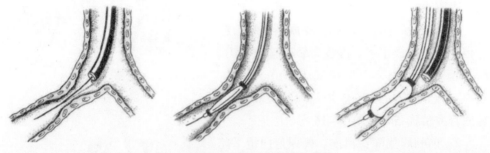

图 19-20 支气管球囊扩张示意图

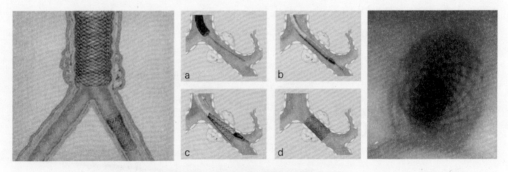

图 19-21 气管、支气管狭窄支架置入

3. 支气管肿瘤或炎症：可在支气管镜下配合激光、微波、氩气刀、高频电刀等装置切除支气管内肿瘤或肉芽组织（图 19-22）。

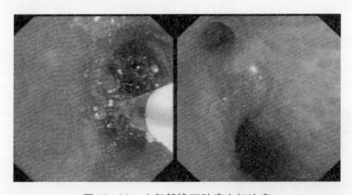

图 19-22 支气管镜下肿瘤电切治疗

§19.2 腔镜外科技术

凡经戳孔进入体腔或潜在腔隙的内镜称为腔镜。在腔镜内引入各种专用器械进行手术治疗即为腔镜外科技术。1987 年首例通过腹腔镜进行胆囊切除术的成功，开启了以腹腔镜手术为代表的微创外科时代。

21 世纪以来，腔镜手术已在外科及许多专科领域广泛开展，手术种类迅速扩大，手术方法不断更新，已在很大程度上替代了传统手术。

▶▶ 腔镜种类 ◀◀

临床上应用的腔镜很多，使用最广泛的有胸腔镜、腹腔镜、宫腔镜和关节腔镜，其基本构件和操作原理相似。

1. 腹腔镜：与电子胃镜类似，是一种带有微型摄像头的器械，腹腔镜手术就是利用腹腔镜及其相关器械进行的手术（图 19-23）。

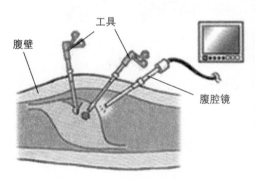
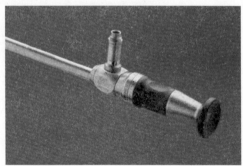

图 19-23　腹腔镜与腹腔镜手术

2. 胸腔镜：胸腔镜是内镜的一种。胸腔镜外科手术是使用现代电视摄像技术和高科技手术器械装备，在胸壁套管或微小切口下完成胸内复杂手术的微创胸外科新技术，它改变了一些胸外科疾病的治疗概念，被认为是 20 世纪末胸外科手术的最重大进展，是未来胸外科发展的方向（图 19-24）。

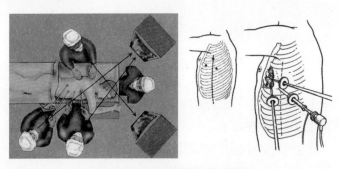

图 19-24　胸腔镜手术示意图

3. 宫腔镜：宫腔镜的问世，把传统的开放的创伤大的诊疗手段推进到非开放性、创伤小的内镜诊疗时代，是微创外科的成功典范（图 19-25）。

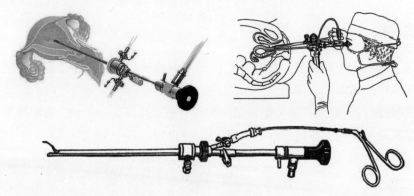

图 19-25　宫腔镜与宫腔镜手术

4. 关节腔镜：关节腔镜是一种观察关节内部结构的直径 5 mm 左右的棒状光学器械，是用于诊治关节疾患的内镜（图 19-26、图 19-27）。

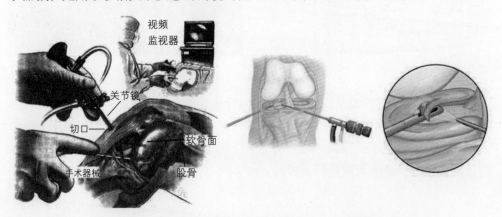

图 19-26　关节腔镜手术示意图　　　　图 19-27　关节镜半月板手术

▶▶ **适应证** ◀◀

各种腔镜均有其一定的适应证。以腹腔镜手术适应证为例，大部分腹部外科手术均可在腹腔镜下完成，如阑尾切除术、消化性溃疡穿孔修补术、疝气修补术、结肠切除术、脾切除术、肾上腺切除术以及卵巢囊肿摘除、宫外孕、子宫切除等均属腹腔镜手术适应证。

▶▶ **并发症** ◀◀

1. 脏器破裂或穿孔：多系手术操作不当所致，例如子宫穿孔、胃穿孔、肠穿孔等。

2. 术中、术后出血：出血也是腔镜手术常见的并发症，发生率为 $0.2\% \sim 1.0\%$。

3. 静脉空气栓塞：常于术中突然发生，发展快，难以治疗，常导致病人猝死。空气栓塞一经发现，应立即停止手术操作并全力抢救病人的生命。

4. 感染：腔镜手术后感染发生率虽不太高，但治疗比较棘手，故应重在预防。

5. 术后粘连：术后粘连是腔镜手术的远期并发证，发生率较低。

§19.2.1 腹腔镜手术简介

各种腔镜的结构、功能和使用方法虽然不同，但他们的工作原理和使用原则却大体一致，以下简要介绍腹腔镜手术的相关问题。

▶▶ **腹腔镜结构与功能** ◀◀

现在世界上有很多型号的腹腔镜器械，并且更新的速度很快，可以说是"日新月异"，以下仅将腹腔镜主要部件和功能作一介绍。

（一）CO_2 气腹系统

CO_2 气腹系统的功能是建立 CO_2 气腹。建立 CO_2 气腹的目的是为手术提供足够的空间和视野，是避免损伤腹腔脏器的必要条件。整个系统由全自动大流量气腹机、二氧化碳钢瓶、带保护装置的穿刺套管鞘、弹簧安全气腹针组成。

1. 气腹针：气腹针是一种具有安全装置的特殊的腹腔穿刺针，可以注水、注气和抽吸。气腹针尾部的弹簧，在穿刺腹壁时遇到阻力后针芯退到锋利的针套中；当进入腹腔、阻力消失时，弹簧会自动将针芯弹出，以避免针套误伤腹腔脏器；但在有腹腔粘连时此针也会失去保护作用。穿刺前应检查气腹针的灵敏性，有时因针弯曲或针套内被污物堵塞使弹簧失去作用。（图19-28）

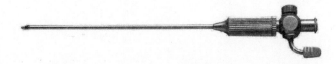

图 19-28　气腹针

2. 气腹机：目前所使用的主要是全自动气腹机，气腹机能预定腹腔压力值，腹腔内压力一般定在 13 mmHg。气腹机还能连续不断监测腹腔压力，并确保腹内压力在预设范围内。腹腔镜手术过程中要多次更换器械和进引冲洗吸引等操作，腹腔内的气体不断泄漏，若腹腔压力不能保持稳定将严重影响手术操作，因此能自动调节腹腔内压力并能快速注气的气腹机是腹腔镜手术的必要条件之一。（图19-29）

3. 二氧化碳钢瓶：一般腹腔镜的气腹机带有一个二氧化碳小钢瓶，但容量较小，通常需另配备较大的如 25 L 二氧化碳钢瓶（图19-30）。

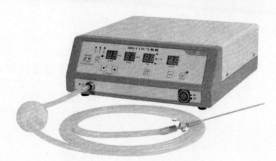

图 19-29　全自动 CO_2 气腹机

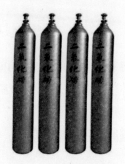

图 19-30　二氧化碳钢瓶

（二）图像显示系统

图像显示系统由腹腔镜、摄像头、信号转换器、监视器和录像机组成。

1. 腹腔镜：是全套器械中最重要部分，其最佳视距为 1～5 cm，它的质量好坏直接关系到图像的质量。

2. 摄像头：是与腹腔镜目镜连接的微型摄像头，具有体积小、质量轻及不影响操作的特点，它将腹腔镜镜端的图像以电讯号的方式输入到信号转换器。

3. 信号转换器：将摄像头传入的电信号转换成彩色视频信号，输给监视器和录像机，并谐调色彩。

4. 监视器和录像机：监视器多采用 35.6～53.3 cm（14～21 英寸），电视图像一般放大 8～14 倍，供手术人员和教学工作等使用。

（三）冷光源系统

腹腔镜光源一般用卤素灯或氙灯，有很高的照明度，又不含热的成分，即"冷光"。

（四）手术设备与器械

主要有高频电凝装置、激光器、超声刀、冲洗吸引器，以及手术器械如牵引钩、分离钳、抓钳、持钳、肠钳、吸引管、穿刺针、扇形牵拉钳、打结器、施夹器、各类腔内切割和吻合器等（图 19-31）。

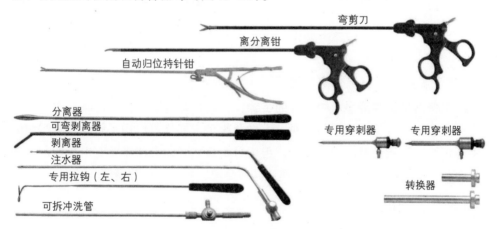

弯剪刀
离分离钳
自动归位持针钳
分离器
可弯剥离器
剥离器
注水器
专用拉钩（左、右）
可拆冲洗管
专用穿刺器
专用穿刺器
转换器

图 19-31　常用腹腔镜手术器械

▶▶ 腹腔镜手术基本技术 ◀◀

（一）建立气腹

根据病人情况可选用闭合法或开放法建立气腹。

1. 闭合法：在脐下缘作弧形或纵向切口，长约 10 mm 达皮下，在切口两侧用巾钳或手提起腹壁，将气腹针经切口垂直或向盆腔斜行刺入腹腔，针头穿过筋膜和腹膜时有两次突破感，穿刺进腹后可采用抽吸试验、负压试验或容量试验证实气腹针已进入腹腔，即可向腹腔内注入二氧化碳气体，至预设压力（如 13 mmHg），气腹即告完成。

2. 开放法：在脐下缘作弧形或纵向切口，长约 10 mm 达深筋膜，在直视下打开腹膜，用手指明确进入腹腔及腹壁下没有粘连后，置入套管连接充气管，建立气腹。

（二）腹腔镜下止血

电凝止血是腹腔镜手术中的主要止血方式，其他如钛夹、超声刀、自动切割吻合器、闭合器、热凝固、内套圈结扎及缝合等也均可达到止血目的（图 19-32）。

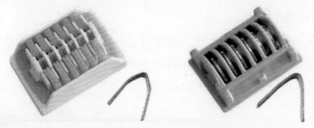

图 19-32　医用止血钛夹

（三）腹腔镜下组织分离与切开

组织分离是腹腔镜手术中重要的步骤，分离得好解剖结构就清除，术中出血就少。腹腔镜手术分离组织结构时，不像开腹手术那样可以用手触摸感觉组织的致密与疏松，只能借助于手术器械。组织分离与切开的方法主要有电凝切割、剪刀锐性剪开、超声刀凝固切割、分离钳钝性分离、高压水柱分离等。

（四）腹腔镜下缝合

腹腔镜下缝合是腹腔镜手术中难度较高的操作技术，是手术必须掌握的手术技巧，需经过一定时间的体外训练和手术实践。传统手术的缝合技术同样可以在腹腔镜下应用。几乎所有的缝合针线均可用于腹腔镜手术，缝针通过穿刺套管鞘进入腹腔后，用持针器夹住缝针，分离钳提起组织同常规方法一样进行缝合。缝线打结方法有腔内打结与腔外打结两种。（图 19-33）

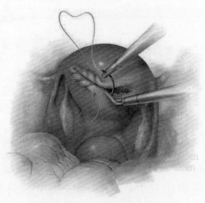

图 19-33　腔镜下缝合技术

（五）标本取出

1. 小于或略大于套管鞘的标本可以直接从套管鞘内取出。

2. 如标本较大可将操作孔扩大后取出。

3. 切除的组织巨大又是良性病变时，可借助器械"弄碎"后从套管鞘内取出，亦可作一小切口取出组织。

4. 使用塑料标本袋，将标本放入袋中，再用上述方法取出标本。恶性肿瘤标本取出必需使用标本袋，以保持完整取出肿瘤，避免造成肿瘤的播散。

§19.2.2　腹腔镜胆囊切除术

我国胆囊结石病人数众多，故腹腔镜胆囊切除术已成为微创外科手术的重要内容。随着以腹腔镜胆囊切除术的广泛应用，以创伤小、痛苦少、恢复快为特点的腹腔镜手术已为广大病人所接受，并在不断开拓新的领域。当前，我国县、市级以上的医院，90%～95%的胆囊切除术均在腹腔镜下进行。

▶▶ 适应证 ◀◀

1. 结石数量多或结石直径 ≥ 2～3 cm。

2. 胆囊壁钙化或瓷性胆囊。

3. 伴有 >1 cm 的胆囊息肉。

4. 胆囊壁增厚（>3 mm），即伴有慢性胆囊炎。

5. 儿童胆囊结石：无症状者，原则上不手术。

▶▶ 禁忌证 ◀◀

1. 结石性胆囊炎急性发作期。

2. 伴有严重并发症的急性胆囊炎，如胆囊积脓、坏疽、穿孔等。

3. 梗阻性黄疸。

4. 胆囊癌。

5. 胆囊隆起性病变疑为癌变。

6. 肝硬化、门静脉高压。

7. 中、后期妊娠。

8. 腹腔感染、腹膜炎。

9. 出血性疾病及凝血功能障碍。

10. 重要脏器功能不全难以耐受手术和安放有心脏起搏器者（禁用电凝、电切）。

11. 全身情况差或高龄不宜手术的病人。

▶▶ 准备 ◀◀

（一）复习病史

重点了解胆石症发作史，注意发作中有无黄疸，有无胆石性胰腺炎。曾有剧烈胆绞痛伴发热且病程反复多年者，提示胆囊可能有严重的粘连。此外还应了解既往腹部手术史，特别是上腹部手术史。

（二）实验室检查

术前病人应进行下述各项检查。

1. 尿常规，血红蛋白、白细胞计数及分类、血小板计数，出、凝血时间。

2. 胸透、心电图。

3. 血糖与电解质（K^+、Na^+、Cl^-、Ca^{2+}）。

4. 肝、肾功能：A/G、ALP、ALT、LDH、BIL、BUN、Cr 及凝血酶原时间。

5. 年龄 >60 岁或有慢性心肺疾病者应行动脉血气分析。

（三）影像学检查

1. 腹部 B 超：重点了解胆囊大小，壁的光滑度，胆囊与周围脏器组织的关系，结石是否充满胆囊，估计胆囊手术的难度。应测量胆囊壁的厚度，胆囊壁超过 0.4 cm 就说明胆囊炎症较重。对有上腹部手术史者，应用 7.5 MHz 的线性扫描，可以对腹腔粘连的部位和程度作出估测，有助于选择气腹针的穿刺部位。

2. 内镜逆行胰胆管造影（ERCP）：对于有急性胆囊炎病史者，或 B 超检查有阳性发现者，可酌情选择此项检查。术前 ERCP 不但可了解胆总管有无结石，还能观察胆道是否有解剖学变异，以防手术时胆道损伤。

（四）术前谈话

向病人及其家属介绍腔镜下胆囊切除手术的特点和局限性，术中有转为开腹手术的可能，并向家属说明腹腔镜手术的危险性和可能出现的并发症，请家属签署手术同意书。

（五）术前护理

术前护理包括心理护理、皮肤准备、肠道准备及术前给药等（图 19-34）。

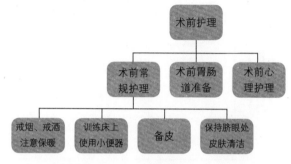

图 19-34　腔镜胆囊切除术前护理

1. 皮肤准备：按剖腹术常规准备全腹部皮肤，尤其应注意脐部的消毒。

2. 肠道准备：择期手术者，术前 2 天禁食豆类、牛奶等易产气食物，必要时术前给清洁灌肠；放置胃管，排空胃内容物有利于术野的显露，减少穿刺过程中胃穿孔的危险。

3. 术前给药：术前 30～60 分钟肌内注射阿托品 0.5 mg 或哌替啶 50 mg，对过度紧张者给予地西泮 5～10 mg。术前预防性给予抗生素。

▶▶ 麻醉与体位 ◀◀

1. 麻醉选择：全身麻醉是腹腔镜外科手术最好的选择，此种麻醉既能满足手术要求包括安全、无痛、肌肉松弛等，又可维持循环稳定和良好的呼吸管理。无论采用哪一种全身麻醉方法，均应行气管内插管，以利于术中呼吸管理。

2. 病人的体位：多采用仰卧位。术者站在病人的左侧，第一助手站在病人的右侧，第二助手站在第一助手的一侧，器械护士站在术者的左侧，监视器应放在术者和助手都易见到的地方；亦可采用截石位，但双腿不需抬得太高，主刀医师立于病人两腿之间，助手分立病人两侧。麻醉完成后，病人的头侧抬高 10°～20°，身体右侧抬高 15°，使病人的内脏向左下方移位。（图 19-35）

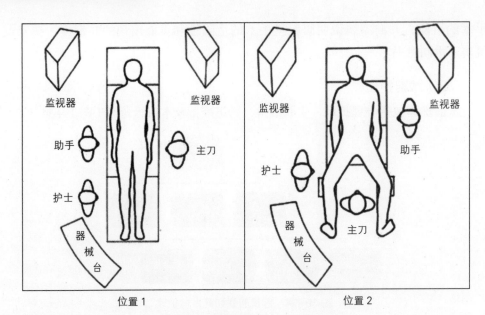

位置1　　　　　　位置2

图 19-35　胆囊切除病人及术者位置图

▶▶ **操作步骤** ◀◀

麻醉完成后，手术按以下步骤进行。

（一）消毒与铺单

腹部常规消毒，铺无菌及手术单。

（二）制造气腹

沿脐窝下缘做弧形切口，约 10 mm 长。术者与第一助手各持布巾钳从脐窝两侧把腹壁提起；术者以右手拇指、示指挟持气腹针（Veress 针），垂直或略斜向盆腔刺入腹腔；接上气腹机，开始充气时不应过快，采用低流量充气（1~2 L/min）；当腹部开始隆起和肝浊音界消失时，可改为高流量自动充气，直至达到预定值 13~15 mmHg，此时即可开始手术操作。（图 19-36）

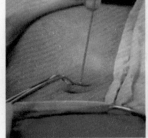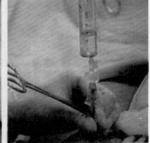

图 19-36　制造气腹

（三）戳孔置入套管针及腹腔镜

腹腔镜是主刀术者使用的器械，是手术的核心器械。

置镜的具体方法是首先置入第一个套管针，在脐部气腹针处用巾钳将腹壁提起，用 10 mm 套管针穿刺，这是腹腔镜中较危险的一个步骤，要格外小心。将套管针缓慢地转动，用力均匀地进针，进入腹腔时有一个突然阻力消失的感觉，打开封闭的气阀有气体逸出，此时即告穿刺成功，然后连接气腹机以保持腹腔内恒定压力，继而通过套管针将腹腔镜放入腹腔，并在腹腔镜的监视下进行以下各点的穿刺置管（图 19-37、图 19-38）。

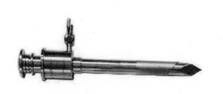

图 19-37　腹腔镜套管针

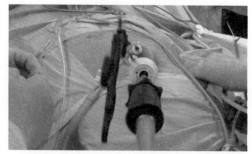

图 19-38　置入腹腔镜

（四）置入手术器械鞘管

完成腹腔镜置入后，继续戳孔置入具有不同功能的器械鞘管，根据病情器械套管需置入两个，分别由助手使用。一般在剑突下 2 cm 穿刺放入 10 mm 套管，置入电凝钩、施夹器等器械；在右锁骨中线肋缘下 2 cm 或腹直肌外缘和腋前线肋缘下 2 cm 处，各用 5 mm 直径的套管针穿刺，并置入冲洗器和胆囊固定抓钳。这时，人工气腹和切除胆囊的准备工作全部完成。（图 19-39）

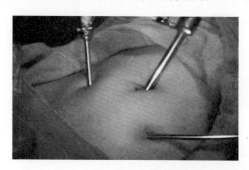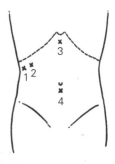

图 19-39　腔镜胆囊切除戳孔置管位置图

（五）切除胆囊

切除胆囊应按以下程序和步骤进行。

1. 游离切断胆囊管：用抓钳抓住胆囊颈部或 Hartmann 囊，向右上方牵引。最好将胆囊管牵引与胆总管垂直，以便明显区分两者，但注意不能把胆总管牵引成角。用电凝钩把胆囊管上的浆膜切开，钝性分离胆囊管及胆囊动脉，分清胆总管和肝总管。因该处离胆总管较近，尽量少用电凝，以免误伤胆总管。用电凝钩上下游离胆囊管。并看清胆囊管和胆总管的关系。在尽量靠近胆囊颈的地方上钛夹，两个钛夹之间应有足够的距离，钛夹距胆总管至少应有 0.5 cm。在两钛夹之间用剪刀剪断胆囊管。不能用电切或电凝以防热传导而损伤胆总管。（图 19-40）

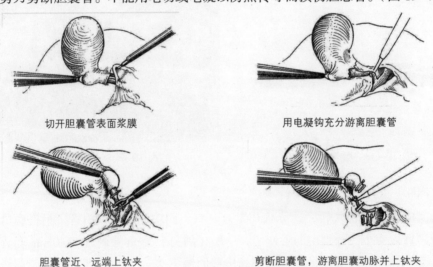

切开胆囊管表面浆膜　　　　　　　　用电凝钩充分游离胆囊管

胆囊管近、远端上钛夹　　　　　剪断胆囊管，游离胆囊动脉并上钛夹

图 19-40　游离切断胆囊管

2. 游离切断胆囊动脉：在胆囊管后内方找到胆囊动脉并置钛夹，剪断胆囊动脉（图 19-41）。

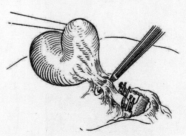

剪断胆囊动脉，用电凝钩分离胆囊床

图 19-41　游离切断胆囊动脉

3. 分离胆囊床：用电凝钩分离胆囊床，仔细剥离胆囊，电凝或上钛夹止血。

4. 切除胆囊：夹住胆囊颈向上牵引，沿着胆囊壁小心剥离，助手应协助牵拉使胆囊和肝床有一定的张力；将胆囊完整地剥下，放在肝右上方；肝床用电凝止血，用生理盐水仔细冲洗，检查有无出血和胆瘘（在肝门部置一纱布块，取出后检查有无胆汁染色）。吸尽腹腔内积水后将腹腔镜转换到剑突下套管中，让出脐部切口，以便下一步从脐部切口取出含结石的胆囊。

5. 取出胆囊：如果结石较小可以从剑突下的戳孔取出；首先从脐部的套管中将有齿抓钳送入腹腔，在监视下抓住胆囊管的残端，将胆囊装入标本袋中从剑突下或脐孔下戳孔处取出；如果结石较大或胆囊张力高，切不可用力拔出，以免胆囊破裂，结石和胆汁漏入腹腔，这时可用扩张器把切口扩张至 2.0 cm；如果结石太大亦可将该切口延长，然后将标本袋取出。（图 19-42）

6. 清理腹腔：胆囊床如有渗血，可用氩气刀或普通电刀止血，最后，用生理盐水冲洗腹腔，观察有否渗血和胆汁渗出。如有胆汁漏至腹腔，应用湿纱布从脐部切口进入将胆汁吸净。结石太大不能从切口中取出时也可以先把胆囊打开，用吸引器吸干胆囊内的胆汁，钳碎结石后一一取出。如果发现有结石落入腹腔中要予取尽。

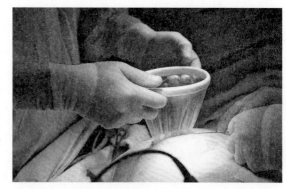

图 19-42　用标本袋取出胆囊

7. 取出腹腔镜关闭腹腔：检查腹腔内无积血和液体后，打开腹腔镜套管的阀门排出腹腔内的二氧化碳气体，然后拔出腹腔镜及鞘管。将放置 10 mm 套管的切口用细线做筋膜层缝合 1～2 针，将各切口用无菌胶膜闭合并放置引流管。（图 19-43）

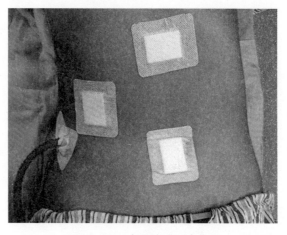

图 19-43　术后胶膜闭合伤口

▶▶ **术后处理** ◀◀

　　腹腔镜胆囊切除术一般在全身麻醉下进行，术后病人应在麻醉苏醒室密切观察，数小时后即可下床活动，并可开始恢复流质饮食。如果病人在 24～48 小时恢复不满意，应怀疑有否出血、胆瘘、胆管损伤或其他并发症，及时地选择进行超声、CT、ERCP 等辅助检查通常是必要的，并根据检查结果做进一步处理。

§20

介入外科诊疗技术

　　介入医学属微创外科技术范畴，它是依靠医学影像设备或内镜的引导，利用穿刺和导管等技术对疾病进行诊断和治疗，并以治疗为主的一门学科。介入治疗技术具有定位准确、创伤小、并发症少、疗效高、见效快、可重复性强等特点，已成为和内科诊疗、外科治疗并列的第三大临床治疗手段。

　　介入医学在我国起步于 20 世纪 80 年代，90 年代以后获得迅速发展，目前已渗透至绝大部分临床学科，替代了大部分传统手术，具有十分巨大的发展前景。

▶▶ 介入治疗特点 ◀◀

　　介入治疗特点是创伤小、简便、安全、有效、并发症少和住院时间明显缩短。

　　1. 它无须开刀暴露病灶，一般只需几毫米的皮肤切口，就可完成治疗，创伤小，风险低。

　　2. 大部分病人只要局部麻醉而非全身麻醉，从而降低了麻醉的危险性。

　　3. 损伤小、恢复快、效果满意，对身体正常器官的影响小。

　　4. 介入治疗能够尽量把药物局限在病变的部位，而减少对全身的副作用。

▶▶ 介入治疗分类 ◀◀

（一）按介入路径分类

　　1. 血管介入治疗：介入治疗操作在血管内进行，主要包括血管疾病（狭窄、畸形、动脉瘤等）和某些肿瘤（如小肝癌）的治疗。

　　2. 非血管介入治疗：包括经皮介入穿刺活检、抽吸引流，以及取石、取异物、腔内治疗等。

（二）按治疗技术分类

1．穿刺术。

2．灌注与栓塞术。

3．成形术。

4．其他：取异物、留置血管过滤器等。

▶▶ 主要导向设备 ◀◀

1．X线透视：简单、方便、廉价，主要用于胸部活检，骨组织活检的介导。

2．数字减影血管造影（DSA）：血管介入治疗一般均在C臂DSA机下进行，其缺点是病人和操作医师都会受到较长时间的辐射影响（图20-1）。

3．超声：无辐射、简单、方便、廉价，主要用于腹部实质脏器活检。

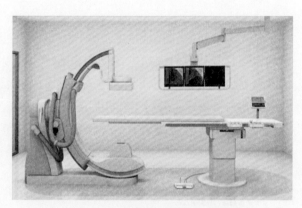

图 20-1　DSA 血管介入治疗设备

4．计算机体层成像（CT）：具有较高的病变显示能力，可精确显示病变的大小、形态、位置、深度、毗邻关系等，因此定位较准确。在CT引导下进行脏器活检，误穿和损伤的发生率均较低。

5．磁共振成像（MRI）：MRI引导下进行介入治疗，对病人和医务人员均无辐射损伤，是介入发展的重要方向。

▶▶ 介入技术常用药物 ◀◀

1．造影剂：增加血管或其他腔隙与周围组织的对比度。

2．抗肿瘤药：治疗肿瘤。

3．栓塞物质：常用的药物有明胶海绵、载药栓塞剂（如碘油抗肿瘤药化疗栓塞剂）、聚乙烯沫醇、硬化剂（如无水乙醇）等，用以治疗动脉瘤等疾病。

§20.1　血管介入技术

血管介入技术系指在影像设备的引导下，将专用的导管或器械通过大血管如股动脉、肱动脉、颈动脉或颈静脉等送入靶器官，进行包括活检、栓塞、球囊扩张、支架植入或药物灌注、造影等诊疗的技术。

▶▶ 血管介入基本器材 ◀◀

（一）血管穿刺针

穿刺针是所有介入操作的基本器材。穿刺针种类多种多样，但共同点是均呈中空管状结构，并适合将导丝和导管引入血管，是血管介入技术最重要的器械之一。穿刺针由外套管和针芯构成，针的外径以 G 表示。（图 20-2）

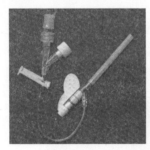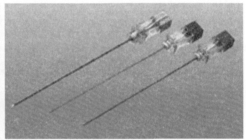

图 20-2　介入血管穿刺针

（二）导管鞘

导管鞘又称鞘管，主要用于引导导丝、球囊导管或其他血管内器具顺利地进入血管，并到达病灶部位进行治疗操作。

（三）导管

导管是介入诊断、治疗所用的主要器械之一，根据结构和作用特点可分为普通导管和特殊导管。

1. 普通导管：为一段一定长度的塑料管，其前端部分形态繁多，逐渐变细，利于插入不同部分的血管；尾部与针头尾端类似，便于注射器衔接。常规造影导管即为普通导管。（图 20-3）

2. 特殊导管：应用最广的是双腔球囊导管，导管的中心管腔用以通过导丝、注射造影剂及监测远端压力，另一腔用于球囊的充盈加压及排空。加压充盈到达病变部位的球囊，可使其狭窄程度得以改善；其他特殊导管还有溶栓导管、血栓抽吸导管、斑块旋切导管、射频消融导管、取异物导管等。（图20-4）

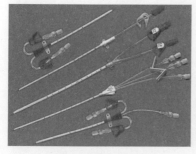

图20-3　普通介入导管

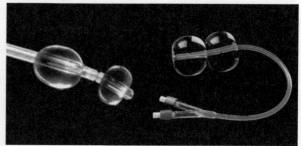

图20-4　双腔球囊导管（特殊介入导管）

（四）导丝

导丝又称导引钢丝或引线，是引导导管进入血管并进行选择性或超选择性插管的重要辅助器材。根据目的的不同，导丝的直径、软硬度和尖端形态各不相同，根据用途导丝长度为40～300 cm，其外径应适应导管的内径。（图20-5、图20-6）。

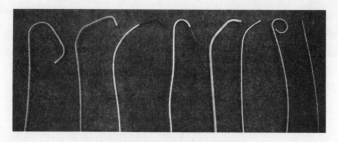

图20-5　不同形态和功能的导丝

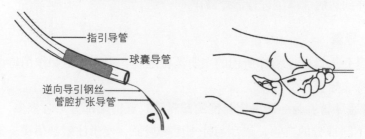

指引导管
球囊导管
逆向导引钢丝
管腔扩张导管

图20-6　导丝引导球囊导管示意图

（五）血管球囊扩张导管

球囊扩张导管是一种头端带有可膨胀球囊的软性导管，一般为双腔结构，主要用于扩张狭窄的血管。在不膨胀的情况下，球囊导管进入靶病变部位，然后通过留在体外的导管端注入对比剂，逐渐充盈球囊，对靶病变进行扩张治疗，治疗成功后再抽出对比剂使球囊回缩，以便将球囊导管撤出体外（图 20-7）。

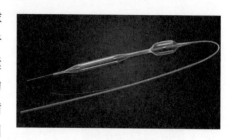

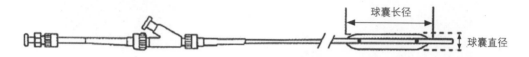

图 20-7　血管球囊导管

（六）血管内支架

血管内支架是专门用于治疗狭窄性血管病变的介入治疗器材，通常是在球囊导管扩张成形的基础上置入内支架，以达到支撑狭窄闭塞段血管、减少血管弹性回缩及再塑性、保持管腔血流通畅的目的。根据支架性能和用途的不同，血管内支架分为自膨胀式血管内支架、球囊扩张式血管内支架及覆膜血管内支架等。覆膜血管内支架主要用于封堵血管破口或隔绝动脉瘤腔。（图 20-8、图 20-9）

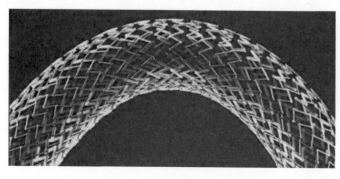

图 20-8　自膨胀式血管内支架

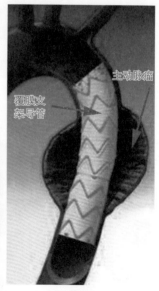

图 20-9　覆膜血管内支架

（七）下腔静脉滤器

下腔静脉留置过滤器可以网截下肢深静脉脱落的血栓，预防下肢深静脉血栓脱落引发的肺栓塞，滤器有多种类型并分为永久型和可回收滤器（图20-10、图20-11）。

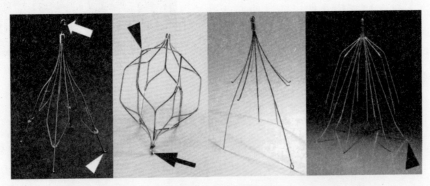

可回收下腔静脉滤器

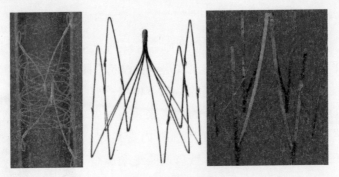

永久性下腔静脉滤器

图20-10　下腔静脉滤器

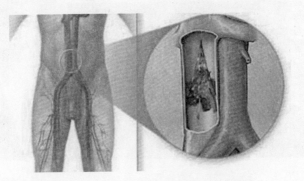

图20-11　下腔静脉滤器置入示意图

（八）血管栓塞剂及封堵器材

血管栓塞剂及封堵器材包括自体血凝块、用于栓塞血管的金属钢圈等，可用于动脉瘤及肿瘤的治疗（图20-12、图20-13）。

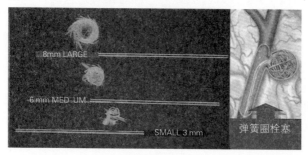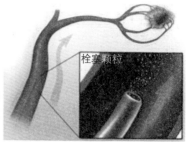

图20-12　栓塞血管用金属钢圈及介入栓塞动脉瘤　　　图20-13　介入栓塞血管治疗小肝癌

（九）对比剂

对比剂又称造影剂，是血管介入诊疗技术操作不可或缺的药品，用以达到增加血管或其他腔隙与周围组织的对比度，显示血管的形态及器官或病灶的血供状况。

▶▶ 血管介入基本技术 ◀◀

血管介入基本技术包括经皮血管造影术、经皮血管成形术、经皮血管内支架置入术、经导管血管栓塞及封堵术、经导管动脉药物灌注术及经导管溶栓术等。

§20.1.1　经皮腔内血管成形术（PTA）

经皮腔内血管成形术（percutaneous transluminal angioplasty，PTA），是指经皮穿刺置入导丝、球囊导管等器械，对狭窄或闭塞的血管进行扩张和再通的技术，可用于全身动脉、静脉、人造或移植血管，是临床治疗血管狭窄闭塞性疾病的首选方法之一。

▶▶ 适应证 ◀◀

不同原因所致的血管狭窄或闭塞，或作为支架植入术的前期准备。

▶▶ 相对禁忌证 ◀◀

对肢体而言，闭塞段血管长度超过 10 cm，或为钙化性狭窄；对冠状动脉而言，多支病变或血管腔内有新鲜血栓（3 个月以内）等，应视为相对禁忌证。

▶▶ 治疗原理 ◀◀

通过球囊扩张，使血管内层及中层有限度地损伤和撕裂，管壁张力下降，管腔扩大。球囊表面涂以抗凝血药液，则称为药物球囊，可以降低手术后扩张部位再形成斑块的发生率。

▶▶ 操作步骤 ◀◀

操作时，使导丝通过狭窄段为关键。对完全性闭塞者，需先打通血管。所选球囊直径应与狭窄段两端正常管径相当或稍大 1～2 mm，球囊长度应超过狭窄段长度 1～2 cm。经导丝引导球囊导管进入狭窄段管腔，然后将气囊充气、扩张完成后将导管退出。术中经导管注入 5000 U 肝素。（图 20-14、图 20-15）

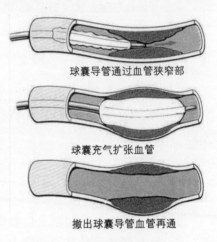

球囊导管通过血管狭窄部

球囊充气扩张血管

撤出球囊导管血管再通

图 20-14　球囊血管成形术

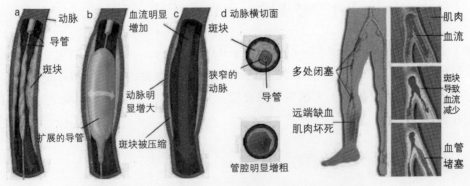

图 20-15　下肢动脉狭窄球囊扩张血管成形术示意图

▶▶ **手术前后处理** ◀◀

1. 术前：术前血管造影证实诊断，术前 1 天用阿司匹林等抗血小板聚集药。
2. 术后：术后沙袋压迫伤口 24 小时，预防并发症；术后持续用 3～6 个月的阿司匹林、硫酸氢氯吡格雷等抗血小板聚集药。

▶▶ **并发症** ◀◀

发生率为 0.76%～3.3%，一般为穿刺部位血肿、夹层动脉瘤形成、血管穿孔等。

§20.1.2　经皮血管内支架置入术

经皮血管内支架置入术是指经皮穿刺，置入导丝、血管支架导管等器械，对狭窄或闭塞的血管进行扩张和再通的技术，主要用于 PTA 术后血管夹层及血管弹力回缩或直接用于狭窄闭塞程度较重的血管病变的介入治疗，是对 PTA 治疗的重要补充。

▶▶ **适应证** ◀◀

颈动脉主干及其分支、冠状动脉、腹主动脉及其分支、四肢动脉、腔静脉等血管狭窄、闭塞以及经球囊扩张成形后再狭窄、闭塞者均为适应证。

▶▶ **治疗原理** ◀◀

利用支架的支撑力将狭窄的血管撑开，使血管再通（图 20-16）。

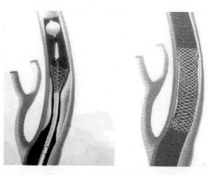

图 20-16　血管支架置入示意图

▶▶ **操作步骤** ◀◀

1. 选择支架：按需要选择合适大小和类型的支架。根据支架的属性可分为自扩式、热记忆式、螺旋式等。支架表面涂以抗凝血药则称为药物支架，可降低置放支架部位再形成斑块的发生率（图 20-17）。

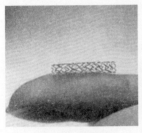
普通血管支架

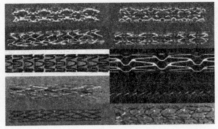
自扩式支架

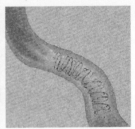
螺旋式支架

图 20-17　血管支架种类

2. 置入支架：在导丝引导下将支架导管推送至血管狭窄区，置入的方法可分为后撤式、拉线式、直推式等（图 20-18）。

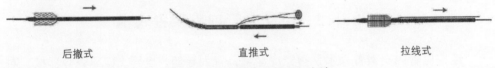

后撤式　　　　　　　　直推式　　　　　　　　拉线式

图 20-18　血管内支架置入方法

▶▶ 手术前后处理 ◀◀

在放置支架的术前、术中、术后采取抗凝措施，与球囊血管扩张术相同。

▶▶ 疗效 ◀◀

血管支架置入的近期疗效达 80% 以上，但远期存在支架上再形成斑块造成狭窄的可能性，必要时可再次施行血管成形手术。

▶▶ 并发症 ◀◀

血管内支架植入后最重要的并发症是管腔再狭窄，血管弹性回缩、受损部位形成新血栓、血管内膜增生等是造成再狭窄的原因（图 20-19）。

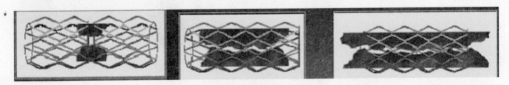

图 20-19　血管内支架植入后再狭窄示意图

§20.1.3 经皮腔内冠状动脉成形术 (PTCA)

冠心病是中老年人高发性疾病，而且存在心脏性猝死的风险，PTCA 是治疗本病首选方法之一。

▶▶ 冠心病治疗发展与现状 ◀◀

1. 传统治疗：冠心病传统治疗方法包括药物治疗、溶栓治疗、冠状动脉旁路移植术治疗等方法，至今仍在沿用。

2. 冠状动脉球囊成形术：1978 年世界首例成功，开创了冠状动脉介入治疗（PCI）的新时期。我国 1984 年成功地进行了首例冠状动脉球囊成形术。

3. 冠状动脉球囊支架成形术：我国于 1992 年起开展了冠脉球囊扩张、支架置入手术，2002 年起开始应用药物洗脱支架。2015 年我国 PTCA 治疗人数超过 45 万例，并继续以每年 30%～50% 速率增加。

▶▶ 概念 ◀◀

PTCA 是用心导管技术，经皮穿刺置入导丝、血管球囊支架导管等器械，对狭窄或闭塞的冠状动脉进行扩张和再通的技术，它是 PTA 球囊扩张术和支架置入术两种治疗技术的联合应用，具有创伤小、出血少、并发症少、恢复快等明显优势。由于该疗法疗效显著，目前在临床上被广泛运用。（图 20-20）

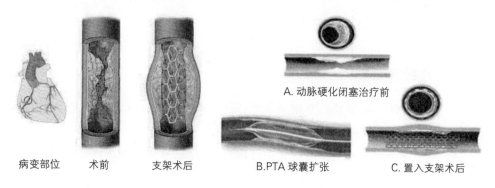

病变部位　　术前　　支架术后　　　B.PTA 球囊扩张　　　C. 置入支架术后

A. 动脉硬化闭塞治疗前

图 20-20　PTCA 示意图

▶▶ 适应证 ◀◀

心脏支架手术必须遵守严格的适应证,稳定型冠心病病人冠状动脉狭窄大于70%,或者左主干动脉狭窄大于50%,二者具备其一可以考虑植入心脏支架。如果病变部位和性质不适合支架治疗,心脏旁路移植术或是更好选择。目前国内存在一些滥用或扩大手术适应证的现象,应引起高度重视。

1. 急性心肌梗死:心肌梗死发生后6小时内应尽快进行 PTCA,快速开通已经闭塞的血管,其心功能恢复的效果比溶栓、药物治疗都要好(图20-21)。

2. 不稳定型心绞痛:因有可能演变成急性心肌梗死,适宜放置心脏支架。

3. 稳定型心绞痛药物治疗不能控制症状。

4. 劳力性心绞痛:病人走路稍远一点,就出现胸痛、胸闷等不适症状;而静坐或休息一会儿,症状就会缓解(图20-22)。

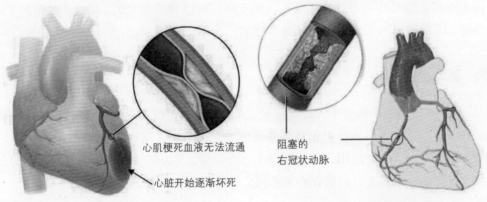

心肌梗死血液无法流通

心脏开始逐渐坏死

阻塞的
右冠状动脉

图 20-21　心肌梗死示意图　　　　图 20-22　右冠状动脉狭窄

▶▶ 冠状动脉支架种类 ◀◀

1. 传统支架:系单纯的金属网状管,使用的物料有不锈钢,镍钛合金或钴铬合金等。这类支架已渐少用。

2. 涂药支架:以药物抑制冠状动脉内斑块形成,对防止术后再狭窄有较好作用,目前国内主要使用的就是涂药支架。

3. 可吸收支架:支架放置在冠状动脉后,会缓慢降解吸收,目前尚处于研究、实验阶段。

▶▶ **治疗程序** ◀◀

PTCA 程序包括冠心病临床诊断、冠状动脉造影、适应证判断、支架置入等环节。

（一）冠状动脉造影

先行血管造影了解冠状动脉狭窄的部位、程度及长度，以确定手术适应证及选择手术方式。

1. 麻醉选择：一般只需穿刺部位局部麻醉，病人保持清醒。

2. 穿刺血管选择：90％以上的病人采取桡动脉穿刺，少数病人采用股动脉穿刺（图 20-23）。

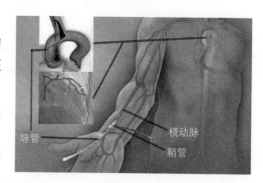

图 20-23　冠状动脉造影穿刺血管选择

3. 插管造影：经桡动脉插入专用于冠状动脉造影的 sones 导管，用高压注射器以 10～15 mL/s 的速度注入造影剂，在显示屏上观察、摄片（图 20-24、图 20-25）。

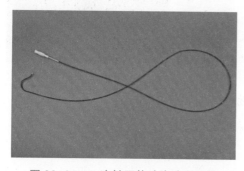

图 20-24　一次性冠状动脉造影导管

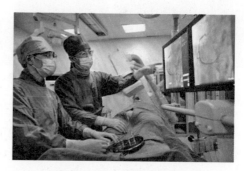

图 20-25　冠状动脉造影

（二）冠状动脉造影结果分析

1. 正常冠状动脉造影图像：认识正常冠状动脉造影图像是分析冠状动脉狭窄病理图像的基础（图 20-26、图 20-27）。

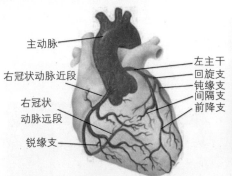

主动脉
右冠状动脉近段
右冠状
动脉远段
锐缘支
左主干
回旋支
钝缘支
间隔支
前降支

图 20-26　正常冠状动脉解剖示意图

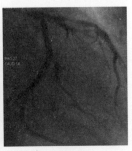

右冠状动脉　　　　左冠状动脉

图 20-27　正常冠状动脉造影图像

2. 冠状动脉狭窄造影图像：识别冠状动脉狭窄造影图像，是进一步分析狭窄部位与程度的基础（图 20-28）。

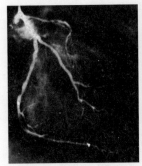

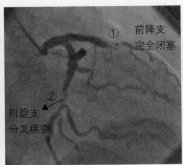

① 前降支
完全闭塞

② 回旋支
分叉病变

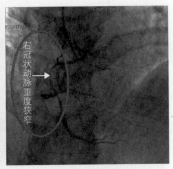

右冠状动脉重度狭窄

左右冠状动脉阶段性狭窄　　　　左冠状动脉狭窄　　　　右冠状动脉狭窄

图 20-28　冠状动脉狭窄造影图像

3. 冠状动脉狭窄程度判断：冠状动脉狭窄程度按造影肉眼观察可分为 6 级，通常四级以上的狭窄应考虑行 PTCA 治疗（图 20-29）。

一级：冠状动脉正常，无冠状动脉狭窄。

二级：冠状动脉轻度狭窄，狭窄小于 30%。

三级：冠状动脉重度狭窄，狭窄介于 30%～50%。

四级：冠状动脉重度狭窄，狭窄介于 50%～90%。

五级：冠状动脉次全闭塞，狭窄程度大于 90%。

六级：冠状动脉完全闭塞，管腔完全闭塞，无血流通过。

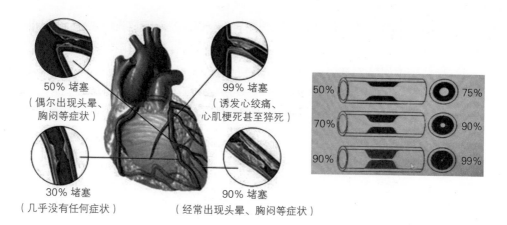

50% 堵塞
（偶尔出现头晕、
胸闷等症状）

99% 堵塞
（诱发心绞痛、
心肌梗死甚至猝死）

30% 堵塞
（几乎没有任何症状）

90% 堵塞
（经常出现头晕、胸闷等症状）

图 20-29　冠状动脉狭窄程度示意图

（三）PTCA 术前判断

根据冠状动脉造影所显示的冠状动脉狭窄程度，结合病人具体情况，由临床医师作出是否需要进行 PTCA 治疗的判断。如果不需介入治疗，可拔管结束造影检查；如需要进行介入治疗，则继续按以下程序进行冠状动脉内支架置放。

（四）支架置放

PTCA 支架置放操作程序如下（图 20-30）。

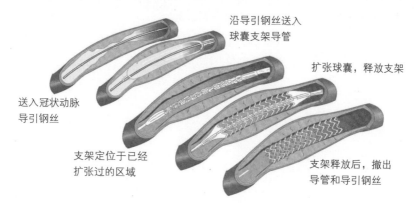

沿导引钢丝送入
球囊支架导管

扩张球囊，释放支架

送入冠状动脉
导引钢丝

支架定位于已经
扩张过的区域

支架释放后，撤出
导管和导引钢丝

图 20-30　PTCA 支架置放操作程序示意图

1. 插入超长导丝撤出造影导管。

2. 用导丝试通过冠状动脉狭窄段，成功后将球囊支架导管跟进，通过困难时可换用超滑或较细的导丝和导管。

3．导管通过狭窄段后，先注入造影剂显示狭窄血管情况，然后注入肝素6250 U。

4．将球囊支架导管沿导丝送入狭窄段。困难时可采用超硬导丝协助，或可先采用小球囊导管对狭窄段进行预扩张，再送入大球囊支架导管（图20-31A）。

5．确定球囊支架准确位于狭窄段后，即可开始施行球囊扩张。用5 mL注射器抽取稀释为1/3的造影剂，注入球囊使其轻度膨胀；透视下可见狭窄段上球囊的压迹，如压迹正好位于球囊的有效扩张段可继续加压注射，直至血管畅通、压迹消失。一般每次扩张持续15～30 s，可重复2～3次，此时支架已贴附于扩张后的血管内壁上。（图20-31B）

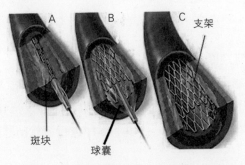

图20-31　冠脉球囊支架导管的置入与撤出

6．撤出球囊导管，支架留置于血管腔内。撤出球囊导管时，应用20 mL注射器将其抽瘪，以利于通过导管鞘（图20-31 C）。

7．术后处理：术后严密观察病人生命体征及穿刺部位情况，以防出血等并发症的发生。对病变血管的随访观察可采用超声多普勒检查。继续抗凝治疗采用口服药物。

▶▶ 疗效 ◀◀

PTCA后，狭窄率从成形术前的73%±15%下降到16%±12%，症状减轻或消失者达92%。

▶▶ 冠状动脉其他介入治疗技术 ◀◀

除PTCA技术外，还有激光冠状动脉成形术、超声血管成形术、冠状动脉斑块旋磨技术等，但与PTCA技术相比较并无明显优势，故临床较少应用（图20-32）。

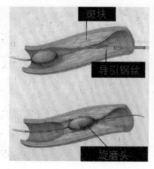
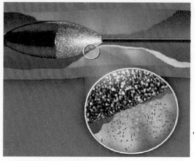

图 20-32　冠状动脉斑块旋磨治疗

§20.1.4　经导管血管栓塞术

经导管血管栓塞术是指经导管向靶血管内注入栓塞剂，使靶血管闭塞，而达到治疗目的的技术。

▶▶ 适应证 ◀◀

（一）止血

脏器外伤性出血、肿瘤出血、溃疡病大出血和食管静脉曲张出血等，均可利用栓塞相应血管达到止血目的。

（二）治疗血管性疾病

经导管血管栓塞术可治疗血管性疾病，包括动静脉畸形、动静脉瘘和动脉瘤，尤其对中枢神经系统的血管性病变治疗价值更大（图 20-33、图 20-34）。

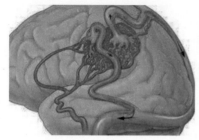
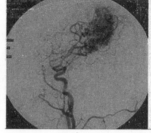
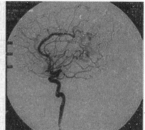

图 20-33　脑血管畸形　　　图 20-34　脑血管畸形非黏附性充填剂（Onyx）治疗前后

（三）治疗肿瘤

1. 术前辅助性栓塞：适用于富血管肿瘤，有利于减少术中出血和术中转移。

2. 姑息性栓塞治疗：适用于不能手术切除的恶性富血管肿瘤，可改善病人生存质量及延长病人生存期（图20-35）。

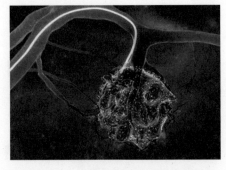

图 20-35　血管介入药物灌注治疗肿瘤

▶▶ 并发症 ◀◀

1. 栓塞后综合征：指器官动脉栓塞后，因组织缺血坏死引起的恶心、呕吐、疼痛、发热、麻痹性肠梗阻等症状。一般予以对症处理。

2. 其他栓塞并发症：包括误栓、血管损伤、感染及器官功能受损等。

§20.2　非血管介入技术

非血管介入技术主要是用穿刺针、导丝、引流管及内涵管、支架等介入器材，对血管系统以外的疾病进行诊断和治疗的技术。非血管介入技术主要包括管腔狭窄扩张成形术、经皮穿刺引流与抽吸术、结石的介入治疗、经皮椎间盘突出切吸术和经皮针刺活检等。

▶▶ 非血管介入基本器材 ◀◀

（一）非血管穿刺针

非血管介入治疗所应用的穿刺针与血管介入治疗有所不同，一般穿刺的目的是为实施进一步治疗而建立通路，如行引流管或支架的置入及骨水泥的注入等（图20-36）。

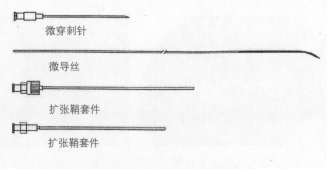

微穿刺针

微导丝

扩张鞘套件

扩张鞘套件

图 20-36　非血管介入穿刺针

（二）引流管

引流管主要用于某些非血管管腔阻塞后淤积体液的引出，如胆管、输尿管梗阻等，或病理性腔隙如脓肿、囊肿的引流治疗（图20-37）。

（三）球囊导管

球囊导管用于扩张治疗非血管性空腔器官如消化道、泌尿道的狭窄。其应用的基本原理同于血管狭窄的球囊扩张治疗。

（四）非血管支架

目前非血管介入治疗中使用的内支架多为自膨式金属支架，具有良好柔顺性、超弹性、耐磨、耐腐蚀等特点，利于推送到位。支架置入的部位包括胆道、食管、胃肠道、气管与支气管、输尿管以及鼻泪管等。（图20-38、图20-39）

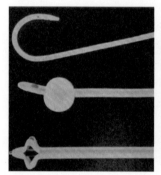 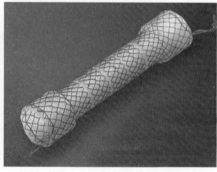 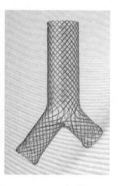

图20-37 各型介入引流管　　图20-38 食管自膨式金属支架　　图20-39 支气管支架

（五）活检针

目前常用的活检针可分为细胞抽吸针、组织切割针和环钻针等类型，并有全自动或半自动活检枪、一次性活检针、不同脏器的专用活检针等多种产品供选用（图20-40、图20-41）。

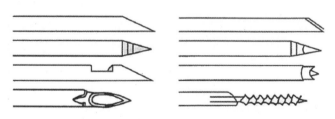

图20-40 各种不同用途的活检针

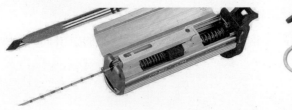

图 20-41　全自动和半自动活检枪

（六）肿瘤射频消融设备

肿瘤射频消融设备主要由射频电极针、射频电磁波发生器等器件构成。射频电极针穿刺至肿瘤部位后，发射的射频电磁波可使针尖周围 3～5 cm 范围内的组织发生高频振荡，产生 80 ℃以上的高温，从而使肿瘤发生凝固性坏死。（图 20-42）

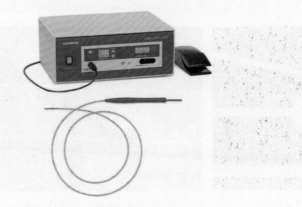

图 20-42　射频发生器与电极针

▶▶ 非血管介入技术 ◀◀

非血管介入技术包括经皮穿刺活检术、非血管性腔道的成形术（包括泌尿道、消化道、呼吸道、胆道等狭窄的扩张和支架）、实体瘤局部灭能术（经皮穿刺瘤内注药术、射频消融术）、囊肿及脓肿引流术、造瘘术（胃、膀胱等）、胆道结石和肾结石微创取石术、骨转移或椎体压缩骨折的椎体成形术、神经丛阻滞术治疗慢性疼痛等。

（一）管腔狭窄扩张成形术

胃肠道、胆道、气管、支气管、前列腺等器官由于肿瘤、炎症、外伤或手术后发生的狭窄，可用球囊扩张术和／或放置支架的方法治疗（图20-43～图20-45）。

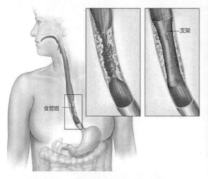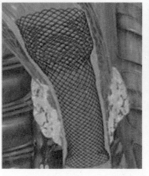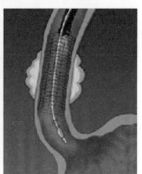

图20-43　食管狭窄支架植入（食管癌）

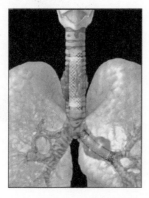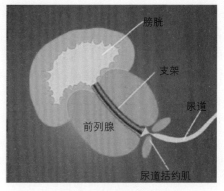

图20-44　气管支气管狭窄支架植入　　　　图20-45　前列腺支架植入

（二）经皮穿刺引流与抽吸术

　　经皮穿刺引流与抽吸术在脓肿、囊肿、血肿、积液的治疗中得到广泛应用，取得侵袭小、见效快的治疗效果；对于胆道和泌尿道梗阻性疾病的治疗，取得很好的疗效（图20-47）。

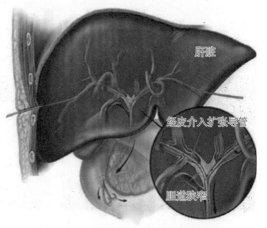

图20-46　经皮介入治疗胆道梗阻

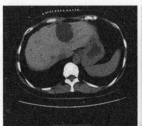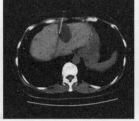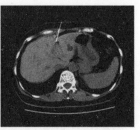

| 肝脏 CT 显示囊肿 | 手术治疗中穿刺针进入囊肿内 | 抽吸治疗后囊肿消失 |

图 20-47　介入引导穿刺治疗肝囊肿

（三）结石的介入处理

胆道和泌尿系统结石是临床常见病、多发病，以往多以外科手术为主要治疗手段，并发症较多、侵袭大、易复发是其缺点。介入治疗通过穿刺建立通道后，可以使用内镜或其他介入器材进行直接取石或粉碎取石或将结石溶解剂直接注入结石局部进行溶石治疗。介入治疗方法简单，侵袭小，但是处理多发结石时操作耗时较长，也不易取净。（图 20-48）

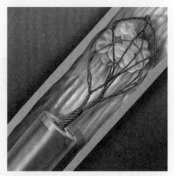

图 20-48　介入取石示意图

（四）经皮针刺活检

经皮针刺活检是有价值的诊断方法，已应用于身体各部位、各器官病变。经皮针刺活检有 3 种方式，即细针抽吸活检、切割式活检与环钻式活检。3 种活检所用活检针不同，适于不同部位病变的活检需要。临床常用 CT、超声引导各种穿刺活检术，包括颈部淋巴结、胸壁、乳腺肿瘤、肺部、纵隔、肝脏、胰腺、肾、骨骼及软组织穿刺活检术（图 20-49、图 20-50）。

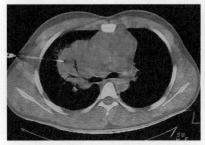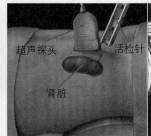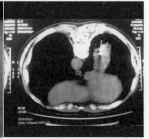

图 20-49　超声引导下经皮肾活检　　　　图 20-50　CT 引导下肺活检

（五）经皮肿瘤消融术

经皮肿瘤消融术是在影像设备的引导下，采用经皮穿刺的方式，对肿瘤进行射频灭活，以达到治疗肿瘤目的的介入治疗技术。目前，小肝癌进行射频消融治疗的中远期生存率与根治性外科切除没有差异。由于经皮消融术的创伤小，适用证范围广，因而具有良好的发展前景。（图 20-51）

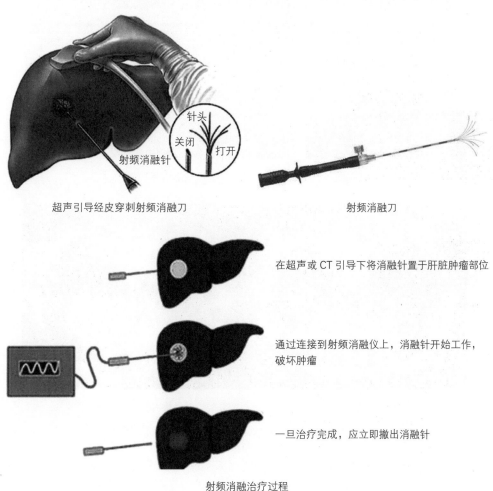

针头
关闭　打开
射频消融针

超声引导经皮穿刺射频消融刀

射频消融刀

在超声或 CT 引导下将消融针置于肝脏肿瘤部位

通过连接到射频消融仪上，消融针开始工作，破坏肿瘤

一旦治疗完成，应立即撤出消融针

射频消融治疗过程

图 20-51　超声引导下经皮射频消融治疗小肝癌

（六）放射性粒子植入

放射粒子是指将放射性核素包裹在金属包壳内制成的细小棒状物体，通过细

针插植途径将一定数量的放射粒子按照一定的空间排布方式种植在肿瘤组织内，其发出的低能 γ 射线对肿瘤细胞长时间持续照射，从而灭活肿瘤（图 20-52、图 20-53）。

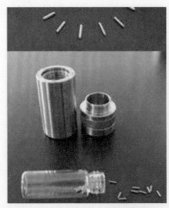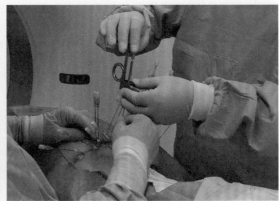

图 20-52　CT 引导下放射粒子植入术

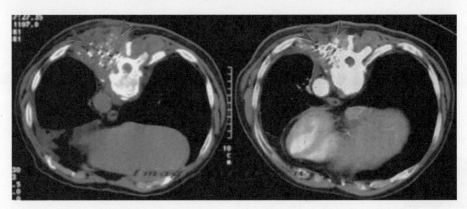

粒子植入当天　　　　　　　　　粒子植入后 1 个月肿瘤变小

图 20-53　软骨肉瘤粒子植入 CT 扫描图

§21

移植技术概述

　　凡是将一个个体的细胞、组织或器官用手术或其他方法，导入自体或另一个体的某一部位的技术，称为移植技术。大至心、肝、肺移植和多器官联合移植，小至骨髓细胞移植，均属移植技术范畴。器官和组织移植可以挽救许多人的生命，具有不可替代的重要临床价值。我国移植技术起步较晚，21世纪以来发展迅速，取得了巨大进步。

▶▶ 基本概念 ◀◀

　　1. 移植术：个体细胞、组织或器官用手术或其他方法，移植到自己体内或另一个体的体内称为移植术。移植术包括细胞、组织和脏器移植。
　　2. 器官移植：是指用手术的方法将一个个体活性器官移植到自己体内或另一个体的某一部位，继续发挥原有功能。
　　2. 供者：献出移植物的个体称为供者。
　　3. 受者：接收移植物的个体称为受者。
　　4. 移植物：移植物包括器官、组织和细胞，还包括人造组织如人工晶体、人造皮肤、人造心脏、3D打印组织器官等。

▶▶ 移植技术发展概况 ◀◀

　　移植技术是20世纪医学发展中最引人瞩目的成果之一，在21世纪必将得到更大的发展和更广泛的应用。1954年，Murray等在同卵孪生兄弟之间进行同种肾移植并获成功，成为器官移植临床应用的一个里程碑。
　　在肾移植获得成功的基础上，相继开展了原位肝移植（Starzl，1963），肺移植（Hardy，1963），胰肾联合移植（Kelly等，l966），原位心脏移植（Barnard，

1967），心肺联合移植（Cooley，1968）和小肠移植（Detterlin9，1968）。到了 20 世纪 90 年代，各种不同类型的器官移植、组织移植和细胞移植取得了巨大成绩。

我国器官移植始于 20 世纪 60 年代，70 年代末在临床逐渐开展起来，80 年代形成一定规模，到了 90 年代已能开展国外主要施行的各种不同类型的移植，某些器官的移植效果已经达到或接近国际先进水平。

▶▶ 移植技术伦理原则 ◀◀

1. 安全和有效原则：活体器官的捐献只能以供体的生命和健康并不因此受到损伤为前提。我国规定，从事人体器官移植的医疗机构及其医务人员摘取活体器官前，应当"确认除摘取器官产生的直接后果外不会损害活体器官捐献人其他正常的生理功能"。

2. 知情同意与保密原则：器官移植知情同意原则的主要内容是向受者和代理人提供有关的治疗过程的概况、术后近期或远期的复发率、危险性和死亡率情况，还有生存率及存活时限概况，以及对并发症和排斥反应的预防和治疗措施等。若受体是儿童，由其父母代替儿童做出决定。

（1）活体器官捐献：需要供者本人了解器官摘取手术的过程、风险及可能的后果等信息后同意捐献器官。按国际惯例，活体之间的器官捐赠只能发生在亲属之间，

（2）尸体器官捐献：应当根据死者生前的捐献意愿进行。死者生前未明确表示捐献，也未明确表示拒绝捐献的，须征得死者近亲属的同意方能进行捐献。尸体器官捐赠与受赠双方资料都必须保密。

3. 公正原则：在可供移植器官少而需求多的情况下，器官分配要特别注意公正。应尽可能使需要移植器官的病人得到移植。

4. 互助原则：对器官功能衰竭不移植他人器官不能存活的病人，应实行优先提供帮助。

5. 非商业化原则：提供移植的器官，应以无偿方式捐赠。包括我国在内世界绝大多数国家都禁止买卖器官。

▶▶ 移植技术分类 ◀◀

移植技术可按供、受者种属关系和遗传关系分类，也可按移植物内容和移植

部位分类有多种分类。

（一）按供、受者关系分类

1. 自体移植：供、受者为同一个体。自体移植物重新植到原来的解剖位置，称为再植术，如断肢再植。自体移植后不发生排斥反应。

2. 异体移植：供、受者为不同个体。异体移植后会发生不同程序的排斥反应。

（二）按供、受者遗传学关系分类

1. 同质移植：供者和受者的基因型完全相同，如同卵双生移植即属同质移植，供、受者的抗原结构完全相同，术后无排斥反应，移植容易成功。

2. 异质移植：供、受者种属相同，但遗传基因有所差异，术后会发生不同程度的排斥反应，是目前临床最多见的移植方式（图 21-1）。

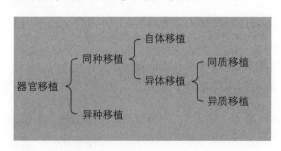

图 21-1　器官移植分类示意图

3. 异种移植：不同种属之间的移植至今尚无长期存活的报道，移植后会引起强烈的排斥反应。

（三）按移植内容分类

1. 器官移植：包括整体或部分单个器官移植和联合器官移植，如心、肝、肾、胰腺、小肠等单个器官移植，以及肝、胰联合移植和心肺联合移植等。

2. 组织移植：如皮肤移植、血管移植、神经移植和骨移植等。

3. 细胞移植：如干细胞移植等。

（四）按移植部位分类

1. 原位移植：移植前需切除原器官，如心脏移植、原位肝移植。

2. 异位移植：不必切除原器官，如异位肾移植、异位胰腺移植等。

▶▶ **移植物来源** ◀◀

移植物来源必须符合我国"人体器官移植条例"的相关规定，严禁器官买卖（图 21-2）。

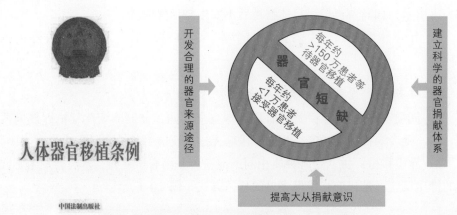

图 21-2　移植器官来源

1. 自愿捐献：器官供体自愿和知情同意是收集器官的基本道德准则。我国目前就是要求器官供体在生前签署器官捐赠同意书，或病人死后由其直系亲属签署器官捐赠同意书（图 21-3）。

2. 推定同意：

（1）由政府授权给医师，允许他们从尸体上收集所需要的组织和器官，不考虑死者及其亲属的意愿。奥地利、丹麦、波兰、瑞士、法国均使用该办法。

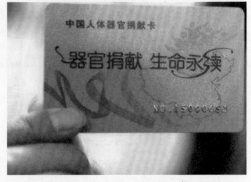

图 21-3　中国人体器官捐献卡

（2）法律推定，当不存在来自死者或家庭成员的反对时，方可进行器官收集。芬兰、希腊、意大利、挪威、西班牙、瑞典均使用该办法。

3. 器官买卖或器官商业化：世界绝大多数国家多通过立法，将买卖器官定为为非法行为。

4. 胎儿器官：胎儿器官治疗效果最好，已经成为治疗帕金森病、糖尿病、镰状细胞贫血及某些癌症的重要治疗手段，但伦理问题和道德问题至今未能解决。

5. 异种器官：异种器官或组织移植至今无长期成功的报道，但科学家们仍在继续探索中。

6. 人造器官：目前已有多种人造组织、器官应用于临床，如人工晶体植入手术已在全球广泛开展，永久性人工心脏移植已有存活 112 天的报道，3D 打印髋关节也以用于临床（图 21-4）。

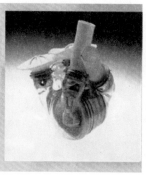

1982 年 12 月 2 日德夫里斯（W. De Vries）给一个退休牙科医师克拉克植入了第一颗永久性人工心脏，病人存活了 112 天

永久性人工心脏

人工晶体

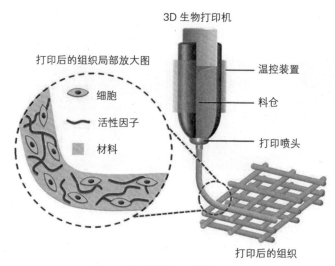

3D 生物打印机

打印后的组织局部放大图

细胞
活性因子
材料

温控装置
料仓
打印喷头

打印后的组织

3D 生物打印示意图

3D 打印皮肤组织

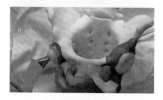

3D 打印骨盆

图 21-4 各种人造组织器官

7. 克隆器官：科学家期望利用克隆技术培育出能供人类器官移植用的干细胞，但目前仍处于早期探索阶段。

8. 自体移植：烧伤病人皮肤自体移植已在临床广为应用。

▶▶ **移植物保存方法** ◀◀

1. 单纯低温保存：选择合适的保存液，低温保存。此法广泛应用，简便实用，便于转运。（图 21-5）

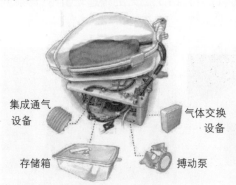

集成通气
设备

气体交换
设备

存储箱

搏动泵

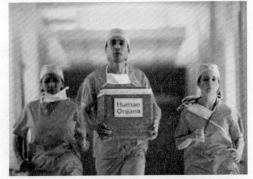

图 21-5 器官保存装置

2. 持续低温机械灌注法：保存时间延长。

3. 深低温冷冻保存法：迅速降温、冷冻保存。近期有报道，在美国田纳西州实施了一例深低温冷冻保存 25 年的胚胎移植，并成功地诞生一健康女婴（图 21-6）。

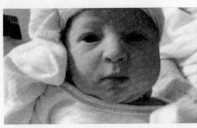

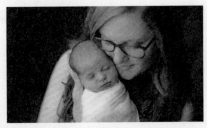

图 21-6 深低温冷冻胚胎移植诞生的女婴

▶▶ **移植配型** ◀◀

器官移植受者与供者间术前的配型十分重要，与术后的排异反应密切相关。配型的主要内容如下。

1. 血型配合：供者与受者血型必须相同，至少需符合输血原则。

2. HLA 配型：器官移植的配型主要涉及 HLA-A、HLA-B、HLA-DR 3 个位点的相容程度。相容程度越高，移植的成功率也越高。

3．淋巴细胞毒实验：指受者的血清与供者的淋巴细胞之间的配合，是临床上必须做的。一般说来，淋巴细胞毒实验必须阴性或 <10% 才能实施器官移植否则，会发生超急性排斥反应。

4．混合淋巴细胞培养：将供者与受者的淋巴细胞放在一起培养，观察其转化率，是目前的组织配型实验中较可靠的一种方法。淋巴细胞转化率如超过20%~30%，说明供、受者的淋巴抗原不同，应放弃器官移植。

▶▶ 移植并发症 ◀◀

移植后的并发症主要是排斥反应。随着新型免疫抑制药物的不断出现，排斥反应的防治近些年来已获巨大进展，移植存活率不断提高。

（一）排斥反应的分型

1．超急性排斥反应：可能发生于受者与供者血型不合、再次移植、反复输血、多次妊娠、长期血液透析的个体。

2．急性排斥反应：主要是由 T 细胞的免疫反应所致，一般在移植后 4 天至 2 周出现，80%~90% 发生于移植后 1 个月内，并可重复出现。主要组织学表现是弥漫性间质性水肿和圆细胞浸润。主要症状是突发寒战、高热，移植物肿大引起局部肿痛和移植器官功能减退等。（图 21-7）

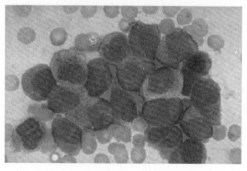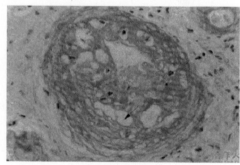

急性细胞性排斥反应　　　　　　　　急性血管性排斥反应

图 21-7　急性排斥反应

3．慢性排斥反应：可发生于移植术后数月至数年，主要免疫损伤是血管慢性排斥和非免疫损伤所致的组织器官退行性变，临床表现为移植器官功能缓慢减退，且治疗难以奏效（图 21-8）。

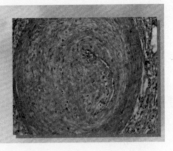

● 多发生于术后 6 个月以后，移植
　物功能渐进性减退
● 阻碍移植物长期存活的主要因素
● 典型病理改变
　移植物管状结构向心性
　增厚间质纤维化
● 发生机制未完全清楚

图 21-8　慢性排斥反应

（二）排斥反应的防治

目前临床上常规应用免疫抑制药进行预防。术后早期是排斥反应的高发时段，常需联合应用大剂量免疫抑制药和激素进行预防。随着移植术后时间的延长，排斥反应的发生风险逐渐降低，可以逐步降低免疫抑制程度。依据移植物的不同，移植术后的免疫抑制方案也存在较大差异，其中肝脏移植术后排斥反应的发生率较低、程度也较轻，因而术后应用的免疫抑制药剂量也最小。

1. 超急性排斥反应：对于超急性排斥反应，目前尚无有效的治疗方法，应尽快进行重新移植。

2. 急性排斥反应：对于急性排斥反应，可以采取激素冲击和增加免疫抑制药浓度等方法进行治疗。

3. 慢性排斥反应：对于慢性排斥反应，目前尚缺乏有效的逆转措施，主要以预防为主。

（三）免疫抑制药物

免疫抑制药的发展、进步，大体可分为以下 3 个阶段。

1. 硫唑嘌呤阶段：1961 年使用于临床，取得了较好效果，为大器官移植创造了条件，推动了器官移植的全面开展。

2. 环孢素阶段：1979 年开发并用于临床。环孢素的应用使异体器官移植取得迅速突破，使器官移植存活率大幅提高，肾移植 1 年生存率由 20 世纪 70 年代的 50% 提高到目前的 90%～96%；肝移植从 38% 提高到 75%；心脏移植从 20% 提高到 82%。

3. 免疫抑制药新阶段：他克莫司（FK506）、莫罗莫那 –CD3（OKT3）、雷帕霉素等新一代免疫抑制药使器官移植成功率进一步提高（表 21-1）。

表 21-1　器官移植术后生存率

移植部位	1 年生存率（%）	5 年生存率（%）
肾移植	96	87
心脏移植	80	74
心肺联合移植	70	
肝移植	70～90	
胰腺移植	65	

▶▶ 常用移植技术简介 ◀◀

以下对临床应用较多的肾移植、肝移植、心脏移植、角膜移植、造血干细胞移植进行简要介绍。

（一）肾移植

世界首例成功的肾移植由美国人默里于 1954 年进行，并已为此获得诺贝尔奖。肾移植是实施最多、存活率最高的大器官移植，至今全世界已有 50 万人以上接受了肾移植手术，当前手术存活率可达 90％以上（图 21-9）。

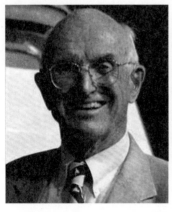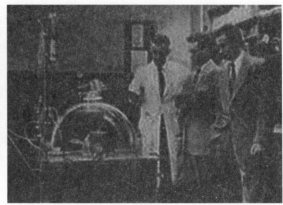

图 21-9　默里与首例肾移植

483

1. 适应证：各种肾病导致的慢性肾衰竭终末阶段，经一般治疗无效者。

2. 肾移植方法：包括原位移植和异位移植，原位移植需切除病肾，异位移植无须切除病肾（图 21-10）。

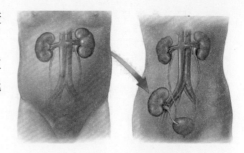

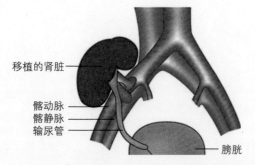

移植的肾脏

髂动脉
髂静脉
输尿管

膀胱

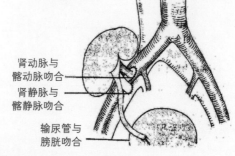

肾动脉与
髂动脉吻合
肾静脉与
髂静脉吻合

输尿管与
膀胱吻合

图 21-10　异位肾移植

（二）肝移植

按照供肝种植部位不同，可分为原位肝移植术和异位肝移植术。原位肝移植按照供肝的静脉与受体下腔静脉的吻合方式不同，可分为经典肝移植和背驮式肝移植。为解决供肝短缺和儿童肝移植的问题，又相继出现了活体部分肝移植、减体积肝移植、劈裂式（劈离式）肝移植、多米诺骨牌式肝移植等。此外，还有辅助性肝移植、肝脏与心脏、肾脏等其他器官联合移植等。目前全球开展最多的是同种异体原位肝移植术，即通常意义上的肝移植。简言之，就是切除病人病肝后，按照人体正常的解剖结构将供体肝脏植入受体（病人）原来肝脏所处的部位。

自 1963 年美国医生 Starzl 施行世界上第 1 例人体原位肝移植以来，历经 40 余年的蓬勃发展，肝移植已在全世界步入成熟时期。迄今全世界已累积实施肝移植手术超过 10 万余例。目前肝移植术后 5 年存活率在 70%～85%。1977 年我国开展了人体肝移植的尝试，经过数十年的努力，目前我国的肝移植技术已跻身于国际先进行列。截止目前，全国累计施行肝移植手术近 3 万例，疗效已接近国际先进水平。

1. 适应证：终末期肝病及肝癌等。

2. 肝移植方法：肝种植可分为原位肝移植和异位肝移植，以及活体部分肝移植等。目前全球开展最多的是同种异体原位肝移植（图 21-11）。

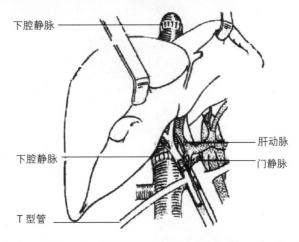

图 21-11　同种异体原位肝移植示意图

（三）心脏移植

1967 年世界首例心脏移植成功，我国于 1978 年成功进行了国内首例心脏移植。目前手术成功率达 90% 以上，我国每年心脏移植手术超过 100 例。

1. 适应证：包括晚期充血性心力衰竭和严重冠状动脉疾病（图 21-12）。

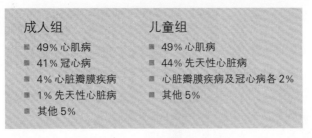

图 21-12　心脏移植病因统计

2. 心脏移植方法：包括原位移植和异位移植（图 21-13）。

（四）角膜移植

角膜移植是用透明的异体角膜材料，替换病变的不透明角膜，以达到增视、治疗某些角膜病和改善外观的目的。因为角膜本身不含血管，移植角膜不易受到排斥，是异体移植效果最好的一种手术。角膜移植属组织移植，在我国已广泛开展，效果良好。（图 21-14）

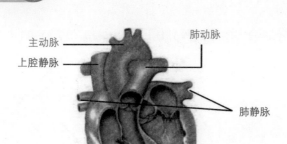

主动脉　　肺动脉
上腔静脉
肺静脉
下腔静脉　　心房连静脉心室连动脉

心脏解剖

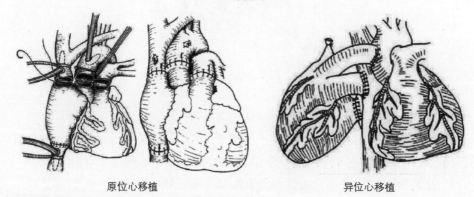

原位心移植　　　　　　　　异位心移植

图 21-13　心脏移植方法

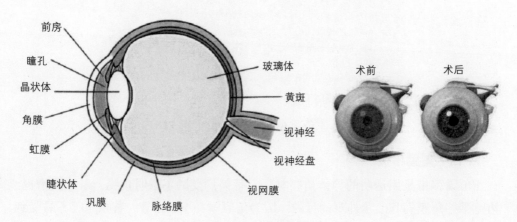

前房　　　　　　　　　　　玻璃体
瞳孔
黄斑
晶状体
角膜
视神经
虹膜
视神经盘
睫状体
巩膜　　脉络膜　　视网膜

术前　　术后

图 21-14　角膜移植

1. 适应证：角膜疾病使角膜由透明而变混浊而影响视力者均为角膜移植适应证，如角膜白斑、角膜斑翳、圆锥角膜、青光眼或人工晶体手术后引起的大泡性角膜病变、角膜营养不良症及某些类型的角膜溃疡等。

2. 角膜移植方法：分为全层角膜移植和板层角膜移植。

（1）全层角膜移植：又称穿透性角膜移植，是以全层透明角膜代替全层混浊及病变角膜的方法。主要适应证为感染性角膜疾病、眼化学伤等。穿透性角膜移植术存在免疫排斥的风险。（图21-15）

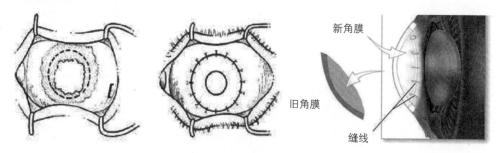

图 21-15 全层角膜移植示意图

（2）板层角膜移植：是一种部分厚度的角膜移植。手术时仅切除角膜前面的病变组织，再移植供体部分厚度的透明角膜，修补切除区域，术后发生免疫排斥的概率较低。临床常用于治疗中浅层角膜混浊、角膜营养不良性混浊、圆锥角膜、角膜中浅层感染、角膜肿瘤等。（图21-16）

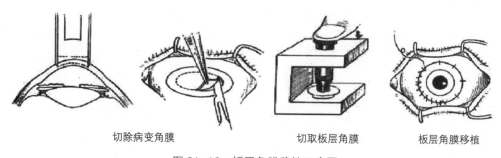

切除病变角膜　　　　　　　切取板层角膜　　　　　板层角膜移植

图 21-16 板层角膜移植示意图

（五）造血干细胞移植

造血干细胞又称多能干细胞，是存在于造血组织中的一群原始造血细胞，它是一切血细胞（红细胞、白细胞、血小板等）的原始细胞。由造血干细胞定向分化、增殖为不同的血细胞系，并进一步生成血细胞。造血干细胞有两个重要特征：

其一是高度的自我更新或自我复制能力，其二是可分化成所有类型的血细胞。（图21-17）

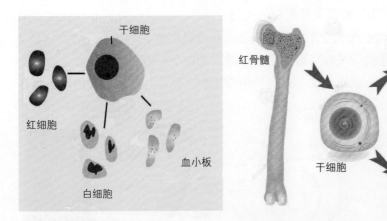

图 21-17　造血干细胞分化示意图

造血干细胞移植又称骨髓移植，属于细胞移植，是通过静脉输注造血干、祖细胞，重建病人正常造血与免疫系统，从而治疗一系列疾病的治疗方法。造血干细胞移植基本上替代了"骨髓移植"这一术语，这是因为造血干细胞不仅来源于骨髓，亦来源于可被造血因子动员的外周血中，还可以来源于脐带血，这些造血干细胞均可用于重建造血与免疫系统。我国于 1996 年首例造血干细胞移植成功，由于移植物来源困难，大范围推广应用仍很困难。（表 21-2）

表 21-2　骨髓移植与外周血干细胞移植比较

项　目	骨髓移植	外周血干细胞移植
采集	需麻醉，采集麻烦	采集简单
造血恢复	相对恢复较慢	恢复较快
ABO 血型不合	需进行处理	无须进行处理
抗白血病作用		优于骨髓移植
免疫性合并症		发生多于骨髓移植

1. 适应证：①难治或复发白血病。②初治急性白血病，预计非移植难以长期存活者。③骨髓增生异常综合征，国际预后积分系统评估为中危或高危者。④骨

髓增殖性疾病及慢性淋巴细胞白血病。⑤慢性髓性细胞白血病。

2. 造血干细胞移植方法：移植所用的造血干细胞主要有 3 种来源，即骨髓、外周血造血干细胞采集物及脐带血，通过适当处理后将其输注给病人（图21-18）。

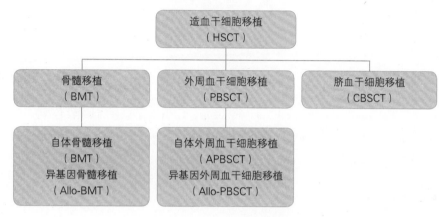

图 21-18　造血干细胞移植分类

§22

心肺复苏

心肺复苏（cardio-pulmonary resuscitation，CPR）是救治心搏骤停病人的基本手段，不仅医务人员应做到全员熟悉心肺复苏的方法，广大社会人群亦应普及心肺复苏知识，以挽救更多病人的生命。

▶▶ 发展历史 ◀◀

20世纪60年代，心肺复苏技术在医学界引起广泛关注，并开展了大量的临床探索和研究，取得了一定进展。2000年美国心脏协会（AHA）首次公布了《心肺复苏和心血管急救国际指南》，此后该指南每5年更新一次，最近的一次更新是在2015年10月（图22-1）。

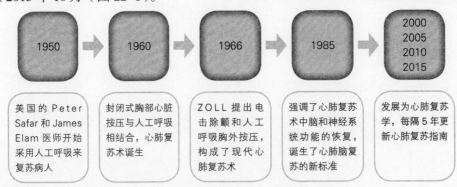

1950	1960	1966	1985	2000 2005 2010 2015
美国的Peter Safar和James Elam医师开始采用人工呼吸来复苏病人	封闭式胸部心脏按压与人工呼吸相结合，心肺复苏术诞生	ZOLL提出电击除颤和人工呼吸胸外按压，构成了现代心肺复苏术	强调了心肺复苏术中脑和神经系统功能的恢复，诞生了心肺脑复苏的新标准	发展为心肺复苏学，每隔5年更新心肺复苏指南

图22-1 心肺复苏技术发展历史

▶▶ 基本概念 ◀◀

心肺复苏（CPR）是指对心搏骤停病人采取的恢复循环和呼吸功能的一系列措施，其目的是恢复和重建心脏和肺脏的有效功能，为心肺脑复苏打下基础。鉴于心搏、呼吸骤停的病例既可发生在医院内，也可发生在各类事故现场或病人发病的任何地点，因此必须在发病现场以最快的速度进行心肺复苏，才可能有效提高抢救的成活率。

▶▶ **主要内容** ◀◀

CPR 技术是一个连贯、系统的急救技术，各个环节均应紧密连接且不间断，主要包括基础生命支持（BLS）和高级生命支持（ACLS）两个阶段（图 22-2）。

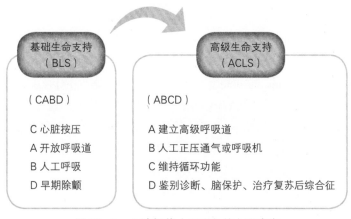

图 22-2　心肺复苏（CPR）的主要内容

（一）基础生命支持（BLS）

基础生命支持（basic life support，BLS）又称现场心肺复苏，是指专业或非专业人员在病人发病现场和 / 或致伤现场，对病人进行病情判断评估和采取的徒手心肺复苏措施，目的是使病人恢复自主循环和呼吸。

BLS 是心搏骤停后挽救生命的基础，主要是指徒手实施 CPR。BLS 的基本内容包括识别心搏骤停、呼叫急救系统、尽早开始 CPR、迅速使用除颤器 /AED 除颤。BLS 又可分为院内和院外两种情况。

（二）高级生命支持（ACLS）

高级生命支持（advanced cardiovascular life support，ACLS）又称高级心血管生命支持，是指由专业急救人员和医院医护人员应用急救器材和药品所实施的一系列复苏措施，主要包括电除颤、人工气道建立和机械通气、循环辅助设备应用、药物和液体及低温治疗等，以及病情和疗效评估、复苏后脏器功能的维持等。

§22.1 心搏骤停

心搏骤停是实施心肺复苏的基本适应证。

▶▶ **基本概念** ◀◀

心搏骤停、猝死和心脏停搏，是几个不同的概念，本节主要讨论的是心搏骤停（图22-3）。

1. 心搏骤停（sudden cardiac arrest，CA）：是指各种原因引起的心脏突然停止搏动，丧失泵血功能，导致全身各组织严重缺血、缺氧，若不及时处理，会导致死亡，是临床上最危急的情况。心搏骤停并不代表死亡，通过紧急的治疗干预有逆转的可能，甚至不遗留任何后遗症。

2. 猝死：猝死是指平时身体健康或似乎健康的人，在出乎预料的短时间内，因病突然死亡。世界卫生组织（WHO）界定发病后6小时内死亡为猝死，但多数学者仍将其定为1小时。

3. 心脏停搏：任何慢性病人在死亡前，心脏都要停搏，这就称为"心脏停搏"，而非"骤停"。如晚期肿瘤或各种慢性消耗性疾病致死的病人，心脏停搏是必然结果，这类病人不是心搏骤停急救的对象。

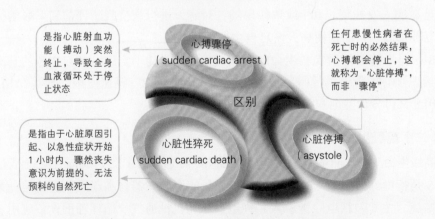

图22-3 心脏性猝死、心搏骤停与心脏停搏的区别

▶▶ 心搏骤停原因 ◀◀

（一）成人常见病因

1. 心脏疾病：以冠心病病人最多。
2. 其他疾病：如创伤、淹溺、药物过量、中毒、窒息、大出血等。

（二）小儿常见病因

多见于呼吸道梗阻、烟雾吸入、溺水、感染、中毒等。

▶▶ 心搏骤停病理生理 ◀◀

心搏骤停后最主要的病理生理改变是全身组织急性缺氧，这会引起人体各系统的病理改变。大脑是对缺氧耐受力最差的组织，缺氧 30 s 后即可出现昏迷，1分钟后脑细胞开始死亡；6 分钟后大部分脑细胞死亡，此时即便复苏成功，病人也会留下永久性的严重后遗症。因此，心肺复苏应于心脏停搏后尽快开始实施。（图 22-4）

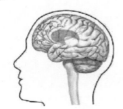

大脑

18 s 后——脑缺氧症状出现

30 s 后——意识障碍，昏迷

60 s 后——脑细胞开始死亡

6 min 后——大部分脑细胞死亡

10 min 脑组织发生不可逆转的损害

图 22-4 脑缺氧的病理生理

▶▶ 心搏骤停临床表现 ◀◀

1. 病人意识突然丧失，对刺激无反应。
2. 心音消失，大动脉搏动消失。
3. 呼吸停止或濒死喘息样呼吸。
4. 瞳孔散大。
5. 面色苍白兼有青紫。

▶▶ 心搏骤停心电图表现 ◀◀

心搏骤停是指心脏射血功能突然停止。心搏骤停的心电图表现可分为以下 4 类。

1. 心室颤动（VF）：此种病例最为常见，心肌纤维呈现不规则的快速蠕动状态，复苏成功率较高（图22-5）。

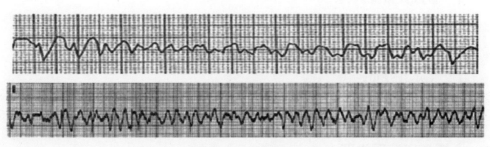

图 22-5　心室颤动

2. 持续性室性心动过速：是一种无脉性室性心动过速，此种病例较少见，如抢救及时成功率可达 50% 以上（图22-6）。

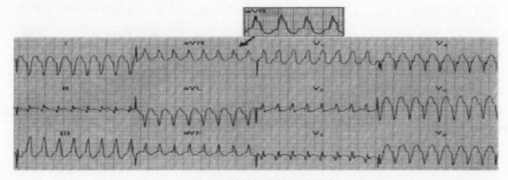

图 22-6　持续性室性心动过速

3. 电机械分离：心脏有电活动而无有效的机械（泵）作用，此种病例较少，复苏成功率很低（图22-7）。

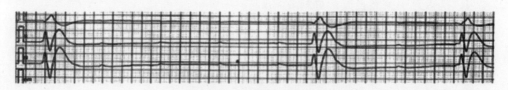

图 22-7　电机械分离心电图

4. 心脏停搏：心脏无电活动，心电图呈一直线，此类病例复苏成功率极低（图22-8）。

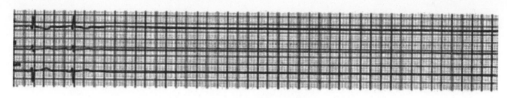

图 22-8　心脏停搏

§22.2　基础生命支持（BLS）

基础生命支持（basic life support，BLS）的基本措施是徒手心肺复苏，无论在院内或在院外发生的心搏骤停都应尽快开始实施 BLS。现场心肺复苏包括快速识别心搏骤停、启动急救系统、早期心肺复苏等环节。如果条件许可，应尽早给予心脏电除颤、呼吸机、药物等支持治疗措施，以期最终实现心肺脑复苏的目的。

▶▶ 适应证 ◀◀

1. 病人突然倒地，意识丧失。
2. 呼吸停止或呈濒死喘息样呼吸。
3. 10 s 内未能扪及脉搏跳动。非专业人员不需要检查脉搏，如果发现病人突然倒下没有意识，且有上述呼吸变化，即可判定为心搏骤停，立即开始心脏按压。

▶▶ 禁忌证 ◀◀

1. 胸壁开放性损伤。
2. 肋骨骨折。
3. 胸廓畸形或心脏压塞。
4. 凡已确诊心、肺、脑等重要器官功能衰竭无法逆转的病人，或晚期癌症心搏骤停病人。

▶▶ 并发症 ◀◀

BLS 的并发症多数是可以避免的，施救者应尽量避免其发生。常见并发症如下。

1. 肋骨骨折：常发生于胸壁弹性差，骨质脆性大的老年人。主要原因是加压时着力点选择不当或骤用暴力所致。

2. 气胸或血气胸：主要是由于肋骨骨折或心脏及肺脏穿刺伤，可合并血胸，亦可发展为张力性气胸。

3. 腹腔脏器损伤出血：可由肋骨骨折端刺伤或按压着力点施于剑突上，致肝脏损伤出血，亦可损伤胃、脾、横结肠、主动脉等。

4. 肺脂肪、骨髓栓塞：胸壁受压后肋弓变形弯曲，造成肋骨和胸骨髓腔细小骨折和髓内压力过高，使脂肪和骨髓进入静脉，形成不同程度的肺脂肪或骨髓栓塞，造成通气血流比例失调，常使心肺复苏失败。

▶▶ 实施 BLS 时机 ◀◀

BLS 应于判定心搏骤停后尽早开始施行，因为 BLS 抢救的成功率与其开始时间密切相关，如果在心搏骤停 4 分钟内开始实施 BLS，抢救成功率可达 60％ 左右（表 22-1）。

表 22-1　CPR 成功率与 CPR 开始时间的关系

CPR 开始的时间	CPR 成功率
1 分钟	＞90％
4 分钟内	60％
6 分钟内	40％
8 分钟内	20％
10 分钟内	0％

▶▶ BLS 生存链概念 ◀◀

心搏骤停可以发生在医院内，也可发生在医院外，因此现场心肺复苏存在院内抢救和院外抢救两种情况。由于抢救条件的不同，具体操作步骤也必然存在一定差异，其实施流程被称为心搏骤停生存链，简要分述如下。

（一）院外心搏骤停生存链

不同于院内抢救的是，院外心搏骤停生存链抢救存在启动医疗急救服务系统、尽早启用心脏电除颤及病人转运等程序。

在一些较发达国家，自动体外心脏除颤器（AED）已广泛应用于现场心肺复苏并取得良好效果，不过我国尚未推广使用。因此，在我国现场心肺复苏实施中仍难以获得心脏电除颤及其他支持治疗，其主要抢救手段就是进行徒手心肺复苏，本节主要介绍的也是院外徒手心肺复苏（图22-9）。

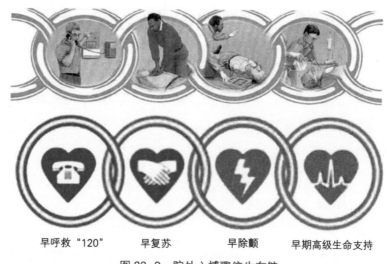

早呼救"120"　　早复苏　　　早除颤　　　早期高级生命支持

图22-9　院外心搏骤停生存链

（二）院内心搏骤停生存链

不同于院外抢救的是，院内心搏骤停生存链的实施应充分利用院内的有利条件，迅速启动早期预警系统、启动快速反应小组和紧急医疗团队系统，进行高效率、高质量的院内现场心肺复苏（图22-10）。

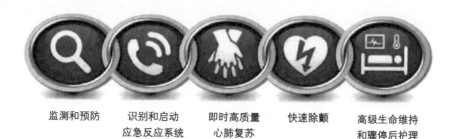

监测和预防　　识别和启动　　即时高质量　　快速除颤　　高级生命维持
　　　　　　　应急反应系统　　心肺复苏　　　　　　　　　和骤停后护理

图22-10　院内心搏骤停生存链

▶▶ BLS 基本内容 ◀◀

根据 2015 年修订的《心肺复苏和心血管急救国际指南》，BLS 的基本内容是 CAB，即按顺序实施心脏按压（C）→开放呼吸道（A）→人工呼吸（B），同时还增加了尽快启动医疗急救服务系统和尽早实施心脏电复律的概念（图 22-11）。

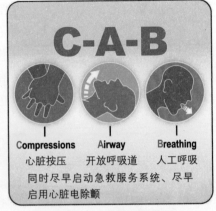

图 22-11　BLS 基本内容

▶▶ BLS 实施流程 ◀◀

BLS 实施流程如下图所示（图 22-12、图 22-13）。

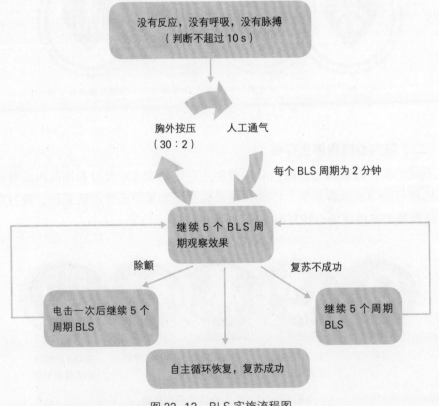

图 22-12　BLS 实施流程图

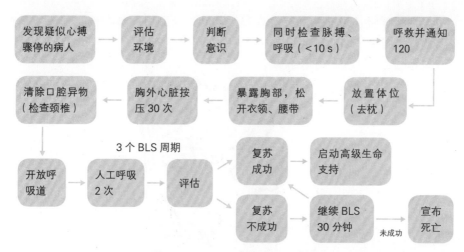

图 22-13　BLS 实施流程示意图

▶▶ **现场心肺复苏操作步骤** ◀◀

以下内容介绍的是院外现场心肺复苏的操作步骤。

（一）快速判断心搏骤停

符合下列各点即可判断为心搏骤停，判断时间为 10 s。

1. 意识：轻拍、呼唤病人没有反应（图 22-14）。

2. 同时检查脉搏与呼吸：

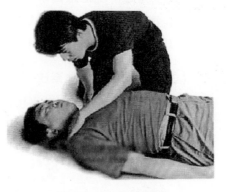

图 22-14　意识判断

（1）检查动脉搏动：触摸颈、股动脉有没有脉搏跳动，首推触摸颈动脉进行判断（图 22-15）。

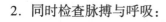

判断循环：触摸颈动脉搏动

1. 颈动脉位置：气管与颈部胸锁乳突肌之间的沟内

2. 方法：一手示指和中指并拢，置于病人气管正中部位，男性可先触及喉结然后向一旁滑移 2~3 cm，至胸锁乳突肌内侧缘凹陷处

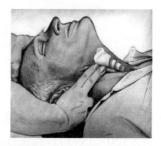

图 22-15　触摸颈动脉搏动

（2）判断呼吸：观察胸廓有没有起伏运动，探测口、鼻有没有气流，是否呈濒死样喘息式呼吸（图22-16）。

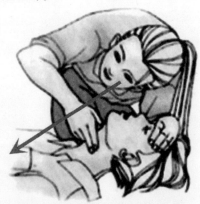

图22-16　判断呼吸（同时检查颈动脉）

（二）排除环境危险因素

判定事发地点环境中有无危险因素，如可能导致触电的电源、可能垮塌的建筑物及环境中是否存在有毒气体等，如有危险因素应予及时排除。

（三）启动医疗急救系统

1. 大声呼叫周围人群前来协助（图22-17）。如系在院内抢救，应迅速通知相关部门前来协助抢救。

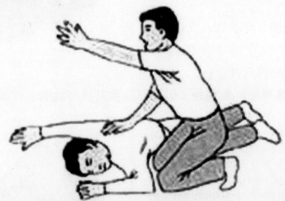

图22-17　大声呼叫周围人群

2. 启动急救医疗服务系统：在尽可能不影响抢救时间的前提下，设法尽早拨打急救电话（120），启动急救医疗服务系统，并告知病人具体人数、具体方位和已提供的急救措施等。

在已经设置了自动心脏除颤器（AED）的地区，应尽快设法取来 AED 设备进行心脏除颤。我国 AED 的应用尚处于起步阶段，只在少数城市地区进行了试点。

（四）安放病人体位

将病人摆放于坚实的平面处，平卧、摆正（图 22-18）。

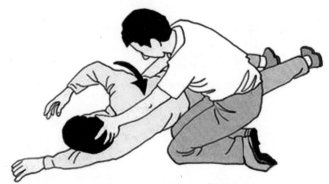

图 22-18　摆正病人体位

（五）早期开始徒手心肺复苏（CAB）

徒手心肺复苏应按心脏按压、开放呼吸道、人工呼吸的顺序进行，即按 CAB 的顺序进行，并应尽早开始。

1. 心脏按压（compressions，C）：确定心脏停搏后，立即开始以 100～120 次 /min 的频率连续心脏按压 30 次。

（1）按压部位：胸骨中下 1/3 交界处。男性或小儿按压部位为双侧乳头连线中心点，女性按压部位为双肋弓交汇处以上 2 横指（图 22-19）。

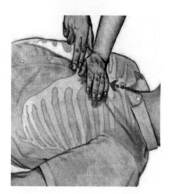
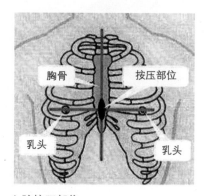

图 22-19　心脏按压部位

（2）按压方法：定位后，抢救者两手掌根重叠，双手叠扣，以掌根部压在按压区上。按压时，抢救者双臂应伸直，肘部不可弯曲，利用上半身体重垂直向下用力按压，按压要快而有力。（图22-20）

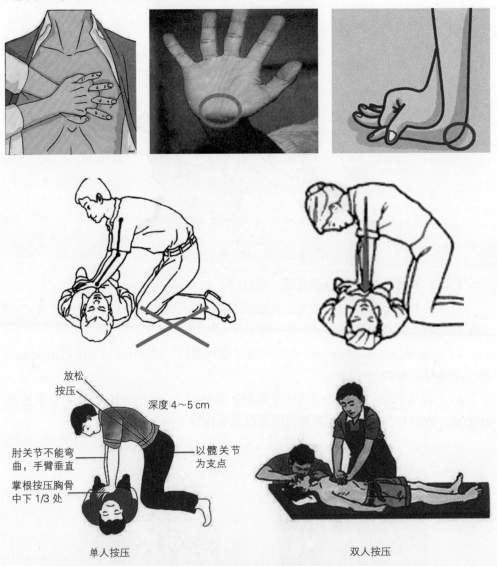

图 22-20　体外心脏按压方法

需注意的是每次按压后应让胸廓充分抬起，避免按压滞留，同时还要避免施救者倚靠在病人身上（图22-21）。

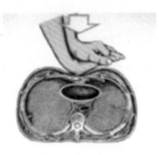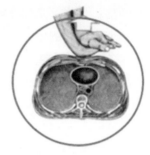

图 22-21　避免按压滞留

（3）按压频率与深度：按压频率为 100～120 次 /min，每 2 分钟换人进行按压；按压深度成人为 5～6 cm，儿童大约 5 cm，婴儿大约 4 cm（图 22-22）。

◆ 按压频率 100～120 次 / min
◆ 保证每次按压后胸部回弹
◆ 尽可能减少按压的中断
◆ 双人按压时，每 2 分钟换人
◆ 成人胸骨按下 5～6 cm
◆ 儿童和婴儿的按压幅度至少为胸部前后径的 1/3
◆ 儿童大约为 5 cm，婴儿大约为 4 cm

图 22-22　心脏按压频率与深度

2. 开放呼吸道（airway，A）：畅通呼吸道是进行人工呼吸的重要步骤，为尽量减少胸外按压的中断时间，开放呼吸道速度要快。连续进行 30 次按压后迅速进行开放呼吸道的操作。先松解衣领及裤带，清除口中污物及呕吐物，并取出活动性义齿，然后取下列 3 种方法之一开通呼吸道（图 22-23）。

（1）仰头抬颏法：病人仰卧，抢救者一手放在病人颈后将颈部上抬，另一手以小鱼际侧下按前额，使病人头后仰，颈部抬起。此种手法禁用于头颈部外伤者。（图 22-24）

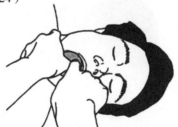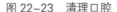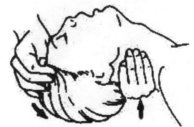

图 22-23　清理口腔　　　　　　图 22-24　仰头抬颏法

（2）仰头举颏法：是徒手开放呼吸道最常用的手法。病人仰卧，抢救者一手置于其前额，以手掌小鱼际侧用力向后压以使其头后仰，另一手的示指和中指放在下颏骨的下方，将颏部同时向前抬起（图22-25）。

（3）托下颌法：适用于头颈部外伤者。抢救者将双手放在病人头部两侧，紧握下颌角，用力向上托起下颌。此手法不伴头颈后仰，专业人员必须掌握。（图22-26）

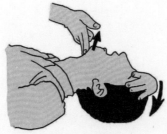 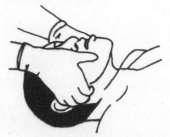

图22-25 仰头举颏法　　　　　图22-26 托下颌法

3. 人工呼吸（breathing，B）：呼吸道开通后，立即进行两次人工呼吸。以后每30次心脏按压接两次人工呼吸，循环进行，每周期时间为2分钟。人工呼吸具体可选用以下2种方法之一。

（1）口对口人工呼吸：是一种最常用的、能快速有效地向肺部供氧的急救措施。方法：开放呼吸道后，抢救者用放在病人额部手的拇指和示指将鼻孔捏紧，防止吹入的气体从鼻孔漏出；吸气后用嘴包住病人口部，口对口将气吹入（1s以上），此时应见胸廓抬起；然后松开病人鼻孔，让病人被动地呼出气体，此时应见胸廓回落。间隔4s后，再进行第二次人工呼吸。（图22-27）

（2）口对鼻或口对口鼻人工呼吸：当病人牙关紧闭不能张口或口腔有严重损伤时，可改用口对鼻人工呼吸。抢救婴幼儿时，因婴幼儿口鼻开口较小，位置又很靠近，可行口对口鼻人工呼吸（图22-28）。

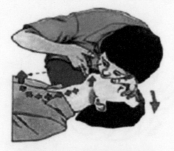 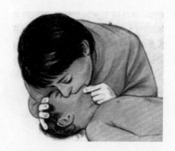

图22-27 口对口人工呼吸　　　　图22-28 口对口鼻人工呼吸

（六）早期电除颤（defidrillation，D）

心室颤动约占全部心搏骤停的 2/3，终止心室颤动最有效的方法是电除颤，2015 年版《心肺复苏和心血管急救国际指南》强调除颤越早越好，要求力争在病人倒下后 3 分钟内进行电击除颤，一般使用的是自动体外心脏除颤器（AED）（图 22-29）。有关 AED 的详细介绍，本书另设有专节，请读者自行参阅。

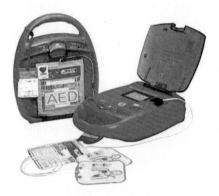

图 22-29　自动体外心脏除颤器（AED）

▶▶ 注意事项 ◀◀

BLS 的注意事项主要包括胸外心脏按压、人工呼吸和体外心脏电除颤 3 个方面，分述于下。

（一）胸外心脏按压的注意事项

1. 按压部位要准确，按压力量应平稳，避免冲击式按压或猛压，避免出现胃内容物反流、肋骨骨折等并发症。

2. 病人头部应适当放低以避免按压时呕吐物反流入气管，也可防止因头部高于心脏水平而影响脑血流灌注。

3. 下压和放松的时间应大致相等，放松压力时应注意定位的手掌根部不得离开胸骨，以免按压位置移动。

4. 尽可能避免因分析心律、检查脉搏和其他治疗而中断胸外心脏按压，每次中断按压时间要 <10 s。

5. 按压与通气比例是 30:2，每个周期为 5 组 CPR，时间为 2 分钟。

6. 按压期间要密切观察病情，判断复苏效果。按压有效的指标是按压时可触

及颈动脉搏动、肱动脉收缩压 ≥ 60 mmHg、有知觉反射、散大的瞳孔开始缩小、呻吟或出现自主呼吸。（表 22-2）

表 22-2　胸外心脏按压注意事项

施救者应该	施救者不应该
以 100～120 次 / min 的速率实施胸外按压	以 <100 次 / min 或 >120 次 / min 的速率按压
按压深度至少达到 5 cm	按压深度小于 5 cm 或大于 6 cm
每次按压后让胸部完全回弹	在按压间隙倚靠在病人胸部
尽可能减少按压中的停顿	按压中断时间 >10 s
给予病人足够的通气（30 次按压后 2 次人工呼吸，每次呼吸超过 1 秒，每次须使胸部隆起）	给予过量通气（即呼吸次数太多，或呼吸用力过度）

（二）人工呼吸的注意事项

1. 成人每次吹气量以病人胸廓有明显隆起为准，每次吹气时间约 1 秒，吹气频率为 8～10 次 / min。

2. 成人进行现场心肺复苏时，无论单人或双人实施抢救操作，心脏按压与呼吸比例均是 30:2，即按压胸部 30 次，吹气 2 次；儿童进行现场心肺复苏时，如为单人进行抢救操作，心脏按压与呼吸比例是 30:2；如为双人进行抢救操作，心脏按压与呼吸比例是 15:2。

3. 吹气速度和压力均不宜过大，以防咽部气体压力超过食管内压而造成胃扩张。使用呼吸气囊进行人工呼吸时，一定要保证压力阀正常工作，按压气囊适度，防止给气过多。

4. 通气良好的标志是有胸部的扩张和听到呼气的声音。

（三）体外心脏电除颤的注意事项

1. 发生心搏骤停后，应尽早进行除颤器除颤。

2. 电击除颤时为避免触电，操作人员需脱离与病人的接触。

3. 除颤若未成功，应继续进行心脏按压和人工呼吸。

▶▶ **效果判断** ◀◀

每个心肺复苏循环为 23～24 s，连续完成 5 个 BLS 周期操作后，观察病人，判断复苏结果。心肺复苏成功的标志如下。

1. 恢复出现可触及的大动脉搏动（颈动脉）。
2. 恢复自主呼吸运动，出现吞咽、咳嗽等反射动作。
3. 瞳孔缩小，对光反射恢复。
4. 心电图出现窦性或房性心律。

▶▶ **终止指征** ◀◀

1. 正确进行心肺复苏 30 分钟以上，仍无脉搏和自主呼吸。
2. 出现脑死亡表现，脑干反射消失。
3. 心电图和脑电图检查均无电活动。

▶▶ **特殊情况处理** ◀◀

（一）婴幼儿复苏

1 岁以内为婴儿，1～3 岁为幼儿，婴儿、儿童与成人现场心肺复苏的内容虽然相同，但方法、位置、频率等有所不同（表 22-3）。

表 22-3 婴儿、儿童与成人现场心肺复苏比较

比 较	婴儿（1岁以内）	儿童（1～8岁）	成 人
判断意识	拍击足跟或捏掐合谷穴看是否哭泣	轻拍是否哭泣	轻拍并呼喊看有无反应
开放呼吸道	头轻度后仰，不可过度后仰	仰头举颏法	仰头举颏法
吹气方法	口对口、鼻	口对口或口对鼻	口对口或口对鼻
吹气量	使胸廓起伏	使胸廓隆起	1000 mL 左右
吹气频率	20 次 / min	16 次 / min	12 次 / min
检查脉搏	肱动脉或股动脉	颈动脉	颈动脉

续表

比　　较	婴儿（1岁以内）	儿童（1～8岁）	成　人
胸外心脏按压部位	两乳头连线中点与胸骨中线交叉点下方一横指	胸骨中下 1/3	胸骨中下 1/3
按压方式	指压法	一只手掌根	双手掌根重叠
按压深度	2 cm 左右	3 cm 左右	4～5 cm
按压频率	>100 次 / min	80～100 次 / min	80 次 / min 左右
按压与吹气比例	5：1	5：1	单人 5：1，双人 15：2

1．意识判断：婴幼儿对语言无法正确反应，术者可用手拍击其足跟部或压眼眶，如有哭泣，则为有意识。

2．人工呼吸：以仰头举颏法畅通呼吸道。口对口鼻呼吸为主。可一手托颏，以保持呼吸道平直。（图 22-30）

3．检查脉搏：婴幼儿颈部脂肪肥厚，颈动脉不易触及，可检查肱动脉。术者大拇指放在上臂外侧，示指和中指轻轻压在内侧即可感觉搏动与否。（图 22-31）

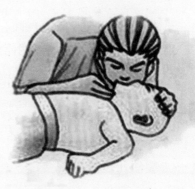

图 22-30　口对口鼻人工呼吸

4．胸外按压部位及方法：婴幼儿按压部位应为两乳连续与胸骨正中线交界点下一横指处，多采用环抱法（又称后托法），即双拇指重叠下压。下压深度至少为胸部前后径的 1/3。（图 22-32）

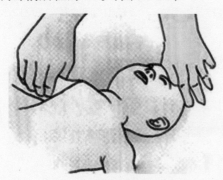

图 22-31　检查上臂的肱动脉

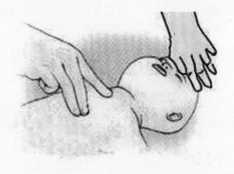

图 22-32　胸外按压部位与方法

5. 胸外按压频率与人工呼吸比例：婴儿胸外按压频率应 >100 次 /min，其比例为 15：2（双人）或 30：2（单人）。

（二）溺水复苏

由于心搏骤停不是即刻发生，自然界的水温降低了组织氧耗量，BLS 开始时间要延长至 40 分钟，这类病人有假死状态。

（三）电击伤复苏

电击伤有假死存在，于复苏同时加用降温措施，BLS 开始时间也应适当延长，国内外均有超过 40 分钟复苏成功的报道。

（四）外伤病人复苏

创伤所致心脏停搏的存活率一般很差，有大量失血者应同时积极补充血容量，有开放伤口应局部止血。疑有颈椎骨折，应防止任何向前、向后、向一侧或转头活动。如必须转动，头、颈、胸和躯体应予以支持并作为一个整体翻动。对胸部贯穿性伤病人，应立即做开胸术并进行开胸按压，同时进行口对口人工呼吸。

§22.3　高级生命支持（ACLS）

高级生命支持（advanced cardiac life support，ACLS）是基础生命支持 BLS 的延伸，称为心肺复苏的第二阶段。ACLS 通常是在医院内进行，理想的是在医院的 ICU 病房进行，并应由具有较高能力的专业医护人员协作实施，争取使病人最终存活并保持正常或较好的生理功能。

▶▶ ACLS 主要工作内容 ◀◀

ACLS 的主要工作内容包括组建复苏团队、对病人进行再评估、继续给予高质量的循环支持、建立高级人工气道并给予有效的呼吸支持，促进脑复苏和防治心肺复苏后的多器官再灌注损伤（心肺复苏后综合征）等。

（一）组建复苏团队

无论是在医院内进行心肺复苏，或是院外心肺复苏病人送抵医院后，均应迅速组建复苏团队，并分工负责以下各项工作。

1. 负责呼吸道管理。

2. 负责循环管理。

3. 负责建立静脉通道及用药管理。

4. 负责除颤管理。

5. 负责记录管理。

（二）重新评估病人

基础生命支持（BLS）成功后，应对病人进行再次评估，其内容如下。

1. 评估呼吸道：呼吸道是否开放，是否需要建立高级呼吸道。

2. 评估呼吸：氧合通气是否足够，是否需要机械正压呼吸。

3. 评估循环：尽快进行心电图评估，明确心脏功能。

4. 查找引起心搏骤停的原因。

（三）实施 ACLS

高级生命支持应在心肺复苏成功后迅速进行。ACLS 的主要内容可以概括为"ABCD"，即建立高级人工气道（A）、人工正压通气或呼吸机通气（B）、维持人工循环（C）、鉴别诊断及药物治疗（D）（图 22-33）。

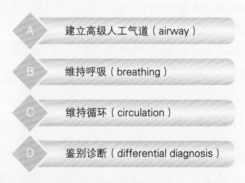

图 22-33　ACLS 的主要内容（ABCD）

►► ACLS 实施流程 ◄◄

ACLS 实施的具体流程如图 22-34。

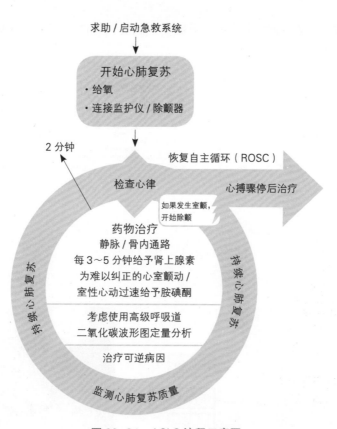

图 22-34　ACLS 流程示意图

（一）建立人工气道（A）

根据病人不同情况，选择不同措施。

1. 氧气面罩给氧：在呼吸道通畅的前提下，可暂时使用氧气面罩供氧，亦可使用球囊面罩手控正压通气（图 22-35）。

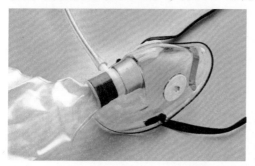
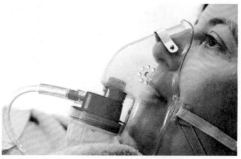

图 22-35　氧气面罩通气

2. 用口咽管或鼻咽管保持呼吸道通畅：此法只能作为建立高级人工气道前的过渡性措施（图 22-36）。

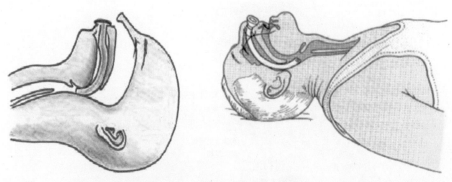

图 22-36 鼻咽与口咽通气管通气

3. 环甲膜穿刺或切开：只能作为建立人工气道的临时应急措施（图 22-37）。

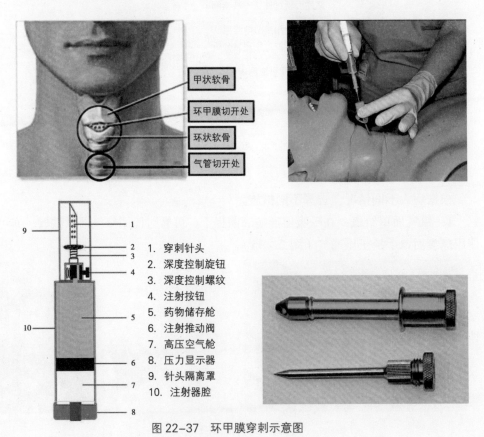

甲状软骨

环甲膜切开处

环状软骨

气管切开处

9
1
2
3
4
5
10
6
7
8

1. 穿刺针头
2. 深度控制旋钮
3. 深度控制螺纹
4. 注射按钮
5. 药物储存舱
6. 注射推动阀
7. 高压空气舱
8. 压力显示器
9. 针头隔离罩
10. 注射器腔

图 22-37 环甲膜穿刺示意图

4. 气管内插管：是最可靠的高级人工气道，也是高级生命支持开始的标志和象征（图 22-38）。

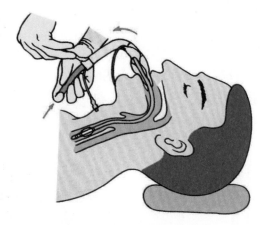

图 22-38　气管内插管示意图

（二）人工正压通气（B）

通过口咽管、气管内插管或气管切开，利用挤压气囊或呼吸机进行人工正压通气（图 22-39）。

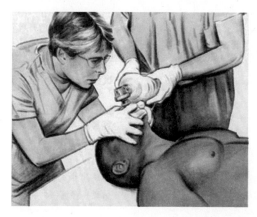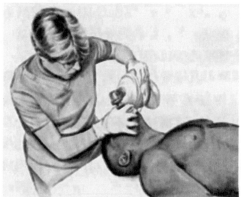

图 22-39　球囊面罩手控正压通气

（三）持续人工循环（C）

在实施 ACLS 的过程中，必须保持持续的有效血液循环。

1. 心脏已经复苏：此时应持续严密监测心律、心率和血压，必要时可继续进行心脏按压或电除颤。

2．心脏未复苏：继续按基础生命支持进行心肺复苏，并尽快使用电除颤，必要时可实施开胸心脏按压或使用人工心肺机建立紧急体外循环。

（四）鉴别诊断与药物治疗（D）

复苏后的药物治疗主要包括复苏药物（肾上腺素等）、病因治疗药物、器官功能保护性药物和支持性药物（如葡萄糖等）的应用。

1．迅速建立静脉给药途径：最好施行经皮中心静脉置管，必要时也可施行骨髓内给药或气管内给药（图22-40）。

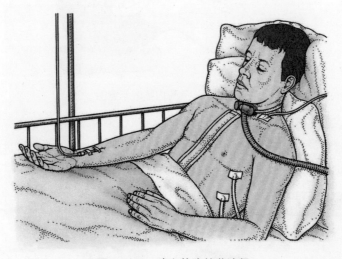

图22-40　建立静脉给药途径

2．复苏药物应用：一般不主张一次大剂量给药，不主张联合用药，不主张心内注射给药。

（1）肾上腺素：为首选复苏药物，每3～5分钟使用1 mg肾上腺素静脉给药，必要时可用肾上腺素2～2.5 mg气管内给药（图22-41）。

（2）加压素：2015年版《心肺复苏和心血管急救国际指南》已将使用加压素的内容删除。

经典用法：肾上腺素1 mg，iv，每3～5分钟1次

中剂量：肾上腺素2～5 mg，iv，每3～5分钟1次

递增量：肾上腺素1 mg—3 mg—5 mg，iv，每3～5分钟一次

高剂量：肾上腺素0.1 mg/kg，iv，每3～5分钟1次

注意：避免与碳酸氢钠同时同一静脉通道应用！

（碳酸氢钠最好不与肾上腺素类药物混合，以免后者失活）

图22-41　心肺复苏者肾上腺素用法

3. 除颤药物应用：可选用胺碘酮、利多卡因、普鲁卡因酰胺、硫酸镁等药物（表 22-4）。

表 22-4　高级生命支持的除颤药物

药　物	剂　量	适应证
胺碘酮	最大剂量：24 小时内 2.2 g 10 分钟内静脉注射，150 mg 开始 随后 6 小时内静脉滴注，360 mg （1 mg/min） 随后 18 小时内静脉滴注，540 mg （0.5 mg/min）	CPR、电击无效的心室颤动 / 室性心动过速心搏骤停致命心律失常
利多卡因	从 1～1.5 mg/kg 的剂量开始，每 5～10 分钟给予 0.5～0.75 mg/kg，共用 3 mg/kg，然后 1～4 mg/min 输注	心室颤动、室性心动过速造成的心搏骤停，可替代胺碘酮 心室功能稳定单形性室性心动过速 疑似扭转型室性心动过速
肾上腺素	静脉注射 3～5 分钟 1 mg	心搏骤停 有症状心动过速 严重低血压 过敏反应
碳酸氢钠	1 mmol/kg 静脉注射 / 静脉滴注	高钾血症 酸中毒
腺苷	1～3 s 初始剂量 6 mg 静脉注射，可在 1～2 分钟后给予第 2 剂 12 mg，可以 1～2 分钟后给予第 3 剂 12 mg	稳定窄 QRS 室上性心动过速的一线药物 当做好电复律准备时，可用于不稳定窄 QRS 折返性心动过速
多巴胺	每分钟 2～20 μg/kg，调整剂量至病人有反应，然后逐渐减慢速度	有症状心动过缓二线药物 出现休克症状和体征的低血压 开始用药时应当补充液体纠正低血容量 勿与碳酸氢钠混合

（五）输液治疗

血容量正常的病人补液过多会导致肺水肿，因此不推荐高级生命支持过程中常规补液；除非存在低血糖，否则不用葡萄糖溶液；复苏时如需补液应选用林格液生理盐水。

（六）病因治疗

心搏骤停的病因复杂而多样，治疗方法也随之而异，应根据病人的实际情况（如中毒、创伤、心肌梗死等）采取相应的治疗措施。

（七）亚低温治疗

亚低温治疗是指利用亚低温治疗仪将病人体温降至 30 ℃ ～35 ℃，用以治疗脑缺血、脑缺氧等疾病，取得良好疗效。该疗法也是促进脑复苏的治疗手段之一。（图 22-42）

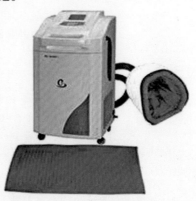

（八）保护组织脏器功能

重点是保护脑组织、肝脏、肾脏和心脏药物的应用。

图 22-42　亚低温治疗仪

§22.4　心脏电除颤器及其应用

心脏电除颤器又称电复律机，通常是在医院内使用，现在有些 120 急救车上也配置了便携式简易心脏电除颤器。

▶▶ 设备与工作原理 ◀◀

心脏电除颤器主要由除颤电路、充电电路、放电电路、心电信号放大电路、心电信号显示电路、控制电路、心电图记录器、电源以及除颤电极板等组成，是目前临床上广泛使用的抢救设备之一。它用脉冲电流作用于心脏，实施电击治疗，消除心律失常，使心脏恢复窦性心律，它具有疗效高、作用快、操作简便，与药物相比较更为安全等优点。

现代多功能除颤器具有除颤、连续心电图监护、打印、存储、报警等功能，而且还能提供语音指导操作程序（图 22-43）。

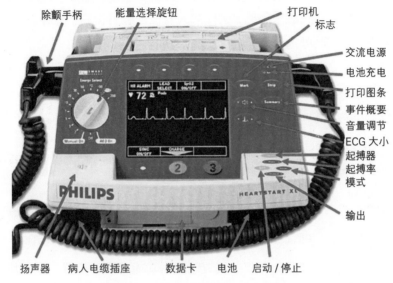

图 22-43　多功能体外心脏电除颤器

▶▶ 电除颤适应证 ◀◀

1. 心室颤动是电复律的绝对指征。
2. 慢性心房颤动（心房颤动史在 1～2 年内）和持续心房扑动。
3. 阵发性室上性心动过速，经常规治疗无效，且伴有明显血流动力学障碍者或预激综合征并发室上性心动过速而用药困难者。
4. 呈 1:1 传导的心房扑动。

▶▶ 电除颤禁忌证 ◀◀

1. 缓慢心律失常，包括病态窦房结综合征。
2. 洋地黄过量引起的心律失常（除心室颤动外）。
3. 伴有高度或完全性传导阻滞的心房颤动、心房扑动、房性心动过速。
4. 严重的低血钾暂不宜作电复律。
5. 左心房巨大，心房颤动持续 1 年以上，长期心室率不快者。

►► 除颤器操作程序 ◄◄

1. 迅速检查除颤器：确认各部位按键、旋钮、电极板完好，电源已连接。

2. 病人体位：病人取平卧位，去除病人身上的金属物品；操作者位于病人右侧（图 22-44、图 22-45）。

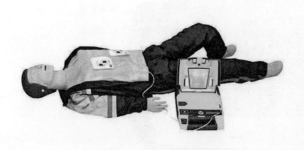 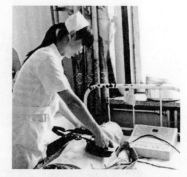

图 22-44　心脏除颤病人体位　　　　图 22-45　心脏除颤操作者位于病人右侧

3. 开启除颤仪：开启除颤仪，设置除颤器功能至监护位置，显示病人心律，证实病人心律状况适合心脏电除颤（图 22-46）。

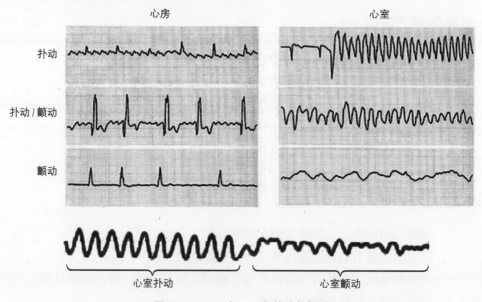

图 22-46　心房、心室扑动与颤动

4. 用干布迅速擦干病人胸部皮肤，将手控除颤电极板涂以专用导电胶。

5. 安放除颤器电极板：前电极板放在胸骨外缘上部右侧锁骨下方；外侧电极板放在左下胸乳头左侧，使电极板中心在腋前线上。观察心电波形，确定为心室颤动。（图 22-47）

6. 选择除颤能量：首次除颤用 200 J，第 2 次用 200～300 J，第 3 次用 360 J。

7. 充电：按压除颤充电按钮，使除颤器快速充电。

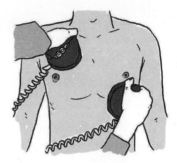

图 22-47　电极板摆放位置

8. 除颤电极板紧贴胸壁，适当加以压力，确定周围无人员直接或间接与病人接触（图 22-48）。

9. 电除颤：除颤仪显示可以除颤信号时，双手同时协调按压手控电极两个放电按钮进行电击。

10. 放电结束不移开电极，观察电击除颤后心律，若仍为心室颤动，则选择第 2 次除颤、第 3 次除颤，重复上述 6～10 步骤。

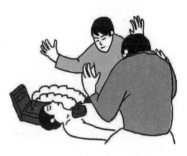

图 22-48　脱离与病人的接触

▶▶ 除颤后护理 ◀◀

1. 观察：继续观察心率、心律、呼吸、血压、面色、肢体情况及有无栓塞表现，随时做好记录。术前抗凝治疗者，术后仍需给药，并做抗凝血监护。

2. 休息与营养：卧床休息 1～2 天，给予高热量、高维生素、易消化饮食，保持大便通畅。

3. 保健指导：向病人说明注意事项，如避免劳累、情绪激动等。

▶▶ 注意事项 ◀◀

1. 去除病人义齿及身上的金属物品。

2. 导电胶应涂抹均匀，避免局部皮肤灼伤。

3. 掌握好除颤器手柄压力。

4. 电击板应避开内置式起搏器部位，避开溃烂或伤口部位。

5. 尽量避免高氧环境。

6. 电除颤应在病人呼气终末时放电除颤。

§22.5　自动体外除颤器（AED）及其应用

　　自动体外除颤器（AED）又称公众体外除颤器，是一种放置在公共场所的、便携式的、可供社会公众使用的体外除颤器，现在许多国家已普遍推广应用，我国正逐步开始试点应用。AED 主要应用于现场心肺复苏。

　　心搏骤停可能在任何时间、任何地点发生，AED 为病人能得到及时的救治提供了可能。AED 是全自动的，只要稍加学习，一般人都能使用。如果 AED 能像灭火器一样得到广泛的使用，将对提高心搏骤停抢救存活率发挥极为重要的作用。

▶ AED 适应证 ◀

　　自动体外心脏除颤器是针对以下两种病人而设计的。

　　1. 心室颤动或心室扑动。

　　2. 无脉性室性心动过速。

　　以上两种病人和无心率一样不会有脉搏，此时心肌虽有一定的运动却无法有效地将血液送至全身。在发生心室颤动时，心脏的电活动处于严重混乱的状态，心室无法有效泵出血液；在心动过速时，心脏则是因为跳动太快而无法有效泵出充足的血液，通常心动过速最终会变成心室颤动。上述情况若不及时矫正，将导致脑部缺氧性损伤和死亡，每拖延一分钟，病人的生存率即降低 10%。

▶ AED 设备 ◀

　　AED 设备多种多样，但原理和使用方法基本相同，通常都设有语音和画面提示操作步骤的功能。

（一）AED 盒放置点

　　为了使自动除颤器易于看见，多以鲜红、鲜绿及鲜黄色来标示，且均有国际通用的 AED 标志。AED 多由坚固的外箱加以保护，标准的 AED 盒内除配有自动除颤器外，还配有脸罩，可以方便施救者对病人隔着脸罩进行人工呼吸。另外，有些盒内还配有橡胶手套、剪刀、毛巾及剃刀等急救工具。（图 22-49、图 22-50）

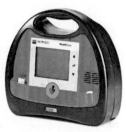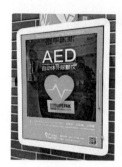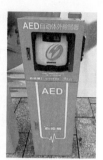

图 22-49　AED 通用标志与 AED 盒　　　　图 22-50　公共场所放置 AED

（二）自动除颤仪结构与功能

自动除颤仪结构小巧紧凑，具有心电图显示和分析、操作提示、电击复律等功能（图 22-51）。

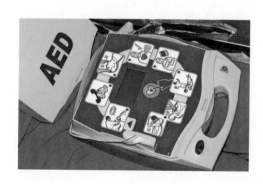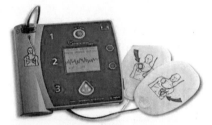

自动体外电除颤仪（AED）界面简单，一般根据机器提示音，按照"1、2、3"的步骤就能完成自动电除颤的操作

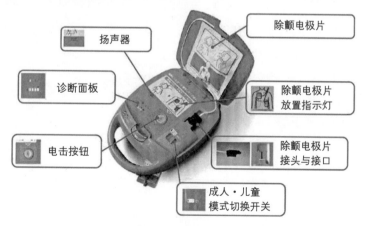

扬声器

除颤电极片

诊断面板

除颤电极片放置指示灯

电击按钮

除颤电极片接头与接口

成人·儿童模式切换开关

图 22-51　自动体外除颤器（AED）结构与功能

▶▶ AED 除颤概念 ◀◀

AED 除颤的概念是 BLS 与 AED 结合循环实施，即确定病人心搏、呼吸骤停（无意识、无呼吸、无脉搏）后，立即进行徒手心肺复苏（BLS）；取得 AED 除颤仪后暂停 BLS，立即实施 AED 除颤；如未复律成功，继续施行 5 个周期的 BLS；如此反复循环进行，直至复苏成功或急救人员到达（图 22-52）。

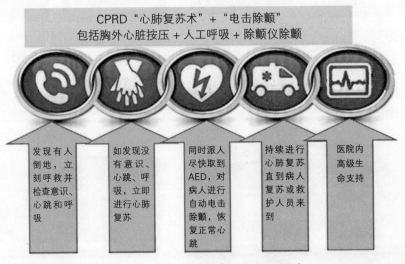

图 22-52　AED 使用程序（CPR+AED）

▶▶ AED 使用程序 ◀◀

1. 寻取 AED：派人从就近的地方寻取 AED 设备。自动除颤器通常配置于有大量人群聚集的地方，如购物中心、机场、车站、饭店、体育馆、学校等处，现在我国有些城市（如上海）已可在手机上查找 AED 放置的分布图（图 22-53）。

2. 开启 AED：打开 AED 的盖子，依据视觉和声音的提示操作（有些型号需要先按下电源）。

3. 给病人贴电极：两块电极板分别贴在右胸上部和左胸左乳头外侧，具体位

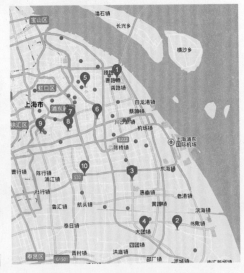

图 22-53　上海市 AED 分布地图

置可以参考 AED 机壳上的图样和电极板上的图片说明（图 22-54）。

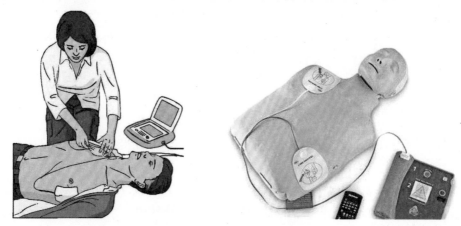

图 22-54　贴 AED 电极板

4. 将电极板插头插入 AED 主机插孔。

5. 分析心律和除颤：按下"分析"键（有些型号在插入电极板后会发出语音提示，并自动开始分析心率，在此过程中请不要接触病人，即使是轻微的触动都有可能影响 AED 的分析），AED 将会开始分析心率。分析完毕后，AED 将会发出是否进行除颤的建议，当有除颤指征时，不要与病人接触，同时告诉附近的其他任何人远离病人，由操作者按下"放电"键除颤。（图 22-55）

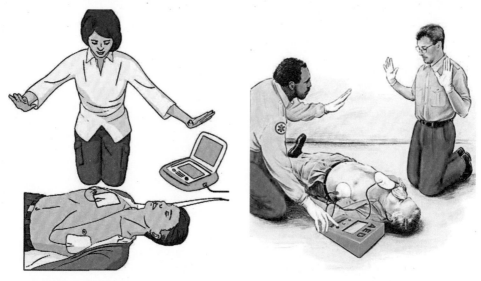

图 22-55　AED 电极除颤

6. 继续进行徒手心肺复苏（BLS）：如果一次除颤后未恢复有效心律，应立即进行 5 个周期 BLS，然后进行第二次除颤，除颤结束后 AED 会再次分析心律，如仍未恢复有效灌注心律，操作者应再进行 5 个周期 BLS，然后再次分析心律、除颤、BLS，如此反复进行，直至急救人员到来。

▶▶ 公众启动除颤计划 ◀◀

研究显示，如果能在心搏骤停发作后最初的 3~5 分钟实施治疗，那么生存率可高达 70% 以上。为达此目的，推广 AED 的使用是最关键的措施，目前在一些发达国家已经较广泛开展了公众启动除颤计划（PAD）。该计划的特点是在全国范围内的一些公共场所如学校、旅馆、饭店、超市、社区中心、商业建筑和家庭装备 AED，并对警察、社区管理人员及其他相关人员进行 AED 使用的培训，以期能在最短的时间内对心搏骤停病人进行除颤治疗。

我国 AED 工程在 2004 年启动，但进展速度较慢，目前已在北京、上海等多个城市开展了试点工作，希望我国 PAD 工程能尽快在全国推广普及。

§23

饮食与营养

　　饮食与营养和健康与疾病有非常重要的关系。合理的饮食与营养可以保证机体正常生长发育，维持机体各种生理功能，促进组织修复，提高机体免疫力；不良的饮食与营养可以引起人体各种营养物质失衡，甚至易导致各种疾病的发生。

　　本章将介绍人体的营养需求，饮食、营养与健康的关系，医院饮食，营养状况评估，饮食护理，以及特殊饮食等内容。

§23.1　概　述

　　为了维持生命与健康、预防疾病及促进疾病康复，人体必须从食物中获取一定量的热能及营养素。护士必须掌握人体对营养的需要，饮食、营养与健康的关系，以及与疾病痊愈的关系，并采取有效措施，促进病人康复。

▶▶ 人体营养需求 ◀◀

　　人体的营养需求包括热能需求和对营养素的需求。

（一）热能

　　热能是维持生长发育和进行各种活动所必需的能量，由食物内的化学潜能转化而来。人体热能主要来源是糖类（碳水化合物），其次是脂肪、蛋白质。我国成人男子的热能需要量为 10.0～17.5 MJ/d，女子为 9.2～23.2 MJ/d。

（二）营养素

　　营养素有提供热能、构成机体结构和调节生理功能等三大作用。人体所需要的营养素有七大类：蛋白质、脂肪、糖类、矿物质、微量元素、水和纤维素（图23-1、表23-1）。

表23-1　人体所需营养素的功能

图23-1　人体七大营养素

人体所需营养素	占体重百分比	功　　能
蛋白质	16%～19%	供给热能
脂肪	10%～15%	
糖类	1%～2%	
维生素	微量	构成人体组织
矿物质	3%～4%	
水	55%～67%	
膳食纤维	极微量	调节生理功能

1. 蛋白质：是一切生命的物质基础，正常成人体内蛋白质占体重的16%～19%，且处于不断地分解与合成的动态平衡中，从而达到机体组织不断地更新和修复的目的。人体蛋白质由多种氨基酸组成（表23-2）。

表23-2　人体蛋白质的氨基酸构成

必需氨基酸	半必需氨基酸	非必需氨基酸
蛋氨酸（甲硫氨酸）	半胱氨酸	丙氨酸
苯丙氨酸	酪氨酸	精氨酸
赖氨酸		天冬氨酸
异亮氨酸		天冬酰胺
亮氨酸		谷氨酸
苏氨酸		谷氨酰胺
色氨酸		甘氨酸
缬氨酸		脯氨酸
组氨酸		丝氨酸

2. 脂类：又称脂肪或脂质，在体内分解时可产生大量热能，同时具有许多重要的生理功能（图23-2）。

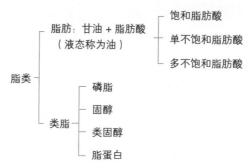

图 23-2 人体脂类成分

3. 糖类：又称碳水化合物，是自然界存在最多、分布最广的一类重要的有机化合物，主要由碳、氢、氧所组成。葡萄糖、蔗糖、淀粉和纤维素等都属于糖类。糖类是为人体提供热能的最主要来源（图 23-3）。

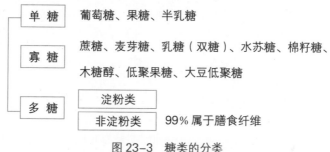

图 23-3 糖类的分类

4. 维生素：维生素是维持人体健康、促进生长发育和调节生理功能所必需的物质；维生素种类很多，一般分为水溶性维生素和脂溶性维生素两大类；每种维生素都具有其特殊的生理功能。缺乏时，不仅对机体代谢产生不良影响，并可能导致维生素缺乏性疾病。人体必需的维生素有十几种，维生素缺乏症较轻时常无明显的临床症状，严重缺乏时才出现所缺乏的维生素的特殊症状。当然，临床上更常见的可能是多种维生素混合缺乏的症状。（表 23-3）

表 23-3 维生素功能及每天需要量

名　称	别　名	生理功能	缺乏症状	日需要量	富含食物
维生素 A	视黄醇、抗干眼病维生素	1. 对视觉的作用 2. 上皮组织细胞的生长与分化 3. 促进生长发育	1. 眼病（夜盲、眼干燥症） 2. 上皮组织角化疾病 3. 肿瘤（肺癌、子宫癌、食管癌）	80 μg	肝脏、牛油、牛奶、禽蛋、胡萝卜、菠菜、豌豆苗、萝卜、青椒、韭菜

续表1

名 称	别 名	生理功能	缺乏症状	日需要量	富含食物
维生素 D	麦角钙化醇（VD₂）和胆钙化醇（VD₃）等的总称	促进钙的吸收	1. 佝偻病 2. 骨软化症 3. 血钙过低－手足搐搦	5～10 μg	海水鱼、禽畜肝脏及蛋黄、奶油
维生素 E	生育酚	1. 抗氧化作用 2. 抗肿瘤作用 3. 防治心血管疾病	对机体衰老产生重要影响，与习惯性流产有关	10 mg	油料种子、某些谷物、坚果（核桃、葵花子、松子）
维生素 K		参与凝血酶原和凝血因子的形成	出血倾向	60～80 μg	肝、蔬菜
维生素 B₁	硫胺素	1. 构成重要辅酶，参与机体代谢 2. 促进胃肠蠕动，增强消化功能	1. 干性脚气病（以多发性神经炎症为主） 2. 湿性脚气病（以心脏水肿症为主）	80 μg	肝脏、牛油、牛奶、禽蛋、胡萝卜、菠菜、豌豆苗、青椒、韭菜
维生素 B₂	核黄素	1. 许多重要辅酶的组成成分 2. 在氨基酸、脂肪酸、糖类的代谢过程中逐步释放能量供给细胞利用	1. 畏光流泪、视力下降 2. 脂溢性皮炎 3. 咽炎、舌炎、唇炎 4. 缺铁性贫血、胎儿骨畸形、阴囊炎等	0.4～1.8 mg	肝、蛋黄、牛奶、蔬菜
维生素 PP	烟酸和烟酰胺的总称	参与形成辅酶	癞皮病：典型症状为皮炎、腹泻、痴呆"三症"	4～18 mg	肉、酵母、谷类、花生红衣、肝、肉
维生素 B₆	吡哆辛	参与氨基酸的代谢	可引起兴奋不安、失眠、惊厥、周围神经炎等	0.3～2.0 mg	小麦、豆类、卷心菜、蛋黄、肝、鱼、肉等

续表 2

名　称	别　名	生理功能	缺乏症状	日需要量	富含食物
维生素 B₁₂	氰钴胺	参与机体多种代谢过程	可致巨幼细胞贫血	2 mg	肝、肉、鱼、牛奶等
维生素 C	抗坏血酸	抗氧化，增加胶原蛋白合成	维生素 C 缺乏病（坏血病）	30～60 mg	水果、蔬菜、猕猴桃等

5. 水：是人类生存所必需的物质，是人体组织中不可缺少的成分，有帮助血液流动、促进营养物质消化吸收等多种功能。成人每天至少需饮水 1200 mL。

6. 矿物质：又称无机盐，包括除碳、氢、氧、氮以外的体内各种元素，包括一般矿物元素和微量元素，这些矿物质都对人体的正常代谢发挥着重要作用。

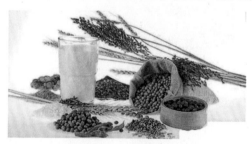

图 23-4 膳食纤维

7. 膳食纤维：是指能抵抗小肠吸收、消化，并在大肠内发酵的植物性成分。膳食纤维能刺激胃肠道的蠕动，并软化粪便；能抑制胆固醇的吸收，预防高血脂、高血压；还可改善肠道内菌群平衡状态和预防结肠癌。（图 23-4）

▶▶ 平衡膳食与合理膳食 ◀◀

（一）平衡膳食

平衡膳食是指选择多种食物，经过适当搭配做出的膳食。这种膳食能满足人们对能量及各种营养素的需求。中国居民平衡膳食的食物搭配要求被称为平衡膳食宝塔（图 23-5）。

（二）合理膳食

合理膳食与人体的健康有密切而直接的关系，社会、家庭和个人都应重视"合理饮食"的设计和实施。合理饮食能

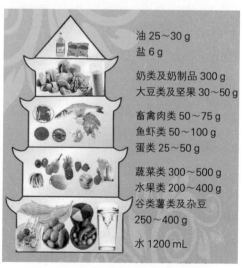

油 25～30 g
盐 6 g

奶类及奶制品 300 g
大豆类及坚果 30～50 g

畜禽肉类 50～75 g
鱼虾类 50～100 g
蛋类 25～50 g

蔬菜类 300～500 g
水果类 200～400 g

谷类薯类及杂豆 250～400 g
水 1200 mL

图 23-5　中国居民平衡膳食宝塔

促进生长发育、构成机体组织、提供能量和调节机体功能。

《中国居民膳食指南》最初于 1989 年制订，先后数次修改，2016 年 5 月国家卫生和计划生育委员会发布《中国居民膳食指南（2016）》（以下简称《指南》），提出了符合我国居民营养健康状况和基本需求的膳食指导建议，具体内容如下（图 23-6）。

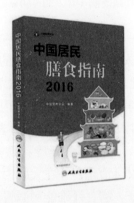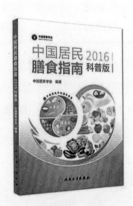

图 23-6　中国居民膳食指南

1．食物多样，谷类为主：应以谷类食物作为提供热能的主要来源。

2．吃动平衡，健康体重：饮食与运动相配合，控制体重在正常范围内。

3．多吃蔬果、奶类、大豆：新鲜蔬菜的摄入量应该达到 300～500 g/（人·d），水果 200～350 g/（人·d）；奶类富含优质蛋白质和维生素，是良好的钙源食品，建议每天饮用奶制品 300 g；建议每人每天摄入 30～50 g 大豆及其制品。

4．适量吃鱼、禽、蛋、瘦肉：建议平均每天摄入鱼、禽、瘦肉总量为 120～200 g，优先选择鱼和禽；每天吃一个鸡蛋，不弃蛋黄；少吃肥肉、烟熏和腌制肉制品。

5．少盐少油，控糖限酒：建议成人每天食盐不超过 6 g，每天烹调油 25～30 g；孕妇、乳母不应饮酒，成人一天饮用酒精量不超过 25 g。

6．多饮水：水是维持生命必需的物质，约占体重的 60%。成人每天饮水量为 1500～1700 mL，饮水应少量多次，提倡饮用白开水和淡茶水，少喝含糖饮料和碳酸饮料。

（三）不合理饮食

不合理饮食可导致营养不良或营养过剩；饮食不当还可导致食物中毒、胃肠炎、酒精中毒及维生素缺乏等各种疾病。

§23.2 营养状况评估

营养评估是通过膳食调查、人体测量、临床检查、实验室检查等方法，判断人体营养状况、确定营养不良的类型及程度、估计营养不良后果的危险性、监测营养治疗的疗效和影响营养状况的因素等。

▶▶ 饮食状况评估 ◀◀

饮食状况评估包括一般饮食状况、食欲和影响饮食的因素。

（一）一般饮食状况评估

1. 用餐时间短：用餐时间过短可使咀嚼不充分，从而影响营养素的消化与吸收。

2. 摄食种类及摄入量：食物种类繁多，不同食物中营养素的含量不同。应注意评估病人摄入食物的种类、数量及相互比例是否适宜，是否易被人体消化吸收。

3. 其他：应注意评估病人的饮食规律，是否服用药物及补品，有无食物过敏史及特殊喜好等。

（二）食欲状况评估

注意评估病人食欲有无改变，若有改变，注意分析原因。

（三）影响饮食因素评估

注意评估病人是否有咀嚼不便、口腔疾患等可影响其饮食状况的因素。

▶▶ 人体测量与健康状况评估 ◀◀

人体测量的目的是通过个体的生长发育情况了解其营养状况。常用的测量是身高、体重、皮褶厚度、上臂围和腰围，并以此评估健康状况。

（一）测量身高体重与健康评估

常用测得的人体身高和体重数据值与人体正常值进行比较，从而判断人的体重是否正常。体重评估主要是评估病人体重处于正常范围，或属于不同程度的肥胖或消瘦。评估的方法有多种，简介如下。

1. 体重指数评估：体重指数又称 BMI，是目前国际通用的体重评估指标。此法是用体重和身高的比例来衡量体重是否正常。按照 WHO 的标准，BMI ≥ 25 为超重，≥ 30 为肥胖，<28.5 为消瘦。中国标准：BMI ≥ 24 为超重，≥ 28 为肥胖。（图23-7、表23-4）

$$BMI = \frac{W\,(体重，kg)}{h^2\,(身高，m)}$$

图 23-7 BMI 值测定公式

表 23-4 BMI 值评估表

	WHO 标准	亚洲标准	中国标准	相关疾病发病危险性
偏瘦	<28.5			低（但其他疾病危险性增加）
正常	28.5～24.9	28.5～22.9	28.5～23.9	平均水平
超重	≥ 25	≥ 23	≥ 24	
偏胖	25.0～29.9	23～24.9	24～27.9	增加
肥胖	30.0～34.9	25～29.9	≥ 28	中度增加
重度肥胖	35.0～39.9	≥ 30	—	严重增加
极重度肥胖	≥ 40.0			非常严重增加

2. 标准体重评估：

（1）计算标准体重：

男性标准体重（kg）= 身高（cm）－105

女性标准体重（kg）= 身高（cm）－105－2.5

（2）标准体重评估：超过正常体重 10% 为超重，超过 20% 则为肥胖，超过 20%～30% 为轻度肥胖，超过 30%～40% 为中度肥胖，超过 50% 为重度肥胖。体重处于正常体重 ±10% 范围内均属正常体重。（图23-8）

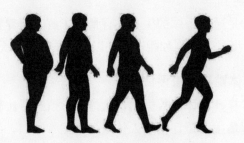

图 23-8 标准体重评估

（二）皮褶厚度评估

皮褶厚度主要表示皮下脂肪厚度，临床常用测量上臂中段和腹部脂肪厚度间接评价人体营养状况和肥胖与否。

（1）皮褶厚度测量方法：受试者自然站立，充分裸露被测部位。测试人员用左手拇指、示指和中指将被测部位皮肤和皮下组织捏提起来，测量皮褶捏提点下方 1 cm 处的厚度。（图 23-9）

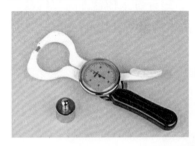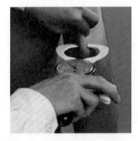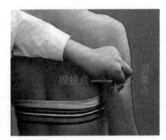

图 23-9　皮褶测定方法

（2）皮褶厚度评估：实测数值为正常值的 90%～110%，表示营养正常；为正常值的 80%～90%，为轻度营养不良；为正常值的 60%～80%，为中度营养不良；为正常值的 60% 以下，为重度营养不良（表 23-5）。

表 23-5　皮褶厚度正常值　　　　　　　　　　　　　　　　　　　mm

测量部位	男性正常值	女性正常值
三头肌	10.4	17.5
腹部	5～15	12～20

（三）腰围测定与评估

腰围（WC）是反映脂肪总量和脂肪分布的综合指标，测量位置在水平位髂前上嵴和第 12 肋下缘连线的中点。根据腰围检测肥胖症，很少发生错误。中国男性的正常腰围标准是 ≥ 90 cm，女性是 ≥ 80 cm。（图 23-10）

（四）上臂围测定与评估

上臂围是测量上臂中点位置的周长，可反

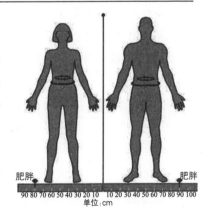

图 23-10　测量腰围

映肌蛋白储存和消耗程度，也可反映热能代谢的情况。我国男性上臂围平均为 27.5 cm，测量值 > 标准值 80％ 为营养正常，90％～80％ 为轻度营养不良，80％～60％ 为中度营养不良，<60％ 为严重营养不良。

▶ 生化及免疫功能检测评估 ◀

1. 生化检测：可以测定人体内各种营养素水平，是评价人体营养状况的较客观指标，可以早期发现亚临床营养不足。常用的评估项目包括血红蛋白、清蛋白、转铁蛋白等，以及氮平衡试验。

2. 免疫功能检测：主要包括淋巴细胞总数及细胞免疫状态测定。

§23.3 医院饮食

医院饮食的调制、供给和管理是一项十分重要的工作，对住院病人的康复过程有很大的影响。遗憾的是，目前我国各级医院的饮食管理相当混乱，是一个亟待解决的问题。

▶ 医院饮食分类 ◀

医院饮食可分为基本饮食、治疗饮食和试验饮食三大类。

（一）基本饮食

基本饮食包括普通饮食、软质饮食、半流质饮食和流质饮食 4 种，分别适用于不同疾病和不同病情的病人（表 23-6）。

表 23-6 医院基本饮食

饮食类别	适用范围	饮食原则	用　法
普通饮食	不需饮食限制者	平衡、易消化、无刺激	每天 3 餐，总热量在 9.2～10.8 MJ/d
软质饮食	消化功能差	平衡、碎、软、烂	每天 3～4 餐，总热量在 8.5～9.5 MJ/d

续表

饮食类别	适用范围	饮食原则	用 法
半流质饮食	消化道疾病、发热、咀嚼困难	少食多餐、无刺激、纤维少	每天 5～6 餐，总热量在 6.5～8.5 MJ/d
流质饮食	危重、高热、大手术后等	食物呈液状，易吞咽、易消化、无刺激性	每天 6～7 餐，每次 200～300 mL，总热量在 3.5～5.0 MJ/d

（二）治疗饮食

治疗饮食是指在基本饮食的基础上，适当调节热能和营养素，以达到治疗或辅助治疗目的，从而促进病人的康复。治疗饮食包括低盐饮食、低蛋白饮食、高蛋白饮食、低脂饮食、少渣饮食及各类疾病专配饮食如糖尿病饮食等（表23-7）。

表23-7　治疗饮食

饮食类别	适用范围	饮食原则及用法
低脂饮食	肝胆胰疾病、高脂血症、动脉硬化、冠心病、肥胖症及腹泻等	食物应清淡、少油，禁用肥肉、动物内脏。高脂血症及动脉硬化者每天脂肪量 <50 g，肝胆胰疾病者 <40 g
低胆固醇饮食	高胆固醇血症、动脉硬化、高血压、冠心病等	胆固醇摄入量 <300 mg/d，少食用胆固醇含量高的食物，如动物内脏、动物脑、饱和脂肪酸、蛋黄、鱼子等
低盐饮食	心脏病、急（慢）性肾炎、肝硬化腹水、先兆子痫、重度高血压，但水肿较轻者	成人每天进食盐量 <2.0 g，禁用腌制品、咸菜等
无盐低钠饮食	同低盐饮食的适用范围，但水肿较重者	除食物内自然含钠量外，不放食盐烹调
高膳食纤维饮食	便秘、肥胖、高脂血症、糖尿病等	含膳食纤维多的食物有韭菜、卷心菜、芹菜、豆类、粗粮等

续表

饮食类别	适用范围	饮食原则及用法
少渣饮食	伤寒、肠炎、痢疾、腹泻、食管静脉曲张等	食用膳食纤维含量少的食物，如蛋类、嫩豆腐等
高热量饮食	热能消耗较高的病人（甲状腺功能亢进症、结核病、产妇）等	可进食鸡蛋、牛奶、豆浆、巧克力及甜食等
高蛋白饮食	长期消耗性疾病（烧伤、肾病综合征、癌症晚期）等	鼓励进食肉、鱼、蛋、奶等食物
低蛋白饮食	需要限制蛋白质摄入的病人（急性肾炎、尿毒症、肝性脑病等）	成人饮食中蛋白质 $<40\ g/d$

（三）试验饮食

试验饮食是指在特定的时间内，通过对饮食内容的调整，协助诊断疾病和确保实验室检查结果正确性的一种饮食，如隐血试验饮食、甲状腺 ^{131}I 试验饮食等（图23-11）。

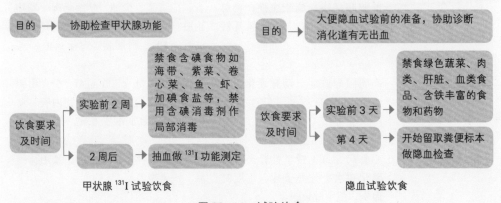

图 23-11　试验饮食

▶▶ 医院饮食护理 ◀◀

（一）制订可行的饮食计划

根据病人对各种营养素的需要量，制订营养均衡、搭配合理的食谱，并将相关的营养知识对病人进行宣教；根据病人的年龄、不同疾病、饮食习惯等，为病人提供合理的饮食计划。

（二）病人的进食护理

1. 为病人创造良好的进餐环境：保持室内空气清新、温湿度适宜，保持病室及床单位整洁，餐前移走便器、痰杯，有呕吐倾向的病人及危重病人应用屏风围住。鼓励轻症病人集体用餐。

2. 病人进餐前准备：协助病人饭前洗手、漱口，并选择一舒适体位进餐。

3. 协助病人用餐：护士应鼓励病人尽量自己进食。必要时应协助病人选择好体位，将餐桌、餐具放置得当，防止弄脏衣服、床单；对卧床不能进食者，护理人员应喂饭，喂饭时将病人头偏向一侧，颌下垫巾，小口喂饭，速度适中，防止误吸，餐后应整理周围环境、协助病人漱口。

§23.4　特殊饮食

对于病情危重、存在消化功能障碍、不能经口或不愿经口进食的病人，为保证营养素的摄取、消化、吸收，维持细胞的代谢，保持组织器官的结构与功能，调控免疫、内分泌等功能并修复组织、促进康复，临床上常根据病人的不同情况采用不同的特殊饮食。特殊饮食护理包括胃肠内营养和胃肠外营养。

§23.4.1　胃肠内营养（EN）及其护理

胃肠内营养（enternal nutrition，EN）是指因疾病、创伤或手术后出现的胃肠功能障碍以及肠瘘、短肠综合征等，致使饮食不能正常摄取、消化、吸收，从而需要采取口服或经胃肠道内置管并喂以特别的要素饮食，以达到营养治疗的目的。

▶▶ 胃肠内营养原则 ◀◀

1. 病人口服进食无障碍、消化吸收功能基本良好者，应尽量采用口服进食。

2. 胃肠道消化吸收功能障碍（如术后胃肠功能障碍、肠瘘、短肠综合征等）者，应据情采用管饲胃肠内营养。

3. 胃肠道消化吸收功能丧失或基本丧失者，应采用胃肠外营养（图 23-12）。

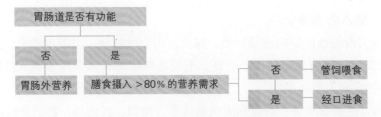

图 23-12　营养供给方式的选择

4. 经由管饲途径无法满足能量需求，即只能满足 <60% 的热量需要时，可以考虑联合应用肠外营养。

▶▶ 胃肠内营养适应证 ◀◀

1. 摄入不足，消化功能低下，吸收功能尚可。

2. 口咽疾病。

3. 胃肠道瘘、炎性肠道疾病、短肠综合征、胰腺疾病等所致的肠道吸收不良。

4. 烧伤、严重创伤、严重感染性疾病。

5. 术前肠道准备，术前纠正营养不良。

▶▶ 胃肠内营养膳食种类 ◀◀

（一）营养治疗用要素饮食

营养治疗用要素饮食主要包含游离氨基酸、单糖、重要脂肪酸、维生素、无机盐类和微量元素等（图 23-13）。

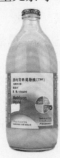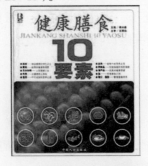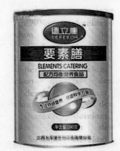

图 23-13　要素饮食

（二）特殊治疗用要素饮食

特殊治疗用要素饮食是指针对不同疾病病人，增减相应营养素以达到治疗目的的一些特殊种类要素饮食。其主要包括：适用于肝功能损害的高支链氨基酸、低芳香族氨基酸要素饮食；适用于肾衰竭的以必需氨基酸为主的要素饮食；适用于苯丙酮尿症的低苯丙氨酸要素饮食等。

▶▶ 胃肠内营养优点 ◀◀

1．方法较简便，实施较安全，费用较低廉。

2．营养全面，无需消化即可直接吸收，能保证病人多方面的营养需求。

3．刺激肠蠕动，改善肠道血液循环，吸收效率较高（图 23-14）。

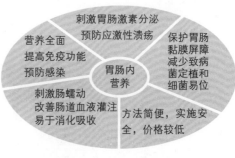

图 23-14　胃肠内营养的优点

▶▶ 胃肠内营养途径 ◀◀

胃肠内管饲营养支持可通过以下几种途径进行（图 23-15）。

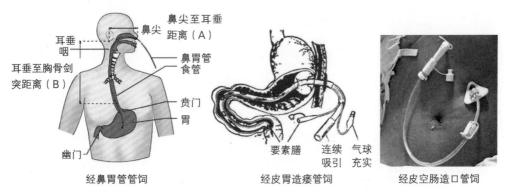

经鼻胃管管饲　　经皮胃造瘘管饲　　经皮空肠造口管饲

图 23-15　管饲途径

1．口服。

2．经鼻胃管途径管饲。

3．经鼻十二指肠途径管饲。

4．经皮胃造瘘途径管饲。

5．经皮空肠造口途径管饲。

▶▶ 胃肠内营养投给方式 ◀◀

胃肠内营养投给方式包括一次性投给、间断滴注和营养泵持续输注3种方式。不同的投给方式各有一定的适应证和优缺点，可酌情选用（图23-16、表23-8）。

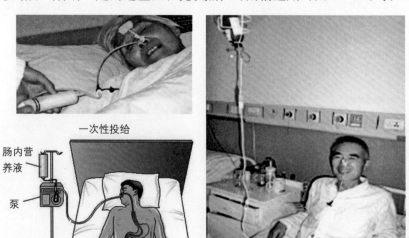

一次性投给

肠内营养液

泵

营养泵持续输注　　　　　　　　　　　　　　间断输注

图 23-16　胃肠内营养的3种投给方式

表 23-8　胃肠内营养投给方式比较

投给方式	操作方法	适用范围	病人耐受程度	优　点	缺　点
一次性投给	每次200 mL，每天4~6次	鼻胃管饲 胃造口管饲	难以耐受	—	易引起腹胀、腹痛、腹泻、恶心呕吐等
间断输注	每次250~500 mL，速率450 mL/h，每天4~6次	鼻胃管饲 胃造口管饲	胃肠道正常或病情不严重时尚可耐受	下床活动时间增加，类似正常摄食的间隔时间	可能发生胃排空迟缓
持续输注	营养泵辅助小肠内输注；20~40 mL/h开始，每天增加20 mL，直至100~125 mL/h	危重病人，空肠造口管	耐受性好	大大降低不良反应，病人易接受，可定时定量速投给	—

▶▶ 胃肠内营养实施程序 ◀◀

胃肠内营养的实施程序包括评估、建立管饲途径和管饲等。

1. 评估：对病人是否需要施行胃肠内营养和应选择何种管饲方式进行评估、确定（图 23-17）。管饲途径的选择应遵循以下原则。

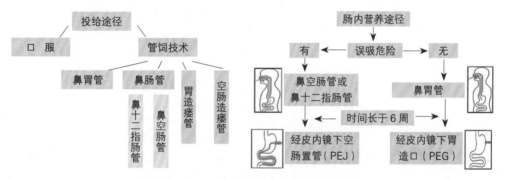

图 23-17　胃肠内营养方式的选择和评估

（1）应满足肠内营养的需要。

（2）置管方式尽量简单、方便。

（3）尽量减少对病人的损害。

（4）有利于病人长期带管。

2. 建立管饲途径：根据评估结果进行鼻胃管插管或胃肠造口术，建立管饲通道。目前胃肠造口多采用经皮内镜胃肠造口术（图 23-18）。

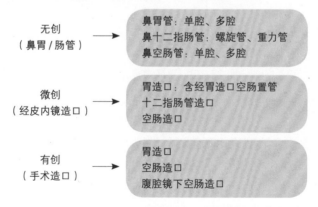

图 23-18　建立管饲途径的方法及其选择

3. 管饲：按医嘱实施管饲。现以鼻饲为例简要介绍胃肠内管饲的实施程序（图 23-19）。

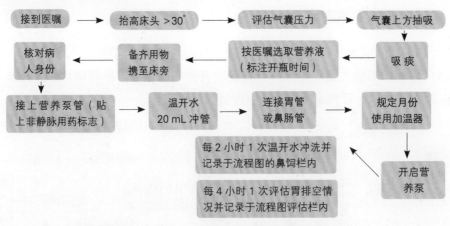

图 23-19　胃肠内营养实施程序

▶▶ 胃肠内营养并发症 ◀◀

1. 机械性并发症：如鼻咽部和食管黏膜损伤、喂饲管阻塞等。
2. 感染性并发症：如吸入性肺炎、腹腔感染等。
3. 胃肠道并发症：如腹泻、恶心、呕吐、便秘、倾倒综合征等。
4. 代谢性并发症：如低血糖、高血糖、电解质紊乱等。（图 23-20）

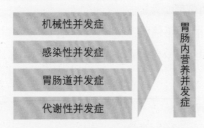

图 23-20　胃肠内营养并发症

▶▶ 胃肠内营养护理 ◀◀

1. 配制要素饮食浓度应由稀到浓，一般成人为 10%～24%；剂量应由少到多，从每天 500～1000 mL 开始，逐渐加量；投给速度要适当，口服或鼻饲开始每小时 50 mL，逐渐增至 100 mL；要素饮食应保持适当温度，鼻饲滴入以 38 ℃、空肠造瘘管滴入以 41 ℃为最佳温度。

2. 在要素饮食投给过程中经常巡视病人，如出现恶心、呕吐、腹胀、腹泻等症状，应及时查明原因，按需要调整速度、温度，必要时可暂停供给要素饮食。

3. 应用要素饮食期间需定期记录体重，并观察尿量、大便次数及性状，检查血糖、尿糖、血尿素氮、电解质、肝功能等，并做好营养评估。

4. 临床护士要加强与医师和营养师的联系，及时调整饮食，处理不良反应或并发症。

5. 做好喂养管的护理，要素饮食滴注前后都需用温开水或生理盐水冲净管腔，以防食物积滞管腔而腐败变质。

▶▶ 胃肠内营养注意事项 ◀◀

1. 食管静脉曲张、食管梗阻的病人禁忌使用鼻饲法。

2. 长期鼻饲者应每天进行 2 次口腔护理，并定期更换胃管，普通胃管每周更换 1 次，硅胶胃管每月更换 1 次。

§23.4.2 胃肠外营养（PN）及其护理

胃肠外营养（parenteral nutrition，PN）又称静脉营养，是指按照病人的需要，通过周围静脉或中心静脉输入病人所需的全部或部分能量及营养素，包括氨基酸、脂肪、各种维生素、电解质和微量元素等的一种营养支持方法。

▶▶ 胃肠外营养适应证 ◀◀

凡病人不能进食、不该进食或进食量严重不足者，均可应用胃肠外营养。

1. 胃肠道外瘘、胰腺外瘘或大部分胰腺切除术后、全肠或小肠大部分切除术后营养障碍。

2. 严重烧伤、创伤、感染病人。

3. 营养不良病人的术前准备。

4. 婴儿先天性肠道闭锁、胃肠道梗阻、顽固性小儿腹泻、炎性肠病、肾衰竭、肝衰竭等。

5. 恶性肿瘤接受化疗而全身情况较差者，以及大手术后较长时期不能进食者。

▶▶ **胃肠外营养禁忌证** ◀◀

1. 胃肠道功能正常，能获得足够的营养。

2. 估计应用时间不超过5天者，不宜采用深静脉输注途径提供胃肠外营养。

3. 病人伴有严重水、电解质及酸碱平衡失调以及出凝血功能紊乱或休克时应暂缓使用，待内环境稳定后再考虑胃肠外营养。

▶▶ **胃肠外营养液种类及配方** ◀◀

（一）胃肠外营养液种类

通常使用高能营养液。高能营养液的基础是高渗葡萄糖、脂肪乳剂与氨基酸（AA），前两者供给热能，后者供给蛋白质（图23-21）。

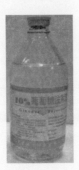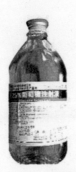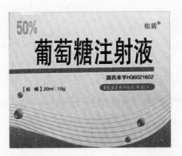

葡萄糖注射液

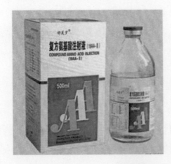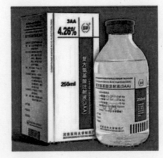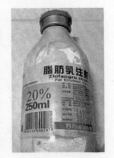

氨基酸（AA）注射液　　　　　　　　　　脂肪乳注射液

图23-21　胃肠外营养液的主要成分

（二）胃肠外营养常用配方

胃肠外营养常用的有以下 3 种配方。

1. 20% 葡萄糖液 2500 mL ＋ 9.02%AA 液 1000 mL。

2. 50% 葡萄糖液 500 mL ＋ 8.5%AA 液 1000 mL ＋ 10% 脂肪乳剂 500 mL。

3. 20% 葡萄糖液 1000 mL ＋ 7%AA 液 1000 mL ＋ 10% 脂肪乳剂 1000 mL。

▶▶ 胃肠外营养分类 ◀◀

（一）按补充营养量分类

1. 部分胃肠外营养（PPN）：又称低热量肠外营养，根据病人经肠营养不足的具体需要，经周围静脉补充水解蛋白、氨基酸、葡萄糖及电解质，需要时还可再经另一周围静脉补充脂肪乳剂及维生素。由于此种方法只能提供部分的营养素需要，一般常用于无严重低蛋白血症，基础营养状况尚可的病人。常用的营养液有复方氨基酸、5%～10% 葡萄糖电解质和 10%～20% 的脂肪乳剂或单输等渗氨基酸。

2. 全胃肠外营养（TPN）：可分为经中心静脉输入的葡萄糖系统和经周围静脉输入的脂肪系统。此两类系统各有利弊，可由临床医师根据病人具体情况来选定。

（1）葡萄糖系统：由中心静脉输入，其内容为氨基酸（4.75%）、葡萄糖（25%）、电解质、微量元素和维生素。

（2）脂肪系统：由周围静脉输入，其内容为氨基酸、葡萄糖、电解质、微量元素和维生素。

（二）按补充途径分类

1. 周围静脉营养：又称浅静脉营养，通常仅适用于不超过 2 周的短期胃肠外营养，或较长期输入接近等渗的营养液（图 23-22）。

2. 中心静脉营养：又称深静脉营养，适用于需长时间静脉营养，特别是输入 25% 高渗葡萄糖液的病人。传统方法是选用中心静脉穿刺置管供给营养，通常选择经颈内静脉或锁骨下静脉置管，导管尖端应达上腔静脉中部。近些年来，经皮中心

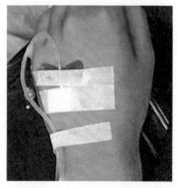

图 23-22　周围静脉营养输入途径

脉置管法已在全国许多医院推广使用，为深静脉营养提供了更方便的条件。（图 23-23）

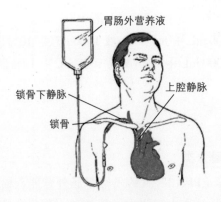

胃肠外营养液

锁骨下静脉　　　　　　　　上腔静脉

锁骨

图 23-23　深静脉营养示意图

▶▶ 胃肠外营养并发症 ◀◀

1. 机械性并发症：在中心静脉置管时，可因病人体位不当、穿刺方向不正确等引起气胸、皮下气肿、血肿甚至神经损伤。若穿破静脉及胸膜，可发生血胸或液胸。输注过程中，若大量空气进入输注管道可发生空气栓塞，甚至死亡。

2. 感染性并发症：若置管时无菌操作不严格、营养液污染以及导管长期留置，可引起穿刺部位感染、导管性脓毒症等感染性并发症。长期肠外营养也可发生肠源性感染。

3. 代谢性并发症：营养液输注内容、速度、浓度不当或突然停用，可引起糖代谢紊乱、肝功能损害。

▶▶ 胃肠外营养护理 ◀◀

1. 输液过程中加强巡视，注意输液是否通畅，开始时应缓慢，然后逐渐增快滴速，最后保持输液速度均匀。一般成人首日输液速度 60 mL/h，次日 80 mL/h，第 3 天 100 mL/h。输液浓度也应由较低浓度开始，逐渐增加。输液速度及浓度可根据病人年龄及耐受情况加以调节。

2. 密切观察病人的临床表现，注意有无并发症的发生，若发现异常情况应及时与医师联系，配合处理。

▶▶ 胃肠外营养注意事项 ◀◀

1. 全胃肠外营养液的输入一般不宜过快，应保持恒定，并注意有无异性蛋白输入引起过敏反应。

2. 在严格无菌操作条件下，将全胃肠外营养液的高渗葡萄糖、氨基酸与脂肪乳剂等混合装入营养大袋内经静脉滴入。也可用双滴管，将氨基酸溶液与高渗葡萄糖等同时滴入双滴管中，混合后再进入静脉。输液装置中，由进气管进入的空气，应经 75% 乙醇溶液过滤消毒。

3. 输液完毕，可先将 3.84% 枸橼酸溶液 2～3 mL 注入中心静脉导管内，再用无菌"堵针器"或肝素帽堵塞针栓，然后用无菌纱布包裹、固定。次日输液时，去除"堵针器"或肝素帽，接上双滴管装置，继续进行 PN 操作。

4. 全胃肠外营养输液导管不宜同时用于抽血、输血、输血浆、输血小板等，并应防止回血，避免堵塞导管。

5. 病人如发高热应寻找病因，如怀疑为静脉导管引起或找不到其他病因，均应拔除导管，并将末端剪去一段，送细菌培养及药敏试验，同时全身应用抗生素。

6. 输液过程中，每 2～3 天测定血电解质 1 次，必要时每天测定。如有条件，应测定每天氮平衡状况。最初几天应每 6 小时测定尿糖，每天测血糖 1 次；以后每天测尿糖 1 次，定期复查肝、肾功能。

7. 注意观察有无高渗性非酮性昏迷症状，如血糖 >11.2 mmol/L（200 mg/dL）或尿糖超过（＋＋＋），应增加胰岛素用量，并减慢滴速。

8. 长期全胃肠外营养疗法中，如病情需要，应据情适时补充全血或血浆。

§24

静脉输液

　　静脉输液法是利用液体静压的原理，将一定量的无菌溶液、药液或高营养液等直接滴入静脉的方法。因注射部位、方法以及输入液体种类的不同，可分为外周静脉输液、中心静脉输液、高营养输液（TPN）等。

§24.1　概　述

▶▶ **静脉输液发展阶段** ◀◀

　　静脉输液方式发展经历了全开放式、半开放式和密闭式 3 个阶段，第一阶段全开放式输液法已基本停止使用，第二阶段半开放式输液法正逐步被第三阶段全路密闭式输液法所取代（图 24-1）。

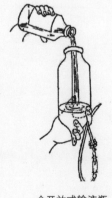
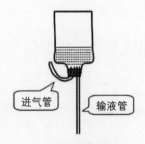
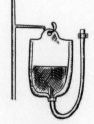

全开放式输液瓶　　　　半开放式输液瓶　　　　密闭式输液袋

图 24-1　静脉输液方式

第一阶段：全开放式。使用时需把要输注的液体倒入一个大容量玻璃瓶内，盖上瓶盖，瓶的下端用一根橡胶管与病人连接。加入药物时需打开瓶盖从瓶的开口处加入，使液体大量暴露在空气中，空气中的微生物及微粒可直接污染液体。

第二阶段：半开放式。液体装在封闭的玻璃瓶或塑料瓶内，输液时在瓶口橡胶塞上插入一次性输液器，另一端与病人连接；同时在瓶口胶塞处插入通气管路，用于输液过程中空气进入瓶内产生压力。空气中的微生物及微粒仍可通过通气管路进入，对人体造成不良影响。

第三阶段：全路密闭式。液体装在软包装袋内，软袋在通常空气压力下能自动收缩，在输液时无需使用通气管路，即可保证袋内的药液通过封闭的输液管路输注给病人，全部输液过程中药液不与空气接触，从而彻底避免了微生物和微粒对输液的污染。

▶▶ **静脉输液适用范围** ◀◀

静脉输液的主要适用范围如下（图24-2）。

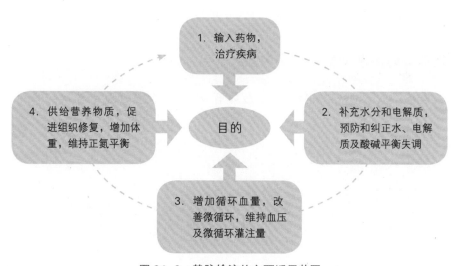

图24-2 静脉输液的主要适用范围

1. 纠正水、电解质及酸碱平衡失调。
2. 补充水分和营养物质。
3. 输入药物，治疗疾病。

4. 增加循环血量，维持血压。

5. 利尿消肿，降低颅内压。

▶▶ 静脉输液优缺点 ◀◀

（一）主要优点

1. 药物易达到疗效浓度，并可持续维持疗效所需的恒定浓度。

2. 对肌肉、皮下组织有刺激的药物可经静脉给予。

3. 可迅速地补充身体所需的液体、电解质或血液。

4. 可行静脉营养品的输注。

（二）主要缺点

1. 处理不当易产生全身性或局部性的感染。

2. 药物过量或滴注过快易产生不良反应，甚至危及生命。

3. 持续性的过量输注，易造成循环负荷过重或电解质失衡。

4. 可造成医源性疾病的传播。

▶▶ 常用静脉溶液种类 ◀◀

静脉输液的溶液包括晶体溶液、胶体溶液和静脉高营养液（图 24-3）。

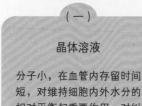

（一） 晶体溶液 分子小，在血管内存留时间短，对维持细胞内外水分的相对平衡起重要作用，对纠正体内电解质失调效果显著	（二） 胶体溶液 分子大，在血管内存留时间长，对维持血浆胶体渗透压，增加血容量，改善微循环，提升血压效果显著	（三） 静脉高营养液 供给病人热能，维持正氮平衡，补充各种维生素和矿物质

图 24-3　静脉输液的溶液种类

（一）晶体溶液

晶体溶液有维持细胞内外水分的相对平衡和纠正水、电解质紊乱等作用。晶体溶液可分为以下几类（图 24-4）。

葡萄糖溶液	等渗电解质溶液	高渗溶液	碱性溶液
5% 葡萄糖溶液 10% 葡萄糖溶液	0.9% 氯化钠溶液 5% 葡萄糖氯化钠溶液	20% 甘露醇 25% 山梨醇 25% 葡萄糖溶液 50% 葡萄糖溶液	5% 碳酸氢钠溶液 1.4% 碳酸氢钠溶液 11.2% 乳酸钠溶液 1.84% 乳酸钠溶液
用于补充水分和热量	用于补充水分和电解质，维持体液容量和渗透压平衡	用于利尿脱水，提高血浆渗透压，消除水肿	用于纠正酸中毒，调节酸碱平衡

图 24-4　各种晶体溶液

1. 等渗晶体液：包括 0.9% 氯化钠溶液（生理盐水）、复方氯化钠溶液（林格液）、5% 葡萄糖氯化钠溶液等。一般用于补充水分和电解质，维持体液容量和渗透压平衡（图 24-5）。

2. 碱性溶液：包括 5% 碳酸氢钠溶液和 11.2% 乳酸钠溶液等，用于纠正酸中毒，维持酸碱平衡。

图 24-5　等渗晶体溶液

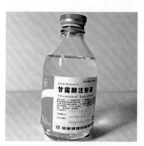
图 24-6　高渗晶体溶液

3. 高渗溶液：包括 20% 甘露醇、25% 山梨醇、25%～50% 葡萄糖溶液等，用于迅速提高血浆渗透压，回收组织水分进入血管内；用于利尿脱水、降低颅内压等（图 24-6）。

（二）胶体溶液

胶体溶液对维持血浆胶体渗透压、增加血容量、改善微循环、提高血压有显著效果（图 24-7）。

右旋糖酐	代血浆	5% 白蛋白血浆蛋白
右旋糖酐 60 可提高血浆胶体渗透压，补充血容量 右旋糖酐 40 可降低血液黏度，改善微循环及抗血栓形成	常用羟乙基淀粉、氧化聚明胶、聚乙烯吡咯酮等 能增加循环血量和心排血量，在急性大出血时可与全血共用	可补充蛋白质和抗体，有助于组织修复和增加机体免疫力 能维持血浆胶体渗透压，减轻组织水肿

图 24-7　各种胶体溶液

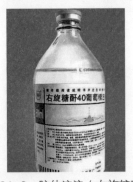

图 24-8　胶体溶液（右旋糖酐）

1．右旋糖酐：常用的溶液有右旋糖酐 60 和右旋糖酐 40。右旋糖酐 60 能提高血浆胶体渗透压，有扩充血容量的作用；右旋糖酐 40 可降低血液黏度，改善微循环和防止血栓的形成（图 24-8）。

2．代血浆：常用的溶液有羟乙基淀粉（706 代血浆）、氧化聚明胶、聚乙烯吡咯酮等。其扩容效果良好，输入后循环血量和心排血量均增加，且较少发生过敏反应，急性大出血时可与全血共用。

3．血液制品：有 5% 白蛋白和血浆蛋白等。主要作用是提高胶体渗透压，扩大和增加循环血容量，补充蛋白质和抗体，纠正低蛋白血症，有助于组织修复和增强机体免疫力。

（三）静脉高营养液

静脉高营养液主要用于供给病人热能，维持正氮平衡，补充各种维生素和矿物质。主要由氨基酸、脂肪酸、维生素、矿物质、高浓度葡萄糖或右旋糖酐以及水分构成。常用溶液有复方氨基酸、脂肪乳剂等。（图 24-9）

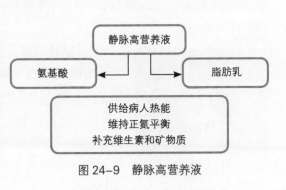

图 24-9　静脉高营养液

▶▶ 静脉输液途径 ◀◀

1．周围静脉输液。

2．中心静脉输液。

3．头皮静脉输液。

▶▶ 常用静脉输液方法 ◀◀

常用静脉输液法包括周围静脉输液法、静脉留置针输液法、头皮静脉输液法、经外周中心静脉置管输液法。

▶▶ **静脉输液操作流程** ◀◀

静脉输液应按以下操作流程进行（图 24-10）。

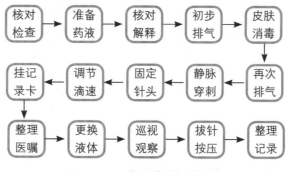

图 24-10　静脉输液操作流程

▶▶ **静脉输液并发症** ◀◀

1. 发热：系输入致热物质引起，发热严重者应停止输液，必要时给予物理和药物降温，同时应保留输液器具进行检测，以便查找原因。

2. 急性肺水肿：系输液速度过快、血容量剧增所致，病人可有呼吸困难、咳泡沫痰、肺部出现大量湿啰音。应立即停止输液，并予紧急治疗。病人取端坐位、给高浓度氧及强心、平喘、利尿等药物治疗。

3. 静脉炎：系输注强刺激性药物或静脉置管刺激所致，表现为输液静脉出现条索状红线，且常有压痛（图 24-11）。治疗应采取减慢输液速度、稀释输液浓度等措施，必要时可予热敷、理疗、抗生素治疗等。

4. 空气栓塞：系输液时空气进入静脉所致，如气泡堵塞了肺动脉入口可造成肺动脉栓塞，引起急性缺氧，甚至死亡（图 24-12）。此症重在预防，在输液全过程中均需防止空气进入静脉内。

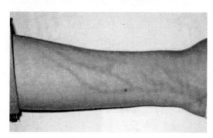

图 24-11　静脉炎

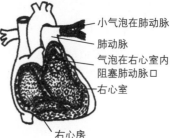

图 24-12　肺动脉空气栓塞示意图

▶▶ **静脉输液注意事项** ◀◀

1．严格执行"三查七对"制度：防止发生差错。

2．严格无菌操作：预防感染性并发症。连续输液超过 24 小时应更换输液器。

3．预防空气栓塞：输液时必须排尽管内空气，防止输液时液体流尽，输液结束后应及时拔针。

4．观察输液情况：观察针头有无滑脱、局部有无肿胀、滴速是否恰当、有无输液反应等。

5．药物配伍禁忌：抗生素类药物应现配现用；青霉素 G 钠（钾）盐与四环素、红霉素合用可出现沉淀、混浊、变色，效价降低；输液中需同时加入四环素、维生素 C 时应先溶解稀释四环素，再加入维生素 C。

6．保护血管：对长期输液者可采取以下措施。

（1）四肢静脉从远端小静脉开始使用。

（2）穿刺时掌握 3 个环节，即选择静脉要准、穿刺要稳、针头固定要牢。

（3）输液中加入对血管刺激性大的药物如红霉素等，应待穿刺成功后再加药，宜充分稀释，输完药应再输入一定量的等渗溶液，以保护静脉。

7．严格控制滴速：静脉输液的滴速要根据病情、年龄、滴入药物等进行调节。

（1）一般正常人输液的滴速为每分钟 60～80 滴，老人或儿童可控制在 50 滴 /min 左右。

（2）心血管疾病病人或输注某些特殊药品（如氯化钾）时，滴速可控制在 20～40 滴 /min。

（3）需要快速补充血容量时，可快速输液，甚至建立多个静脉通道同时输液。

8．输液泵的应用：是安全输液的一个重大进展，目前多采用第三代计算机控制导管挤压定容量输液泵，有多功能监护及监测系统，输液容量范围为 1～499 mL / h，还有自动报警装置。

输液泵的使用适应证包括静脉高营养、输入化学治疗药品、抗生素及对心血管有特殊作用的药物等，用于重症监护病人，尤其是小儿监护病人。

§24.2　周围静脉输液

周围静脉输液包括 3 种方式，即开放式、半开放式和密闭式静脉输液，目前临床应用较多的是半开放式和密闭式静脉输液。

▶▶ 准备 ◀◀

1. 操作者准备：着装整齐、洗手、戴口罩，必要的药物基本知识准备。

2. 病人准备：明确穿刺输液目的，无紧张、焦虑情绪，主动配合，排空大小便。

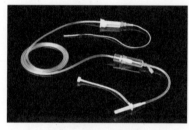

图 24-13　输液器

3. 用物准备：治疗盘内盛持物钳、无菌纱布缸、压脉带、皮肤消毒剂、弯盘 2 个、小枕、一次性手套、输液胶贴（胶布）、输液器、一次性注射器、输液溶液、药物、砂轮、无菌棉签、剪刀、笔、输液卡、输液架，必要时备夹板和绷带。

4. 输液器准备：检查一次性注射器、输液器的质量、批号、有效期（图 24-13）。

5. 药物准备：按照输液卡（瓶签）备齐拟输入液体及其他药物，查对液体及药物的名称、剂量、浓度及质量。

6. 配药：在确定无配伍禁忌后，按医嘱用注射器吸取药物，将药液加入输液瓶（袋）内，并再次核对输液卡，确认液体和药物无误后，在输液卡（瓶签）上签名，然后再请另一护士核对、签名（图 24-14）。

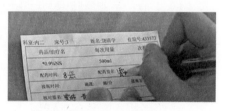

图 24-14　输液卡

▶▶ 操作步骤 ◀◀

1. 核对：将用物带至病人床旁，再次核对床号、姓名及输液卡，向病人解释输液目的。

2. 输液准备：查对后将输液瓶（袋）挂于输液架上，取下输液管排气，关上调速器（图 24-15、图 24-16）。

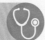
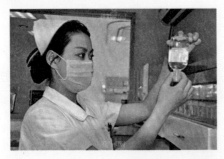
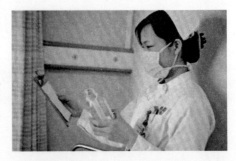

图 24-15　查对输入液体及核对输液卡

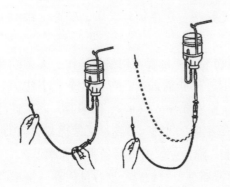
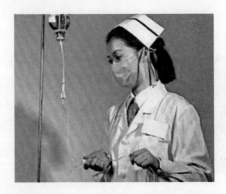

图 24-16　输液管排气

3. 选择输液静脉：通常选用四肢的浅静脉进行静脉输液。

（1）上肢：手背静脉网、肘正中静脉、头静脉、贵要静脉（图 24-17）。

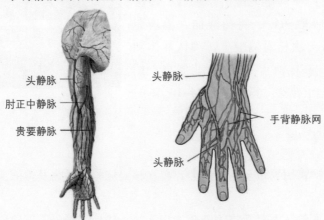

头静脉

肘正中静脉

贵要静脉

头静脉

手背静脉网

头静脉

上肢浅静脉　　　　　　　　　手部浅静脉

图 24-17　上肢浅静脉示意图

（2）下肢：足背静脉网、大隐静脉、小隐静脉（图24-18）。

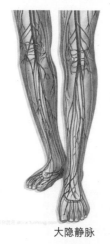
大隐静脉

大隐静脉

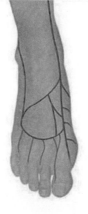
足部静脉

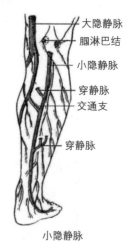
大隐静脉
腘淋巴结
小隐静脉
穿静脉
交通支
穿静脉

小隐静脉

图24-18 下肢浅静脉示意图

4．选择输液部位：应选择粗直、弹性好、较固定的静脉，避开发炎、硬化、栓塞、多次穿刺以及关节部位的静脉（图24-19）。

5．消毒：在穿刺部位上方6 cm系上压脉带，以穿刺点为中心螺旋式消毒皮肤，直径在5 cm以上。用2%碘酊消毒一遍，再用70%乙醇消毒两遍；或用聚维酮碘消毒两遍，再用乙醇消毒一遍（图24-20）。

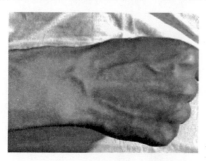

图24-19 选择输液静脉与穿刺部位

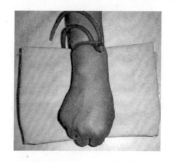

图24-20 系压脉带

6．穿刺静脉：以左手绷紧消毒部位下的皮肤，右手拇指和示指握针柄，使针尖斜面向上，针头斜面与皮肤成15°～30°，由静脉上方或侧方平稳刺入皮下，再沿静脉走向潜行刺入静脉，见回血后再将针头平行推进少许（图24-21）。

7．固定：松压脉带，打开调速器，证实液体点滴通畅后用输液胶贴固定，必要时用夹板固定（图24-22）。

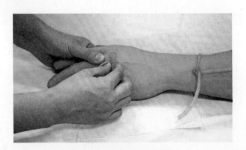

图 24-21　穿刺静脉

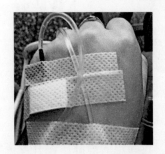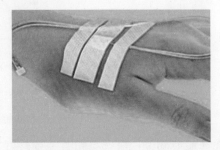

图 24-22　静脉输液固定方法

8．调节滴速：根据病情调节输液速度，成人一般 40～60 滴 /min，小儿 20～40 滴 /min（图 24-23）。

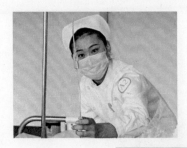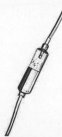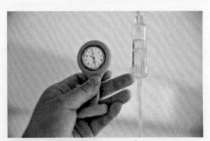

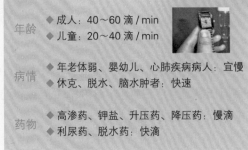

年龄	◆ 成人：40～60 滴 / min ◆ 儿童：20～40 滴 / min
病情	◆ 年老体弱、婴幼儿、心肺疾病病人：宜慢 ◆ 休克、脱水、脑水肿者：快速
药物	◆ 高渗药、钾盐、升压药、降压药：慢滴 ◆ 利尿药、脱水药：快滴

图 24-23　调节输液速度

9. 输液卡签字：经再次查对无误后，在输液卡上记录时间、滴速。操作者在输液卡上签名（图 24-24）。

10. 协助病人取舒适的卧位，整理床单位，清理用物，洗手。向病人或家属交代注意事项，并根据情况进行健康教育。

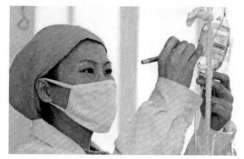

图 24-24　护士在输液卡上签名

§24.3　头皮静脉输液

头皮静脉输液适用于小儿，应注意不影响病儿活动，便于固定和保暖。由于小儿肢体脂肪较多，浅静脉显现不清，故较少选用肢体静脉进行输液。

▶▶ 准备 ◀◀

1. 人员及环境准备：同"周围静脉输液"。

2. 用物准备：包括输液一般用物准备、药物准备（含配药）及输液器准备等，基本与周围静脉输液准备相同。

此外，还需备 22 号或 24 号头皮针，按需要备 10 mL 注射器（抽吸 0.9% 氯化钠注射液备用）和备皮用物（图 24-25）。

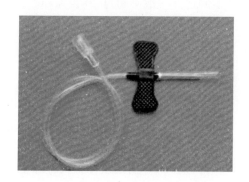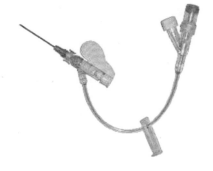

图 24-25　头皮针

▶▶ **操作步骤** ◀◀

1. 同"周围静脉输液"，将输液瓶（袋）挂在输液架上，排尽空气。

2. 选择穿刺静脉：必要时剃去局部头发，助手固定病儿头部及肢体，操作者立于病儿头侧，选择静脉，并注意头皮静脉与动脉的鉴别（图24-26）。

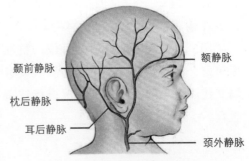

额静脉
颞前静脉
枕后静脉
耳后静脉
颈外静脉

图 24-26　小儿头皮静脉分布

3. 消毒：用 70% 乙醇消毒局部皮肤，待干。

4. 穿刺头皮静脉：再次排气后，用左手拇指、示指分别固定静脉两端，右手持头皮针的针柄沿静脉向心方向平行刺入，见回血后松开调节器，确认点滴通畅后用胶布固定针头（图24-27）。

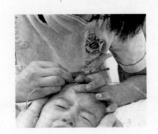
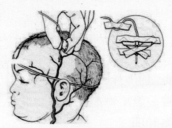
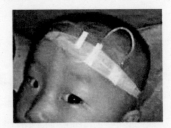

图 24-27　头皮静脉穿刺与固定

5. 调滴速：按病情、年龄和药液性质调节滴速，一般不超过 20 滴 /min。

6. 向病儿家属交代注意事项，并整理床单位及用物。

§24.4　静脉留置针输液

静脉留置针输液是指采用专门的静脉留置针输液的方法，能在较长时间内保持静脉通道，并可随时启用或暂停使用。静脉留置针的应用已经在很大程度上替代了静脉切开置管输液的方法。

►► 适用对象 ◄◄

1. 需长期输液者：留置针一般可保留 3 天，从而减少因反复穿刺造成的痛苦和血管损伤。

2. 穿刺困难的病人：留置针可减少穿刺的次数，起到有效保护血管的作用。

3. 需在一定时段内保留静脉输液通道的病人。

►► 准备 ◄◄

（一）操作人员准备

衣帽整洁，修剪指甲；洗手、戴口罩。

（二）用物准备

1. 备常规输液瓶（袋）、输液器及其他输液用品。

2. 备静脉留置针：静脉留置针又称为套管针，由不锈钢的针芯、软的外套管、针柄及肝素帽等组成。穿刺时将外套管和针芯一起刺入血管中，当套管送入血管后，抽出针芯，仅将柔软的外套管留在血管中进行输液。由于留置针的材料与血管的相融性好、柔软无刺激，故能在血管内保存较长时间（3~5 天）。

静脉留置针有多种类型，可分为开放式和密闭式。根据病人或病情需要选择合适型号的留置针，一般常用 24 号或 22 号留置针（图 24-28）。

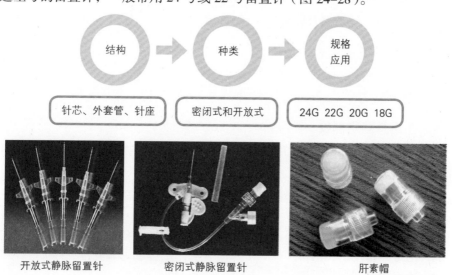

开放式静脉留置针　　密闭式静脉留置针　　肝素帽

561

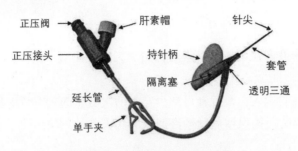

正压阀
正压接头
肝素帽
针尖
持针柄
套管
隔离塞
透明三通
延长管
单手夹

图 24-28　静脉留置针及结构图

3. 备无菌透明胶贴及普通输液贴。

（三）检查输液瓶（袋）及输液器

1. 检查输液瓶（袋）的完整性、密封性及内容物的有效期。

2. 核对所输的液体种类及药物。

（四）检查留置针

1. 检查包装有效期及有无破损。

2. 检查针头斜面有无倒钩。

3. 检查留置导管边缘是否粗糙。

4. 检查输液器的质量、批号及有效期。

（五）输液准备

连接留置针、输液器及输液瓶（袋），检查连接的严密性，并排空输液管内气体准备输液。

▶▶ 操作步骤 ◀◀

（一）选择穿刺部位

选择穿刺部位的原则与"周围静脉输液"基本相同，但应尽量选择较为粗直和固定的静脉。

（二）留置针穿刺步骤

1. 扎止血带：于穿刺点上方 10～15 cm 处扎止血带。

2. 消毒：聚维酮碘消毒 2 次，干燥后穿刺。消毒范围为 8～10 cm。

3. 再次排气。

4. 取下针套。旋转松动外套管（松动针芯），防止针芯与外套管粘连（图 24-29）。

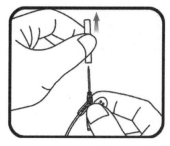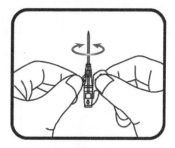

图 24-29　取下针套并旋转外套管

5. 穿刺静脉：

（1）绷紧皮肤，右手拇指与示指夹住针芯两翼，在血管上方以 15°～30° 进针，见回血后放平针翼，沿静脉继续进针 0.2～0.5 cm（图 24-30）。

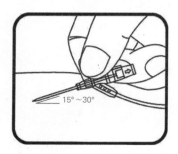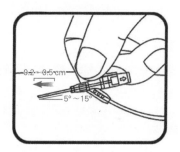

图 24-30　穿刺静脉

（2）左手持 Y 形接口，右手撤针芯 0.5～1 cm，然后持针座将针芯与外套管一起送入静脉（送外套管），但勿全部送入静脉，针管留 0.1～0.2 cm。

（3）左手固定两翼，右手迅速将针芯撤出（撤针芯）（图 24-31）。

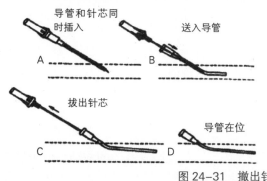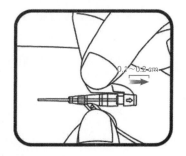

图 24-31　撤出针芯

（三）固定留置针

1. 用无菌透明贴固定留置针管。

2. 用普通胶布固定三叉接口、肝素帽和 Y 形接口处，并在固定三叉接口的小胶布上注明穿刺和拔管的日期、时间，有效期一般为 3 天（图 24-32）。

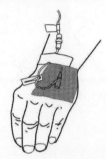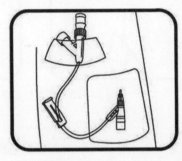

图 24-32　静脉留置针固定法

3. 固定针头：用特制的胶贴固定穿刺部位。

（四）输液

将输液器的输液针头插入留置针导管的肝素帽中，再次排空输液管内空气，即可开始输液（图 24-33）。

（五）封管

每次输液完毕，需要封管。

1. 从肝素帽中拔出输液器针头。

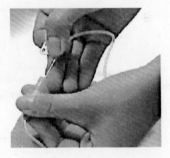

图 24-33　输液

2. 常规消毒肝素帽的胶塞，用注射器向肝素帽内注入封管液：将生理盐水或含适量肝素的生理盐水 5～10 mL 注入肝素帽内进行冲洗封管，每 6～8 小时重复一次。

（六）再次输液的处理

1. 常规消毒肝素帽囊。

2. 将静脉输液针头插入肝素帽内即可进行输液。

▶▶ 注意事项 ◀◀

1. 对使用静脉留置针的肢体应妥善固定，尽量减少肢体的活动，避免被水沾湿。如需要洗脸或洗澡时，应用塑料纸将局部包裹好。能下地活动的病人，静脉留置针避免保留于下肢，以免由于重力作用造成回血，堵塞导管。

2. 每次输液前先抽回血，再用无菌生理盐水冲洗导管。如无回血，冲洗有阻力时，应考虑留置针导管堵管，此时应拔出静脉留置针，切记不能用注射器使劲推注，以免将凝固的血栓推进血管，造成栓塞。

§24.5 外周中心静脉导管（PICC）输液

外周中心静脉导管（peripherally inserted central venous catheter，PICC）输液是由周围静脉（贵要静脉、肘正中静脉、头静脉）穿刺置管，并将导管尖端置于上腔静脉的末端的方法。此法具有适应证广、创伤小、操作简单、保留时间长、并发症少的优点，常用于中、长期的静脉输液或化疗用药等，一般静脉留置导管可在血管内保留 7 天至 1 年。

PICC 是中心静脉置管方法的一次重大进步，由瑞典人塞丁格发明，1997 年引入我国，现正在逐步推广应用之中。

▶▶ PICC 置管目的 ◀◀

1. 保护外周静脉，预防化学性静脉炎和药物渗漏性损伤。
2. 建立中长期安全静脉通道。
3. 减少病人反复静脉穿刺的痛苦。
4. 减少置管后并发症的发生。

▶▶ 适用范围 ◀◀

1. 需要长期静脉输液，但外周浅静脉条件差，不易穿刺成功者。
2. 需反复输入强刺激性药物，如化疗药物等。
3. 长期输入高渗透性或黏稠度较高的药物，如高糖、脂肪乳、氨基酸等。
4. 需要使用压力泵等施行快速输液者。
5. 需要反复输入血液制品，如全血，血浆，血小板等。
6. 需要每天多次静脉抽血检查者。
7. 需要多次测定中心静脉压者。
8. 长期需要静脉间歇给药者。

▶▶ 主要优点 ◀◀

PICC 与传统的中心静脉导管（CVC）相比较，PICC 具有许多优点（表 24-1）。

表 24-1　PICC 与 CVC 比较

比　较	PICC	CVC
操作者	经培训的医师或护士	医师
穿刺难易	可见血管、成功率高	盲穿、成功率低
穿刺并发症	少，无危险	易出现血气胸，误伤动脉等
留置时间	数月至一年，长期留置	4 周，短期留置
感染率	低，<3%	高，26%～30%
应用范围	长期输液的病人、早产儿	急重症、大手术

▶▶ PICC 静脉选择 ◀◀

PICC 应选择易于达到上腔静脉的径路，通常选取上肢静脉（图 24-34）。

1. 贵要静脉：为首选静脉。
2. 肘正中静脉：为次选静脉。
3. 头静脉：为第三选择静脉。

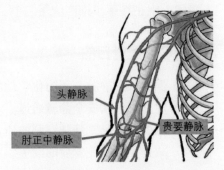

图 24-34　PICC 常用的静脉

▶▶ PICC 静脉置管走向 ◀◀

静脉置管尖端最终应达到上腔静脉的末端部位（图 24-35）。

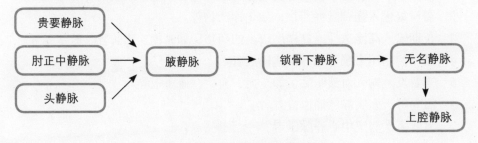

图 24-35　PICC 静脉置管走向

▶▶ 准备 ◀◀

（一）病人准备

1. 向病人说明穿刺目的。
2. 向病人介绍 PICC 置管的配合方法。
3. 病人签署知情同意书。

（二）用物准备

1. 备 PICC 穿刺套件：包括 PICC 导管（总长约 63 cm）、延长管、链接器、思乐扣、皮肤保护剂、肝素帽或正压接头（图 24-36）。

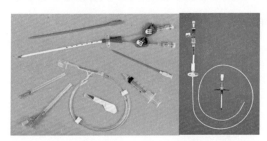
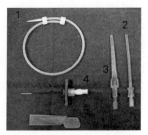

1. 导丝
2. 21G 的套管针
3. 20G 的套管针
4. 皮肤扩张器
5. 解剖刀

图 24-36　PICC 穿刺套件

2. 备 PICC 穿刺包：包内物品包括穿刺用品及穿刺操作手册等（图 24-37）。

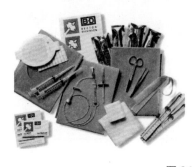

1. 可撕裂的导入鞘
2. PICC 硅胶导管（内含亲水性导丝，1.9 F 不含）
3. T 型延长管（1.9 F 不含）
4. 孔巾及手术方巾
5. 皮肤消毒剂（碘酊、乙醇棉棒）
6. 皮肤保护剂
7. 无菌透明贴膜
8. 无菌胶带
9. 测量尺 2 把
10. 止血带
11. 10 mL 注射器（2 支）
12. 2 cm×2 cm 纱布 4 块
13. 4 cm×4 cm 纱布 6 块
14. 镊子、剪刀各一把
15. 操作手册
16. 病人教育手册
17. PICC ID 卡

图 24-37　PICC 穿刺包内物品

3. 备其他物品：注射盘，无菌手套 2 副，0.9% 氯化钠溶液 500 mL，20 mL 注射器 2 个，10 cm×12 cm 透明敷贴，皮肤消毒液（0.5% 氯己定溶液，或 75% 乙醇 + 聚维酮碘，或 2% 碘酊 +75% 乙醇），抗过敏无菌胶布，皮尺，止血带。

此外，可视需要准备 2% 利多卡因、1mL 注射器、弹力或自粘绷带。

（三）操作者准备

PICC 通常是由经过培训的护士施行。

1. 操作者应进行 PICC 置管原理和方法的专业培训，并取得培训合格证书。操作前应进行卫生手消毒，也有人主张操作前应进行外科洗手及穿无菌手术衣。

2. 病人评估：评估病人病情及皮肤、静脉状况，以及病人合作程度与有无禁忌证。

3. 确定穿刺点：选择粗、直、弹性好的肘部大静脉，首选贵要静脉，次选肘正中静脉，头静脉为末选。

4. 制订治疗方案：包括用药及给药方式，以及疗程等，并备好 X 线检查申请单。

5. 测量导管预置长度及臂围：上臂外展与躯干呈 90°，测量自预穿刺点至右胸锁关节，再下行至第 3 肋间隙的长度，此即为导管预置达上腔静脉的长度（成人一般为 45～48 cm）；如将此长度减去 2 cm 即为达锁骨下静脉的长度；在肘窝上 9 cm 处测双臂臂围并记录（图 24-38）。

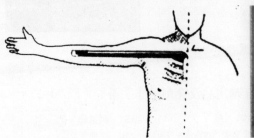
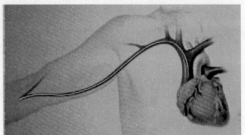

图 24-38　测量导管预置长度

▶▶ PICC 塞丁格穿刺流程 ◀◀

经皮穿刺置入 PICC 的方法系由瑞典人塞丁格发明，故其操作流程称为塞丁格穿刺流程。目前临床所使用的操作方法均属改良的塞丁格穿刺置管法，虽然具体操作步骤各有差异，但基本原理仍然不变（图 24-39）。

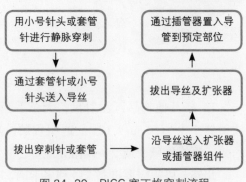

图 24-39　PICC 塞丁格穿刺流程

操作程序

现在临床所用的 PICC 操作程序，一般均为改良的塞丁格置管技术。该项技术是以一个相对较细的穿刺针插入静脉，送入导丝，局部麻醉扩皮后，将扩张器及导入鞘顺导丝送入血管内，然后撤出导丝及扩张器，沿导入鞘送入导管，直至上腔静脉，最后以 X 线确定导管尖端位置。

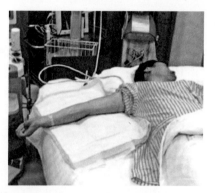

图 24-40　病人体位

1. 体位：病人取平卧位，上臂外展与身体成 90°（图 24-40）。

2. 病人皮肤消毒：打开 PICC 穿刺包，戴无菌手套，将一块治疗巾铺于穿刺肢体下，用已备消毒液消毒 3 遍，消毒范围为穿刺点上下 20 cm，两侧至臂缘。

3. 建立无菌区：更换无菌手套，冲洗手套滑石粉，铺孔巾及治疗巾，并将 PICC 穿刺套件及所需无菌用物置于无菌区域中。

4. 预冲导管：用注射器抽吸 0.9% 氯化钠溶液 20 mL 冲洗导管，检查导管是否通畅，再将导管置于 0.9% 氯化钠溶液中。

5. 静脉穿刺置管：穿刺工具一般为 20 G～22 G 穿刺针，助手协助扎止血带，静脉穿刺，单独推进套管鞘，拔出针芯。助手协助松开止血带（图 24-41）。

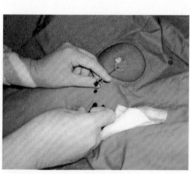

退出导引套管
置入导管 10～15 cm 之后退出套管
指压套管端静脉稳定导管
从静脉内退出套管，使其远离穿刺部位
劈开并移去导引套管
劈开套管并从置入的导管上剥下
在移去导引套管时要注意保持导管的位置
完全将导管置入预计深度，并达到皮肤参考线
移去导引钢丝
一手固定导管圆盘，一手移去导丝，移去导丝时，要轻柔、缓慢。若导管呈串珠样皱褶改变，表明有阻力

图 24-41　PICC 静脉穿刺

6. 送管：一手固定套管鞘，一手缓慢匀速送入导管，PICC 顶端至腋静脉时嘱病人向穿刺侧转头并将下颌压肩膀，以防导管误入颈静脉，继续送管至预定长度；拔出套管鞘，穿刺点压迫止血，缓慢抽出导丝（注意勿带出导管）；修剪导管长度至保留于体外 6 cm（图 24-42）。

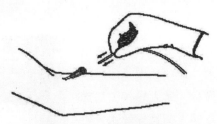

图 24-42　PICC 送入导管

7. 安装连接器：将 PICC 与连接器相连（图 24-43）。

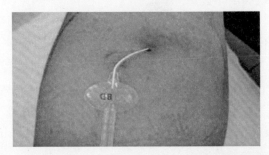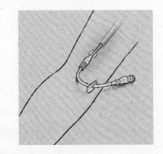

图 24-43　PICC 安装连接器

8. 抽回血、冲管，接肝素帽。

9. 导管固定：先用无菌胶布固定 PICC 导管连接器，穿刺点置无菌纱布，再以透明无菌敷贴加压粘贴，透明敷贴盖住连接器的翼型部分一半左右，然后用胶布交叉固定连接器和肝素帽（图 24-44）。

1. 将体外导管放置呈"S"状弯曲，在圆盘上贴胶带
2. 在穿刺点上方放置一小块纱布吸收渗血
3. 覆盖一透明贴膜在导管及穿刺部位，贴膜下缘与圆盘下缘平齐
4. 用第二条胶带在圆盘远侧交叉固定导管
5. 用第三条胶带再固定圆盘

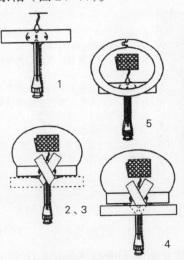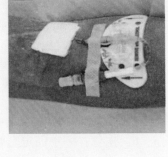

图 24-44　PICC 固定方法

10. X 线确认：经 X 线确认导管在预置位置后，即可按需要进行输液（图 24-45）。

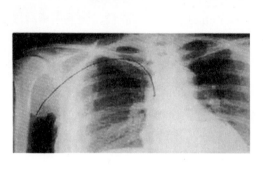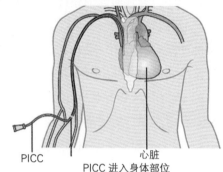

PICC

PICC 进入身体部位

心脏

图 24-45　X 线确认 PICC 位置

11. 记录：穿刺时间、病人姓名、年龄、疾病诊断、导管型号、穿刺位置、置管长度、导管顶端到达位置、上臂臂围、拔管时间。

12. 一般维护：第一个 24 小时必须换药，如伤口无感染、渗血时，每 7 天更换敷料一次。如伤口敷料松开、潮湿时，随时更换。如穿刺部位有红肿、皮疹、渗出、过敏等异常情况，可缩短更换敷料时间，并要连续观察局部变化情况。每次更换敷料时应严格执行无菌操作，贴膜要自下向上撕取，并注意固定导管，防止脱管。更换后记录日期。病人洗澡时要用保鲜膜包裹穿刺部位，洗澡后要更换敷料。

在使用 PICC 输液前应用聚维酮碘棉签擦拭肝素帽 30 s，静脉治疗前后要用不小于 10 mL 的注射器抽取生理盐水冲洗管腔。在输血制品、营养液等高浓度液体后，用 20 mL 生理盐水进行脉冲式冲管。如输液速度较慢或时间较长时，应在使用中用生理盐水冲管，以防止堵管。

13. 拔管方法：拔管时应沿静脉走向，轻轻拔出，拔出后立即压迫止血（有出血倾向的病人，压迫止血时间要超过 20 分钟），并用无菌纱布块覆盖伤口，再用透明敷贴粘贴 24 小时，以免发生空气栓塞和静脉炎，并对照穿刺记录观察导管有无损伤、撕裂、缺损。

▶▶ PICC 护理要点 ◀◀

PICC 将长时间留置，因此导管的维护工作十分重要，主要是预防导管相关并发症，保持导管通畅和保证病人的舒适度。

1. 置管后观察：穿刺局部有无红、肿、热、痛等症状，如出现异常，应及时测量臂围并与置管前臂围相比较。观察肿胀情况，必要时行 B 超检查。

2. 保持导管通畅：每次输液前需用 10~20 mL 生理盐水冲管；输液完毕后以连续脉冲方式注入 10~20 mL 生理盐水，最后将 2~5 mL 盐水或肝素盐水用注射器直接推注冲管，并用肝素帽封管。

3. 置管后应指导病人进行适当的功能锻炼，但应避免置管侧上肢过度外展、旋转及屈肘运动，勿提重物，避免物品及躯体压迫置管侧肢体。

4. 输血或血制品、抽血、输脂肪乳等高黏性药物后应立即用 0.9% 氯化钠溶液 20 mL 脉冲式冲管，不可用重力式冲管。

5. 疑似导管移位时，应再行 X 线检查，以确定导管尖端所处位置；禁止将导管体外部分移入体内。

6. 应注意及时发现静脉炎、导管堵塞、静脉血栓等并发症，并做相应处理。

§24.6　输液泵的应用

输液泵是机械或电子的输液控制装置，它通过作用于输液导管达到控制输液速度的目的。

▶▶ 适用范围 ◀◀

1. 严格控制输液速度。
2. 严格控制输入药量及速度：如应用升压药物、抗心律失常药等。
3. 婴幼儿的静脉输液。
4. 静脉麻醉。

▶▶ 准备 ◀◀

1. 备静脉输液之全部用品。
2. 备输液泵，检查并确认输液泵功能完好。

▶▶ **操作步骤** ◀◀

输液泵的种类很多，其主要结构与功能大致相同。现在还有一种输液、输血加压袋，可以通过手动方式适当调节输液速度（图 24–46）。

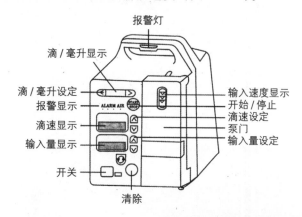

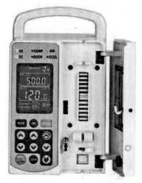 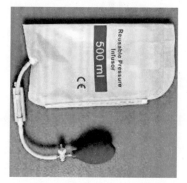

图 24–46　输液泵与输液输血加压袋

1. 将输液泵固定在输液架上。
2. 接通电源，打开电源开关。
3. 按常规排尽输液管内的空气。
4. 打开"泵门"，将输液管呈"S"形放置在输液泵的管道槽中，关闭"泵门"。
5. 设定每毫升滴数以及输液量限制。
6. 按常规穿刺静脉后，将输液器与输液泵连接。
7. 确认输液泵设置无误后，按压"开始/停止"键，启动输液。
8. 当输液量接近预先设定的"输液量限制"时，"输液量显示"键闪烁，提示输液结束。

9. 输液结束时，再次按压"开始／停止"键，停止输液。

10. 按压"开关"键，关闭输液泵，打开"泵门"，取出输液管。（图 24-47）。

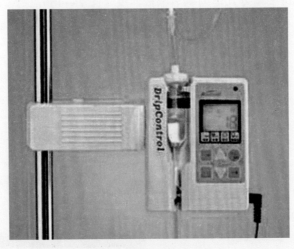

图 24-47 输液泵的使用

▶▶ **注意事项** ◀◀

1. 护士应了解输液泵的工作原理，熟练掌握其使用方法。

2. 在使用输液泵控制输液的过程中，护士应加强巡视。如输液泵出现报警，应查找可能的原因，如有气泡、输液管堵塞等情况，应予及时处理。

3. 对病人进行正确的指导：

（1）告知病人，在护士不在场的情况下，一旦输液泵出现报警，应及时求助护士，以便及时处理出现的问题。

（2）病人、家属不要随意搬动输液泵，防止输液泵电源线因牵拉而脱出。

（3）病人输液侧肢体不要剧烈活动，防止输液管道被牵拉脱出。

（4）告知病人，输液泵内有蓄电池，病人如需如厕，可以请护士帮忙暂时拔掉电源线，返回后再重新插好。

§25

静脉输血

静脉输血是将全血或成分血如血浆、红细胞、白细胞或血小板等通过静脉输入病人体内的方法。常用的输血方法有间接输血法、直接输血法和自体输血法。

静脉输血前应严格判断适应证与禁忌证，进行血型鉴定及交叉配血试验，选择输入的血液制品；输血过程中要严密观察病人的反应；输血后要积极预防和处理输血并发症。

§25.1 概 述

▶▶ 静脉输血目的 ◀◀

临床上常为以下各种目的进行输血（图25-1）。

1. 补充血容量：用于失血失液引起的血容量减少或休克病人。成年人一次出血量在500 mL以内不需输血；出血量超过1000 mL者，应及时输血，补充血容量，以增加有效循环血量，升高血压，增加心排血量，促进循环。

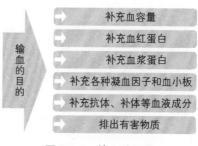

图 25-1 输血的目的

2. 纠正贫血：用于血液系统疾病引起的严重贫血和某些慢性消耗性疾病的病人，以增加血红蛋白含量，促进携氧功能。另外手术前有贫血者、血红蛋白过低者，应予以纠正，以提高手术的耐受力。

3．治疗凝血功能障碍：供给血小板和各种凝血因子，有助于止血，用于凝血功能障碍的病人。

4．增强机体免疫能力：输入抗体、补体增强机体免疫能力，用于严重感染的病人。

5．维持胶体渗透压：输入白蛋白，维持胶体渗透压，减轻组织液渗出和水肿，用于低蛋白血症病人。

6．排出有害物质：用于一氧化碳、苯酚等化学物质中毒，血红蛋白失去运氧能力或不能释放氧气供组织利用时，以改善组织器官的缺氧状况。

▶▶ 静脉输血原则 ◀◀

静脉输血必须掌握以下基本原则（图25-2）。

1．输血前必须做ABO系统血型鉴定及交叉配血试验，同时还应该做Rh系统血型鉴定。

2．无论是输全血还是输成分血，均应选用同型血液输注。但在紧急情况下，如无同型血，可选用O型血输给病人。

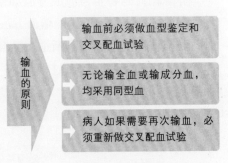

输血的原则
- 输血前必须做血型鉴定和交叉配血试验
- 无论输全血或输成分血，均采用同型血
- 病人如果需要再次输血，必须重新做交叉配血试验

图25-2　输血原则

AB型血的病人除可接受O型血外，还可以接受A型血和B型血，但要求直接交叉配血试验阴性（不凝集），而间接交叉试验可以阳性（凝集）。因为输入的量少，输入的血清中的抗体可被受血者体内大量的血浆稀释，而不足以引起受血者的红细胞的凝集，故不出现反应。在上述特殊情况下可以输入非同型血，但一次输血量不宜过多，一般以不超过400 mL为度，且要放慢输入速度。（表25-1）

表25-1　4种血型间的输血关系

病人血型	可输血型	不可输血型
A	A、O	B、AB
B	B、O	A、AB
AB	AB、A、B、O	—
O	O	A、B、AB

3. 病人如果需要再次输血，则必须重新做交叉配血试验，以排除机体已产生抗体的情况。

▶▶ 静脉输血适应证 ◀◀

1. 各种原因引起的大出血：大出血为静脉输血的主要适应证。一次出血量 >500 mL 时，需要立即输血，失血量 >1000 mL 时，应及时补充全血或血液成分。值得注意的是，血或血浆不宜用作扩容剂，晶体结合胶体液扩容是治疗失血性休克的主要方案。血容量补足之后，输血目的是提高血液的携氧能力，此时应首选红细胞制品。

2. 贫血或低蛋白血症：输注浓缩红细胞、血浆、白蛋白。

3. 严重感染：输入新鲜血以补充抗体和补体，切忌使用库存血。

4. 凝血功能障碍：应输注凝血功能相关血液成分。

▶▶ 静脉输血指征 ◀◀

1. 血红蛋白（Hb）>100 g/L 时，不必输血。

2. 血红蛋白（Hb）<70 g/L 时，应考虑输浓缩红细胞。

3. 出血量大于全身血液总量的 30% 以上时，可输全血。

▶▶ 静脉输血禁忌证 ◀◀

静脉输血的禁忌证包括急性肺水肿、充血性心力衰竭、肺栓塞、恶性高血压、真性红细胞增多症、肾极度衰竭及对输血有变态反应者。

▶▶ 静脉输血方法 ◀◀

1. 间接输血：从献血者处采集全血或成分血，经储存后再输注给病人，称为间接输血。

2. 直接输血：从献血者处采集的血液，不经储存，直接输注给病人，称为直接输血。

3. 自体输血：将病人本人的血液，通过一定的方式和程序进行采集和保存，再于需要时回输给病人本人，称为自体输血。

4. 成分输血：成分输血就是用物理或化学方法把全血分离制备成纯度高、容量小的血液成分，然后再根据病情的需要输给病人。

▶▶ 静脉输血并发症及处理 ◀◀

（一）发热反应

1. 相关因素：主要由致热原引起，如保养液或输血用具被致热原污染或违反无菌操作原则，造成污染而导致发热；或多次输血后，受血者血液中产生抗体而引起发热。

2. 处理：反应轻者可先减慢输血速度，若症状继续加重则暂停输血，并给予0.9% 氯化钠注射液静脉滴注，以维持静脉通路。

根据情况对症处理：如病人畏寒、寒战时应保暖，给热饮料、热水袋，加盖被。有高热时，行物理降温。必要时，按医嘱给抗过敏药、退热药或肾上腺皮质激素。

（二）过敏反应

1. 相关因素：由于病人属过敏体质，输入血液中的异体蛋白同过敏机体的蛋白质结合，形成完全抗原而致敏；或献血员在献血前用过可致敏的药物或食物，使输入血液中含致敏物质。

2. 处理：

（1）轻者应减慢其输血速度，继续观察，重者立即停止输血。

（2）出现呼吸困难时，给予氧气吸入；喉头水肿严重时，配合气管内插管或切开术；如发生过敏性休克，应立即行抗休克治疗。

（3）根据医嘱给予 0.1% 肾上腺素 0.5～1 mL 皮下注射，或用抗过敏药物和激素。

（三）溶血反应

1. 相关因素：

（1）输入异型血可造成溶血，一般输入 10～15 mL 即可产生症状。输血前红细胞已被破坏溶血，血液储存过久、保存温度不当（血库冰箱应恒温 4 ℃）、血液震荡过剧、血液内加入高渗或低渗溶液或影响 pH 值的药物、血液受到细菌污染等，均可导致红细胞大量破坏。

（2）Rh阴性血型者接受Rh阳性血液后，其血清中产生抗Rh阳性抗体，当再次接受Rh阳性血液时可发生溶血反应。一般在输血后1～2小时发生，也可延迟6～7天后出现症状。

2．处理：

（1）发生溶血反应时立即停止输血，与医师联系，并保留余血。采集病人血标本重做血型鉴定和交叉配血试验，安慰病人，以缓解其恐惧和焦虑。

（2）维持静脉输液，以备抢救时静脉给药。

（3）口服或静脉滴注碳酸氢钠，以碱化尿液，防止或减少血红蛋白结晶阻塞肾小管。

（4）双侧腰部封闭，并用热水袋敷双侧肾区，防止肾血管痉挛，保护肾脏。

（5）密切观察生命体征和尿量，并记录。对少尿、无尿者，按急性肾衰竭护理。如出现休克症状，即配合抗休克抢救。

（四）循环负荷过重（肺水肿）

1．相关因素：输血速度过快，使循环容量急剧增加，心脏负荷过重而引起肺水肿。病人突然出现呼吸困难、气促、咳嗽、咳粉红色泡沫样痰，严重时痰液从口鼻涌出，两肺可闻及湿啰音。

2．处理：发现肺水肿症状，应立即停止输血，并报告医师。安置病人端坐体位，两腿下垂，以减少静脉回流，减轻心脏负担；加压给氧，同时给予20%～30%乙醇湿化吸氧，减低肺泡内泡沫的表面张力，使泡沫破裂消散，减轻缺氧症状；按医嘱给予镇静、扩血管、强心、利尿药物，以减轻心脏负担。必要时用止血带四肢轮流绑扎，可有效地减少静脉回心血量，待症状缓解后，逐步解除止血带。此外，对无贫血的病人可通过静脉放血200～300 mL，以减少静脉回心血量。

（五）出血倾向和枸橼酸钠中毒

1．相关因素：长期反复输血或短时间内输入血液量较多时，由于库血中血小板已基本破坏，凝血因子减少而引起出血；大量输血随之输入大量枸橼酸钠，如肝功能不全，枸橼酸钠尚未氧化即和血中游离钙结合而使血钙下降，以致凝血功能障碍、毛细血管张力减低、血管收缩不良和心肌收缩无力等。

2．防治原则：连续输血时，可根据医嘱间隔输入新鲜血或血小板悬液，以补

充足够的血小板和凝血因子。输入库血 1000 mL 以上时，须按医嘱静脉注射 10%
葡萄糖酸钙或氯化钙 10 mL，以补充钙离子。

（六）细菌污染

1. 相关因素：在采血、保存、输血任何一个环节无菌操作不严，均可造成血
液被细菌污染，其反应的程度，因细菌污染的种类、输血量和受血者的抵抗力不
同而不同，严重者可出现中毒性休克、DIC、急性肾衰竭等，死亡率高。

2. 处理：一旦发现，应立即停止输血，通知医师，将剩余血与病人血标本送
实验室检查，做血培养和药敏试验。高热者按高热病人处理。

（七）疾病感染

1. 相关因素：供血者带菌或带病毒，经输血可传给受血者。经输血传染的疾
病有病毒性肝炎、疟疾、艾滋病及梅毒等。

2. 预防原则：对供血者应严格体检，优选供血者，凡人类免疫缺陷病毒携带
者一律不能献血；凡有黄疸史、肝病、肝功能异常，或 3～5 年内患过疟疾者亦不
能献血。

§25.2 血液制品

血液制品包括全血、成分血和其他血液制品如白蛋白制剂等（图 25-3）。

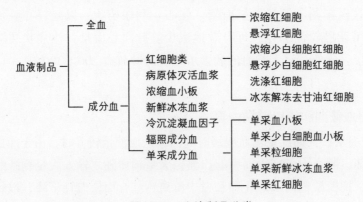

图 25-3 血液制品分类

▶ 全血 ◀

全血指采集的血液未经任何加工而全部于保存液中待用的血液，可分为新鲜血和库存血（图 25-4）。

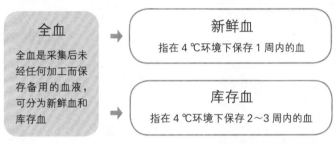

全血

全血是采集后未经任何加工而保存备用的血液，可分为新鲜血和库存血

→ **新鲜血**

指在 4 ℃环境下保存 1 周内的血

→ **库存血**

指在 4 ℃环境下保存 2～3 周内的血

图 25-4　新鲜血与库存血

（一）新鲜血

基本保存血液中原有成分，可补充各种凝血因子及血小板，对血液病病人尤为适用（图 25-5）。

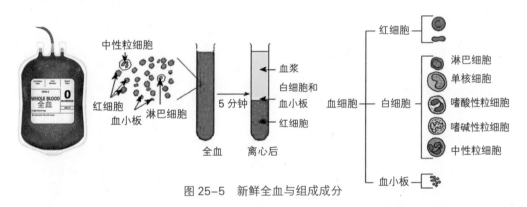

图 25-5　新鲜全血与组成成分

（二）库存血

在 4 ℃的冰箱内冷藏，可保存 2～3 周。它虽含有血液的各种成分，但白细胞、血小板、凝血酶原等成分破坏较多，钾离子含量增多，酸性增高。（图 25-6）

▶ 成分血 ◀

成分血是根据血液比重不同，用血液分离机将

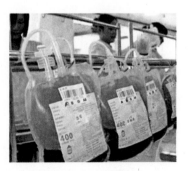

图 25-6　库存血

581

血液的各种成分加以分离提纯而获得的,包括血浆、红细胞、白细胞浓缩悬液、血小板浓缩悬液(图 25-7)。

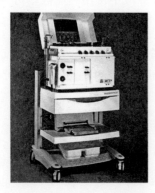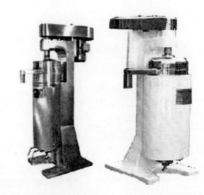

图 25-7　全自动血液成分分离机

(一)血浆

血浆是全血分离后所得的液体部分,其主要成分为血浆蛋白,不含血细胞,无凝集原(输注前不需做交叉配血试验)。血浆可分为以下几种(图 25-8)。

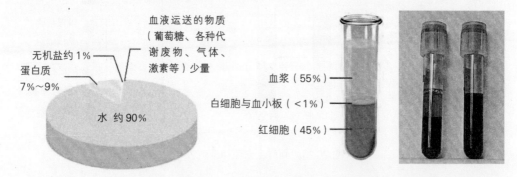

血液运送的物质
(葡萄糖、各种代
谢废物、气体、
激素等)少量

无机盐约 1%
蛋白质
7%~9%

水 约 90%

血浆(55%)
白细胞与血小板(<1%)
红细胞(45%)

图 25-8　血浆及其组成成分

1. 新鲜血浆:含正常量的全部凝血因子,适用于凝血因子缺乏者。

2. 保存血浆:用于血容量及血浆蛋白较低的病人(图 25-9)。

3. 冰冻血浆:−30 ℃保存,有效期 1 年,用时放在 37 ℃温水中融化(图 25-10)。

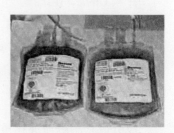

图 25-9　血浆

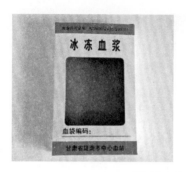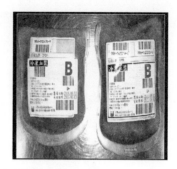

图 25-10　冰冻血浆

4．干燥血浆：冰冻血浆放在真空装置下加以干燥而成，保存期限为 5 年，用时可加适量等渗盐水或 0.1％枸橼酸钠溶液溶解。

（二）红细胞

1．浓缩红细胞：新鲜全血经离心或沉淀移去血浆后的剩余部分，适用于携氧功能缺陷和血容量正常的贫血病人（图 25-11）。

2．洗涤红细胞：红细胞经生理盐水洗涤数次后，再加入适量生理盐水，用于免疫性溶血性贫血病人。

3．红细胞悬液：提取血浆后的红细胞加入等量红细胞保养液制成，用于战地急救及中小手术者使用（图 25-12）。

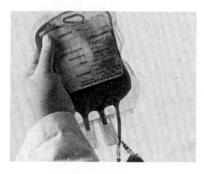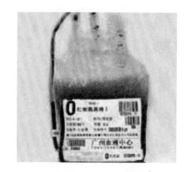

图 25-11　浓缩红细胞　　　　　　　图 25-12　红细胞悬液

（三）白细胞浓缩悬液

新鲜全血经离心后取其白膜层的白细胞，4 ℃保存，48 小时内有效，用于粒细胞缺乏伴严重感染的病人（图 25-13）。

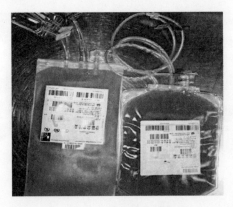

图 25-13　白细胞浓缩悬液

（四）血小板浓缩悬液

全血离心所得，22 ℃保存，24 小时内有效，用于血小板减少或功能障碍性出血的病人（图 25-14）。

（五）各种凝血制剂

如凝血酶原复合物等，用于各种原因引起的凝血因子缺乏的出血疾病。

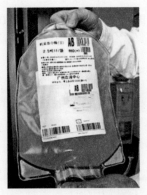

图 25-14　血小板浓缩悬液

▶▶ 其他血液制品 ◀◀

其他血液制品包括白蛋白、纤维蛋白原、抗血友病球蛋白浓缩剂、抗铜绿假单胞菌血浆等（图 25-15）。

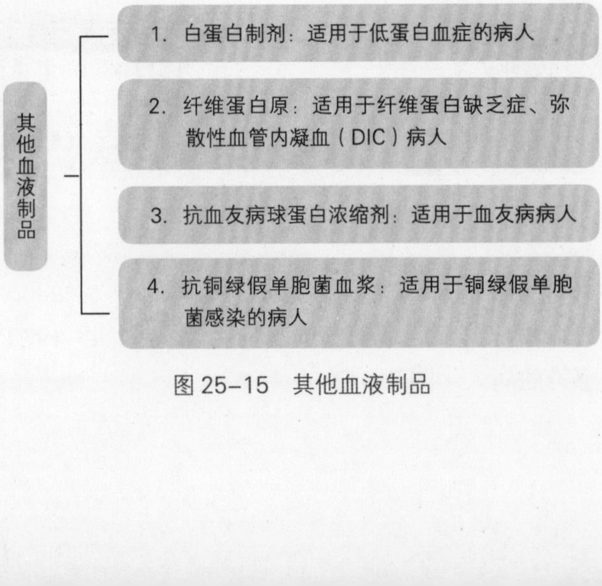

其他血液制品

1. 白蛋白制剂：适用于低蛋白血症的病人

2. 纤维蛋白原：适用于纤维蛋白缺乏症、弥散性血管内凝血（DIC）病人

3. 抗血友病球蛋白浓缩剂：适用于血友病病人

4. 抗铜绿假单胞菌血浆：适用于铜绿假单胞菌感染的病人

图 25-15　其他血液制品

1. 白蛋白液：从血浆提纯而得，能提高机体血浆蛋白和胶体渗透压，用于低蛋白血症病人（图 25-16）。

2. 纤维蛋白原：适用于纤维蛋白缺乏症、弥散性血管内凝血（DIC）病人。

3. 抗血友病球蛋白浓缩剂：适用于血友病病人。

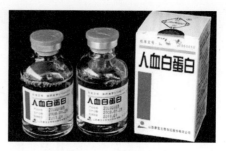

图 25-16　人血白蛋白

§25.3　血型鉴定与交叉配血试验

血型鉴定和交叉配血试验是输血前的必要准备工作，对保障病人输血安全具有十分重要的意义。ABO 血型系统输血前必须进行交叉配血试验；Rh 血型系统输血前必须进行 Rh 血型鉴定，目前我国许多中、小型医院输血前并未进行 Rh 血型鉴定。Rh 血型不合的输血可能会发生严重的溶血性输血反应，输血前检测受血者 Rh 血型，对于合理用血具有重要的临床意义，常规检测非常有必要。

血型鉴定除手工操作外，自动化血型鉴定仪也已获较广泛应用（图 25-17、图 25-18）。

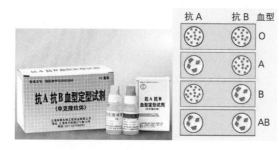

图 25-17　手工血型鉴定示意图

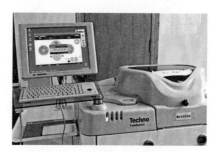

图 25-18　全自动血型鉴定仪

▶▶ **血型** ◀◀

血型是指红细胞膜上特异抗原的类型。根据红细胞所含的凝集原，把人类的血液区分为若干类型。血型是一种染色体特征，是人体的一种遗传性状，狭义来说是指红细胞抗原的差异，广义来说包括白细胞、血小板等血液各成分抗原的不同。1995 年国际输血协会认可的红细胞血型系统有 23 个，201 种抗原。临床上主要应用的是 ABO 血型系统和 Rh 血型系统。

（一）ABO 血型系统

人的红细胞内含有 A、B 两种类型的凝集原，根据红细胞内所含凝集原的不同，将人的血液分为 A、B、AB、O 4 型。红细胞上仅含有 A 凝集原者，为 A 型血；仅含 B 凝集原者，为 B 型血；同时含 A、B 两种凝集原者，为 AB 型血；既不含 A 也不含 B 凝集原者，为 O 型血。不同血型的人的血清中含有不同的抗体，但不会含有与自身红细胞抗原相应的抗体。在 A 型血者的血清中只含有抗 B 抗体（凝集素）；B 型血者的血清中只含有抗 A 抗体（凝集素）；O 型血者的血清中含有抗 A 和抗 B 两种抗体（凝集素）；而 AB 型血的血清中不含抗体（凝集素），这也是 AB 型血的人可以接受任何血型的血液的原因（图 25-19）。

血型	A 型	B 型	AB 型	O 型
红细胞型态				
抗体存在	B 抗体	A 抗体	无	A 与 B 抗体
抗原存在	A 抗原	B 抗原	A 与 B 抗原	无

图 25-19　ABO 血型系统抗原、抗体分布示意图

（二）Rh 血型系统

人类红细胞除了含有 A、B 抗原外，还有 C、c、D、d、E、e 6 种抗原，称为 Rh 抗原（又称 Rh 因子）。因 D 抗原的抗原性最强，故临床意义最为重要。医学上通常将红细胞膜上含有 D 抗原者称为 Rh 阴性，而红细胞膜上缺乏 D 抗原者称为 Rh 阴性。我国人群中，Rh 阳性者约为 99%，Rh 阴性者仅占 1% 左右。

►► 血型鉴定 ◄◄

（一）ABO 血型系统鉴定

ABO 血型是根据红细胞膜上是否存在凝集原 A 与凝集原 B 而将血液分为 A、B、AB、O 4 种血型。

通常是采用已知的抗 A、抗 B 血清来检测红细胞的抗原并确定血型。若被检

血液在抗 A 血清中发生凝集，而在抗 B 血清中不发生凝集，说明被检血液为 A 型；若被检血液在抗 B 血清中发生凝集，而在抗 A 血清中不发生凝集，说明被检血液为 B 型；若被检血液在抗 A 血清和抗 B 血清中均凝集，说明被检血液为 AB 型；若被检血液在抗 A 血清和抗 B 血清中均不凝集，则被检血液为 O 型（图 25-20、表 25-2）。

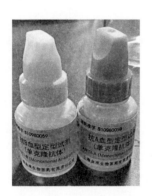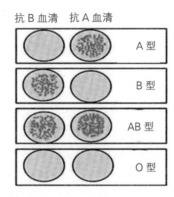

图 25-20　ABO 血型定型试剂及血型鉴定

表 25-2　ABO 血型鉴定

血　型	与抗 A 血清的反应（凝集）	与抗 B 血清的反应（凝集）
A	+	－
B	－	+
AB	+	+
O	－	－

（二）Rh 血型系统血型鉴定

人类红细胞除含 A、B 抗原外，还有 C、c、D、d、E、e 6 种抗原。Rh 血型是以 D 抗原存在与否来表示 Rh 阳性或阴性。汉族中 99％ 的人为 Rh 阳性，Rh 阴性者不足 1％。Rh 血型不合的输血可能会发生严重的溶血性输血反应，母子血型不合会发生新生儿溶血病或死胎。

Rh 血型主要是用抗 D 血清来鉴定。若受检者的红细胞遇抗 D 血清后发生凝集，则受检者为 Rh 阳性；若受检者的红细胞遇抗 D 血清后不发生凝集，则受检者为 Rh 阴性（图 25-21）。

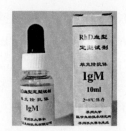

图 25-21　Rh 血型定型试剂

▶▶ 交叉配血试验 ◀◀

交叉配血试验的目的在于检查受血者与献血者之间有无不相合抗体。输血前虽已验明供血者与受血者的 ABO 血型相容，但为保证输血安全，在确定输血前仍需再做交叉配血试验。（图 25-22、表 25-3）

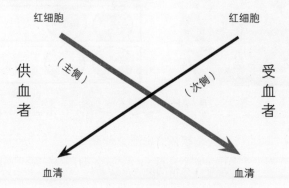

图 25-22　ABO 血型系统交叉配血示意图

表 25-3　ABO 血型正、反向定型及结果判断

正向定型			反向定型			结果判断
标准血清 + 被检者红细胞			标准红细胞 + 被检者血清			
抗 A	抗 B	抗 AB（O 型血清）	A 型红细胞	B 型红细胞	O 型红细胞	
+	－	+	－	+	－	A 型
－	+	+	+	－	－	B 型
+	+	+	－	－	－	AB 型
－	－	－	+	+	－	O 型

1. 直接交叉配血试验：用受血者血清和供血者红细胞进行配血试验，检查受血者血清中有无破坏供血者红细胞的抗体。实验结果绝不可出现凝集或溶血现象。

2. 间接交叉配血试验：用供血者血清和受血者红细胞进行交叉配血试验，检查输入血液的血浆中有无能破坏受血者红细胞的抗体。实验结果绝不可出现凝集或溶血现象。

§25.4　静脉输血方法

目前临床均采用密闭式输血法，具体的输血方法可分为间接输血法、直接输血法、自体输血法和成分输血。

§25.4.1　间接静脉输血

间接静脉输血是指将供血者的血或某些血液成分抽出后，以特定的方式预存于血库；当病人（受血者）需要时，再将库存的供血者的血经静脉输注给病人。间接静脉输血是临床最常使用的输血方法，目前多采用密闭式间接静脉输血。

▶▶ **准备** ◀◀

同"密闭式输液"，仅将输液器换为输血器（滴管内有滤网，注射针使用 9 号静脉穿刺针头）及生理盐水。此外尚应根据医嘱准备血液制品。（图 25-23～图 25-25）

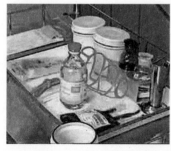
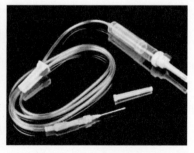
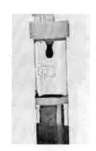

图 25-23　间接静脉输血用品准备　　图 25-24　静脉输血器　　图 25-25　输血滴管与滤网

▶▶ **输血程序** ◀◀

间接静脉输血应按以下程序步骤进行（图 25-26）。

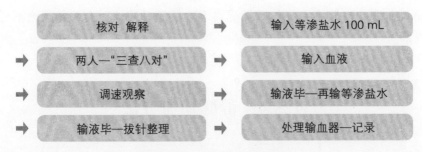

核对 解释	➡	输入等渗盐水 100 mL
两人—"三查八对"	➡	输入血液
调速观察	➡	输液毕—再输等渗盐水
输液毕—拔针整理	➡	处理输血器—记录

图 25-26　间接静脉输血程序

1. 取血：间接输血法凭取血单与血库人员共同做好"三查""八对"。"三查"即查血的有效期、血的质量和输血装置是否完好；"八对"即对姓名、床号、住院号、血瓶（袋）号、血型、交叉配血实验结果、血液制品的种类和剂量。查对无误后，在交叉配血单上签名。（图 25-27）

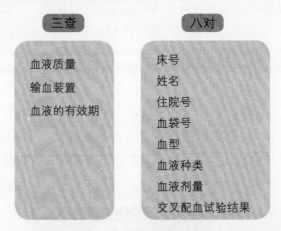

三查	八对
血液质量 输血装置 血液的有效期	床号 姓名 住院号 血袋号 血型 血液种类 血液剂量 交叉配血试验结果

图 25-27　输血前的三查八对

取出的血液制品勿剧烈震荡，以免红细胞大量破坏而引起溶血；不能将血液加温，防止血浆蛋白凝固变性而引起反应。应在室温下放置 15～20 分钟后再输入。

2. 检查核对：携输血用物至床旁，输血前须与另一护士再次进行核对，确定无误方可输入。核对病人床号、姓名、血型、交叉配血试验结果、血袋及输血处方等。

3. 建立静脉输液、输血通道：按周围静脉输液技术进行操作，建立输液、输血通道，先输入少量生理盐水（100 mL 左右）。

4. 再次核对：再次经两位护士查对（三查、八对）确定无误后，核对者签名。

5. 输血：护士以手腕旋转动作将血袋内血液轻轻摇匀。打开储血袋封口，常规消毒或用安尔碘消毒开口处塑料管，将输血器针头从生理盐水瓶上拔下，插入输血器的输血接口，缓慢将储血袋倒挂于输液架上。（图 25-28）

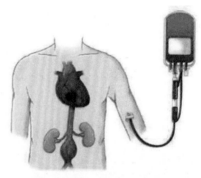

图 25-28　间接静脉输血示意图

6. 调速、观察：调节速度，开始滴速宜慢，勿超过 20 滴 / min，观察 15 分钟无反应后，再根据病情调整滴速，一般成年人 40～60 滴 / min，儿童酌减。对年老体弱、心肺疾患输血者，更应谨慎，速度宜慢。

7. 输血结束：血液输注完毕后，再输入少量生理盐水，然后即可拔针或输入其他液体。

8. 交代病人及家属勿自行调速、局部勿乱动、勿随意加温等有关注意事项，呼叫器放于易取处。

▶▶ **注意事项** ◀◀

1. 采集配血标本，要求每次为一位病人采集，禁止采集两位病人的血标本以免发生错误。

2. 严格执行查对制度，确保输血治疗准确无误。取血时和输血前必须由两名专业人员按要求逐项"三查八对"，确保输入血液准确无误。

3. 血液从血库取出后，勿剧烈震动，输血前轻轻摇匀，以免红细胞大量破裂而引起溶血。

4. 库血不能加温，以免血浆蛋白凝固变性而引起反应。库存血取出后，应在室温下放置 15～20 分钟后输入。

5. 血液内不得加入其他药物如钙剂、酸性或碱性药物、高渗低渗溶液等，以防血液变质。

6. 血液自血库取出后应在 30 分钟内输入，避免久放血液变质或污染。

7. 输注两个以上供血者的血液时，应间隔输入少量生理盐水，以防两个供血者的血液发生凝集反应，并避免与其他溶液相混，使血液变质。

8. 输血过程加强巡视，严密观察病人情况，注意有无输血反应并及时处理。

§25.4.2　直接静脉输血

直接静脉输血是指将血液从供血者体内抽出后立即输注给病人。

▶▶ 准备 ◀◀

1. 治疗盘内备 3.8% 枸橼酸钠溶液、50 mL 注射器（按输入血量而定）、注射盘、无菌纱布罐、胶布、血压计、止血带、小垫枕。

2. 将备好的注射器内加入一定量的抗凝剂（50 mL 血中加入 3.8% 枸橼酸钠溶液 5 mL）。

▶▶ 输血程序 ◀◀

直接静脉输血应按以下程序进行（图 25-29）。

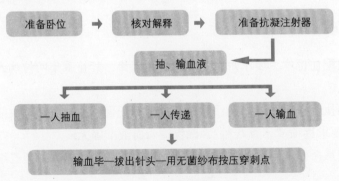

图 25-29　直接静脉输血程序

1. 供血者与受血者分别躺在邻近的两张床上，各露出一侧上臂。将血压计袖带缠在供血者上臂、充气，使压力维持在 100 mmHg（13.3 kPa）左右。

2. 常规消毒穿刺部位皮肤，通过静脉穿刺抽取供血者的静脉血，立即按静脉注射法直接输注给病人。操作时需要三人合作，一人抽血，一人传递，另一人输血，如此连续进行。在连续抽血时，不必拔出针头，只需更换注射器，并在更换时放松血压计袖带，用手指压住静脉前端，以减少出血。

3. 从供血者静脉内抽血不可过急过快，向病人静脉内推注也不可过快，并随时观察供血者及病人的情况，倾听其主诉。

▶▶ 注意事项 ◀◀

1. 在连续抽血、输血过程中，只需更换注射器，不必拔针头，但要放松袖带，用手指压住穿刺部位前端静脉，以减少出血。

2. 输血完毕拔针，以纱布覆盖进针处，胶布固定。

3. 从供血者血管抽血不可过急、过快；同时要注意受血者面色、血压等的改变。

§25.4.3　自体输血

自体输血是指将病人自身的血液以适当的方式采集，经过保存或其他处理，在病人需要的时候再经静脉回输给病人自己。

在国外，自体输血占到总用血量的一半以上，但是自体输血在国内却不多见。自体输血是今后我国在输血工作中应努力加强的一个重要方面。

▶▶ 优点 ◀◀

1. 无须做血型鉴定和交叉配血试验，不会产生免疫反应。

2. 节省血源。

3. 避免了因输血而引起的疾病传播。

▶▶ 自体血采集方式 ◀◀

自体血采集有储存式、稀释式、回收式等 3 种方式（图 25-30）。

1. 术前预存自体血（储存式）：

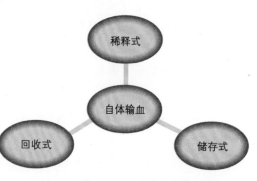

图 25-30　自体血采集方式

即术前抽取病人的血液，在血库低温下保存，待手术时再输还给病人。一般于术前 3 周开始，每周或隔周采血 1 次。注意最后一次采血应在手术前 3 天，以利机体恢复正常的血浆蛋白水平。

2．术前采集自体血（稀释式）：于手术当天手术开始前采病人自体血，同时自静脉给病人输注晶体或胶体溶液，目的是在稀释血液的同时维持血容量，使术中失血时实际丢失的红细胞及其他成分相应减少。然后，根据术中失血及病人情况再将自体血回输给病人。

3．术中失血回输（回收式）：是指用血液回收装置，将病人体腔积血、手术中失血及术后引流血液进行处理，然后回输给病人。如脾破裂、输卵管破裂，血液流入腹腔 6 小时内，无污染和凝血时，可将血液收集起来，加入适量抗凝剂，经过过滤后输还给病人。（图 25-31、图 25-32）

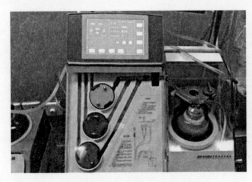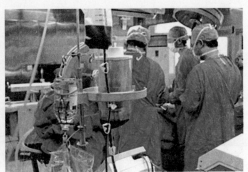

图 25-31　自体血液回收机　　　　　图 25-32　术中失血回输

▶▶ **注意事项** ◀◀

1．严格遵守无菌技术原则和技术操作规程。

2．自体失血回输的总量应限制在 3500 mL 以内，大量回输自体血时，应适当补充新鲜血浆和血小板。

3．自体输血不需做血型鉴定和交叉配血试验，不会产生免疫反应。

§25.4.4　成分输血

成分输血是将血液中的各种有效成分分离出来，制备成高纯度和高浓度的制剂，然后根据病人的具体情况，有针对性地输注。成分输血的优点是：制剂容量小、纯度和浓度高、治疗效果好。成分输血是现代输血学的重要标志之一，现已在临床广泛应用。

▶▶ 种类 ◀◀

成分输血主要种类包括红细胞、血浆、血小板、白细胞。

1．红细胞输注：可选择性输注红细胞悬液、少白细胞的红细胞、洗涤红细胞、照射红细胞、冰冻红细胞、年轻红细胞等。

2．血浆及血浆蛋白输注。

3．血小板输注：可选择性输注浓缩血小板、辐照血小板、少白细胞血小板。

4．白细胞输注：应用浓缩白细胞应十分慎重，因为粒细胞可引起输血副作用，因此目前临床已少用。

▶▶ 不良反应 ◀◀

1．同种免疫较为常见。

2．畏寒、发热，严重者可有血压下降，呼吸急迫表现。

3．肺部合并症有肺炎、肺水肿，以及由于白细胞聚集而形成微小栓子等。

4．粒细胞输注发生巨细胞病毒感染者比输其他血制品更为多见。

▶▶ 注意事项 ◀◀

1．某些成分血，如白细胞、血小板等（红细胞除外），存活期短，为确保成分输血的效果，以新鲜血为宜，且必须在 24 小时内输入体内。

2．除血浆和白蛋白制剂外，其他各种成分血在输入前均需进行交叉配血试验。

3．成分输血时，由于一次输入多个供血者的成分血，因此在输血前应根据医嘱给予病人抗过敏药物，以减少过敏反应的发生。

4．由于一袋成分血液只有 25 mL，几分钟即可输完，故成分输血时，护士应全程守护在病人身边，进行严密的监护，不能擅自离开病人，以免发生危险。

5．如病人在输成分血的同时还需输全血，则应先输成分血，后输全血，以保证成分血能发挥最好的效果。

§26

中心静脉穿刺置管

中心静脉是指距离心脏较近的大静脉，主要指双侧的颈内静脉、锁骨下静脉、颈外静脉；虽然股静脉亦属中心静脉，但多用于采集血标本，较少用于中心静脉置管输液。

▶▶ 适应证 ◀◀

1. 严重创伤、休克及急性循环衰竭等危重病人无法作周围静脉穿刺者。
2. 需接受大量快速补充血容量或输血的病人。
3. 需长期静脉输注高渗或有刺激性液体及实施全静脉营养者。
4. 经中心静脉导管安置心脏临时起搏器。
5. 利用中心静脉导管测定中心静脉压，随时调节输入液体的量和速度。
6. 需长期多次静脉取血化验者。
7. 循环功能不稳定及施行心血管和其他大而复杂手术的病人。

▶▶ 禁忌证 ◀◀

1. 穿刺局部有外伤或感染者。
2. 凝血功能障碍者。
3. 对肺气肿、剧烈咳嗽者，不宜行经皮中心静脉穿刺。
4. 病人兴奋、躁动、极不合作者。

▶▶ 常见并发症 ◀◀

1. 气胸：是较常见的并发症，多发生于经锁骨下的锁骨下静脉穿刺。穿刺后病人出现呼吸困难、同侧呼吸音减低，就要考虑到有此并发症的可能。应及早摄胸片加以证实，以便及时作胸腔抽气减压或闭式引流等处理。

2. 血胸：穿刺过程中若将静脉或锁骨下动脉壁撕裂或穿透，同时又将胸膜刺破，血液可经破口流入胸腔，形成血胸。病人可表现为呼吸困难、胸痛和发绀。胸片有助于诊断。临床一旦出现肺受压症状，应立即拨出导管，并作胸腔穿刺引流。

3. 神经损伤、空气栓塞、感染等。

▶▶ 中心静脉穿刺置管途径 ◀◀

中心静脉置管常用的是颈内静脉和锁骨下静脉穿刺置管。近几年来，经外周中心静脉导管（PICC）在国内逐步推广使用（表 24-1、表 26-1）。

表 26-1　中心静脉主要穿刺途径比较表

并发症	不同穿刺部位		
	颈内静脉	锁骨下静脉	股静脉
气胸（%）	<0.1	1.5～3.1	
血胸（%）	少见	0.4～0.6	
感染（%）	8.6	4	15.3
血栓形成（%）	1.2～3	0～13	8～34
误穿动脉（%）	3	0.5	5.25
穿刺风险	低风险（穿过右心房，至下腔静脉）	高风险（上行至颈内静脉，甚至穿至对侧锁骨下静脉）	极低风险（腰静脉丛）

▶▶ 中心静脉置管后护理 ◀◀

（一）输液的管理

1. 妥善固定，保持通畅。

2. 遵医嘱合理控制补液速度与量。

3. 局部刺激性强的药物可由中心静脉输入。

4. 尽量避免由中心静脉输入血液制品。

5. 血管活性药物应单独通道泵入，保持通道上其他液体速度基本匀速，避免快速扩容。

（二）局部护理

1. 穿刺部位用无菌敷料覆盖，局部有分泌物污染可能时优先选择透明贴膜、渗液较多者可选择无菌纱布。透明贴膜 24 小时更换，以后每周更换 1 次，必要时及时更换。

2. 局部换药消毒使用聚维酮碘，自然待干。

3. 观察到穿刺点出现红肿、脓性分泌物等时，应及时提醒医师并留取培养标本，必要时拔除导管。

（三）并发症监测及护理

应注意加强对疼痛和炎症、出血、空气栓塞、局部血肿、气胸、心律失常和感染等方面的监测及护理。

（四）预防感染

1. 穿刺部位用无菌敷料覆盖，必要时更换敷料。

2. 接触导管前应行手卫生处置，输液或静脉注射前后严格消毒。

3. 输注营养液和血制品后及时用生理盐水冲洗。

4. 尽量避免由中心静脉管内抽血。

（五）拔管后护理

1. 拔管前留取血培养标本送检。

2. 拔管后按压穿刺点 5 分钟以上至不出血。有出血倾向或导管留置时间长的病人应加长按压时间。

3. 停止按压后，局部覆盖无菌纱布辅料，继续关注局部止血效果。

▶▶ 注意事项 ◀◀

1. 正确选择穿刺途径：左颈内静脉后面及前斜角肌的前方有胸导管通过，左侧穿刺易损伤胸导管，且左肺尖与胸膜顶较右侧高，所以，临床上多采用右颈内静脉穿刺；若必须于左侧进行，应选后路颈内静脉穿刺为宜。

2. 准确定位：医师应选用自己最熟练的定位方法。为提高穿刺准确率及减轻组织损伤，最好在麻醉过程中同时确定血管的位置。宜在麻醉针探查到血管后再用穿刺针进行穿刺，不要直接用粗针反复探试锁骨下静脉。

3. 判断动、静脉：通过回血的颜色和血管内的压力来判断动、静脉。静脉血压力较低，回推力较小且平稳，血液呈暗红色；动脉血流则呈顿挫式，血色鲜红；但在严重缺氧、休克或静脉压力升高、三尖瓣关闭不全的病人，常难以作出准确的判断。在监护仪上，动脉波形高而尖，静脉波形浅而平缓。

4. 插入导引钢丝："J"形导引钢丝的弯曲方向必须与预计的导管走向一致，否则可能会出现导引钢丝打折或导管异位的情况。

5. 导管留置的管理：导管内液体的重力滴速可达 80 滴 / min。如发生导管打折、移动、脱出或凝血，可导致滴速明显减慢。新近的阻塞，可试用 1 mL 生理盐水冲管；如无效或阻塞时间较长，应拔除导管。在导管留置期，每天用 2～3 mL 的肝素（10～100 U/mL）生理盐水冲洗管道；穿刺点隔 2～3 天更换 1 次敷料；如发现局部红肿、导管位置变化、皮下渗液或缝针松动等情况，应及时做出相应的处理。

§26.1　颈内静脉穿刺置管

▶▶ 目的 ◀◀

颈内静脉穿刺常用于急救时的加压输液、输血或采血标本等。需要时，可通过颈内静脉穿刺，将导管置入上腔静脉进行长期输液或测中心静脉压。

▶▶ 准备 ◀◀

1. 备治疗盘：治疗盘内放皮肤消毒剂、2% 利多卡因、棉签、无菌干燥注射器及针头、无菌手套、孔巾等。

2. 备中心静脉穿刺针、导引钢丝、扩张管、深静脉留置导管（含肝素帽）、0.4% 枸橼酸钠生理盐水或肝素稀释液（肝素 15～20 mg 加入 100 m L 生理盐水中）

及输液装置。

▶▶ 操作步骤 ◀◀

1. 病人体位：病人取仰卧位，如选用右侧颈内静脉穿刺，病人头偏向左侧，肩下垫一小枕，显露胸锁乳突肌。该肌的锁骨头内缘与乳突连线的外侧即颈内静脉的位置。

2. 消毒：局部皮肤以聚维酮碘（络合碘）或 75% 乙醇消毒，待干。

3. 铺单与麻醉：术者戴无菌手套，如需插管应铺无菌巾，穿刺点用 2% 利多卡因溶液麻醉。

4. 选择穿刺径路：穿刺径路有前路、中路和后路，通常选择右侧颈内静脉中路进行穿刺。因为左颈内静脉后面及前斜角肌的前方有胸导管通过，左侧穿刺易损伤胸导管，且左肺尖较右侧高，易在穿刺时受损，所以临床上多采用右颈内静脉穿刺。（图 26-1）

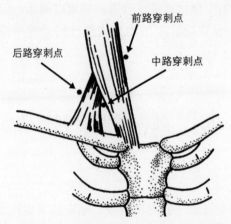

图 26-1　颈内静脉不同穿刺径路的穿刺点

（1）前路：将左手示指和中指放在胸锁乳突肌中点、颈总动脉外侧，右手持针，针尖指向同侧乳头，针轴与冠状面成 30°～40°，常于胸锁乳突肌的中点前缘入颈内静脉。

（2）中路：胸锁乳突肌的胸骨头、锁骨头与锁骨上缘构成颈动脉三角，在此三角形顶点处穿刺。

（3）后路：在胸锁乳突肌外侧缘的中下 1/3 交点，约锁骨上 5 cm 处进针，针轴一般保持水平位，针尖于胸锁乳突肌锁骨头的深部指向胸骨上切迹。

6. 穿刺置管：目前临床常用的为钢丝引导式中心静脉导管置管，现以颈内静脉中路穿刺置管为例，介绍如下（图26-2）。

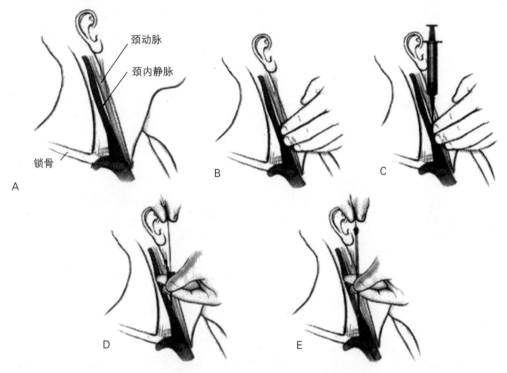

图26-2　颈内静脉穿刺步骤示意图

（1）常取中路进针，针轴与皮肤成30°，针尖指向同侧乳头，边进针边回抽，并保持一定的负压，一般刺入2~3 cm即入颈内静脉。抽到静脉血时，应减小穿刺针与额平面的角度，血流很通畅时，固定穿刺针的位置。（图26-3）

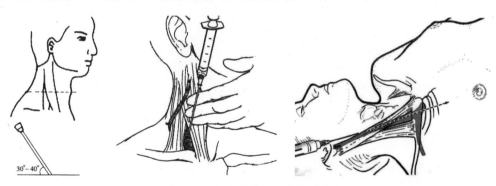

图26-3　颈内静脉中路穿刺示意图

（2）经穿刺针插入导引钢丝，体外保留约 40 cm，退出穿刺针；从导引钢丝尾插入扩张管，按一个方向旋转，将扩张管旋入血管后，左手用无菌纱布按压穿刺点并拔除扩张管；将导管顺导引钢丝置入血管中，一般导管插入深度为13～15 cm（图 26-4）。

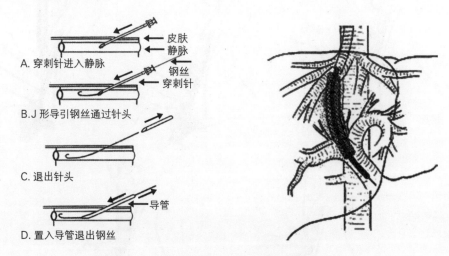

图 26-4　颈内静脉置管方法及置管位置示意图

（3）将装有生理盐水的注射器连接导管尾端，在抽吸回血后，向管内注入2～3 mL 生理盐水，锁定卡板，取下注射器，拧上肝素帽（图 26-5）。

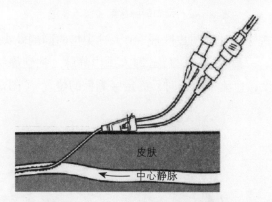

图 26-5　颈内静脉置管固定示意图

（4）将导管固定片固定在接近穿刺点处，缝针固定导管，用纱球覆盖穿刺及缝合处，透明胶膜固定。

7. 连接输液装置。

▶▶ **注意事项** ◀◀

1. 严格执行无菌操作规程。

2. 准确选择穿刺点，掌握好穿刺针的方向，避免发生并发症，如气胸、血胸、血肿、气栓、神经损伤、感染等。

3. 防止误伤颈总动脉。万一误伤，应立即拔针，并压迫止血。

4. 颈部下段穿刺易损伤颈前静脉及穿破胸膜，故少用为妥。

5. 插管术后，应观察有无渗液、渗血，可将导管稍稍移出一些，以免导管回旋于血管内引起液体反流。用消毒敷料压迫局部 3～5 分钟，以防局部血肿。插管后需每天更换敷料 1 次。每次输液结束后，应将导管末端针头用无菌纱布包裹扎紧，防止空气进入，固定好备用。对凝血机制障碍、肺气肿、剧烈咳嗽者，不宜行颈静脉穿刺。

§26.2　锁骨下静脉穿刺置管

▶▶ **操作目的与准备工作** ◀◀

与颈内静脉穿刺置管相同。

▶▶ **穿刺径路** ◀◀

锁骨下静脉穿刺置管可分为锁骨上入路和锁骨下入路（图 26-6）。

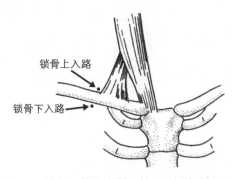

图 26-6　锁骨下静脉穿刺置管入路及穿刺点示意图

1. 锁骨下入路：锁骨中、内 1/3 交界处的锁骨下 1 cm 为穿刺点。刺入皮肤后，针尖方向直对胸骨切迹或甲状软骨下缘，紧靠锁骨后面；穿刺过程中始终保持一定的负压，并尽量保持穿刺针与胸壁呈水平位，一般 3～5 cm 即达锁骨下静脉。（图 26-7）

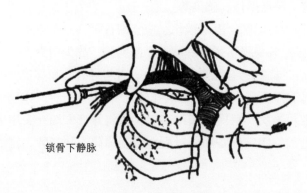

锁骨下静脉

图 26-7　锁骨下入路

2. 锁骨上入路：胸锁乳突肌锁骨头外侧缘的锁骨上约 1 cm 处为穿刺点。刺入皮肤后，针尖指向胸锁关节或对侧乳头，穿刺针与皮肤成 15° 或与冠状面保持水平，进针 1.5～2 cm 即可进入静脉。（图 26-8）

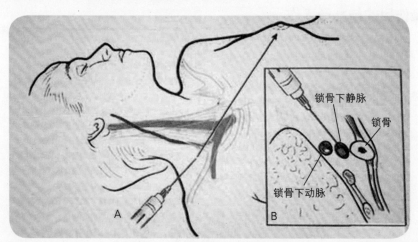

锁骨下静脉

锁骨

锁骨下动脉

A　　　　B

图 26-8　锁骨下静脉穿刺点及径路

3. 操作步骤：

（1）病人肩部垫高，头转向对侧，取头低位 15°。

（2）消毒皮肤、铺巾、穿刺点局部麻醉，穿刺工具同颈内静脉穿刺。

（3）按锁骨下或锁骨上径路穿刺：一般多选用锁骨下入路（图26-9）。

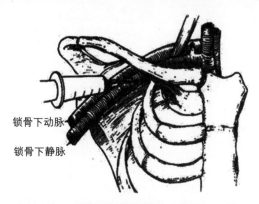

锁骨下动脉

锁骨下静脉

图26-9　锁骨下静脉穿刺法（锁骨下入路）

（4）其余操作步骤与颈内静脉穿刺置管术相同。

§27

中心静脉压测定

中心静脉压（central venous pressure，CVP）是指右心房及上、下腔静脉胸腔段的压力，它可判断病人血容量、心功能与血管张力等的综合情况。

▶▶ 适应证 ◀◀

CVP 测定常用于急性心力衰竭、大量输液或心脏病人输液时，以及危重病人或体外循环手术时，其主要适应证如下。

1. 急性循环衰竭病人，测定中心静脉压借以鉴别是否血容量不足，抑或心功能不全。

2. 需要大量补液、输血时，借以监测血容量的动态变化，防止发生循环负荷过重的危险。

3. 拟行大手术的危重病人，借以监测血容量并维持在最适当水平，更好耐受手术。

4. 血压正常而伴少尿或无尿时，借以鉴别少尿为肾前性因素（脱水）抑或为肾性因素（肾衰竭）。

▶▶ 禁忌证 ◀◀

1. 出血体质。
2. 穿刺或切开部位感染。

▶▶ 准备 ◀◀

备中心静脉穿刺置管及相关用品；如通过静脉切开置管，需备静脉切开包及手套；治疗盘中备聚维酮碘、75％乙醇、肝素生理盐水、20 mL 注射器、输液装置、局部麻醉药及胶布等。备中心静脉压测定装置及压力传感器等。

▶▶ **置管方法** ◀◀

中心静脉置管可通过经外周中心静脉穿刺插管或经颈内静脉、锁骨下静脉、股静脉等中心静脉穿刺插管，也可通过静脉切开进行插管。

1. 经外周中心静脉置管：参见本书"外周中心静脉导管（PICC）输液"一节。

2. 经大隐静脉或股静脉插管：导管置入深度为自切口到剑突上 3～4 cm，成人为 40～50 cm。若遇阻力，可稍退管，调整方向后，再行插入。（图 27-1）

3. 经中心静脉置管法：参见本书"中心静脉穿刺置管"一节（图 27-2）。

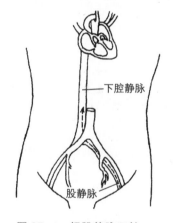

图 27-1　经股静脉置管

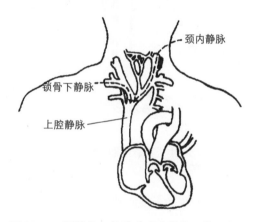

图 27-2　经锁骨下静脉或颈内静脉置管示意图

▶▶ **测定中心静脉压** ◀◀

1. 将测压管和刻有 cmH_2O 的标尺一起固定在输液架上，接上三通开关与连接管，一端与输液器相连，另一端接中心静脉导管（图 27-3）。

2. 调节测压管零点：平卧位时，应将测压管零点调至平腋中线第 4 肋间右房水平；侧卧位时，应将测压管零点调至平右侧第 2 肋间隙胸骨旁水平（图 27-4）。

3. 测中心静脉压：测压时，先将测压管充满液体，扭动三通开关使测压管与静脉导管相通后，测压管内液体迅速下降，当液体降至一定水平不再下降时，液平面在量尺上的读数即为中心静脉压（cmH_2O）。不测压时，扭动三通开关使输液瓶与静脉导管相通，以补液并保持静脉导管的通畅。中心静脉压正常值为6～12 cmH₂O，降低与增高均有重要临床意义。（图27-5）

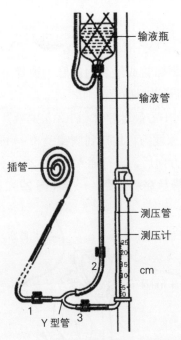

输液瓶

输液管

插管

测压管

测压计

cm

2

1

Y型管

3

图 27-3 中心静脉压测压装置示意图

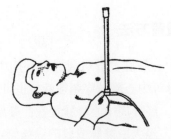

图 27-4 调节测压管的零点

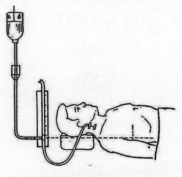

图 27-5 中心静脉压测压示意图

中心静脉压监测

有条件医院可用心电监护仪，通过换能器、放大器和显示仪显示中心静脉压力波形与记录数据。测压时，先将换能器充满生理盐水、排净空气，然后通过换能器上的三通开关使换能器与大气相通，将传感器归零；当监护仪显示"0"时，转动三通开关，使之与大气隔绝而与病人的静脉插管相通，此时监护仪显示所测中心静脉压力的波形与数值。（图27-6～图27-8）

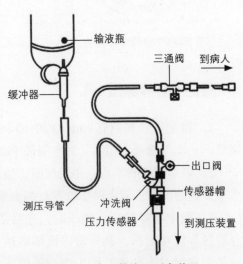

输液瓶

三通阀

到病人

缓冲器

出口阀

传感器帽

测压导管

冲洗阀

压力传感器

到测压装置

图 27-6 中心静脉压测定装置

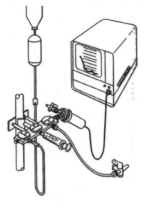

图 27-7　中心静脉压监测装置

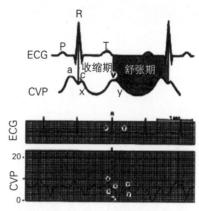

图 27-8　中心静脉压波形图

▶▶ 中心静脉压临床意义 ◀◀

1. 当血压低于正常、中心静脉压低于 6 cmH$_2$O 时，提示有效血容量不足，可快速补液或补血浆，直至中心静脉压升至 6～12 cmH$_2$O。

2. 当血压低于正常、中心静脉压高于 10 cmH$_2$O 时，应考虑有心功能不全的可能，需采用增加心肌收缩力的药物如毛花苷 C（西地兰）或多巴酚丁胺，并严格控制入量。

3. 中心静脉压高于 15～20 cmH$_2$O 提示有明显的心力衰竭，且有发生肺水肿可能，需采用快速利尿药与洋地黄制剂。

4. 低中心静脉压也可见于败血症、高热所导致的血管扩张。必须指出，评价中心静脉压高低的意义，应当从血容量、心功能及血管状态三方面考虑。当血容量不足而心功能不全时，中心静脉压可正常，故需结合临床综合判断。

▶▶ 注意事项 ◀◀

1. 测压管 0 点必须与右心房中部在同一水平，体位变动时应重新调整两者关系。

2. 如测压过程中发现静脉压突然出现显著波动性升高时，提示导管尖端进入右心室，立即退出一小段后再测，这是由于右心室收缩时压力明显升高所致。

3. 导管应保持通畅，否则会影响测压结果。如导管阻塞，应用输液瓶中液体冲洗导管或变动其位置；若仍不通畅，则用肝素或枸橼酸钠冲洗。

4. 测压管留置时间一般不超过 5 天，时间过长易发生静脉炎或血栓性静脉炎。留置 3 天以上时需用抗凝剂冲洗，以防血栓形成。

§28

临床监护

临床监护是对人体重要的生理、生化指标进行实时连续性的监测，并将所获信息进行存储、显示、分析，对超出设定范围的参数发出报警的系统。它可以实时、连续、长时间地监测病人的重要生命体征参数，具有重要的临床价值，是重危病人病情监测的重要手段。

§28.1 概　述

▶▶ 临床监护发展概况 ◀◀

医用临床监护设备是从医务人员对心电图（ECG）的监测需求开始的。20 世纪 60 年代前后完成了 ECG 持续床旁监测，70 年代建立了血压持续监测，80 年代又建立了血氧的持续监测；进入 21 世纪后，随着临床对危重病人和潜在危险病人的监护要求不断提高，特别是医院重症监护病房（ICU/CCU）对监护系统的需求不断提高，临床监护技术快速发展。目前监护系统除要求具有多参数生命体征监护功能外，还要求在监护质量以及医院监护网络方面有进一步的提高，以更好地满足临床监护、药物评价和现代化医院管理的需要。

▶▶ 医用监护仪分类 ◀◀

1. 按仪器构造功能分类：分为一体式监护仪和插件式监护仪。
2. 按仪器接受方式分类：分为有线式监护仪和遥测式监护仪。

3. 按功能分类：分为通用型监护仪和专用型监护仪。

4. 按使用范围分类：分为床边监护仪、中央监护仪和离院监护仪。

5. 按监护仪的作用分类：分为纯监护仪和抢救、治疗用监护仪。

6. 按监测参数分类：分为单参数监护仪和多参数监护仪。

▶▶ 医用监护仪功能 ◀◀

1. 显示功能：医用监护仪最初只能用数字显示，以后逐步发展到数字与波形同屏显示和彩色显示。

2. 监测功能：目前，医用监护仪不仅能监测心电图（ECG）、血压（NIBP）、血氧饱和度（SpO_2）、体温（TEMP）、呼吸（RESP）等基本参数，还可以连续监测有创血压、心排血量（心输出量）、特殊麻醉气体等参数。此外，监测功能还从数字监测发展到了图表监测等。

3. 分析功能：随着电路的高度集成化，监护仪逐渐发展到有强大的软件分析功能，如心律失常分析、起搏分析、ST 段分析等，并可根据临床需要进行监测信息储存、回顾。

4. 联网功能：随着通信网络的快速发展，单台监护仪监测病人已经不能满足大量病人信息的处理和监测的需要。通过中央网络信息系统，将医院多台监护仪联网，能同时监测多个病人，使每个病人都能得到及时的监护和治疗。

▶▶ 医用监护仪构成及工作原理 ◀◀

医用监护仪通常由信息采集、信息数字化处理、信号显示与存储等部分组成，其工作原理如下（图 28-1）。

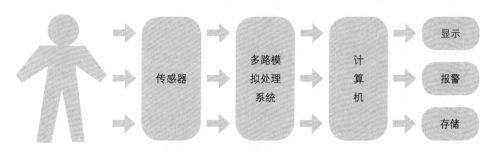

图 28-1 医用监护仪工作原理

（一）信息采集

通过各种不同的传感器，可采集多种生理参数如呼吸、脉搏、体温、血压、心电图、脑电图、血糖、血氧饱和度等的相关信息（图 28-2）。

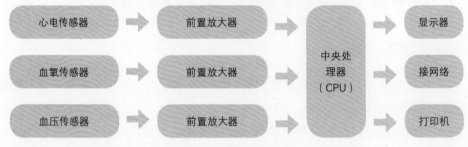

图 28-2　信息采集与处理

（二）信号的模拟处理

将传感器获得的信号加以放大，并对信号中感兴趣的部分进行数字化处理，形成数字化信息。

（三）信息的显示

数字化信息通过计算机处理，即可在监护仪屏幕上显示。

1. 数字或表格显示：显示心率、体温等数据。

2. 图形显示：可显示参数随时间变化的曲线，用作分析。

3. 信息存储：用记录仪作永久的记录，以便存档。

4. 报警：光报警和声报警。

（四）信息处理

医学临床监护信息通过计算机处理，不仅可完成信息的显示、存储，传输，还可对信息进行运算、分析及诊断等。

▶▶ 医用监护仪临床应用 ◀◀

根据监护需要的不同，监护仪可设计为单项指标监测或多项指标监测；亦可设计为图像监测、表格监测、动态监测等。临床动态监护仪可监测以下项目（图 28-3）。

1. 心率和心电图监测：主屏可同时显示心率、心律和心电图波形。

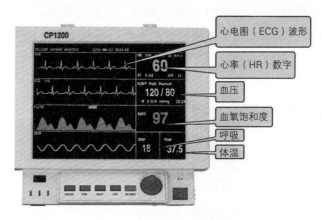

图 28-3　临床监测项目示意图

2．呼吸频率和呼吸功能监测：主要包括呼吸频率、节律的数字和波形显示，如有无潮式呼吸、呼吸暂停、浅慢呼吸等。

3．静态或动态血压监测：及时准确地监测血压的动态变化，有助于判断病人体内血容量、心肌收缩力、外周血管压力等变化。

4．血氧饱和度监测：可以实时地为判断病人缺氧状态提供依据，以便及时采取有效治疗措施。

5．血糖监测：持续的血糖水平监测，不仅有助于糖尿病的诊断，而且可以了解血糖水平与进食、运动、服药等的关系。

6．颅内压和脑电图监测：是颅脑外科手术前后的重要监护手段，可实时地了解脑水肿和脑电图的变化（图 28-4）。

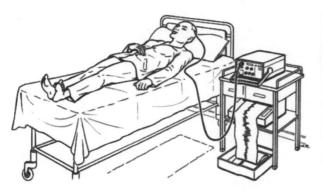

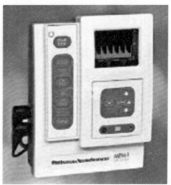

图 28-4　颅内压监护

7. 其他专科项目监测：如麻醉药浓度监测、二氧化氮浓度监测等，可为临床麻醉提供重要支撑；胎心动态监测适用于高危产妇、婴儿宫内窒息和"宝贵胎儿"等情况，可为判定胎儿生存状态提供可靠依据，有助于选择正确的分娩时机和方式（图28-5）。

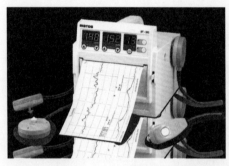
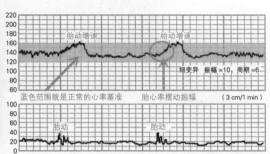

图 28-5　胎心监护仪和监护图

§28.2　多功能临床监护仪

多功能监护仪是目前在医院中使用最广泛的监护设备，能同时显示多项生理指标。

▶▶ 监测对象 ◀◀

凡是病情较危重需要进行持续不间断监测心搏的频率、节律与体温、呼吸、血压、脉搏及血氧饱和度等病人，均可使用多功能监护仪进行监护。

▶▶ 设备类型 ◀◀

医院中常用的多功能监护仪包括一体式监护仪和插件式监护仪。

1. 一体式监护仪：是一种固定功能的监护仪，一般用于单项或数项功能指标监测，如血压、心率、血氧饱和度等（图28-6）。

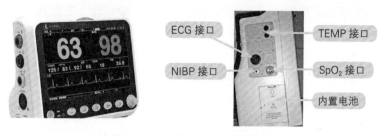

图 28-6 一体式多功能监护仪

2. 插件式监护仪：插件式监护仪是模块化设计的插件式监护仪，可以灵活方便地选择不同的插件组合，监测多项临床信息。对于常用的监测功能模块，可以配备于每台监护仪；对于特殊的功能模块，可以根据需要有选择地配备。（图 28-7）

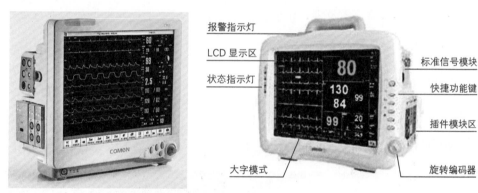

图 28-7 插件式多参数医用监护仪

▶▶ **监测方法与内容** ◀◀

（一）监测方法

多功能监测仪可同时监测多项指标，一般是通过屏幕显示进行直接监测，必要时也可传输至院内其他地点进行监测，甚至进行远程监测。此外，还可实时下载监测项目的动态图形变化。

（二）监测内容

一体式监护仪只能监测已设定好的监测内容；插件式监护仪则可根据需要选择不同的插件，监测不同的内容。下列是临床常用的监测项目。

1. 心电监测：心电监护是动态阅读长时间记录的常规体表心电图，通常采用简化的心电图导联来代替体表心电图导联系统，一般是将 4 个肢体导联分别移动到胸前壁 4 个角落，这样既可保证良好的监测质量，又不影响病人床上活动和各种诊疗措施的实施。

2．呼吸监测：采用阻抗法原理。胸部安置的心电监测导联电极在监测心电图的同时获得呼吸活动曲线及呼吸频率。

3．体温监测：电测温度计监测皮肤或中心温度。

4．无创血压监测：采用袖带充气式血压监测或脉波测压法（用脉搏指套传感器，实现无创连续测压）。

5．血氧饱和度监测：根据血红蛋白的光吸收特性设计，传感器为指夹式或耳贴式，在血氧饱和度 70%～100% 范围内测量准确度高，误差在 ±2% 内。

6．血 pH 及电解质浓度的监测：利用针型传感器，通过静脉穿刺将其置入血管内，可连续显示血 pH 及钾、钠、钙离子浓度，避免了反复抽取病人血液测定电解质，减轻病人痛苦。

▶▶ 设备使用程序 ◀◀

（一）开机

将监护仪与电源线接通，同时接好地线，打开主机开关（图 28-8）。

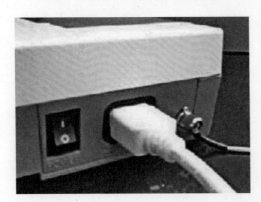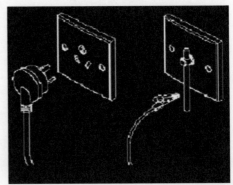

图 28-8　接通电源线与地线

（二）安装信息采集装置

通过在病人身上安装多种信息采集装置，采集人体相关信息。

1. 心电信息采集：通常采用改良的导联体系采集心电活动信息，并与主机相连，所获心电图资料一般仅用于临床监护，而不用于心电图诊断（图28-9）。

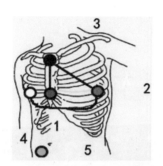

1. 棕色（V）：胸骨下段，第5肋间
2. 红（LL）：左腋中线第5肋间
3. 黑（LA）：胸骨柄处
4. 白（RA）：右腋中线第5肋间
5. 绿（N）：第6肋下或右髋部
（仅用于监护，不能用于诊断）

图28-9 安放心电导联电极片（改良五导联）

2. 血压信息采集：将采集血压信息的袖套以正确的方法绑于上臂下端部位（图28-10）。

3. 血氧饱和度信息采集：将血氧饱和度传感器安放于成人指尖或小儿足部。血氧探头位置应与测血压手臂分开，以免在测血压时，阻断血流，而测不出血氧。（图28-11）

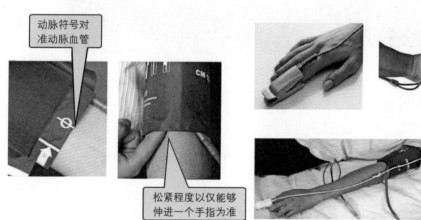

动脉符号对
准动脉血管

松紧程度以仅能够
伸进一个手指为准

传感器不要
放在有动脉
导管、静脉
注射管或进
行血压测量
的血压袖套
的肢体

图28-10 正确安放监测血压的袖套　　图28-11 安放经皮血氧饱和度传感器

4. 呼吸信息采集：通过心脏导联电极片或血氧探头均可采集到动态的呼吸信息。

5. 体温信息采集：通过置于病人体表的体温探头即可采集体温信息。

（三）设定报警系统

根据病人情况，在相对安全的范围内设定各报警限（ALARM），打开报警系统；关掉不必要的声音，保证监测波形清晰、无干扰。

（四）启动临床监护

调至主屏，对各项设定指标进行数字和图像的观察和信息采集，为临床诊疗提供支持（图 28-12）。此外，还应向病人交代在监护期间应注意的问题。

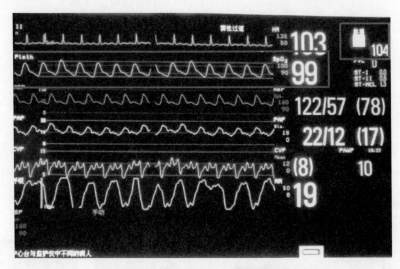

图 28-12　监护仪多功能显示

（五）停止监护

关闭监护仪，撤除导联线及电极片、血压计袖带等信息采集装置。

▶▶ 注意事项 ◀◀

1. 正确安放采集信息的感应器和电极片。

2. 密切观察主屏上显示的各项数据和心电图等的波形变化，及时处理干扰和电极脱落等问题。

3. 定期更换电极片安放位置，防止皮肤过敏和破溃。

4. 报警系统应始终保持打开，出现报警应及时处理。

§28.3　动态心电图监测系统

动态心电图（dynamic electrocardiography，DCG）于 1957 年由美国人 Holter 首创，故又称 Holter 心电图。1961 年美国推出"Holter 心电图系统"应用于临床，1978 年引进我国。Holter 心电图系统可连续记录 24～72 小时心电活动的全过程，包括休息、活动、进餐、工作、学习和睡眠等不同情况下的心电图资料，来发现常规心电图不易发现的心律失常和心肌缺血，是临床分析病情、确立诊断、判断疗效的重要客观依据。

▶▶ Holter 心电图系统设备 ◀◀

Holter 心电图系统设备包括以下几部分。

1. 信息采集装置：利用改良的心电三导联或五导联，采集病人心电信息（图 28-13）。

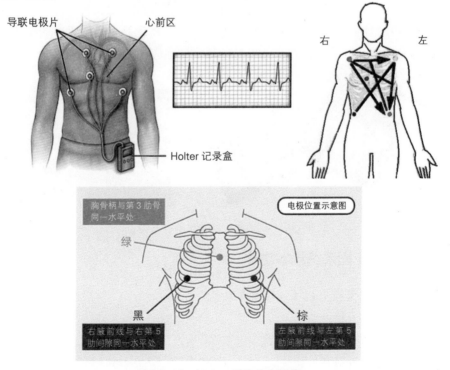

图 28-13　Holter 系统信息采集

2．信息存储装置：采集的心电信息存储于记录盒内，病人可随身佩戴记录盒（图28-14）。

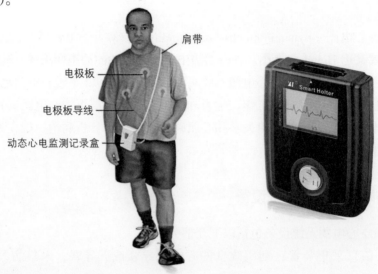

肩带

电极板

电极板导线

动态心电监测记录盒

图 28-14　Holter 系统记录盒

3．Holter 软件：软件存储于电子计算机中，将记录盒与计算机相连即可分析、储存盒内的全部信息，并将结果打印报告供临床参考（图28-15）。

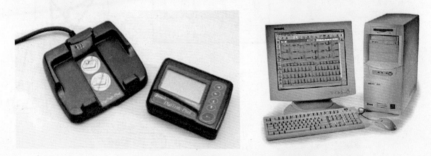

图 28-15　Holter 系统信息分析设备

▶▶ **Holter 心电图系统基本功能** ◀◀

Holter 心电图系统有以下 4 项基本功能。

1．心律失常分析。

2．心肌缺血分析。

3．心率变异性分析。

4. 起搏信号分析。

▶▶ Holter 心电图系统临床应用 ◀◀

1. 观察正常人（包括小儿）心电图中心率和心律的动态变化。

2. 对各种心律失常病人可检测出有无威胁生命的心律失常，以便得到及时合理的治疗。如室性早搏病人进行 Holter 动态心电图检查时，常见检测出成对或室性心动过速。

3. 常用于各种心血管疾病如心肌梗死、心肌病、心肌炎等所致各种心律失常的监测。

4. 动态心电图广泛用于抗心律失常药的疗效评价工作。

5. 动态心电图用于突发晕厥的病人，可以发现心源性晕厥的病例，以便病人能得到及时治疗。

▶▶ Holter 心电图系统使用注意事项 ◀◀

1. 在衣着方面，女士最好不要戴胸罩，男士应穿宽松的衣服。

2. 不能接触辐射、放射性物质，应尽量避免使用手机、微波炉、半导体收音机等。

3. 与动态心电记录仪接触的皮肤部分应没有局部感染，保持卫生。

4. 做 Holter 监测期间不能洗澡，最好不要在监测期间做剧烈运动，以免出汗引起仪器脱落。

▶▶ 其他动态心电图监护仪简介 ◀◀

除 Holter 心电图系统外，还有一些其他类型的动态心电图监护设备应用于临床院外监护，简要介绍如下。

（一）便携式心电监测仪

由于心脏病的发生具有突发性的特点，病人不可能长时间地住在医院，但又需实时得到医护人员的监护，便携式心电监护仪就发挥了重要作用。该类型设备具有便携、易操作和廉价等优点，适合于心血管疾病病人及其他高危人群使用。设备使用方法请阅读设备所附之说明书。（图 28-16）

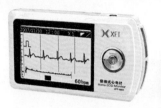 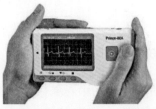 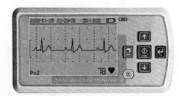

图 28-16　便携式心电监护仪

（二）远程心电监测仪与监测系统

远程移动心电监护系统是随着网络技术的发展而出现的，通过数字式全信息记录发射器，可以连续采集病人各种生活状态下的心电信息，监测心脏电生理变化。利用移动 GPS 信息发射技术发送监测数据、自动分析诊断预警、接收医师下达的诊断医嘱；利用现代网络技术将长时间监测心电信息传输到监护中心，通过动态心电分析软件，给出诊断报告。（图 28-17）

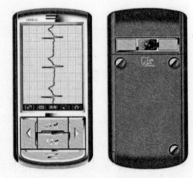

图 28-17　远程心电监测仪

§28.4　动态血糖监测系统（CGMS）

CGMS 是最新高科技产品，能持续、动态地监测血糖变化。该系统在日常生活状态下检查记录血糖数据，每 3 分钟自动记录血糖数据 1 次，一般检测 72 小时内的动态血糖变化，绘制出精确的血糖变化曲线，在曲线上标有饮食、运动等事件。通过这张全面、详细、完整的血糖图谱为临床的及时诊断和合理治疗提供重要线索。

▶▶ CGMS 设备与使用 ◀◀

动态血糖监测系统的设备构成和使用方法介绍如下。

1. 葡萄糖感应探头（传感器）：是一种细小、无菌、柔软的探头，可用注针器将其插入皮下组织并用胶贴固定，另一端与记录装置相连，即可连续 3 天测试细胞间液内的葡萄糖水平（图 28-18）。

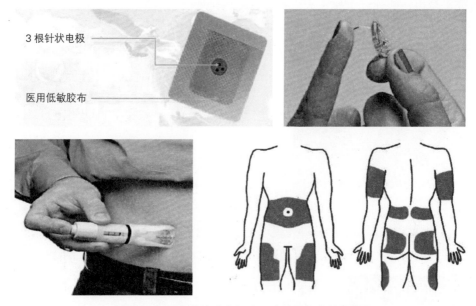

3 根针状电极

医用低敏胶布

图 28-18　葡萄糖感应探头、注针器与安放部位

2．血糖发射器：血糖发射器的功能是将通过葡萄糖感应探头采集的血糖信息，通过无线传输的方式，发送给血糖接收器，无线传输距离 > 10 m（图 28-19）。

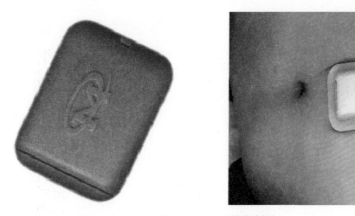

图 28-19　血糖发射器

3．血糖接收器：血糖接收器通过有线或无线的方式接收并处理血糖发射器

发出的血糖信息，并将其显示于液晶屏上，同时记录保存。接收器小巧轻便，可佩戴于身边，能连续工作 3 天，每天自动记录 288 个血糖值，可存储 2 周的数据（图 28-20）。

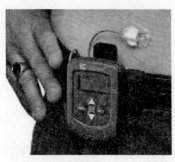
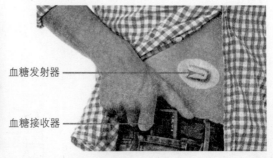

血糖发射器

血糖接收器

图 28-20　血糖发射器与接收器

4. 信息提取器：通过该设备提取记录器中的信息，再经电脑中的处理软件处理，即可提供每天血糖图、多日血糖图、血糖波动趋势分析等资料（图 28-21）。

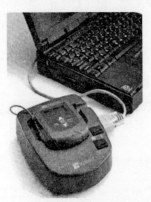
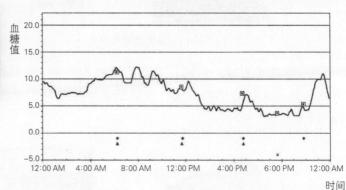

图 28-21　信息提取器与动态血糖图

5. 监测日记：由病人记录监测日记，包括每天就餐、运动、服药等相关事件及时间，供临床分析监测结果时参考。

▶▶ CGMS 临床意义 ◀◀

1. 通过每天获取的 288 个时间点血糖数据，明确高血糖程度及所占比例。

2. 了解全天动态血糖变化特点。

3. 指导合理用药，精细降糖。

4. 分析饮食和运动对血糖水平的影响。

▶▶ 其他动态血糖监测设备 ◀◀

（一）无创式动态血糖仪

无创式动态血糖仪是近年来出现的一种无创、无痛、能连续测定血糖的设备。它通过电化学传感器和电渗透原理来检测皮下组织液中的葡萄糖浓度，无须针刺采血。这种血糖仪像普通手表一样戴在手腕上，透过皮肤测定血糖，每10分钟记录一个读数，连续监测13小时。（图28-22）

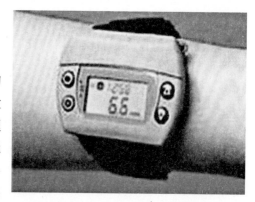

图28-22　表式无创动态血糖仪

（二）臂膀植入血糖仪

臂膀植入血糖仪由一个植入皮下的感应器和外部测量仪两部分组成。感应器的直径6 mm，厚度如同普通纸张一般，无须电源驱动。当病人在测量仪前挥动植入感应器的臂膀时，测量仪就能以脉冲的方式读取病人的血糖值，工作原理和装在商店待售服装上的磁感应防盗器相似。

（三）集成血糖仪

集成血糖仪由胰岛素泵和血糖仪连接组成，是完全自动化的血糖监测和胰岛素输注系统，由戴在手腕部火柴盒大的血糖仪监测血糖，其结果能通过无线电模块将相关的信息自动传送到胰岛素泵，胰岛素泵再根据指令自动输注适量胰岛素，使血糖维持正常水平。这在一定程度上完全模拟了正常人的胰岛素血糖调节功能，该仪器将微泵、微通道、硅针与控制系统融为一体，体积小，无痛。这样就不用每天测血糖和注射胰岛素了，可以减轻病人痛苦，带来极大的方便。

§*29*

常用急救技术

常用急救技术包括止血术、包扎法、固定术、洗胃法等急救技术，以及心肺复苏术、心内注射术、环甲膜穿刺术等。

§29.1 急救止血法

各种原因所致出血达总血量 20% 以上时（>800 mL）即出现明显的休克症状，失血量达总量的 40% 就有生命危险。因此急性大出血应立即采取止血措施。

▶▶ 出血分类 ◀◀

1. 外出血：血液自伤口向体外流出。
2. 内出血：血液由破裂的血管流入组织、脏器和体腔内。胃肠、肺、肾、膀胱等体腔与外界相通，可表现为呕血、咯血、血尿、便血。与外界不相通者，如腹腔内、骨盆、腹膜后，主要表现为失血性休克和血红蛋白与血细胞比容持续降低。

▶▶ 出血特点 ◀◀

1. 动脉出血：血色鲜红，血液流出呈喷射状或搏动式冲出。因血液急速漏出，血管断端需结扎才能止血，危险性大。
2. 静脉出血：血色暗红，血液持续缓慢地流出，仅用压迫填塞即可止血。但深部大静脉也需结扎才能止血。

3. 毛细血管出血：血色鲜红，血液从创面渗出。加压包扎或伤口缝合后出血可停止。

▶▶ 适应证 ◀◀

1. 周围血管创伤性出血。
2. 某些特殊部位创伤或病理血管破裂出血，如鼻出血、脑出血、肝脾破裂出血、胃出血、食管静脉曲张破裂出血等。
3. 手术区域的出血。

▶▶ 止血方法与步骤 ◀◀

（一）手压止血法

用手指、手掌或拳头压迫出血区域近侧动脉干，暂时性控制出血。压迫点应放在易于找到的动脉径路上，压向骨骼方能有效。如头、颈部出血，可指压颞动脉、颌动脉；上肢出血，可指压锁骨下动脉、肱动脉、肘动脉、尺动脉、桡动脉；下肢出血，可指压股动脉、腘动脉、胫动脉（图 29-1）。

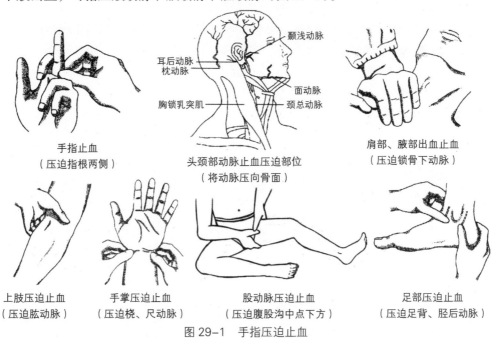

手指止血
（压迫指根两侧）

头颈部动脉止血压迫部位
（将动脉压向骨面）

颞浅动脉
耳后动脉
枕动脉
胸锁乳突肌
面动脉
颈总动脉

肩部、腋部出血止血
（压迫锁骨下动脉）

上肢压迫止血
（压迫肱动脉）

手掌压迫止血
（压迫桡、尺动脉）

股动脉压迫止血
（压迫腹股沟中点下方）

足部压迫止血
（压迫足背、胫后动脉）

图 29-1　手指压迫止血

（二）加压包扎止血

用厚敷料覆盖伤口后，外加绷带缠绕适度施压，以能适度控制出血而不影响伤部血运为度。四肢的小动脉或静脉出血、头皮下出血均可通过加压包扎获得止血目的。（图29-2）

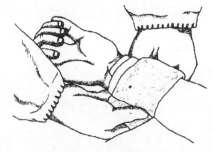

图29-2　加压包扎止血

（三）强屈关节止血

前臂和小腿动脉出血不能制止，如无合并骨折或脱位时，立即强屈肘关节或膝关节，并用绷带固定，即可控制出血，以利迅速转送医院进一步治疗。

（四）填塞止血

广泛而深层软组织创伤、腹股沟或腋窝等部位活动性出血，以及内脏破裂、持续性鼻出血等，都可用灭菌纱布条或子宫垫填塞伤口，外加包扎固定。在做好彻底止血的准备之前，不得将填入的纱布抽出，以免发生大出血时措手不及。

（五）止血带止血

用于四肢外伤广泛出血及动脉破裂大出血。

1. 选择止血带：避免用绳索、电线等作止血带，最好选用充气止血带；其次是用2 cm宽的帆布带或其他无弹性、结实的布带，以绞棒绞紧，使远端伤口停止渗血，动脉停止搏动，即可固定绞棒。止血带下应垫2～3层纱布。使用橡皮止血带时要防止过紧或过松，影响止血效果。

2. 止血带绕扎部位：扎止血带的标准位置在上肢为上臂上1/3，下肢为股中、下1/3交界处。目前主张把止血带扎在紧靠伤口近侧的健康部位，有利于最大限度地保存肢体。上臂中、下1/3扎止血带容易损伤桡神经，应视为禁区。前臂和小腿由于存在骨间动脉，不适于运用止血带。（图29-3）

3. 扎止血带：止血带的松紧应

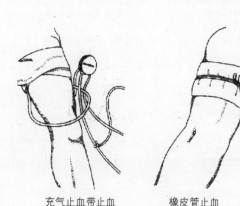

充气止血带止血　　　橡皮管止血
图29-3　止血带止血

该以出血停止、远端不能摸到脉搏为度。过松时常只压住静脉，使静脉血液回流受阻，反而加重出血。使用充气止血带时，成人上肢需维持在 300 mmHg，下肢以 500 mmHg 为宜。止血带不可直接缠在皮肤上，扎止血带的相应部位要有衬垫，如三角巾、毛巾、衣服等均可。

4. 止血带持续时间：止血带应附有明显标志，并注明扎止血带的时间。原则上应尽量缩短扎止血带的时间，通常可允许 1 小时左右，最长不宜超过 3 小时，且每隔 1 小时应放松止血带 1～2 分钟。

5. 止血带的解除：在输液、输血和准备好有效的止血手段后，在密切观察下放松止血带。若止血带缠扎过久，组织已发生明显广泛坏死时，在截肢前不宜放松止血带。

（六）手术止血法

本法适用于大血管出血或内出血。创伤现场处理大出血时，可先用止血钳夹住喷血的大血管，然后包扎固定，再送到有条件的地方行手术止血。此外，各种病理性大出血必要时也应手术止血。

▶▶ 注意事项 ◀◀

1. 需要施行断肢（指）再植者不用止血带。
2. 特殊感染截肢不用止血带，如气性坏疽截肢。
3. 凡有动脉硬化症、糖尿病、慢性肾病、肾功能不全者，慎用止血带或休克裤。
4. 如遇异物如竹扦、刀、剑等插入体内，千万不可在现场拔出异物。例如钢筋从左前胸刺入经过胸腔，现场应将伤口与钢筋一起包扎固定。如不便移动，可锯断超长部分，送到医院开胸探查。

§29.2 包扎法

包扎的目的是保护伤口、减少污染、固定敷料、帮助止血。常用包扎物品为绷带和三角巾。现场急救可将衣裤、巾单等裁开作包扎用。战伤急救包扎多用三角巾包扎法。无论何种包扎，均要求包好后不移动，松紧适度。

▶▶ 包扎方法 ◀◀

1．绷带包扎法：有环形包扎、螺旋反折包扎、"8"字形包扎和帽式包扎等。在许多情况下，各种绷带包扎法需联合使用，方能达到良好的包扎效果（图29-4、图29-5）。

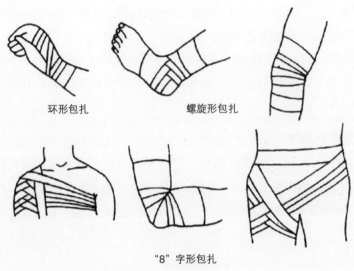

环形包扎　　　　　　螺旋形包扎

"8"字形包扎

图 29-4　绷带包扎法

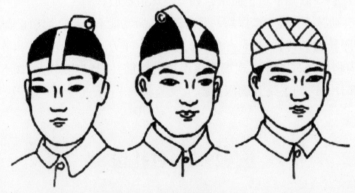

图 29-5　帽式绷带包扎法

2．三角巾包扎法：三角巾制作较方便，包扎时操作简捷，且能用过各个部位，但不便于加压，也不够牢固，多用于战伤急救和现场急救。必要时也可用毛巾包扎，其方法与三角巾包扎类似。下以头部、胸部及肘部包扎为例介绍三角巾包扎方法（图29-6）。

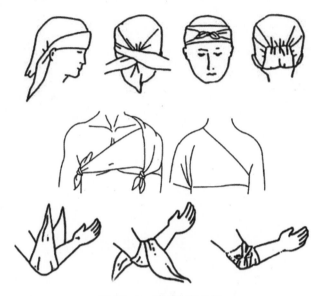

图 29-6　三角巾包扎法

3. 开放性气胸急救包扎法：原则是将伤口迅速封闭，再用绷带包扎，然后使用简易排气装置，使胸腔内气体排出，恢复负压。具体方法是在注射器尾部套上一个橡胶指套，固定之，并在指套顶端扎一小孔；然后于第2肋间做胸腔穿刺，针尖进入胸膜腔后，当病人呼气时胸膜腔压力增大，将指套吹大，气体通过孔排出；吸气时，胸膜腔为负压，指套被"吸"瘪，孔缩小，外界空气不能进入胸膜腔，有利于肺泡扩张和胸膜腔内气体减少（图29-7、图29-8）。

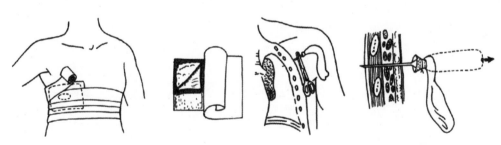

图 29-7　开放性气胸急救包扎法　　　　图 29-8　胸腔简易排气法

4. 穿透性腹部外伤包扎：如有肠管脱出，绝对不能将肠管还纳入腹腔，以免造成腹腔感染。可用盆碗之类倒扣在肠管脱出部位，然后包扎。当脱出肠管较多、腹壁缺损较大时，可用清洁无毒塑料膜保护脱出肠管，然后覆盖无菌敷料包扎。（图29-9）

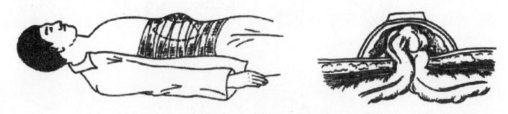

图 29-9　肠管膨出包扎法

§29.3　固定法

固定的目的是制动减轻疼痛，避免异物、骨折片再次损伤血管和神经等，以及帮助防治休克。

▶▶ **方法** ◀◀

1. 夹板固定：适用于四肢骨折，尤其是开放骨折合并出血，以减少搬运途中的震动和出血。股骨骨折固定前应先牵引伤肢矫正畸形，然后将肢体摆放在适当位置，固定于夹板上。（图29-10）

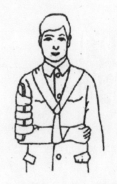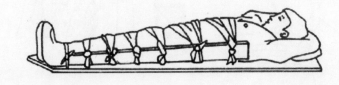

图 29-10　夹板固定

2. 自体固定：将上臂缚在胸廓上，或将受伤下肢固定于健肢，或将患指固定于健指等（图 29-11）。

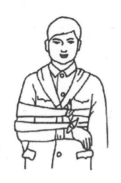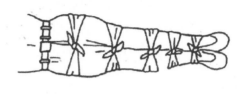

图 29-11　自体固定

3. 颈托固定：颈椎骨折可应用颈托进行固定（图 29-12）。

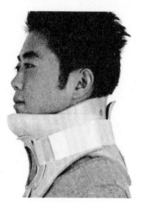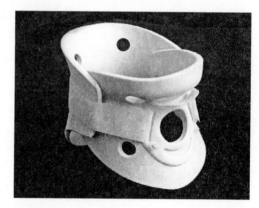

图 29-12　颈托固定

▶▶ **注意事项** ◀◀

1. 固定范围应包括或超过骨折远端和近端的关节，既要牢靠不移动，又不可过紧。

2. 刺入体腔内的异物与钳夹深部血管断端的止血钳也应与伤口一起包扎固定，使异物在体内不发生移动。

3. 手一般要固定于功能位（图 29-13）。

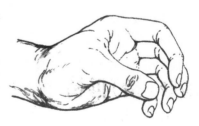

图 29-13　手功能位

§29.4　洗胃法

洗胃是指将一定成分的液体灌入胃腔内，混合胃内容物后再抽出，如此反复多次。其目的是为了清除胃内未被吸收的毒物或清洁胃腔，临床上用于胃部手术的术前准备等。对于急性中毒如吞服有机磷、无机磷、生物碱、巴比妥类药物等病人，及时洗胃是一项重要的抢救措施。

适应证

1. 清除胃内各种毒物。
2. 治疗完全或不完全性幽门梗阻。
3. 急、慢性胃扩张。
4. 为某些手术做术前准备。

禁忌证

1. 腐蚀性胃炎如服入强酸或强碱者。
2. 食管或胃底静脉曲张。
3. 食管、贲门狭窄或梗阻。
4. 严重心肺疾患。
5. 消化性溃疡及胃癌应慎用。

准备

（一）用物准备

1. 备洗胃液：最常用 37℃～40℃ 温开水，也可用生理盐水、1:5000 高锰酸钾溶液、2% 碳酸氢钠溶液或茶水等。

2. 备洗胃盘：包括粗号胃管或漏斗式洗胃器，50 mL 或 100 mL 注射器、开口器、舌钳、液状石蜡、纱布、治疗巾及橡皮布等（图 29-14）。

3. 备洗胃机：根据实际情况，准备人工洗胃设备或自动洗胃机。

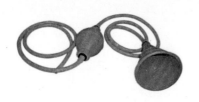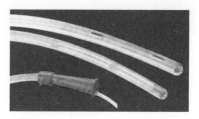

图 29-14　漏斗式洗胃器及洗胃管

（二）病人准备

病人应取下活动义齿，清理口腔，清醒病人应向其说明洗胃目的和简要程序，取得合作。

（三）人员准备

医护人员应详细询问病史，全面复习病历，认真确定适应证，特别要注意有无消化道溃疡、食管阻塞、食管静脉曲张、胃癌等病史。

▶▶ 洗胃方法与步骤 ◀◀

以下简要介绍人工洗胃法、洗胃机洗胃法和小儿洗胃法。

（一）人工洗胃法

人工洗胃是指利用插胃管和人工灌洗的方法进行洗胃。若病人清醒而合作，可先用棉签、手指或压舌板刺激咽喉催吐，以减轻洗胃的困难（图 29-15）。

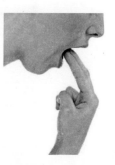

1. 插胃管：病人取坐位或半坐位，中毒较重者取左侧卧位。置橡胶围裙围于病人胸前，如有活动义齿应先取下，将盛水桶于近旁，置弯盘于病人口角处。按本书"插胃管"一节介绍的方法，插入胃管。

图 29-15　催　吐

2. 洗胃：证实胃管已插入胃内后即可洗胃。举漏斗高过头部 30～50 cm，将 300～500 mL 洗胃液慢慢倒入漏斗，当漏斗内尚余少量溶液时，迅速将漏斗降低至低于胃的位置，并倒置于盛水桶，利用虹吸作用引出胃内灌洗液。若引流不畅时，可挤压橡胶球吸引，直至排尽灌洗液，然后再高举漏斗，注入溶液，如此反复灌洗，直至洗出液澄清无味为止。（图 29-16）

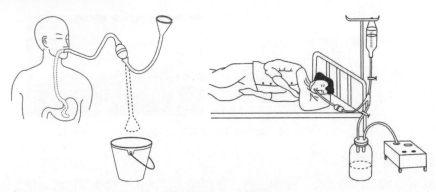

图 29-16　人工洗胃

3. 标本送检：取早期洗出液之标本，送毒物鉴定等检查。

（二）洗胃机洗胃法

1. 按常规方法插入胃管。

2. 安装洗胃机：将配好的胃灌洗液放入塑料桶（或玻璃瓶）内。将 3 根橡胶管分别与洗胃机的灌洗液管、胃管和污水管口连接。将灌洗液管的另一端放入灌洗液桶内（管口必须在液面以下），污水管的另一端放入空塑料桶（或玻璃瓶）内。胃管的一端和病人洗胃管相连接。调节好灌洗液用量大小。（图 29-17）

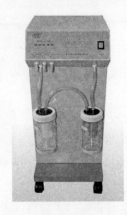
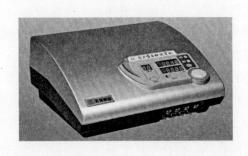

图 29-17　自动洗胃机

3. 自动洗胃机种类繁多，操作时首先接通自动洗胃机电源，然后根据该洗胃机的使用说明书进行操作即可。

4. 洗胃毕，将灌洗液管、胃管和污水管同时放入清水中自动清洗。清洗完毕后，将胃管、灌洗液管和污水管同时提出水面，待洗胃机内的水完全排净后关机。

（三）小儿洗胃法

1. 小儿常因误服有毒物质而需要洗胃，洗胃方法可采用人工洗胃和自动洗胃机洗胃，7岁以上病儿可采用洗胃机洗胃，其他小儿采用人工洗胃较为合适。

2. 小儿洗胃多选用经口放置胃管，根据小儿年龄可选用小儿导尿管、小儿胃管等，3岁以上小儿洗胃可采用22～24号成人硅胶洗胃管。

3. 小儿洗胃方法：

（1）口服液体催吐法：适用于意识清楚、生命体征平稳、能配合的病儿。此法安全、经济、不易损伤胃黏膜。

（2）注射器洗胃法：适用于3岁以下病儿，用50 mL或100 mL注射器向胃内注入或抽出液体。此法操作简单、刺激性小，进出胃内液量准确。（图29-18）

（3）低压洗胃法：适用于3岁以上病儿。目前临床上使用的有灌肠袋低压吸引器洗胃法、吊袋低压吸引器洗胃法及一次性输液瓶和负压吸引器法等。（图29-19）

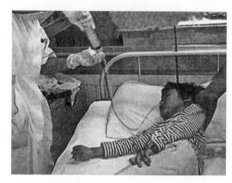 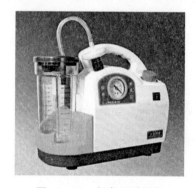

图 29-18　注射器洗胃法　　　　图 29-19　低负压洗胃机

（4）洗胃液用量：1岁小儿每次灌洗量不应超过100 mL，总灌洗量5岁以下病儿一般为1000～2000 mL、7～10岁一般为2000～3000 mL，且洗胃时间不宜过长。

▶▶ **注意事项** ◀◀

1. 插管时动作要轻快，切勿损伤食管黏膜或误入气管。

2. 当中毒物质不明时，应抽内容物送检。洗胃液选择温开水或等渗盐水，待毒物性质明确后，再用对抗剂洗胃。

3. 记录灌洗液名称及液量、洗出液的颜色和气味、病人目前情况，并及时送检标本。

4. 洗胃过程中要随时观察病人的血压、脉搏和呼吸的变化。如病人感到腹痛，洗出血性灌洗液或出现休克现象时，应立即停止操作，并通知医师，进行处理。

5. 注意观察灌入液与排出液量是否相等，灌入量明显多于排出量时可引起急性胃扩张。

6. 如有必要，可经胃管注入泻药或其他药物，然后拔出胃管。

7. 小儿洗胃时应特别注意防止胃黏膜损伤、胃穿孔、肺部感染、水中毒和窒息等。

§29.5 给氧治疗

通通过各种给氧方法提高动脉血氧分压和动脉血氧饱和度，增加动脉血氧含量，纠正各种缺氧状态，促进组织的新陈代谢，维持机体生命活动。给氧治疗不仅用于急救，也用于各种缺氧性疾病的治疗；不仅用于医院内，也用于现场急救；本节一并予以叙述。

▶▶ 缺氧分类 ◀◀

根据缺氧的原因和血气变化的特点，可把单纯性缺氧分为以下 4 种类型。

1. 低张性缺氧：低张性缺氧指由动脉血氧分压（PaO_2）明显降低并导致组织供氧不足。当 PaO_2 低于 60 mmHg（8 kPa）时，可直接导致动脉血氧含量（CaO_2）和动脉血氧饱和度（SaO_2）明显降低，因此低张性缺氧也可以称为低张性低氧血症。

2. 血液性缺氧：血液性缺氧指 Hb 量或质的改变，使 CaO_2 减少或同时伴有氧合 Hb 结合的氧不易释出所引起的组织缺氧。由于 Hb 数量减少引起的血液性缺氧，因其 PaO_2 正常而 CaO_2 减低，又称等张性缺氧。

3. 循环性缺氧：循环性缺氧指组织血流量减少使组织氧供应减少所引起的缺氧，又称低动力性缺氧。循环性缺氧还可以分为缺血性缺氧和淤血性缺氧。缺血性缺氧是由于动脉供血不足所致；淤血性缺氧是由于静脉回流受阻所致。

4. 组织性缺氧：组织性缺氧是指由于组织、细胞利用氧障碍所引起的缺氧。

▶▶ 适应证 ◀◀

以上 4 类缺氧中，低张性缺氧（除静脉血分流入动脉外）由于病人 PaO_2 和 SaO_2 明显低于正常，吸氧能提高 PaO_2、SaO_2、CaO_2，使组织供氧增加，因而疗效最好。氧疗对于心功能不全、心排血量严重下降、大量失血、严重贫血及一氧化碳中毒，也有一定的治疗作用。

▶▶ 缺氧程度判断 ◀◀

缺氧的一般症状包括全身皮肤、嘴唇、指甲青紫，血压下降，瞳孔散大，昏迷；严重的甚至导致呼吸困难、意识障碍，最后因心脏停搏而窒息死亡。

缺氧程度主要根据临床表现、动脉血氧分压（PaO_2）和动脉血氧饱和度（SaO_2）来确定。

1. 轻度低氧血症：$PaO_2 > 50$ mmHg（6.67 kPa），$SaO_2 > 80\%$，无发绀。该类病人一般无须氧疗，如有呼吸困难，可给予低流量（氧流量 1～2 L/min）、低浓度氧气。

2. 中度低氧血症：PaO_2 30～50 mmHg（4～6.67 kPa），SaO_2 60%～80%，有发绀和呼吸困难，该类病人需给氧治疗。

3. 重度低氧血症：$PaO_2 < 30$ mmHg（4 kPa），$SaO_2 < 60\%$，有显著发绀、呼吸极度困难并出现三凹征，是氧疗的绝对适应证。

血气分析检查是监测用氧效果的客观指标，当病人 PaO_2 低于 50 mmHg（6.67 kPa）时，应给予吸氧。

▶▶ 供氧装置 ◀◀

医院外急救通常使用的是氧气袋或便携式氧气罐，医院内急救则可使用氧气罐供氧或供氧系统供氧。

1. 氧气袋：携带方便，但容量小，仅适合短时间供氧，救护车上一般均配有氧气袋（图 29-20）。

2. 便携式氧气罐：一般均同时配有一次性吸氧面罩，较多用于高原地区急性缺氧的临时处置（图 29-21）。

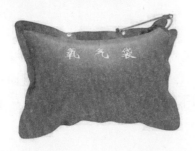

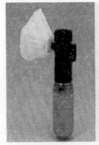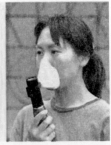

图 29-20　医用氧气袋　　　　　　　图 29-21　便携式氧气罐及使用

3. 压缩氧气筒：通过高压将氧气压缩在钢筒或铝合金筒中，是最常用的供氧设备。优点是价格便宜，不存在自然耗失，容易获得；缺点是笨重，相同容积储氧量比液氧少，需反复充装。压缩氧气筒属高压容器，应做好防火、防热、防爆。（图 29-22）

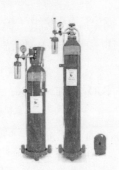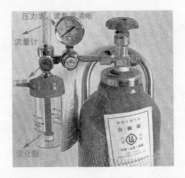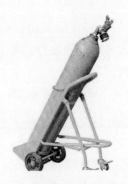

图 29-22　压缩氧气筒及运送推车

3. 液态氧罐中心供氧：在低温（−183 ℃）条件下，氧气液化成液体，其体积较含相同氧量的压缩氧气瓶的体积小得多，且该装置为低压系统，不会爆炸，装置轻便，再充装容易。大型液态氧罐是医院集中供氧的气源（图 29-23）。

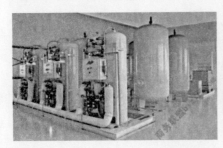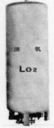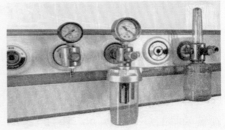

图 29-23　大型液氧罐中心供氧

4. 汇流排中心供氧：将多个压缩氧气罐串联，即形成中心供氧汇流排，通过给氧管路供应至各个病房的供氧终端（图 29-24）。

5. 空气制氧机供氧：是一种耗电设备，将空气中氮气（N₂）和氧气（O₂）分开。大型机适用于医院集中供氧。此外，还有一种小型制氧机，适合于家庭氧疗或急救。（图 29-25）

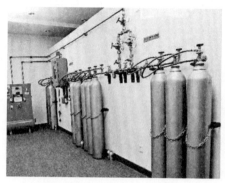
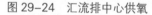
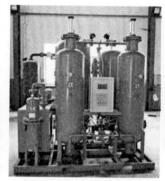
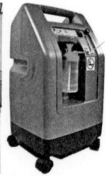

图 29-24　汇流排中心供氧　　　　图 29-25　大型制氧机及家用制氧机

▶▶ 给氧方式 ◀◀

临床给氧治疗有多种方式，可根据病人病情选用。

1. 鼻导管或鼻塞给氧法：该法是用软导管从鼻腔插至咽软腭部位，或用塑胶鼻塞置于鼻前庭给氧。此法简便实用、舒适，临床最常用。氧流量一般不超过 6 L/min，给氧浓度 50% 以下。鼻塞法较导管法能减少气流对黏膜的刺激，其缺点是吸入氧浓度不稳定，易受潮气量大小及呼吸频率的影响，如潮气量大、频率慢，则吸入氧浓度高，反之则低。（图 29-26）

2. 面罩给氧：该法是用胶质口鼻罩给氧，氧浓度固定，比导管给氧舒服，但死角大、耗氧量多。常用面罩有如下几种。

（1）简单面罩：一侧注入氧气，呼气则从面罩的四周逸出。为消除面罩死角所产生的重复呼吸，气流量不宜小于 4 L/min，如要求氧浓度达 40%~50%，氧流量需每分钟 12~15 L（图 29-27）。

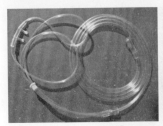
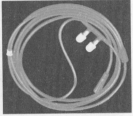
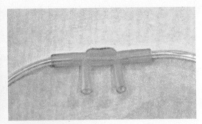

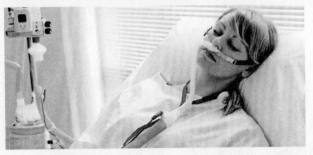

图 29-26　鼻导管与鼻塞管给氧

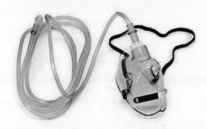
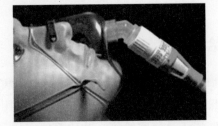

图 29-27　简单面罩

（2）部分重复呼吸面罩：包括面罩和呼吸囊两部分，面罩与氧袋间无活瓣，呼气时部分气体进入袋内，故吸入气保持一定量二氧化碳（CO_2）。重复呼吸量决定于氧流量的大小和呼吸囊的容积。（图 29-28）

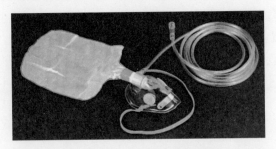

图 29-28　部分重复呼吸面罩

（3）非重复呼吸面罩：即活瓣面罩。配有一个可扩张的氧气袋，呼气时袋内储以 100% 氧气，吸气时通过单向活瓣使袋内氧气被吸入，故吸入为纯氧。空气加压的高压氧舱内使用的就是改良的这种面罩。

3. 氧帐给氧与头罩给氧：在氧帐中可控制温度、湿度、氧浓度，并能将空气过滤消毒，但由于设备较复杂、价格贵，且护理较困难，临床较少应用。近年来有人采用头罩给氧，结构简单，使用方便，附有射流氧稀释装置，可控制氧浓度，较面罩舒适，但耗氧量较大，适用于新生儿或大面积烧伤病人供氧（图 29-29）。

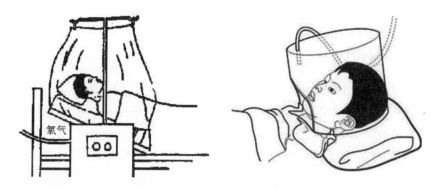

图 29-29　氧帐给氧与头罩给氧

4. 呼吸器供氧：采用经口或鼻气管插管或气管切开，连接呼吸器给氧，可用于严重呼吸衰竭的抢救，既可改正缺氧，又能排出潴留的 CO_2，给氧浓度可根据病情随意调节。无创性口鼻面罩呼吸器正压通气给氧，使 PaO_2 提高，改善缺氧，而将 $PaCO_2$ 保持在可以耐受的水准（<65 mmHg），对身体无害，在呼吸衰竭抢救中，已被普遍应用。（图 29-30）

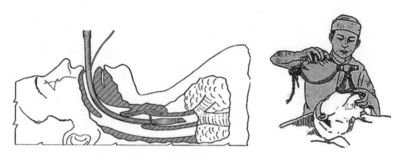

图 29-30　口鼻面罩正压通气给氧

5. 呼吸机给氧：此法仅在医院内急救时才有条件应用，详见本书"人工呼吸机及应用"一节。

▶▶ 副作用 ◀◀

1. 呼吸抑制：缺氧伴严重 CO_2 潴留者给予高浓度氧疗时可能发生呼吸抑制，这是由于高浓度氧疗消除了低氧对呼吸的驱动作用，应立即降低氧浓度，使用呼吸兴奋剂，必要时采用机械辅助呼吸。

2. 氧中毒：一般认为，在 1 个大气压条件下，吸入氧浓度低于 40% 的氧疗是安全的，吸入氧浓度高于 60% 要注意有可能引起氧中毒，连续高浓度氧吸入时间不宜超过 24 小时。

▶▶ 停止给氧指标 ◀◀

1. 氧疗后病情稳定，缺氧及 CO_2 潴留改善，心率较前减慢，呼吸较前平稳，呼吸空气 30 分钟后 $PaO_2 > 60$ mmHg、$PaCO_2 < 50$ mmHg，即可停止氧疗。停氧前先减少氧流量，如病情平稳，再行逐步撤除。

2. 如发现病人有氧中毒的现象，应停止给氧或调整吸氧浓度，或改为间歇性吸氧。

▶▶ 注意事项 ◀◀

1. 加温、加湿：氧气是一种干燥气体，直接吸入呼吸道，可致呼吸道黏膜干燥和分泌物黏稠，不易咳出，并损害纤毛运动。因此，鼻导管给氧时，应通过加湿瓶加湿；气管切开或气管内插管者，应定期滴入液体以湿润呼吸道。除加湿外，吸入气体应加温（至 37 ℃），以减少对呼吸道的刺激。

2. 加强监护：吸氧时必须进行监护，注意吸氧后病人的反应。若吸氧后病情改善，意识好转，呼吸幅度加大，频率减慢，呼吸困难好转，心率减慢 10 次 /min 以上，证明氧疗有效；反之，吸氧后呼吸幅度减小、微弱，意识模糊、嗜睡或昏迷加重，证明病情恶化，氧疗不当，最好立即做血氧分析，以明确诊断，并应检查有无导管阻塞或氧量过大、浓度过高等原因引起呼吸抑制，并采取相应措施。

3. 注意安全：氧气系助燃物质，使用时必须远离火种，防止燃烧、爆炸事故。

§29.6　高压氧在急救中的应用

高压氧治疗不仅用于急诊病人，也用于许多非急性疾病，本节仅对高压氧在急救治疗中的应用进行简要介绍。

▶▶ 高压氧治疗原理 ◀◀

高压氧治疗在我国应用十分广泛，这是一种在高压环境下吸氧的治疗方法。高压氧治疗时需将病人置于加压舱内，在 1.2～3.0 个大气压环境下吸入高浓度氧，进行治疗。普通吸氧只能提高氧合血红蛋白（HbO_2）含量，即提高血氧饱和度；高压氧不仅可提高血氧饱和度，还可大幅度提高血浆中的物理溶解氧量，即提高血液的血氧含量，从而达到治疗疾病的目的。（图 29-31）

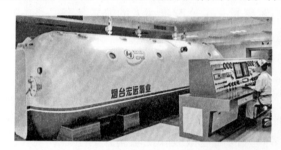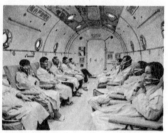

多人氧舱及舱内吸氧

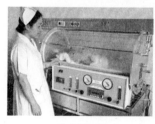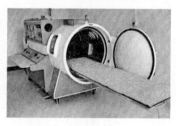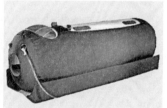

婴幼儿氧舱　　　　　　　　单人氧舱　　　　　　　　软体氧舱

图 29-31　高压氧舱与高压氧治疗

▶▶ 高压氧在急症治疗中的应用 ◀◀

高压氧在急症治疗中有较为广泛的应用，以下仅就若干种疾病的治疗进行简

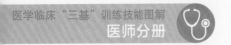
要介绍。

（一）急性减压病

减压病是潜水员的职业病，也是任何潜水人员可能发生的疾病。本病的病因是在出水减压过程中，大量气泡在组织和血管内形成，造成栓塞和压迫等病理改变。高压氧治疗是急性减压病唯一的病因治疗方法，因此医务人员不得以任何借口延误病人的高压氧治疗，如遇此类病人应紧急转送至有高压氧设备的医院进行治疗。

（二）一氧化碳中毒

一氧化碳中毒在我国冬季十分多见，常发生于煤炉取暖和沐浴的过程中，如不及时发现和抢救，将致病人死亡。本病发生的机制是，一氧化碳与血红蛋白牢固结合形成碳氧血红蛋白（HbCO），阻碍了血红蛋白的运氧能力，从而导致病人严重缺氧。高压氧依靠提高血液溶解氧量，迅速改善病人的缺氧状态，是本病十分有效的治疗方法，在我国已挽救了数以万计的病人生命。

（三）气性坏疽

气性坏疽十分凶险，死亡率极高，主要发生于严重创伤和战伤中。本病是厌氧菌感染引起，高压氧治疗可迅速改善受伤组织的缺氧环境，抑制厌氧菌的生长繁殖，疗效非常显著，可避免许多病人的高位截肢和挽救病人的生命。现在国际上普遍推行的是高压氧三天七次疗法。

（四）其他疾病

眼底动脉栓塞、断指再植术后、急性脑梗死等疾病均应尽早给予高压氧治疗。

§29.7　环甲膜穿刺术

环甲膜穿刺术是临床上对于有呼吸道梗阻、严重呼吸困难的病人采用的急救方法之一，它可为气管切开术赢得时间，是现场急救的重要组成部分。同时它具有简便、快捷、有效的优点。

▶▶ **适应证** ◀◀

1. 急性喉阻塞，尤其是声门区阻塞，严重呼吸困难，来不及行普通气管切开。

2. 需行气管切开，但缺乏必要器械。

▶▶ **禁忌证** ◀◀

1. 无绝对禁忌证。

2. 已明确呼吸道阻塞发生在环甲膜水平以下时，不宜行环甲膜穿刺术。

▶▶ **准备** ◀◀

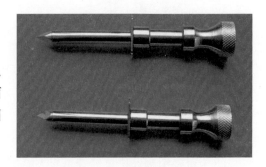

备消毒手套、治疗盘（聚维酮碘、75%乙醇、棉签、局部麻醉药）、无菌的 10 mL 注射器及 18 号粗穿刺针（图 29-32）。

图 29-32　环甲膜穿刺针

▶▶ **操作步骤** ◀◀

1. 如果病情允许，病人应尽量取仰卧位，垫肩，头后仰。不能耐受上述体位者，可取半卧位。

2. 颈中线甲状软骨下缘与环状软骨弓上缘之间即为环甲膜穿刺点（图 29-33）。

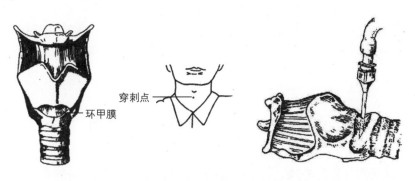

图 29-33　环甲膜及穿刺点

3. 用聚维酮碘或 75% 乙醇进行常规皮肤消毒。

4. 戴无菌手套，检查穿刺针是否通畅。

5. 穿刺部位局部用 2% 利多卡因麻醉，危急情况下可不用麻醉。

6. 以左手固定穿刺部位皮肤，右手持 18 号穿刺针垂直刺入，注意勿用力过猛，出现落空感即表示针尖已进入喉腔。接 10 mL 注射器，回抽应有空气；或用棉花纤维在穿刺针尾测试，应可见纤维随呼吸摆动，确定无疑后，适当固定穿刺针。（图 29-34）

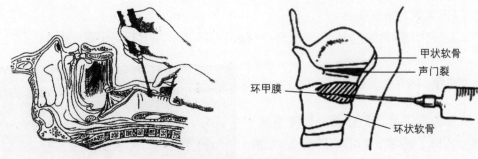

甲状软骨
声门裂
环甲膜
环状软骨

图 29-34　穿刺环甲膜

7. 术后处理：

（1）可经穿刺针接氧气管给病人输氧。

（2）病人情况稳定后，尽早行气管切开。

▶▶ **注意事项** ◀◀

1. 该手术是一种急救措施，应争分抢秒，在尽可能短的时间内实施完成。

2. 作为一种应急措施，穿刺针留置时间不宜过长，一般不超过 24 小时。

3. 如遇血凝块或分泌物阻塞穿刺针头，可用注射器注入空气或用少许生理盐水冲洗，以保证其通畅。

§29.8　简易呼吸器及其应用

简易呼吸器又称复苏球，是结构简单、借助器械或人力加压的人工呼吸装置，适用于心肺复苏及需人工呼吸急救的场合；尤其是适用于窒息、呼吸困难或需要提高供氧量的病人。简易呼吸器具有使用方便、痛苦轻、并发症少、便于携带、有无氧源均可立即通气的特点。

▶▶ 适应证 ◀◀

1. 心肺复苏。
2. 各种中毒所致的呼吸抑制。
3. 神经、肌肉疾病所致的呼吸肌麻痹。
4. 各种电解质紊乱所致的呼吸抑制。
5. 各种大型的手术。
6. 配合氧疗做溶栓疗法。
7. 运送病员，适用于机械通气病人做特殊检查，进出手术室等情况。
8. 临时替代机械呼吸机：遇到呼吸机因障碍，停电等特殊情况时，可临时应用简易呼吸器替代。

▶▶ 设备 ◀◀

1. 简易呼吸器：包括呼吸囊、呼吸活瓣、大小合适的面罩、固定带及衔接管等（图 29-35）。

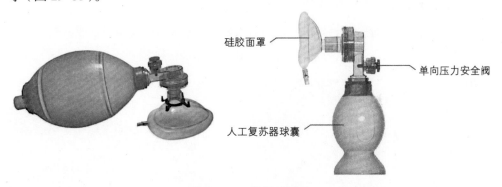

硅胶面罩

单向压力安全阀

人工复苏器球囊

图 29-35　简易呼吸器

2. 必要时备口咽通气导管。

▶▶ 简易呼吸器使用方法 ◀◀

1. 病人体位：将病人安置为去枕仰卧位，清理口咽分泌物。

2. 备口咽管：选择长度和大小合适的口咽管。

3. 插口咽管：抢救者应位于病人头部的后方，将病人头部向后仰，并托牢下颌使其朝上，以保持呼吸道通畅，然后经口插入口咽进气导管，建立口咽通气道（图 29-36）。

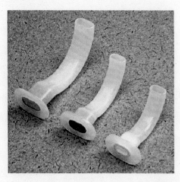
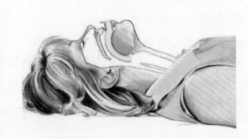

图 29-36　置入口咽管

4. 连接呼吸面罩：将面罩扣住口鼻，并用 EC 手法固定面罩。EC 手法是使用简易呼吸器时，左手拇指和示指呈 C 形按住面罩，中指和环指托住病人下颌的手法（图 29-37）。

5. 挤压呼吸球囊：用另外一只手挤压球体，将气体送入肺中，成人挤压频率为每分钟 12～16 次，儿童为每分钟 14～20 次（图 29-38）。

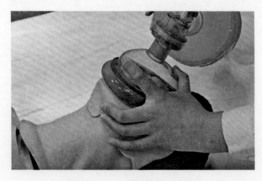
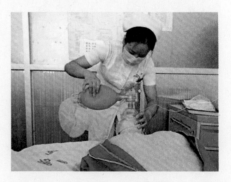

图 29-37　连接呼吸面罩　　　　　图 29-38　挤压球囊

6. 确认有效呼吸：

（1）注视病人胸部上升与下降，是否随着压缩球体而起伏。

（2）经由面罩透明部分观察病人嘴唇与面部颜色的变化。

（3）在呼气过程中，观察面罩内是否呈雾气状。

▶▶ **护理要点** ◀◀

1. 保持管道通畅：及时吸痰，清理呼吸道，防止误吸导致窒息。吸痰前后吸入高浓度氧。

2. 加强呼吸道湿化：口咽管外口盖一层生理盐水纱布，既可湿化呼吸道又可防止吸入异物和灰尘。

3. 监测生命体征：严密观察病情变化，随时记录，并备好各种抢救物品和器械，必要时配合医师行气管内插管。

4. 口腔护理：每隔4~6小时清洁口腔及口咽管1次，防止痰痂堵塞。

▶▶ **注意事项** ◀◀

1. 面罩要紧扣口鼻部，勿使发生漏气。

2. 若病人有自主呼吸，人工呼吸应与之同步，即病人吸气初顺势挤压呼吸囊，达到一定潮气量便完全松开气囊，让病人自行完成呼气动作。

3. 简易呼吸器抢救无效时，应将简易呼吸器与面罩分离，通过经口或经鼻插管建立人工呼吸道，并将呼吸机与面罩连接，利用呼吸机进行人工呼吸。

4. 病人如需气管内插管，应严格掌握其适应证和禁忌证，并由有经验的医务人员操作。

§29.9 人工呼吸机及其应用

人工呼吸机是利用机械装置产生通气，对无自主呼吸病人进行强迫通气，对通气障碍的病人进行辅助呼吸，达到增加通气量、改善换气功能的目的。

适应证

1. 严重通气不足：如慢性阻塞性肺疾病引起的呼吸衰竭、哮喘持续状态和各种原因引起的中枢性呼吸衰竭和呼吸肌麻痹等。

2. 严重换气功能障碍：急性呼吸窘迫综合征、严重的肺部感染或内科治疗无效的急性肺水肿。

3. 呼吸功能下降：胸部和心脏外科手术后、严重胸部创伤等均可导致呼吸功能下降。

4. 心肺复苏：在心肺复苏后的高级生命支持治疗中，应及时启动人工呼吸机施行人工通气。

应用呼吸机指征

1. 临床指征：呼吸浅、慢，呼吸不规则，极度呼吸困难，呼吸欲停或停止；意识障碍，呼吸频数，呼吸频率 >35 次 /min。

2. 血气分析指征：pH<7.20，$PaCO_2$ 为 70～80 mmHg（9.33～10.7 kPa）；PaO_2 在吸入 40% 浓度氧，30 分钟后仍 <50 mmHg（6.67 kPa）。

禁忌证

以下均为相对禁忌证。

1. 未经减压及引流的张力性气胸、纵隔气肿。

2. 中等量以上的活动性咯血。

3. 重度肺囊肿或肺大疱。

4. 大量胸腔积液。

5. 低血容量性休克未补充血容量之前。

6. 急性心肌梗死。

准备

（一）操作者准备

熟悉病人病情，掌握使用呼吸机的指征与禁忌证，熟悉呼吸机的性能和操作。

（二）病人准备

对清醒病人，应告知使用呼吸机的目的和意义，以缓解病人的紧张情绪并取得其主动配合。

（三）用物准备

1. 备呼吸机：呼吸机种类繁多，包括定压型呼吸机、定容型呼吸机、多功能呼吸机和高频呼吸机等。目前具有多种功能的自动化或半自动化的呼吸机已广泛用于临床（图 29-39）。

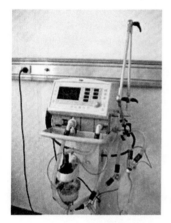
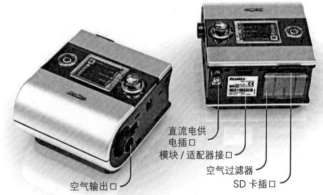

直流电供
电插口
模块/适配器接口
空气过滤器
SD 卡插口

空气输出口

大型人工呼吸机　　　　　　　　　　　　小型全自动人工呼吸机

图 29-39　各型全自动人工呼吸机

2. 备其他必要用品：如氧气源、高压氧气管、加温器、湿化器、雾化器、无菌蒸馏水、无菌纱布等。

▶▶ 呼吸机使用 ◀◀

（一）开机前准备

1. 设定通气方式：如自主呼吸（SPONT）、同步间歇指令通气（SIMV）、机械辅助呼吸（AMV）、机械控制呼吸（CMV）、持续气道正压（CPAP）、呼吸末正压（PEEP）。

2. 设定呼吸机主要参数：如表 29-1 所示。

表 29-1　呼吸机主要参数的设置

项　目	数　值
呼吸频率（R）	10～16 次 / min
每分通气量（VE）	8～10 L / min
潮气量（Vr）	10～15 mL / kg（通常在 600～800 mL）
呼吸比值（I/E）	1：（1.5～2.0）
呼气压力（EPAP）	0.147～1.96 kPa（一般应 < 2.94 kPa）
呼气末正压（PEEP）	0.49～0.98 kPa（渐增）
吸入氧浓度（FiO$_2$）	30%～40%（一般 < 60%）

3. 设置报警上下限范围：包括工作压力、每分通气量、呼吸道阻力等。

（二）开机

启动呼吸机开始工作。呼吸机与病人呼吸道紧密相连，开始用呼吸机进行呼吸。呼吸机与呼吸道的连接方法如下。

1. 面罩法：面罩盖住病人口、鼻后与呼吸机连接。

2. 气管内插管法：气管内插管后与呼吸机连接。（图 29-40～图 29-42）

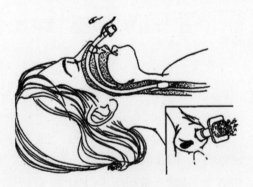　　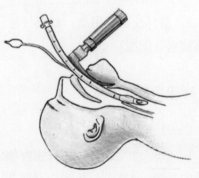

图 29-40　经鼻气管内插管　　　　图 29-41　经口气管内插管

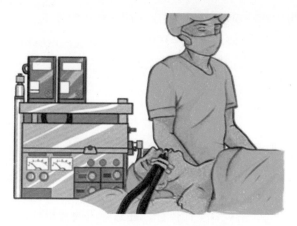

图 29-42　气管内插管后连接呼吸机

3. 气管切开法：气管切开放置套管后与呼吸机连接（图 29-43）。

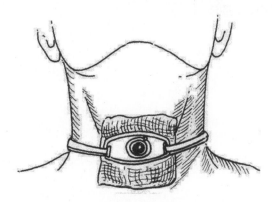

图 29-43　气管切开置管并与呼吸机相连

（三）观察与记录

上呼吸机后严密监测生命体征、皮肤颜色及血气分析结果，并做好记录。使用呼吸机时应特别注意以下事项。

1. 根据需要随时调节呼吸机各参数。

2. 湿化、排痰：采用加温湿化器将水加温后产生蒸汽，混进吸入气体，同时起到加温加湿作用。

（四）停机

1. 停机条件：自主呼吸恢复、缺氧症状改善后试停机；向病人解释，消除紧张心理，间断停机；严密观察病情，待病人症状缓解后停机。

2. 停机顺序：先关呼吸机，再关压缩机和关氧气，最后切断电源。

3. 清洁病人口鼻，清理用物，消毒备用。

▶▶ 注意事项 ◀◀

1. 根据病情需要选择合适的呼吸机类型，熟练掌握呼吸机性能和操作方法。

2. 如需经口或经鼻气管内插管，应严格掌握其适应证和禁忌证，并由有经验的医务人员操作。

3. 上呼吸机期间严密观察生命体征，注意呼吸改善指征，定期进行血气分析监测。

4. 保持呼吸道通畅，及时清除分泌物，定期湿化雾化。

5. 严格无菌操作，预防感染。

6. 加强机器管理。

§30

常用诊疗技术

§30.1 胸膜腔穿刺引流

胸膜腔是保持负压的密闭空间，可使具有弹性的肺脏不断扩张、收缩，以维持正常的呼吸功能。但是，空气、血液、渗出液等潴留在胸腔内时，改变了胸腔的负压状态，将影响肺扩张和气体交换。为此，通过胸腔穿刺将潴留在胸腔内的气体或液体抽出或引流至体外，使胸腔内的负压状态得到恢复，以改善呼吸状况。

▶▶ 适应证 ◀◀

1. 诊断性穿刺：原因未明的胸腔积液，可做诊断性穿刺，经胸腔积液涂片、培养、细菌培养、生物化学检查等以明确病因。

2. 治疗性穿刺：通过抽液、抽气或胸腔减压治疗单侧或双侧胸腔大量积液、积气产生的压迫、呼吸困难等症状；向胸腔内注射药物（抗肿瘤药或促进胸膜粘连药物等）。

▶▶ 禁忌证 ◀◀

1. 穿刺部位有炎症、肿瘤、外伤。

2. 有严重出血倾向、大咯血、严重肺结核，肺气肿等应视为相对禁忌证。

▶▶ 准备 ◀◀

1. 向病人说明穿刺的目的，消除其顾虑及精神紧张。

2. 有药物过敏史者需做普鲁卡因皮试，或用2%利多卡因局部麻醉。

3. 胸腔穿刺用物准备：胸腔穿刺包、手套、治疗盘（聚维酮碘、75%乙醇、棉签、胶布、局部麻醉药）、椅子、痰盂。如需胸腔内注药，应准备好所需药品。

4. 胸腔穿刺引流设备：胸腔穿刺后如需持续引流，应备直径4 mm、长30 cm以上、前端多孔的硅胶管和水封瓶等。

▶▶ **操作步骤** ◀◀

（一）病人体位

病人取坐位，面向椅背，两手前臂平放于椅背上，前额伏手前臂上。不能起床者，可取半坐卧位，患侧前臂置于枕部（图30-1）。

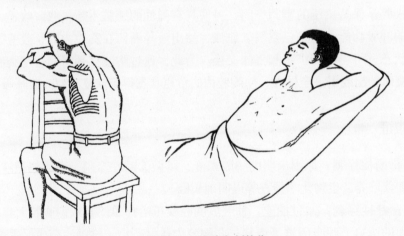

图30-1　胸腔穿刺体位

（二）穿刺点定位

胸腔穿刺抽气或抽液应选择不同部位的穿刺点。

1. 胸腔穿刺抽气：一般取患侧锁骨中线第2肋间或腋中线第4～5肋间。因为肋间神经及动静脉沿肋骨下缘走行，故应经肋骨上缘穿刺以避免损伤神经和血管。（图30-2）

2. 胸腔穿刺抽液：先进行胸部叩诊，选择实音明显的部位进行穿刺，可结合X线及B超定位。穿刺点可用甲紫在皮肤上作标记，常选择肩胛下角线第7～9肋间、腋后线第7～8肋间、腋中线第6～7肋间和腋前线第5～6肋间（图30-3）。

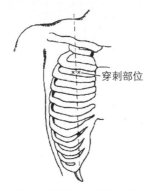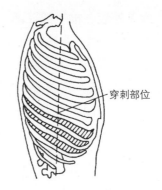

图 30-2　气胸穿刺部位（锁骨中线第 2 肋间）　图 30-3　液胸穿刺点部位（腋中线 7～8 肋间）

（三）消毒、铺巾

分别用聚维酮碘、75% 乙醇在穿刺点部位，自内向外进行皮肤消毒，消毒范围直径约 15 cm。解开穿刺包，戴无菌手套，检查穿刺包内器械，注意穿刺针是否通畅，铺盖消毒孔巾。

（四）局部麻醉

以 2 mL 注射器抽取 2% 利多卡因 2 mL，在穿刺点沿肋骨上缘进针，局部浸润麻醉，抽无回血后即可注药。

（五）胸腔穿刺

先用止血钳夹住穿刺针后的橡皮胶管，以左手固定穿刺部位，右手持穿刺针，沿肋骨上缘垂直缓慢刺入，当针锋抵抗感突然消失时表示针尖已进入胸膜腔，继而可根据需要进行抽气、抽液、注药等处理，必要时还可连接水封瓶持续引流胸腔内的液体或气体（图 30-4）。

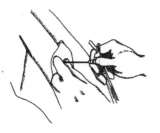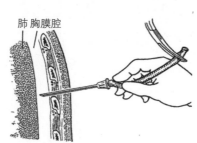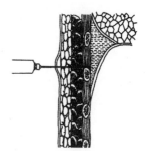

胸膜腔穿刺　　　　　　　穿刺针沿肋上缘刺入　　　　　穿刺针进入积液的胸膜腔

图 30-4　胸膜腔穿刺

（六）抽液、抽气或注药

1. 穿刺抽气：气胸抽气减压治疗，在无特殊抽气设备时，可以按抽液方法，用注射器反复抽气，直至病人呼吸困难缓解为止。

2. 穿刺抽液：将 50 mL 注射器与穿刺针后的橡皮管接通，并由助手松开止血钳，助手同时用止血钳固定穿刺针，抽吸胸腔液体。抽液量首次不超过 600 mL，以后每次不超过 1000 mL。（图 30-5）

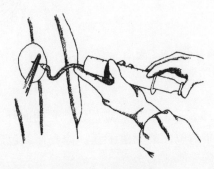

图 30-5　胸膜腔抽液

3. 穿刺给药：如需胸腔内注药，在抽液完后，将药液用注射器抽好，接在穿刺针后胶管上，回抽少量胸腔积液稀释，然后缓慢注入胸腔内。

（七）胸膜腔持续引流

如需持续排气或排液，可接水封瓶引流（图 30-6）。

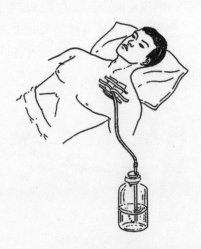

图 30-6　胸腔穿刺水封瓶引流

（八）术后处理

1. 抽液完毕后拔出穿刺针，在穿刺点涂聚维酮碘并覆盖无菌纱布，稍用力压迫穿刺部位，以胶布固定，嘱病人静卧休息。

2. 观察术后反应，注意有无并发症，如气胸、肺水肿等。

▶▶ **注意事项** ◀◀

1. 因为肋间神经及动、静脉沿肋骨下缘走行，经肋骨上缘穿刺可避免损伤血管和神经。

2. 胸腔穿刺抽液量每次不应超过 600～1000 mL。因为胸腔穿刺抽液量过多、过快，会使胸膜腔内压突然下降，肺血管扩张，液体渗出增多，可造成急性肺水肿。

3. 穿刺时可能出现胸膜反应，表现为头晕、面色苍白、出汗、心悸，胸部压迫感或剧痛，血压下降、脉细、肢冷、昏厥等。发现胸膜反应，应立即停止抽液，让病人平卧，观察其血压、脉搏的变化。必要时皮下注射 0.1% 肾上腺素 0.3～0.5mL 或静脉注射葡萄糖注射液。

4. 由于重力关系，坐位或半卧位时，气体集中在胸腔上方，液体则集中在胸腔下部，故抽气时穿刺点选择在胸腔上部，抽液时选择胸腔下部实音明显的部位。

5. 胸膜腔穿刺术的并发症有血胸、气胸、穿刺口出血、胸壁蜂窝织炎、脓胸、空气栓塞等。血胸多由于刺破肋间动、静脉所致，发现抽出血液，应停止抽液，观察病人血压、脉搏、呼吸的变化；其他并发症应进行追踪观察和相应处理。

§30.2 胸膜腔置管闭式引流

胸膜腔内如有大量积气或积液，或不断有新的积液、积气形成，则应施行胸膜腔置管闭式引流，以保证引流通畅。

▶▶ 适应证 ◀◀

1. 气胸：中等量以上的气胸。
2. 血胸：难以自行吸收或难以用穿刺抽吸法消除的血胸。
3. 脓胸：量较多，脓液黏稠或合并有食管、支气管瘘者。
4. 开胸手术后均需做胸膜腔闭式引流。

▶▶ 准备 ◀◀

1. 备无菌治疗盘：内置聚维酮碘、75％乙醇、局部麻醉药、纱布、棉签、胶布及 50 mL 注射器、外用生理盐水等。

2. 备胸腔闭式引流手术包、无菌手套、消毒蕈形头导尿管或直径 8～10 mm 的前端多孔硅胶管及消毒水封瓶一套（图 30-7、图 30-8）。

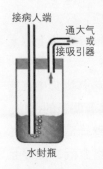
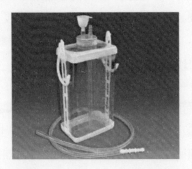
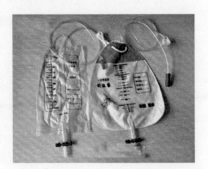

图 30-7　各式胸腔闭式引流瓶（袋）

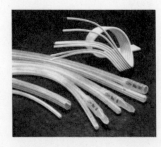
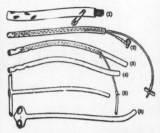
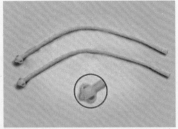

图 30-8　各式引流管

▶▶ 胸膜腔置管引流 ◀◀

置管方法包括套管针置管法、肋间切开插管法和切肋插管法。根据不同的置管方法，选择坐位或卧位；穿刺点定位参见本书"胸膜腔穿刺引流"一节；胸膜腔置管手术通常选用局部麻醉。

（一）套管针置管法

套管针置管法插入的引流管较小，通常用于排除胸腔内气体或引流较稀薄的液体（图30-9）。

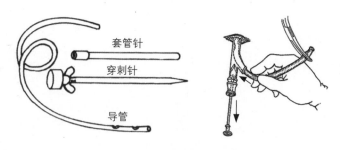

图 30-9　胸膜腔套管针置管法

1. 穿刺：于选定引流部位做 1～2 cm 皮肤切口，左手拇指及示指固定好切口周围软组织，右手握住带有闭孔器的套管针，示指固定在距针尖 4～6 cm 处，以防刺入过深；套管针紧贴肋骨上缘，用稳重而持续的力量来回转动使之逐渐刺入，当套管针尖端进入胸腔时有突然落空感。

2. 置管：退出闭孔器，将末端被血管钳夹闭的引流管自套管针的侧孔插入，送入胸腔。

3. 退出导管：一手固定引流管，另一手退出套管。当套管尖端露出皮肤时，用第 2 把血管钳靠近皮肤夹住引流管前端，松开夹在引流管末端的第 1 把血管钳，以便套管完全退出。

4. 调整引流管深度，缝合皮肤切口，固定引流管，末端连接于水封瓶（图30-10）。

（二）肋间切开插管法

肋间切开插管法多用于病情较危重或小儿脓胸病人（图30-11）。

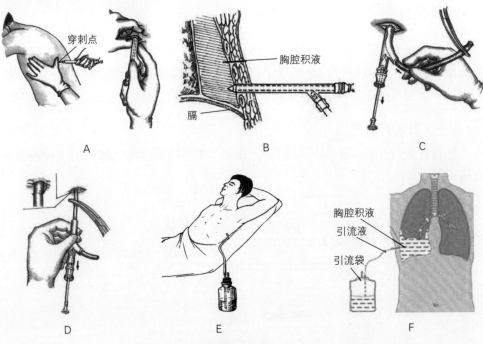

图 30-10　胸膜腔套管针置管引流操作程序

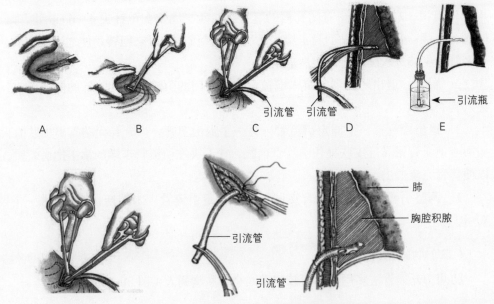

图 30-11　胸膜腔肋间切开置管引流操作程序

1. 消毒铺单后，在确定插管的肋间以 1%～2% 利多卡因做局部浸润麻醉。引流气体多在锁骨中线第 2～3 肋间，引流液体多在腋中线至腋后线第 7～8 肋间。

2. 用刀在皮肤上做一约 3 cm 长小切口。

3. 以中号弯血管钳伸入切口，贴近肋骨上缘向深部逐渐分离，撑开肋间肌，最后穿入胸腔。用血管钳扩大创口，为插入胸腔引流管开辟大小合适的通道。

4. 以血管钳夹住胸腔引流管末端，再用另一血管钳纵行夹持引流管的前端或将钳尖插在引流管的侧孔内，经胸壁切口插入胸腔；退出血管钳，将胸腔引流管往前推送，使侧孔全部进入胸腔。插管深度以管端在胸腔内 3～4 cm 为宜，如用蕈形管作引流则使蕈形头刚好留在胸腔内。

5. 紧密缝合切口 1～2 针，利用缝线将引流管固定于胸壁。所选引流管应保证足够长度，末端连接于水封瓶内。

（三）切肋插管法

切肋插管法可插入较粗的引流管，常用于脓液黏稠的慢性脓胸。因需切除小段肋骨，故宜在手术室内施行。

▶▶ 注意事项 ◀◀

1. 肋间血管和神经行走于肋骨下缘，为避免其损伤，分离肋间组织或插套管针时，应紧贴肋骨上缘进行。

2. 胸腔引流管插入的深度，成人以管端插入胸腔内 3 cm 左右为宜。儿童为防止引流管插入过深或脱出，可用蕈形管，使蕈形头恰于胸腔内即可。

3. 如病人同时有大量液胸和气胸，一般不需要插 2 根胸管分别引流，因为胸腔插管引流后，随着液体排出和肺脏复张，加上鼓励病人咳嗽和深呼吸，气体也能排出。

4. 正常情况下胸膜腔内压随呼吸而改变，一般呼气时压力为 –3～–5 cmH$_2$O（–0.294～–0.490 kPa）；吸气时压力为 –8～–10 cmH$_2$O（–0.782～–0.978 kPa）。为了防止胸膜腔内负压将空气吸入胸腔，造成肺萎陷，所以胸腔插管后要接水封瓶。插在水封瓶液面下部分的长度以 2～3 cm 为宜。

5. 气胸病人做胸膜腔闭式引流术后，如气体源源不断地从水封瓶溢出，数量持久不减少，应想到以下原因：①如系胸外伤病人，可能有较大的肺裂伤或支气管断裂。②如系自发性气胸，可能有小支气管与胸腔相通。③如插管处的胸壁切口较大或皮肤缝合不严，吸气时空气可以从管周进入胸腔，呼气时由管内排出。对上述各种情况应及时做出相应处理。

6. 继发性气胸病人若在胸膜腔闭式引流术之后有较多气泡持续逸出，则应连接双联水封瓶并以低负压（$-18\sim-20\,cmH_2O$）持续吸引，使胸腔的积气尽快排出（图 30-12、图 30-13）。

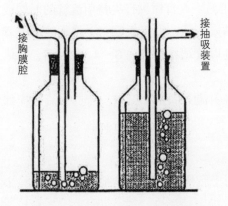

图 30-12　低负压双联水封瓶装置

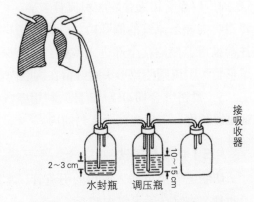

图 30-13　负压多联水封瓶引流装置

7. 气胸病人插管引流后出现大量皮下气肿，常见原因为：①引流管欠通畅。②插管部位皮肤缝合不严密，或肋间软组织和插管之间有较大空隙，空气由管周逸入皮下。

处理方法：使引流管通畅；缝合肋间软组织，消除其与插管之间的空隙，或重新插管。

8. 胸腔插管引流后，水封瓶内液柱无波动或波动微弱，说明引流通路有梗阻，可能的原因有：①引流管扭曲。②血块或脓块堵塞。③胸壁切口狭窄压迫引流管。④肺膨胀或膈肌上升将引流管口封闭。⑤包扎创口时折压引流管。

9. 置胸膜腔闭式引流管后的病人，不应坐卧于低矮的床、椅上，否则可能导致引流瓶中的液体被吸入胸腔。

§30.3　腹腔穿刺术

　　腹腔穿刺术适用于检查腹腔积液的性质，以协助诊断；向腹腔内注射药物；当大量的腹水引起呼吸困难或腹胀时，通过穿刺放液可降低腹内压力，减轻症状。

▶▶ 适应证 ◀◀

　　1. 抽液做化验和病理学检查，以协助诊断。
　　2. 大量腹水引起严重胸闷、气促者，适量放液以缓解症状。
　　3. 行人工气腹作为诊断和治疗手段。
　　4. 腹腔内注射药物。
　　5. 进行诊断性穿刺，以明确腹腔内有无积脓、积血。

▶▶ 禁忌证 ◀◀

　　1. 严重肠胀气。
　　2. 妊娠。
　　3. 因既往手术或炎症腹腔内有广泛粘连者。
　　4. 躁动、不能合作或有肝性脑病先兆者。

▶▶ 准备 ◀◀

　　1. 用物准备：治疗盘内盛聚维酮碘、75％乙醇、棉签、胶布、普鲁卡因或利多卡因、腹腔穿刺包、无菌手套、量筒、一次性中单、腹带（腹腔放液减压后使用）等。
　　2. 环境准备：保持环境安静、清洁、光线充足。
　　3. 病人准备：
　　（1）理解穿刺目的、意义、操作程序和配合要求。
　　（2）排空大、小便。

▶ 操作步骤 ◀◀

1. 体位：取平卧位或斜坡卧位。如放腹水，背部先垫好腹带。

2. 穿刺点选择：可选脐和髂前上棘间连线中、外 1/3 交点或脐与耻骨联合连线中点上方 1 cm 左右旁开 1～1.5 cm 处为穿刺点。放腹水时通常选用左侧穿刺点，此处不易损伤腹主动脉。（图 30-14）

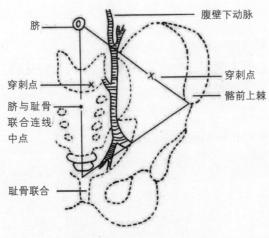

图 30-14　腹腔穿刺点示意图

3. 消毒、麻醉、铺巾：术者戴无菌手套，铺无菌孔巾，并用 1%～2% 利多卡因 2 mL 做局部麻醉，须深达腹膜。

4. 穿刺：可用 17～18 号长针头连接注射器，直接由穿刺点自上向下斜行刺入，抵抗感突然消失时，表示已进入腹腔；为防止腹水沿穿刺针路外渗，可采取迷路穿刺法。抽液或注药后先钳夹橡皮管，再拔出穿刺针，揉压针孔，局部涂以聚维酮碘，盖上无菌纱布，用胶布固定。（图 30-15）

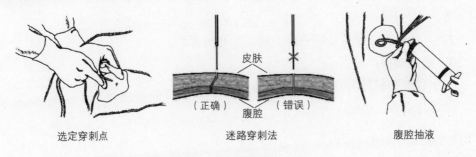

图 30-15　腹腔穿刺方法

▶▶ 注意事项 ◀◀

1. 术中应严密观察病人反应，如有头晕、恶心、心悸、脉速、血压下降、面色苍白等症状，立即停止放液，并做好相应处理。

2. 放液量不宜过多、过快，一般每次不超过 3000 mL。放液后，应用腹带加压包扎，并留取腹水标本和记录放腹水量（图 30–16）。

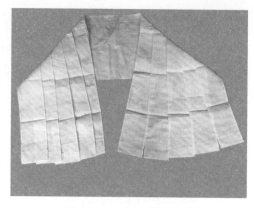

图 30–16　医用多头腹带

§30.4　腰椎穿刺术

腰椎穿刺既可用于诊断又可用于治疗，为了安全有效地实施这项操作，医师需了解腰椎穿刺的禁忌证、相关的解剖学，以最大程度减少并发症危险的发生（图 30–17）。

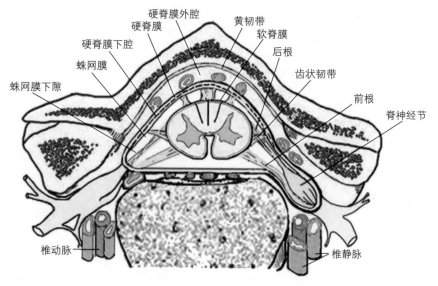

图 30–17　腰椎横断面解剖示意图

适应证

1. 确定脑脊液性质，协助诊断中枢神经系统炎症或出血性疾病。
2. 测定脑脊液压力，了解颅内压高低及蛛网膜下隙通畅情况。
3. 进行腰椎麻醉或鞘内注射药物。
4. 通过腰椎穿刺进行其他检查，如气脑造影和脊髓腔碘油造影等。

禁忌证

1. 颅内占位性病变，尤其是颅后窝占位性病变。
2. 脑疝或疑有脑疝者。
3. 腰椎穿刺处局部感染或脊柱病变。

准备

腰椎穿刺包、手套、闭式测压表或玻璃测压管、治疗盘（聚维酮碘、75％乙醇、棉签、胶布、2％利多卡因）。需做细菌培养者，准备培养基（图30-18）。

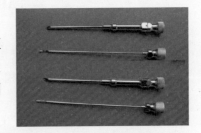

图 30-18　腰椎穿刺针

操作步骤

1. 病人取侧卧位，其背部和床面垂直，头颈向前屈曲，屈髋抱膝，使腰椎后凸，椎间隙增宽，以利进针（图30-19）。

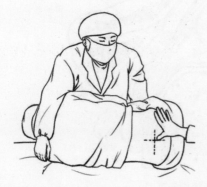
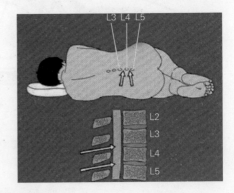

图 30-19　腰椎穿刺体位

2. 定穿刺点：通常选用第3~4腰椎间隙，并做好标记（图30-20）。

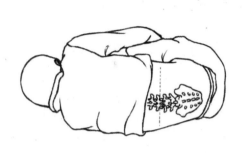

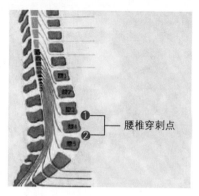

腰椎穿刺点

图30-20 腰椎穿刺点（第3~4腰椎间隙）

3. 消毒、铺巾：自中线向两侧进行常规皮肤消毒。打开穿刺包，戴无菌手套，并检查穿刺包内器械，铺无菌孔巾。

4. 麻醉：经穿刺点用2%利多卡因做逐层局部浸润麻醉（图30-21）。

5. 腰椎穿刺：术者用左手拇指和示指，或单用拇指尖紧按住两个棘突间隙的皮肤凹陷，右手持穿刺针，于穿刺点刺入皮下，使针垂直于脊背平面或略向头端倾斜，并缓慢推进，当感到阻力突然减低时，针已穿过硬脊膜，再进少许即可。成人进针深度为4~6 cm。（图30-22）

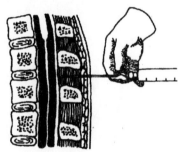

图30-21 局部浸润麻醉

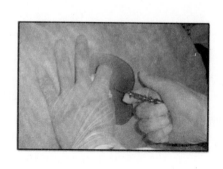

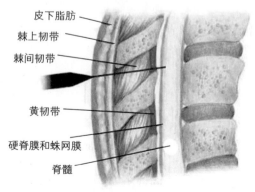

皮下脂肪

棘上韧带

棘间韧带

黄韧带

硬脊膜和蛛网膜

脊髓

图30-22 腰椎穿刺

6. 测压：拔出针芯，可见脑脊液滴出。接测压表（或测压管），让病人双腿慢慢伸直，可见脑脊液在测压表内随呼吸波动，记录脑脊液压力。取下测压表，用无菌试管接脑脊液 2~4 mL，送实验室检查。（图 30-23~图 30-25）

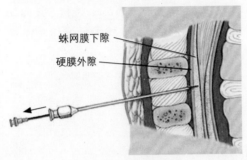

蛛网膜下隙
硬膜外隙

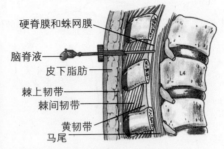

硬脊膜和蛛网膜
脑脊液
皮下脂肪
棘上韧带
棘间韧带
黄韧带
马尾
L4

图 30-23 拔针芯　　　　　　图 30-24 脑脊液滴出

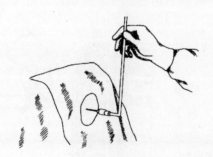
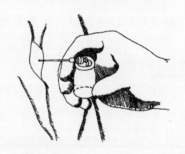

图 30-25 脑脊液测压与留取检验标本

7. 拔针：插入针芯，拔出穿刺针。穿刺点以聚维酮碘消毒后盖以消毒纱布，用胶布固定。

8. 术毕，嘱病人去枕平卧 4~6 小时。

▶▶ 注意事项 ◀◀

1. 侧卧位脑脊液的正常压力为 70~180 mmH$_2$O（0.69~1.76 kPa），或 40~50 滴 /min，超过 200 mmH$_2$O（1.96 kPa）时提示颅内压增高。

2. 从脑脊液外观可以区别穿刺损伤。正常脑脊液为无色透明液体。血色或粉红色脑脊液常见于穿刺损伤或出血性病变。区别方法：用 3 个管连续接取脑脊液，如果管中红色依次变淡，最后转清，则为穿刺损伤出血；如各管皆为均匀一致的血色，则为出血性病变。

3. 压颈试验（Queckenstedt 试验）的意义是区别椎管内有无阻塞。其方法为：腰椎穿刺成功后，接测压表（管），在测完初压后助手用拇指和示指同时压迫颈静脉，先轻压、后重压，先压一侧、后压两侧。正常人在两侧被压迫后，脑脊液压力可上升 100～300 mmH$_2$O（0.98～2.93 kPa），松手后又会降至初压水平，称为压颈试验通畅（梗阻试验阴性）。若不上升或下降至初压水平，称为压颈试验不通（梗阻试验阳性）。脑出血或颅内压明显增高时，禁做此试验。

§30.5　骨髓穿刺术

骨髓穿刺术是采集骨髓液的一种常用诊断技术，临床上骨髓穿刺液常用于血细胞形态学检查，也可用于造血干细胞培养、细胞遗传学分析及病原生物学检查等，以协助临床诊断、观察疗效和判断预后等。

▶▶ 适应证 ◀◀

1. 诊断各种白血病。
2. 诊断多种血液病：如缺铁性贫血、溶血性贫血、再生障碍性贫血、恶性组织细胞病等。
3. 诊断恶性肿瘤：如多发性骨髓瘤、淋巴瘤、骨髓转移肿瘤等。
4. 寻找不明原因发热的病因。
5. 寄生虫病检查：如找疟原虫、黑热病病原体等。
6. 骨髓液的细菌培养。

▶▶ 禁忌证 ◀◀

1. 血友病者禁做骨髓穿刺。
2. 有出血倾向病人，操作时应特别注意。

▶▶ 准备 ◀◀

骨髓穿刺包、手套、治疗盘（聚维酮碘、75% 乙醇、棉签、胶布、局部麻醉药等）。需做细菌培养者，准备培养基（图 30-26）。

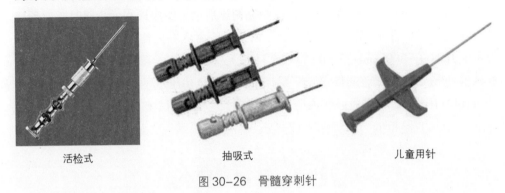

活检式　　　　　　　　抽吸式　　　　　　　　儿童用针

图 30-26　骨髓穿刺针

▶▶ **操作步骤** ◀◀

1. 穿刺部位：

（1）髂前上棘穿刺点：此处骨面较平，容易固定，操作方便安全，是最常用的穿刺部位（图 30-27）。

（2）髂后上棘穿刺点：位于骶椎两侧，臀部上方骨性突出的部位。

（3）胸骨柄穿刺点：胸骨骨髓穿刺以胸骨中线第 2 肋间水平为穿刺点。进针方向要与骨面成 30°～45°，向头侧倾斜。进针深度约 1 cm。（图 30-28）

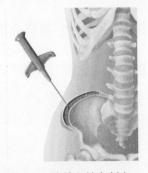
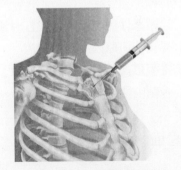

图 30-27　髂前上棘穿刺点　　　　　　　　图 30-28　胸骨柄穿刺点

（4）腰椎棘突穿刺点：位于腰椎棘突突出处，该穿刺点很少选用。

（5）胫骨粗隆穿刺点：2 岁以下小孩选用，以胫骨粗隆前下方为好，因为其他穿刺部位尚未骨化好。

2. 体位：根据选定的穿刺部位，安排病人的适当体位。髂前上棘穿刺选仰卧位。

3．消毒、铺巾：消毒穿刺区皮肤，解开穿刺包，戴无菌手套，检查穿刺包内器械，铺无菌孔巾。

4．麻醉：在穿刺点用1%利多卡因做皮肤、皮下、骨膜麻醉。

5．骨髓穿刺：常取髂前上棘后上方1~2 cm处作为穿刺点，将骨髓穿刺针的固定器固定在离针尖1~1.5 cm处，用左手的拇指和示指将髂嵴两旁的皮肤拉紧并固定，以右手持针向骨面垂直刺入；当针头接触骨质后，将穿刺针左右转动，缓缓钻入骨质；当感到阻力减少且穿刺针已固定在骨内直立不倒时为止。

6．吸取骨髓：拔出针芯，接上无菌干燥的10 mL或20 mL注射器，适当用力抽吸，即有少量红色骨髓液进入注射器，吸取0.2 mL左右骨髓液，做涂片用。如做骨髓液细菌培养则可抽吸2 mL。若抽不出骨髓液，可放回针芯，稍加旋转或继续钻入少许，再行抽吸（图30-29）。

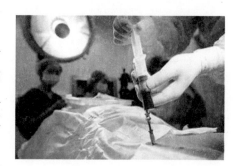

图 30-29　吸取骨髓

7．拔针：取得骨髓液后，将注射器及穿刺针迅速拔出。在穿刺位置涂聚维酮碘并盖以消毒纱布，按压1~2分钟后用胶布固定。

8．迅速将取出的骨髓液滴于载玻片上做涂片。如做细菌培养，则将骨髓液2 mL注入培养基中。

▶▶ 注意事项 ◀◀

1．抽吸骨髓一瞬间，病人有特殊的疼痛感，此属正常现象。

2．术后应压迫止血，对有出血倾向者，防止骨膜下血肿形成或流血不止。

3．术后3天内，穿刺部位勿用水洗，防止感染。

5．胸骨柄穿刺不可垂直进针，不可用力过猛，以防穿透内侧骨板。

6．抽吸骨髓液时，逐渐加大负压。做细胞形态学检查时，抽吸量不宜过多，否则使骨髓液稀释。

7．骨髓液抽取后应立即涂片。

8．如抽不出骨髓液，可能与穿刺位置不佳，未达到骨髓腔；或针管被皮下组织或骨块阻塞等原因所致。

§30.6　股静脉穿刺术

股静脉穿刺术是常用的护理操作技术，主要用于采集血液标本进行实验室检查，也适用于抢救危重病人时注入药物或置管加压输血、输液。

▶▶ 穿刺目的 ◀◀

股静脉穿刺术常用于急救时输液、输血或采取血标本等，必要时可经股静脉下腔静脉置管进行长期输液。

▶▶ 穿刺部位 ◀◀

股静脉位于股三角区股鞘内，穿刺点位于腹股沟韧带下方紧靠股动脉内侧0.5 cm 处（图 30-30）。

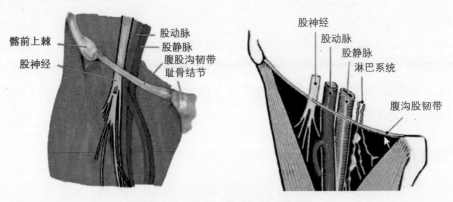

图 30-30　股动、静脉解剖关系图

▶▶ 准备 ◀◀

治疗盘内放皮肤消毒剂、无菌持物钳、棉签、弯盘、无菌干燥 10 mL 注射器及 7～8 号针头、试管、输血或输液用物。如行股静脉插管则准备静脉留置针及导管。

▶▶ **操作步骤** ◀◀

1. 体位：病人仰卧，将穿刺侧大腿外旋，小腿屈曲成90°，臀下垫一小沙袋或小枕。

2. 消毒铺单：股静脉穿刺如仅需采取血样或一次性注射给药时，可常规消毒穿刺部位皮肤及操作者左手示指；如需中心静脉置管时，操作者应戴无菌手套，穿刺部位应消毒、铺无菌巾及孔单。

3. 股静脉穿刺：用左手示指在腹股沟韧带中部，扪准股动脉搏动最明显处并固定；右手持注射器，使针头和皮肤成直角或45°，在股动脉内侧0.5 cm处刺入，刺入深度为穿刺针的1/3～1/2，然后缓缓将空针上提并抽吸活塞，见抽出血液后即固定针头位置（图30-31）。

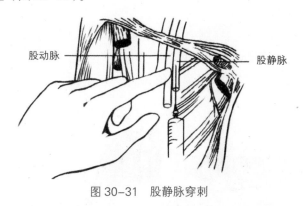

股动脉 ——   —— 股静脉

图30-31　股静脉穿刺

4. 如需注射药物，则于注射完毕后迅速拔针，局部用无菌纱布加压止血至不出血为止。

5. 如需采血，则于采血后拔出针头，局部用无菌纱布加压止血至不出血为止。将抽取的血液标本顺管壁缓慢注入标本管，贴标签送检。

▶▶ **注意事项** ◀◀

1. 严格无菌操作，防止感染。

2. 如抽为鲜红色血液，提示穿入股动脉，应立即拔出针头，用无菌纱布紧压穿刺处5～10分钟，直至无出血为止。

3. 抽血或注射完毕，立即用无菌纱布压迫数分钟，以免引起局部出血或血肿。

4. 尽量避免多次反复穿刺，以免形成血肿。

§30.7 心包穿刺术

心包穿刺是借助穿刺针直接刺入心包腔的诊疗技术。心包穿刺必须在无菌技术下进行，局部应用普鲁卡因麻醉，穿刺部位不可过深，以免刺破心房、心室或刺破冠状动脉造成心包腔大量积血。

▶▶ 原理与风险 ◀◀

1. 心包穿刺原理：当心包有大量积液时，病人的血液循环受到严重干扰，静脉血不能顺利回到心脏，心脏的排血功能发生障碍，心包穿刺放出大量积液便可使病人症状减轻，甚至消失。

2. 心包穿刺风险：心包穿刺必须在无菌技术下进行，穿刺不可过深，以免刺破心房、心室或刺破冠状动脉造成心包腔大量积血（图30-32）。心包穿刺虽有一定的危险性，但如严格按操作规程谨慎进行，还是比较安全的一种诊断、治疗技术。

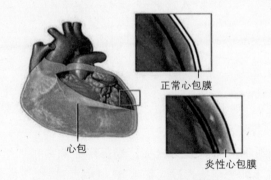

正常心包膜

心包

炎性心包膜

图 30-32　心包结构示意图

▶▶ 适应证 ◀◀

1. 抽液检查，以确定积液性质及病原。
2. 解除心脏压塞：大量积液有心脏压塞症状时放液治疗。
3. 化脓性心包炎穿刺排脓。
4. 心包腔内注射药物。

▶▶ **禁忌证** ◀◀

1. 出血性疾病。

2. 不能配合的病人。

3. 如抽出液体为血液，应立即停止抽吸，并严密观察有无心脏压塞征象出现。

▶▶ **准备** ◀◀

1. 向病人说明穿刺的目的，并嘱病人穿刺时勿咳嗽或深呼吸。请病人签署手术同意书。

2. 术前行 X 线和 / 或超声检查，以便决定穿刺部位及估计积液程度，积液量少者不宜施术（图 30-33）。

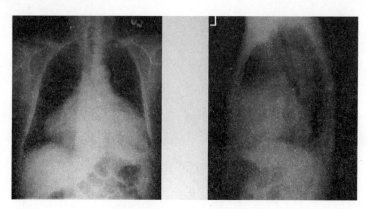

图 30-33　心包积液 X 线片

3. 器械准备：心包穿刺包（内有 12 或 16 号带有乳胶管的胸腔穿刺针、小镊子、止血钳、5 mL 注射器及针头、50 mL 注射器、纱布、孔巾和换药碗，无菌标本管数只）。此外，还需备手套、棉签、聚维酮碘、75% 乙醇、胶布、局部麻醉药，如需心包腔内注射药物，应同时准备。

备心脏监护仪、除颤仪，以应急需。

▶▶ **操作步骤** ◀◀

1. 病人体位：通常取坐位或半卧位，暴露前胸及上腹部。

2. 选定穿刺部位：应选择积液量多的位置，但要尽可能地使穿刺部位离心包最近，同时尽量远离、避免损伤周围脏器。常用的部位有胸骨左缘、胸骨右缘、心尖部及剑突下。以剑突下和心尖部最常用。

（1）心尖部：左侧第 5 肋间锁骨中线外心浊音界内 1～2 cm 处，沿第 6 肋骨上缘向背部并稍向正中线刺入。如膈肌较低，可以从第 6 肋间刺入。此法最常用。（图 30-34）

（2）剑突下：在剑突和肋弓缘所形成的夹角内，穿刺针与胸壁成 30°，向上穿刺可进入心包腔下部与后部（图 30-35）。

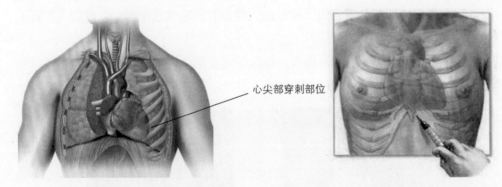

心尖部穿刺部位

图 30-34　心尖穿刺部位示意图　　　　图 30-35　剑突下穿刺部位示意图

（3）胸骨右缘：如心浊音或心影向右扩大较显著，可于胸骨右缘第 4 肋间刺入。此法有伤及乳房内动脉之危险，故需特别谨慎。

3. 消毒、铺巾：用聚维酮碘、75％乙醇进行常规皮肤消毒。解开穿刺包，戴无菌手套，并检查穿刺包内器械（注意穿刺针是否通畅），铺无菌孔巾。

4. 麻醉：用 2％利多卡因从皮肤至心包外层做局部浸润麻醉。

5. 心包穿刺：具体穿刺方法因穿刺部位而异。

（1）心尖部心包穿刺：用止血钳夹住穿刺针后的橡皮胶管，左手固定穿刺部位局部皮肤，右手持无菌纱布包裹的穿刺针，由麻醉部位刺入；在心尖部进针时，应使针自下向上，向脊柱并稍向心脏方向缓慢刺入；待感到针头阻力消失时，则表示已穿过心包外层，并可见针头有与心脏搏动同步的震动，此时应固定穿刺针。将 30 mL 注射器套于针座的橡皮管上，助手松开橡皮管上的止血钳，缓慢抽吸液体。当针管吸满后，先用钳子将橡皮管夹住，再取下针管以防空气进入。（图 30-36）

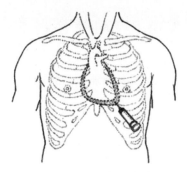

图 30-36　心尖部心包穿刺

（2）剑突下心包穿刺：在剑突下进针时，应使针与腹壁成 30°～40°，向上、向后并稍向左进入心包腔后下部，以下步骤与心尖部穿刺相同，穿刺时可同时进行心电监护（图 30-37）。

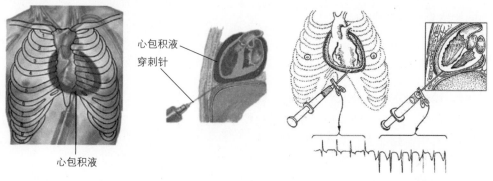

心包积液
穿刺针

心包积液

图 30-37　经剑突下心包穿刺（右图示心电监护）

6. 抽出心包积液或积脓：抽出积液或积脓后，将标本分盛于 2 个试管中送检。

7. 术毕，拔出针头，穿刺点涂聚维酮碘后局部盖消毒纱布后用胶布固定。

▶▶ 注意事项 ◀◀

1. 心包穿刺术常用于确定积液的性质和病原，在化脓性积液或积液导致心脏压塞征时，可穿刺放脓、放液以缓解症状，并可往心包内注入药物。

2. 每次抽液不宜超过 500 mL。因大量心包积液抽吸后，有大量血液回心，可能导致急性肺水肿。

3. 当麻醉不佳，因疼痛刺激或神经反射引起休克时，应立即停止抽液，让病人平卧，必要时静脉注射浓葡萄糖注射液或 0.1% 肾上腺素 0.3～0.5 mL。

§30.8　动脉穿刺术

动脉穿刺术可应用于动脉血标本采集、动脉压监测及血管介入治疗等诸多方面，医护人员均应掌握此项技术。

▶▶ 适应证 ◀◀

1. 严重休克需急救的病人，经静脉快速输血后情况未见改善，须经动脉提高冠状动脉灌注量及增加有效血容量。

2. 麻醉或手术期以及危重病人持续监测动脉血压及和／或血液气体分析。

3. 施行特殊检查或治疗，如血气分析、选择性血管造影和治疗、心导管置入、血液透析治疗等。

▶▶ 禁忌证 ◀◀

1. 慢性严重心、肺或肾脏疾病、晚期肿瘤。

2. 周围皮肤炎症或动脉痉挛以及血栓形成。

3. 有出血倾向者。

▶▶ 准备 ◀◀

（一）病人准备

1. 了解、熟悉病人病情。与病人或家属谈话，做好解释工作，争取清醒病人配合。

2. 穿刺前应评估近端动脉搏动，证实没有血栓形成。

3. 如果部位需要，可先行局部备皮。

（二）用物准备

动脉穿刺应备以下用具。

1. 一般用物：备无菌盘、切开包、无菌手套、消毒麻醉用品穿刺针、导引导丝及动脉留置导管、0.4％枸橼酸钠生理盐水或肝素生理盐水冲洗液等。

2. 动脉留置针：成人选用 18～20 G，小儿 22 G，婴儿 24 G（图 30-38）。

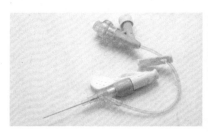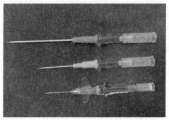

图 30-38 动脉留置针

3. 固定前臂用的托手架。
4. 无菌肝素冲洗液（2.5～5 U/mL）。
5. 测压装置及测量工具（三通接头、压力换能器和监测仪）。

▶▶ 穿刺点选择 ◀◀

最常选用的是桡动脉。必要时，可据情选用锁骨下动脉、肱动脉、股动脉、足背动脉。

▶▶ 操作方法与步骤 ◀◀

动脉穿刺多选用间接穿刺法，现以桡动脉穿刺为例介绍如下。

1. 选定穿刺点：术者戴好帽子口罩，立于病人穿刺侧，戴无菌手套，以左手示指和中指在桡侧腕关节上 2 cm 动脉搏动明显处固定欲穿刺的动脉，此处即为桡动脉穿刺点（图 30-39）。

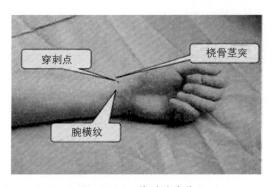

图 30-39 桡动脉定位

2. 摆放病人体位：病人取仰卧位，左上肢外展于托手架上，穿刺者位于穿刺侧，病人手臂外展 20°～30°，手掌朝上，将塑料小枕置于病人腕下，使腕关节抬高 5～8 cm，保持关节处于过伸状态。

3. 消毒与麻醉：消毒范围应较广，消毒后铺无菌孔巾。麻醉可选择局部浸润麻醉或静脉麻醉。

4. 动脉穿刺：术者右手持用肝素生理盐水冲洗过的注射器，在选定的穿刺点以与桡动脉成 40° 刺入，并朝向心方向缓慢进针，当发现针芯有回血时，再向前推进 1～2 mm 固定针芯，这时套管尾部应向外搏动性喷血，说明穿刺成功（图 30-40）。

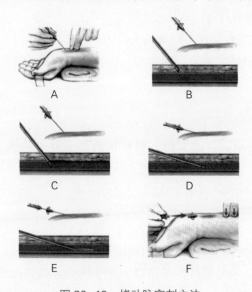

图 30-40　桡动脉穿刺方法

4. 用左手固定原穿刺针的方向及深度，右手以最大速度采血或注射药液，然后根据需要或拔针、或连接测压装置。

5. 拔针：拔针后局部需压迫 5 分钟以上。

▶▶ **注意事项** ◀◀

1. 必须严格无菌操作，以防感染。

2. 如抽出暗黑色血液表示误入静脉，应立即拔出，压迫穿刺点 3～5 分钟。

3. 一次穿刺失败，切勿反复穿刺，以防损伤血管。

4. 穿刺后妥善压迫止血，防止局部血栓形成。

§30.9　耻骨上膀胱穿刺置管引流术（套管法）

膀胱造瘘是因尿道梗阻，在耻骨上膀胱作造瘘术，使尿液引流到体外，分为暂时性或永久性造瘘，以解决病人的排尿困难。膀胱造瘘术后需要进行妥善周到的护理，防止产生各种并发症。

▶▶ 适应证 ◀◀

1. 急性尿潴留病人，导尿管不能插入者。
2. 尿道成形手术后，需暂时性尿流改道者。

▶▶ 禁忌证 ◀◀

1. 膀胱未充盈或无法充盈者。
2. 有下腹部手术史，腹膜反折与耻骨粘连固定者。

▶▶ 准备 ◀◀

1. 物品准备：备膀胱穿刺造瘘包、无菌手套、消毒剂、麻醉剂等，同时需备集尿设备（图 30-41）。

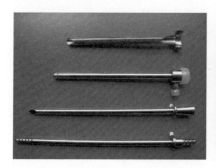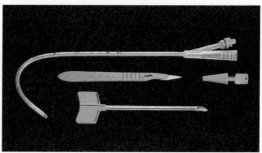

图 30-41　套管法膀胱穿刺置管设备

2. 操作者准备：操作者术前应行清洁手消毒。应向病人说明手术的必要性和与手术相关的注意事项，并签写手术同意书。

▶▶ **操作步骤** ◀◀

1．体位：病人取平卧位。

2．消毒、铺巾：按常规方法消毒，铺孔巾。

3．麻醉：一般采用局部浸润麻醉。

4．膀胱穿刺置管：

（1）皮肤小切口：在膀胱膨胀最明显处，一般在耻骨联合上 3 cm 左右作一皮肤小切口，长 0.5～1 cm。

（2）穿刺膀胱：皮肤切开后，先用腰穿针垂直或斜向下刺入膀胱，抽得尿液后退出腰穿针，再将套管针同法按原路径刺入膀胱（图 30-42）。

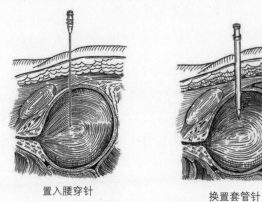

置入腰穿针　　　　　　　　换置套管针

图 30-42　穿刺膀胱

（3）置入气囊导尿管：拔出套管芯，立即将气囊导尿管经套管插入膀胱内，拔出套管；导尿管留置于膀胱内，气囊内注入生理盐水 10 mL 左右，以防导尿管脱出。皮肤切口在管旁用丝线缝合 1 针并固定导尿管。（图 30-43）

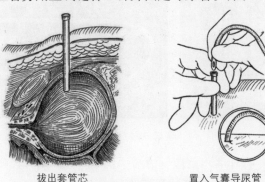

拔出套管芯　　　　　　　　置入气囊导尿管

图 30-43　置入气囊导尿管

▶▶ 术后处理 ◀◀

1. 将气囊导尿管与集尿袋相连，保持导尿管通畅。
2. 术后 7 天拆除皮肤缝线。
3. 根据具体病情决定何时拔除气囊导尿管。

▶▶ 注意事项 ◀◀

1. 严格掌握适应证及禁忌证。
2. 穿刺前必须确定膀胱已极度充盈。
3. 严格无菌操作，防止感染发生。
4. 穿刺点切忌过高，以免误刺入腹腔。
5. 穿刺针方向必须斜向下、后方，且不宜过深，以免误伤肠管。
6. 膀胱穿刺术后，应适当使用尿路抗炎药物。

§30.10 插胃管

插胃管是一项常用的诊疗技术，用于手术前准备、鼻饲、胃肠减压和洗胃等。

▶▶ 操作目的 ◀◀

1. 经胃肠减压管引流出胃肠内容物，为腹部手术做术前准备。
2. 对不能经口进食的病人，从胃管灌入流质食物，保证病人摄入足够的营养、水分和药物，以利早日康复。

▶▶ 适应证 ◀◀

1. 急性胃扩张。
2. 上消化道穿孔或胃肠道梗阻。
3. 急腹症有明显胀气者或较大的腹部手术之术前准备等。

4．昏迷病人或不能经口进食者，如口腔疾患、口腔和咽喉手术后的病人。

5．不能张口的病人，如破伤风病人。

6．早产儿和病情危重的病人，以及拒绝进食的病人。

7．服毒自杀或误食中毒需洗胃的病人。

▶▶ 禁忌证 ◀◀

1．鼻咽部有癌肿或急性炎症的病人。

2．食管静脉曲张、上消化道出血、鼻腔阻塞、食管狭窄或梗阻、心力衰竭和重度高血压病人。

3．吞食腐蚀性药物的病人。

▶▶ 准备 ◀◀

1．操作者准备：着装整齐、洗手、戴口罩。

2．病人准备：理解插胃管的目的，主动配合。

3．用物准备：备齐插硅胶鼻胃管的用物，如纱布、硅胶胃管、50 mL 注射器、治疗碗、棉签、胶布、别针等（图 30-44）。

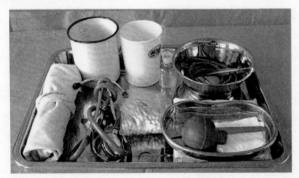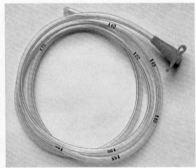

图 30-44　插胃管用物

▶▶ 操作步骤 ◀◀

1．体位：病人取坐位或半坐卧位。昏迷者平卧，头稍后仰，颌下铺治疗巾，用湿棉签检查并清洁鼻腔。

2. 测量胃管插入长度：一般为前额发际至胸骨剑突处之长度或由鼻尖经耳垂至胸骨剑突处的距离（成人 45～55 cm，婴幼儿 14～18 cm），做好标记（图 30-45）。

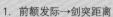
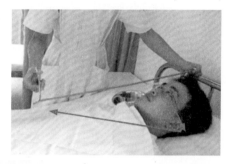

1. 前额发际→剑突距离
2. 鼻尖→耳垂→剑突距离

具体长度：成人 45～55 cm
　　　　　婴幼儿 14～18 cm

图 30-45　测量胃管插入长度

3. 插胃管：润滑胃管前段，左手持纱布托住胃管，右手用钳子夹住胃管前端，自鼻孔轻轻插入约 14 cm 时，清醒病人嘱其做吞咽动作，将胃管乘势送入所需长度（图 30-46）。

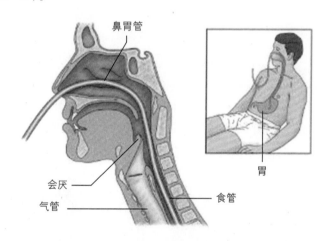

图 30-46　胃插管示意图

昏迷病人可将胃管末端置换药碗内，放在病人口角旁；当插入 14～16 cm 时应检查证实胃管未盘曲在口中；然后以左手托起病人头部，使下颌贴近胸骨柄以加大咽部通道弧度，继续插管使管端沿咽部后壁滑行插入胃内（图 30-47）。如出现呛咳、呼吸困难、发绀等情况，可能误入气管，应立即拔出重插。

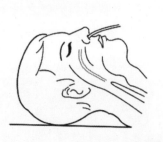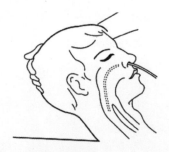

图 30-47　昏迷病人插胃管示意图

4. 证实：通过抽出胃液、在胃区听到气过水声或胃管无气泡冒出等方法证实胃管确达胃中（图 30-48）。

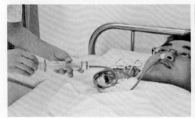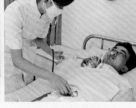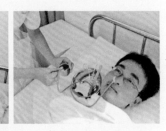

抽：抽出胃液　　　　　　听：气过水声　　　　　　看：无气泡冒出

图 30-48　证实胃管插管成功的方法

（1）用注射器能抽吸出胃液（图 30-49）。

（2）将胃管开口端置于水中，无气体逸出（证实胃管不在呼吸道中）。

（3）用注射器注入 10 mL 空气，同时用听诊器在胃部能听到气过水音，即可证实胃管在胃内（图 30-50）。

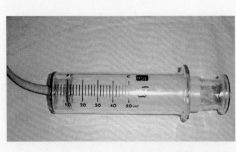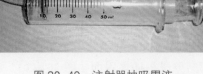

图 30-49　注射器抽吸胃液　　　　　图 30-50　听胃内气过水声

5. 固定：夹紧胃管开口端，胶布固定胃管。（图 30-51）

6. 拔胃管：一手将胃管折叠捏紧，另一手持纱布于近鼻孔处包裹胃管，边拔管边用纱布擦净胃管，拔到咽喉处时快速拔出，以免液体滴入气管。拔出后将胃管盘于弯盘内，倒入医用垃圾桶内。（图 30-52）

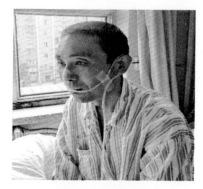

图 30-51　胃管固定

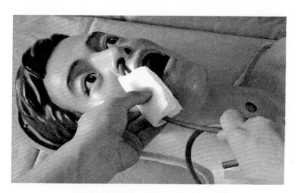

图 30-52　拔胃管方法示意图

§30.11　导尿术

导尿术是在严格无菌操作下，用导尿管经尿道插入膀胱引出尿液的方法。

▶▶ 导尿目的 ◀◀

1. 为尿潴留病人放出尿液，以减轻痛苦。

2. 协助临床诊断，如留取不受污染的尿标本作细菌培养，测量膀胱容量、压力及检查残余尿，进行尿道或膀胱造影。

3. 为膀胱肿瘤病人进行膀胱腔内化疗。

▶▶ 准备 ◀◀

1. 操作者准备：着装整齐、洗手、戴口罩。

2. 病人准备：理解导尿目的，主动配合。

3. 用物准备：备无菌导尿包（内装双腔气囊导尿管 2 根、弯盘 2 个、小药杯盛消毒棉球数个、液状石蜡瓶、标本瓶、血管钳 2 把、孔巾、纱布数块）、无菌持物钳、无菌手套 1 双、一次性手套 1 双、治疗碗（内盛消毒棉球数个）、血管钳、聚维酮碘、弯盘、橡胶单、治疗巾等，备绒毯，备便盆。

4. 环境准备：关门窗，调节室温，拉窗帘或屏风遮挡。

▶▶ 操作步骤 ◀◀

（一）女病人导尿

1. 备齐用物携至床边，查对床号、姓名，向病人做好解释，使其配合操作。

2. 嘱病人清洗外阴，或协助重症病人清洗。

3. 病人取仰卧屈膝位，脱去一侧裤腿，两腿略向外展，显露外阴；对侧腿部用棉被或毛毯遮盖，注意保暖。

4. 垫橡胶单和治疗巾于臀下，左手戴手套，协助暴露会阴；右手持血管钳夹0.1％苯扎溴铵酊（或聚维酮碘）棉球消毒会阴，顺序由内向外，自上而下，每个棉球限用1次，污棉球及手套放弯盘内。

5. 取无菌导尿包置病人两腿之间并依序打开，倒0.1％苯扎溴铵酊（或聚维酮碘）溶液于小药杯内。

6. 戴无菌手套，铺孔巾，使孔巾和导尿包包布连接形成一无菌区。

7. 按操作顺序排列无菌用物。用液状石蜡棉球润滑导尿管前端后置弯盘内备用。将另一弯盘移近外阴处，左手分开并固定小阴唇，右手持血管钳夹0.1％苯扎溴铵酊（或聚维酮碘）棉球自上而下，由内向外分别消毒尿道口及双侧小阴唇（尿道口须消毒两次），每个棉球限用一次。用过的血管钳、棉球置弯盘内移至床尾。

8. 左手继续固定小阴唇，右手将盛导尿管的弯盘置于孔巾口旁，用血管钳持导尿管对准尿道口轻轻插入4～6 cm，见尿液流出后再插入1 cm左右（气囊导尿管再插入3～4 cm），松开左手，固定导尿管，将尿液引入无菌弯盘内或留取中段尿标本（图30-53）。

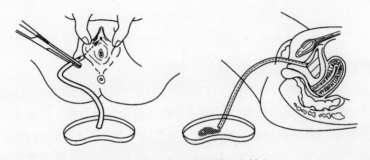

图30-53　插入导尿管（女性）

9．如需留置导尿管者，要妥善固定导尿管。常用的固定方法有胶布固定法和带气囊导尿管固定法。

（1）胶布固定法：用宽 4 cm、长 12 cm 胶布一块，上 1/3 贴于阴阜上，下 2/3 剪成 3 条分别贴于导尿管及两侧大阴唇上，或用 2～3 条胶布分别将导尿管固定在一侧大阴唇和大腿内侧上 1/3 处（图 30-54）。

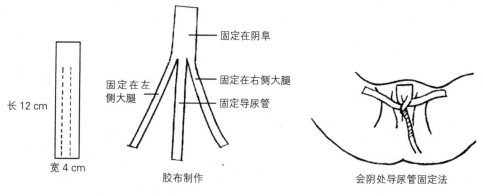

图 30-54　女病人胶布固定法

（2）带气囊导尿管固定法：将导尿管插入膀胱后，向气囊内注入 0.9% 氯化钠注射液 5 mL，夹紧气囊末端，轻拉导尿管以证实导管已固定（图 30-55）。

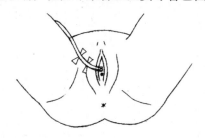

图 30-55　女病人带气囊导尿管固定法

10．导尿完毕，拔出导尿管或根据需要留置导尿管。

11．撤去用物，擦净外阴，协助病人穿好裤子，整理床单位及用物。与病人交流，了解病人对导尿的反应，根据病人具体情况进行健康教育。

12．做好记录，送检尿标本。

（二）男病人导尿

1．用物准备、病人导尿体位及消毒方法同女病人导尿。

2．操作者戴一次性手套，右手持止血钳夹消毒棉球消毒外阴、阴囊、阴茎；

左手用无菌纱布裹住阴茎,将包皮向后推,用0.1%苯扎溴铵酊棉球擦拭,自尿道口向外旋转消毒龟头、包皮及冠状沟,一个棉球限用一次。外阴清洗完毕脱手套。

3. 取无菌导尿包放于病人两腿之间依次打开,倒聚维酮碘溶液于小药杯内;戴无菌手套,铺孔巾,使孔巾下缘连接包布构成一无菌区。

4. 润滑导尿管前端置弯盘内,左手用纱布裹住阴茎,自尿道口向外旋转的方法消毒尿道口及龟头,用过的棉球及血管钳放入弯盘内移开。

5. 左手握持阴茎向腹壁方向提起,右手持止血钳夹导尿管轻轻插入,遇到阻力后,缓慢将阴茎放平,同时继续插管至20～22 cm,见尿液流出,再插入2 cm,将尿液引入无菌弯盘内。如系使用带气囊导尿管,则应在插入导尿管见尿液流出后,再插入7～10 cm(图30-56、图30-57)。

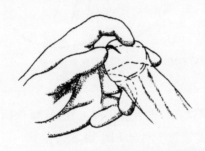 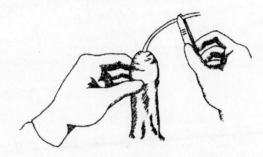

图30-56 分开尿道口(男性)　　　图30-57 插入导尿管(男性)

6. 如需留置导尿管者,要妥善固定管。常用的固定方法有蝶形胶布固定法和带气囊导尿管固定法。

(1)蝶形胶布固定法:用蝶形胶布粘于阴茎两侧,再用细长胶布作半环形(开口处向上)固定蝶形胶布,在距尿道口1 cm处再用细绳将导尿管与蝶形胶布的折叠端扎住(图30-58)。

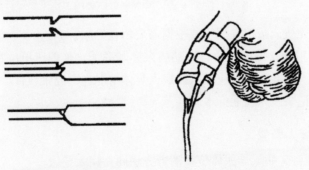

蝶形胶布的制作　　　　　　　蝶形胶布固定

图30-58 男病人蝶形胶布固定法

（2）带气囊导尿管固定法：将导尿管插入膀胱后，向气囊内注入 0.9% 氯化钠注射液 5 mL，夹紧气囊末端，轻拉导尿管以证实导管已固定（图 30-59）。

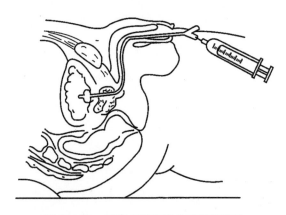

图 30-59　男病人带气囊导尿管固定法

7. 导尿完毕，拔除导尿管。撤下孔巾，用纱布擦净外阴部，脱手套，协助穿裤，撤去绒毯、橡胶单及治疗巾，整理床单位及用物。

8. 洗手，做记录。留置尿标本时，将尿标本贴好标签后送检。

▶▶ **注意事项** ◀◀

1. 用物必须严格消毒灭菌，按无菌操作进行，以防尿路感染。

2. 选择光滑、通畅、粗细适宜的导尿管，插管动作应轻柔，以防损伤尿道黏膜。同时要注意保护病人自尊，耐心解释，操作环境要遮挡。

3. 为女病人导尿时，如误入阴道，应更换导尿管重新插入。

4. 若膀胱高度充盈且又极度虚弱的病人，第一次放尿不应超过 1000 mL，因为大量放尿，使腹腔内压力突然降低，血液大量滞留在腹腔血管内，可能导致血压下降而虚脱；又因为膀胱内突然减压，引起膀胱黏膜急剧充血和微血管破裂而发生血尿。

5. 加强对留置导尿管的护理：

（1）保持导尿管的通畅：防止导尿管脱出、扭曲、受压，以利尿液引流。鼓励病人多饮水，及时观察尿液有无异常，每周做尿常规检查 1 次。

（2）使用集尿袋：每天定时更换集尿袋，及时倾倒尿液，记录尿量。集尿袋及引流管位置应低于耻骨联合，防止尿液反流，每周更换导尿管 1 次。（图 30-60）

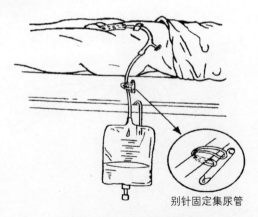

别针固定集尿管

图 30-60　集尿袋的应用

（3）保持尿道口清洁：女病人用 0.1％苯扎溴铵酊棉球擦洗尿道口，每天1～2 次；如分泌物过多，可先用 0.02％高锰酸钾溶液清洗，再用 0.1％苯扎溴铵酊棉球擦洗。男病人用 0.1％苯扎溴铵酊棉球擦净龟头及包皮污垢。

（4）拔管：长期留置导尿管者，在拔管前应做间歇引流夹管，以锻炼膀胱的反射功能。

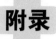

附录

常用临床检验参考值

血液一般检验

项　目	正常参考值	单　位
红细胞计数（RBC）	3.8～5.1	$10^{12}/L$
血红蛋白（Hb）	115～150	g/L
血细胞比容	35～45	%
碳氧血红蛋白	阴性	
白细胞计数（WBC）	3.5～9.5	$10^9/L$
中性粒细胞	55～75	%
淋巴细胞	20～40	%
嗜酸粒细胞	0.5～5	%
嗜碱粒细胞	0～1	%
单核细胞	3～8	%
血小板计数	100～300	$10^9/L$
出血时间（BT）	6.9～9	分钟
凝血时间（CT）	硅管法 15～32 试管法 4～12 塑料管法 10～19	分钟
血浆凝血酶原时间（PT）	11～14	s

尿液检验

项　目	正常参考值	单　位
尿量	1000～2000	mL/24 h
外观	透明，淡黄色	
相对密度（比重）	1.015～1.025	
酸碱度	4.5～8.0	pH
隐血试验	阴性	定性
葡萄糖	阴性	定性
酮体	阴性	定性
蛋白质	阴性	定性
尿胆红素	阴性	定性
尿胆原	阴性或弱阳性	定性
亚硝酸盐	阴性	定性
尿素氮	357～535	mmol/24 h
尿酸	2.4～5.9	mmol/24 h
尿淀粉酶	＜1000（Somogyi 法）	U

尿沉渣与尿培养检验

项　目	正常参考值	单　位
白细胞	0～5	个／高倍视野（HP）
红细胞	0～3	个/HP
真菌	阴性	定性
透明管型	0～1	个/HP
病理管型	0	
上皮细胞	0～少量	HP
12 小时尿沉渣计数	＜50 万（红细胞） ＜100 万（白细胞） ＜5000（透明管型）	个
中段尿细菌培养计数	$< 10^6$	菌落/L

粪便检验

项　目	正常参考值	单　位
量	100～300	g/24 h
颜色	黄褐色	
胆红素	阴性	
粪胆原定量	75～350	mg/100 g
粪便隐血试验	阴性	定性

肝功能检验

项　目	正常参考值	单　位
血清总蛋白（TP）	60～80	g/L
血清清蛋白（A，白蛋白）	40～55	g/L
血清球蛋白（G）	20～30	g/L
血清清蛋白/血清球蛋白比值（A/G）	（1.5～2.5）：1	
血清总胆红素	3.4～17.1	μmol/L
血清结合胆红素	0～6.8	μmol
血清总胆汁酸	0～12.0	μmol/L
血清谷丙转氨酶（丙氨酸转氨酶，ALT）	5～40	U/L
血清谷草转氨酶（天冬氨酸转氨酶，AST）	8～40	U/L

肾功能检验

项　目	正常参考值	单　位
尿素	3.10～8.80	mmol/L
肌酐（血清或血浆）	44～106	μmol/L
尿酸	155.0～357.0（酶法）	μmol/L
内生肌酐清除率（Ccr）	80～120	mL/min
肾小球滤过率（GFR）	100±20	mL/min
24小时尿总量	1000～2000	mL
尿最高相对密度（尿最高比重）	＞1.020	
有效肾血浆流量（ERPF）	600～800	mL/min
肾全血流量（RBF）	1200～1400	mL/min

胃功能检验

项　目	正常参考值	单　位
胃液分泌总量	1.5~2.5	L/24 h
酸碱度	1.3~1.8	pH
隐血试验	阴性	
胃蛋白酶原Ⅰ	70~165	ng/mL
胃蛋白酶原Ⅱ	3~15	ng/mL
促胃液素（胃泌素）	<8	pmol/L
幽门螺杆菌抗体	阴性	

肺功能检验

项　目	正常参考值	单　位
潮气量（TC）	500（成人）	mL
深吸气量（IC）	2600（男性） 1900（女性）	mL
肺活量（VC）	3470（男性） 2440（女性）	mL
静息通气量（VE）	6663±200（男性） 4217±160（女性）	mL/min
最大通气量（MVV）	104±2.71（男性） 82.5±2.17（女性）	L/min
肺血流量	5	L/min
通气/血流（V/Q）比值	0.8	

血脂检验

项　目	正常参考值	单　位
血清总脂	4~7（成人） 3~6（儿童）	g/L
血清三酰甘油（TG，血清甘油三酯）	0.56~1.70	mmol/L
血清总胆固醇（TC）	2.9~6.0（成人）	mmol/L
高密度脂蛋白（HDL）	1.03~2.07	mmol/L
低密度脂蛋白（LDL）	<3.4	mmol/L

血糖检验

项　目	正常参考值	单　位
血清胰岛素（空腹）	10～20	mU/L
空腹血糖	3.90～6.10（葡萄糖氧化酶法）	mmol/L
糖化血红蛋白（GHb） （按 GHb 占血红蛋白的百分比计算）	4.1～6.8（微柱法） 5.6～7.5（电泳法）	%
口服葡萄糖耐量试验（OGTT）	7.8～9.0（服糖后 0.5～1 小时） ＜7.8（服糖后 2 小时） 恢复至空腹水平（服糖后 3 小时）	mmol/L

电解质检验

项　目	正常参考值	单　位
血清钾	3.5～5.5	mmol/L
血清钠	135～145	mmol/L
血清氯（以氯化钠计）	95～105	mmol/L
血清钙总钙	2.25～2.58（比色法）	mmol/L
血清离子钙	1.10～1.34（离子选择电极法）	mmol/L
血清无机磷	成人 0.97～1.94 儿童 1.29～1.94	mmol/L

微量元素检验

项　目	正常参考值	单　位
血清镁	成人 0.8～1.2 儿童 0.56～0.76	mmol/L
血清锌	7.65～22.95	μmol/L
血清铜	11.0～22.0	μmol/L
血清锰	728	μmol/L
血清铁	男性 10.6～36.7 女性 7.8～32.2 儿童 9.0～22.0	μmol/L

脑脊液检验

项　目	正常参考值	单　位
性状	无色／透明	
压力（卧位）	80～180（成人）	mmH$_2$O
	40～100（儿童）	
蛋白	阴性	定性
相对密度（比重）	1.006～1.008	g/L
清蛋白	0.1～0.3	g/L
葡萄糖	2.5～4.4	mmol/L
氯化物（以氯化钠计）	120～130（成人）	mmol/L
	111～123（儿童）	
细胞计数	0～8（成人）	10^6/L
	0～15（儿童）	
细胞分类	淋巴细胞 70	%
	单核细胞 30	

骨髓检验

项　目	正常参考值	单　位
有核细胞计数	40～180	10^9/L
增生程度	增生活跃（即成熟红细胞与有核细胞之比约为 20：1）	比值
粒系细胞总数	占 0.50～0.60（50%～60%）	占比
红系细胞总数	占 0.15～0.25（15%～25%）	占比
粒／红（G/E）	2.76±0.87：1	比值

血清学与免疫学检验

项　目	正常参考值	单　位
IgG	7.0～16.6（单向免疫扩散法）	g/L
IgA	0.7～3.5（单向免疫扩散法）	g/L
IgM	0.5～2.6（单向免疫扩散法）	g/L
IgD	0.6～1.2（ELISA 法）	mg/L
IgE	0.1～0.9（ELISA 法）	mg/L
肿瘤坏死因子（TNF）	4.3±2.8（ELISA 法）	μg/L
干扰素（IFN）	1～4（ELISA 法）	kU/L
类风湿因子（RF）	＜ 20（乳胶凝集法／浊度分析法）	U/mL
C 反应蛋白（CRP）	阴性（免疫比浊法）	
抗核抗体（ANA）	阴性（免疫荧光法）	

乙型病毒性肝炎检验

项　目	正常参考值	试验方法
乙肝表面抗原（HBsAg）	阴性	ELISA 法或 RIA 法
乙肝表面抗体（HbsAb）	阴性	ELISA 法或 RIA 法
乙肝 e 抗原（HbeAg）	阴性	ELISA 法或 RIA 法
乙肝 e 抗体（HbeAb）	阴性	ELISA 法或 RIA 法
乙肝核心抗原（HcAg）	阴性	ELISA 法或 RIA 法
乙肝核心抗体（抗 Hbc）	阴性	ELISA 法或 RIA 法
乙型肝炎病毒 DNA（HBV～DNA）	阴性	斑点杂交实验方法或 PCR

内分泌激素检测

项　目	正常参考值	单　位
血甲状素（T_4）	65～155（放免法）	nmol/L
血游离甲状腺激素（FT_4）	10.3～25.7（放免法）	pmol/L
血三碘甲腺原氨酸（T_3）	1.6～3.0(放免法)	nmol/L
血游离三碘甲腺原氨酸（T_3）	6.0～11.4（放免法）	pmol/L
甲状腺摄 ^{131}I 率	5.7～24.5（3 小时） 15.1～47.1（24 小时）	%
血促甲状腺激素（TSH）	2～10（放免法）	mU/L
血促肾上腺皮质激素（ACTH）	25～100（上午 8 时）	mg/L
血抗利尿激素（ADH）	1.4～5.6	pmol/L
血清人绒毛膜促性腺激素（hCG）	＜5（男性或未孕女性）	IU/L
血去甲肾上腺素	615～3240	pmol/L
血肾上腺素	＜480	pmol/L
血生长激素（GH）	＜2.0（男性成人） ＜10.0（女性成人） ＜20（儿童）	μg/L

肿瘤标志物检测

项 目	正常参考值	单 位
血清癌胚抗原（CEA）	＜5（RIA、CLIA、ELISA 法）	μg/L
甲胎蛋白（AFP，αFP）	＜25（RIA、CLIA、ELISA 法）	μg/L
癌抗原 125（CA125）	＜3.5 万（RIA、CLLA、ELLSA 法）	U/L
组织多肽抗原（TPA）	血清＜130（ELISA 法）	U/L
癌抗原 153（CA153）	血清＜2.5 万（RIA、CLLA、ELLSA 法）	U/L
前列腺特异抗原（PSA）	血清 tPSA＜4.0（RIA、CLLA、ELLSA 法） 血清 fPSA＜0.8	μg/L

HPV 病毒 14 种高危型核酸检测分型

项 目	正常参考值	单 位
人乳头瘤病毒 18（HPV18）	阴性	
人乳头瘤病毒 16（HPV16）	阴性	
其他 12 种高危型人乳头瘤病毒（HPV）	阴性	

血液气体分析检测

项 目	正常参考值	单 位
动脉血氧分压（PaO_2）	95～100	mmHg
动脉血二氧化碳分压（$PaCO_2$）	35～45	mmHg
混合静脉血氧分压（PvO_2）	35～45	mmHg
动脉血氧饱和度（SaO_2）	0.95～0.98（95%～98%）	
静脉血氧饱和度	0.64～0.88（64%～88%）	
动脉血氧含量（CaO_2）	8.55～9.45	mmol/L
静脉血含氧量	6.3～6.75	mmol/L
血液酸碱度（pH 值）	7.35～7.45	pH
动脉血浆二氧化碳含量（TCO_2）	25.2	mmol/L
二氧化碳结合力（CO_2CP）	22～31	mmol/L
全血缓冲碱（BB）	45～55	mmol/L
碱剩余（BE）	成人 ±2.3 儿童 –4～+2	mmol/L

图书在版编目（CIP）数据

医学临床"三基"训练技能图解. 医师分册：全新彩版 / 吴钟琪主编.
-- 长沙 ： 湖南科学技术出版社，2018.12
ISBN 978-7-5710-0045-5
医院分级管理参考用书
医学院校师生参考用书
医学继续教育参考用书
Ⅰ．①医… Ⅱ．①吴… Ⅲ．①临床医学－自学参考资料 Ⅳ．①R4

中国版本图书馆 CIP 数据核字 (2018) 第 277618 号

医院分级管理参考用书
医学院校师生参考用书
医学继续教育参考用书

YIXUE LINCHUANG "SANJI" XUNLIAN YISHI FENCE QUANXIN CAIBAN

医学临床"三基"训练技能图解 医师分册 全新彩版

主　　编：吴钟琪
主　　审：原卫生部医政司
策划编辑：李　忠　黄一九
文字编辑：唐艳辉
出版发行：湖南科学技术出版社
社　　址：长沙市湘雅路 276 号
网　　址：http://www.hnstp.com
湖南科学技术出版社天猫旗舰店网址：
　　　　　http://hnkjcbs.tmall.com
邮购联系：本社直销科　0731-84375808
印　　刷：湖南凌宇纸品有限公司
　　　　（印装质量问题请直接与本厂联系）
厂　　址：长沙市长沙县黄花镇黄花工业园
邮　　编：410137
版　　次：2018 年 12 月第 1 版
印　　次：2018 年 12 月第 1 次印刷
开　　本：740mm×1000mm　1/16
印　　张：45.25
书　　号：ISBN 978-7-5710-0045-5
定　　价：138.00 元